CHANGJIAN PIFUBING
DE ZHONGXIYI JIEHE ZHILIAO

# 常见皮肤病的中西医结合治疗

主编 田 涛 景万仓 王桂冬 田红霞 宋国刚 郑 莉

长江出版传媒
湖北科学技术出版社

**图书在版编目（CIP）数据**

常见皮肤病的中西医结合治疗 / 田涛等主编. —— 武汉:
湖北科学技术出版社, 2018.1
　ISBN 978-7-5706-0074-8

　Ⅰ.①常… Ⅱ.①田… Ⅲ.①皮肤病—中西医结合疗
法 Ⅳ.①R751.05

　中国版本图书馆CIP数据核字(2018)第023003号

策　　划：雅卓图书　　　　　　　　　　　　　　责任校对：李　洋
责任编辑：李大林　　张波军　　　　　　　　　　封面设计：雅卓图书

出版发行：湖北科学技术出版社　　　　　　　　　电话：027-87679468
地　　址：武汉市雄楚大街268号　　　　　　　　邮编：430070
　　　　　（湖北出版文化城B座13-14层）
网　　址：http://www.hbstp.com.cn

印　　刷：济南大地图文快印有限公司　　　　　　邮编：250000

880×1230　　　　　　1/16　　　　　17.75印张　　　　562千字
2018年1月第1版　　　　　　　　　　　　　　　2018年1月第1次印刷
　　　　　　　　　　　　　　　　　　　　　　　定　价：88.00元

# 前　言

　　皮肤病是皮肤（包括毛发和甲）受到内外因素的影响后，其形态、结构和功能均发生变化，产生病理过程，并相应的产生各种临床先后表现。在医学上，皮肤病是严重影响人民健康的常见病、多发病之一，并在一定程度上影响了人的外观，给患者带来了一系列的困扰。临床医生只有不断地学习新理论和新技术，才能对常见多发皮肤病做出快速的诊断和治疗，减轻患者的病情。

　　本书首先介绍了皮肤的基础内容，如解剖、功能和基本病理等；其次介绍了皮肤病症状诊断与实验室检查、皮肤药理学、皮肤病的物理治疗与心理治疗等内容；最后介绍了皮肤疾病治疗，如杆菌性皮肤病、真菌性皮肤病、物理性皮肤病、药物性皮炎等内容。本书的作者，从事皮肤科多年，具有丰富的临床经验和深厚的理论功底。希望本书能为皮肤科医务工作者处理相关问题提供参考，本书也可作为医学院校学生和基层医生学习之用。

　　在编写过程中，由于作者较多，写作方式和文笔风格不一，再加上时间有限，难免存在疏漏和不足之处，望广大读者提出宝贵的意见和建议，谢谢。

编　者

2018 年 1 月

# 目　　录

**第一章　皮肤的解剖、功能和基本病理** ······················· 1

第一节　皮肤的解剖学 ···································· 1

第二节　皮肤的组织学 ···································· 1

第三节　皮肤的功能 ····································· 6

第四节　表皮病理 ······································ 12

第五节　真皮病理 ······································ 14

第六节　皮下组织病理 ··································· 15

**第二章　皮肤病症状诊断与实验室检查** ····················· 16

第一节　皮肤病症状与体征 ································ 16

第二节　皮肤病诊断 ···································· 18

第三节　皮肤病诊断技术与方法 ···························· 19

第四节　真菌检查 ······································ 22

第五节　变应原检测 ···································· 22

第六节　紫外线检测 ···································· 23

第七节　性病检测 ······································ 23

**第三章　皮肤药理学** ··································· 27

第一节　皮肤药效学 ···································· 27

第二节　皮肤药代动力学 ································· 43

第三节　皮肤毒理学 ···································· 47

第四节　研究方法学概述 ································· 53

第五节　理论和应用意义 ································· 55

**第四章　皮肤病的物理治疗** ····························· 57

**第五章　皮肤病的心理治疗** ····························· 79

**第六章　杆菌性皮肤病** ································· 86

第一节　麻风(大麻风) ·································· 86

第二节　炭疽(疫疔) ···································· 90

第三节　红癣(丹癣) ···································· 93

第四节　瘰疬性皮肤结核 ································· 95

第五节　寻常狼疮 ······································ 97

第六节　颜面粟粒性狼疮 ································· 100

**第七章　真菌性皮肤病** ································· 103

第一节　手足癣和体股癣 ································· 103

第二节　甲真菌病 ······································ 106

第三节　癣菌疹 ········································ 108

第四节　花斑糠疹 ······································ 110

第五节　马拉色菌毛囊炎 ································· 112

第六节　念珠菌病 ………………………………………………………………… 113
第七节　放线菌病 ………………………………………………………………… 117
第八节　孢子丝菌病 ……………………………………………………………… 118
第九节　着色芽生菌病 …………………………………………………………… 120
第十节　暗色丝孢霉病 …………………………………………………………… 122
第十一节　足菌肿 ………………………………………………………………… 124

第八章　病毒感染性皮肤病 ……………………………………………………… 127
第一节　疱疹病毒性皮肤病 ……………………………………………………… 130
第二节　痘病毒性皮肤病 ………………………………………………………… 148
第三节　人乳头瘤病毒性皮肤病 ………………………………………………… 159
第四节　肝炎病毒感染相关的皮肤病 …………………………………………… 166
第五节　副黏病毒相关的皮肤病 ………………………………………………… 169
第六节　小核糖核酸病毒性皮肤病 ……………………………………………… 173
第七节　虫媒和出血热病毒性皮肤病 …………………………………………… 178
第八节　腺病毒性皮肤病 ………………………………………………………… 181
第九节　细小病毒性皮肤病 ……………………………………………………… 182
第十节　反转录病毒感染相关的皮肤病 ………………………………………… 184
第十一节　可能由病毒引起的皮肤病 …………………………………………… 185

第九章　寄生虫、昆虫性皮肤病 ………………………………………………… 187
第一节　毛虫皮炎 ………………………………………………………………… 187
第二节　隐翅虫皮炎 ……………………………………………………………… 188
第三节　叮咬皮炎 ………………………………………………………………… 189
第四节　疥疮 ……………………………………………………………………… 190
第五节　蜂蜇伤 …………………………………………………………………… 191
第六节　匐行疹 …………………………………………………………………… 192
第七节　毒蛇咬伤 ………………………………………………………………… 193
第八节　皮肤利什曼病 …………………………………………………………… 194
第九节　皮肤猪囊虫病 …………………………………………………………… 196
第十节　蝎蜇伤 …………………………………………………………………… 197
第十一节　虱病 …………………………………………………………………… 198

第十章　物理性皮肤病 …………………………………………………………… 201
第一节　光线性皮肤病 …………………………………………………………… 201
第二节　放射性皮炎 ……………………………………………………………… 206
第三节　痱 ………………………………………………………………………… 207
第四节　火激红斑 ………………………………………………………………… 207
第五节　冻疮 ……………………………………………………………………… 208
第六节　鸡眼与胼胝 ……………………………………………………………… 209
第七节　褥疮 ……………………………………………………………………… 209
第八节　手足皲裂 ………………………………………………………………… 210

第十一章　药物性皮炎 …………………………………………………………… 211
第一节　药疹 ……………………………………………………………………… 211
第二节　固定性药疹 ……………………………………………………………… 213
第三节　中药引起的药疹 ………………………………………………………… 214
第四节　急性泛发性发疹性脓疱病 ……………………………………………… 215

第五节　中毒性表皮坏死松解症 …………………………………………………… 216
第六节　血清病样药疹 ………………………………………………………………… 218

第十二章　红斑、丘疹、鳞屑性疾病 …………………………………………………… 220
第一节　银屑病 ………………………………………………………………………… 220
第二节　副银屑病 ……………………………………………………………………… 234
第三节　多形红斑 ……………………………………………………………………… 236
第四节　离心性环形红斑 ……………………………………………………………… 237
第五节　慢性迁移性红斑 ……………………………………………………………… 238
第六节　红皮病 ………………………………………………………………………… 238
第七节　玫瑰糠疹 ……………………………………………………………………… 239
第八节　单纯糠疹 ……………………………………………………………………… 240
第九节　毛发红糠疹 …………………………………………………………………… 240

第十三章　变态反应性皮肤病 …………………………………………………………… 242
第一节　接触性皮炎 …………………………………………………………………… 242
第二节　颜面再发性皮炎 ……………………………………………………………… 244
第三节　口周皮炎 ……………………………………………………………………… 245
第四节　汗疱症 ………………………………………………………………………… 246
第五节　湿疹 …………………………………………………………………………… 247
第六节　特应性皮炎 …………………………………………………………………… 248
第七节　传染性湿疹样皮炎 …………………………………………………………… 250
第八节　自身敏感性皮炎 ……………………………………………………………… 251
第九节　荨麻疹 ………………………………………………………………………… 252
第十节　血管性水肿 …………………………………………………………………… 258
第十一节　全身性过敏反应综合征 …………………………………………………… 261
第十二节　记忆性荨麻疹 ……………………………………………………………… 262
第十三节　丘疹性荨麻疹 ……………………………………………………………… 263
第十四节　肥大细胞增生症 …………………………………………………………… 264
第十五节　其他过敏性或变应性疾病 ………………………………………………… 266

参考文献 …………………………………………………………………………………… 272

# 第一章

# 皮肤的解剖、功能和基本病理

## 第一节　皮肤的解剖学

皮肤似一件无缝的紧身衣覆盖身体表面，在口、鼻、眼、肛门、外生殖器及尿道口等处与黏膜相移行，是人体最大的器官。成人的皮肤面积 $1.5\sim2.0m^2$，新生儿约 $0.21m^2$。皮肤的平均厚度为 $0.5\sim4.0mm$（不包括皮下脂肪组织），眼睑部最薄，掌（跖）最厚，其重量占体重的16%。

皮肤表面有很多纤细的皮沟（grooves）将皮肤划分为细长略隆起的皮嵴（ridges），其中有很多凹陷的斑点即为汗孔的开口。一些较深的皮沟将皮肤表面划分成三角形或菱形的皮野（skin field）。皮嵴以指端屈面最为明显，呈涡纹状，形成指纹，其形态终身不变。在法医方面可用：于鉴别人体，在遗传病研究中也有价值。

皮肤颜色因人种、年龄、性别及部位不同而有差异，人体肛门周围、外阴部及乳晕部皮肤颜色较深。

掌（跖），唇红、乳头、龟头及阴蒂等处无毛发，称无毛皮肤，有较丰富的被囊神经末梢。其他部位有长短不一的毛发，称有毛皮肤，被囊神经末梢较少。硬毛粗硬有髓质，色深；毳毛细软无髓质，色淡。指（趾）伸侧末端有坚实的指（趾）甲。

皮肤的腺体有大、小汗腺和皮脂腺。人体有200万~500万个小汗腺，几乎遍布全身，以画部及掌（跖）部最多；成人期顶泌汗腺（大汗腺）见于腋、乳晕、脐、生殖器和肛门等处。除掌（跖）与指（趾）屈面外，皮脂腺也分布于全身，但头皮、前额、鼻翼、躯干中部、腋窝、外阴部等处异常丰富，因此称为皮脂溢出区。大部分皮脂腺开口于毛囊，与毛囊、毛发共同构成毛-皮脂单位（pilosebaceous unit）。眼睑（睑板腺）、唇红及颊黏膜、包皮、乳晕等处皮脂腺直接开口于皮肤，称为游离皮脂腺。

（田　涛）

## 第二节　皮肤的组织学

皮肤由表皮、真皮和皮下组织构成，并与其下组织相连。

### 一、表皮

表皮（epidermis）由外胚层分化而来，属于复层鳞状上皮（stratified squamous epithelium）。表皮主要由两类细胞组成，即角质形成细胞（keratinocytes）和树枝状细胞（dendritic cell）。

#### （一）角质形成细胞

其特点为可产生角蛋白（keratin），胞内含有张力原纤维（tonofibril），有桥粒结构。因最终形成角蛋白，故称角质形成细胞，是表皮的主要细胞，占表皮细胞的80%以上。由深层至浅层，角质形成细胞又分为5层，即基底层、棘层、颗粒层、透明层和角质层。

1. 基底层　基底层（basal cell layer）位于角质形成细胞的最下层，呈矮柱状或立方状，其长轴与表皮下基底膜垂直。细胞质内游离核糖体较丰富，苏木精－伊红（HE）染色呈嗜碱性。核卵圆形、偏下，核仁明显。基底细胞常含有黑素颗粒，呈帽状分布于核上方。基底细胞具有活跃的增殖能力，核分裂象常见，产生新的角质形成细胞向表层演变。因此，该层又称生发层。

表皮下基底膜带（subepidermal basement membrane zone，BMZ），位于基底细胞与真皮交界处而呈波浪状，是由向真皮伸入的表皮脚和向表皮突入的真皮乳头互相镶嵌而成的。用过碘酸－雪夫染色（PAS染色），该处可见 $0.5 \sim 1.0\mu m$ 厚的紫红染色带，提示含有中性黏多糖。在 HE 染色中很难辨认，此带称表皮下基底膜带。在电子显微镜（简称电镜）下，此带可分 4 层：①胞膜层（plasmamembrane），由基底细胞的胞质膜组成。②透明层（lamina lucida），宽 $20 \sim 40nm$，其中含有板层素、大疱性类天疱疮抗原等。③基板层（basal lamina），宽 $30 \sim 60cm$，是上皮细胞的产物，含Ⅳ型胶原的较致密的细丝状或颗粒状物质，电子束不能透过，故亦称致密层（lamina densa）。④网状层（reticular lamina），是成纤维细胞的产物，由Ⅶ型（亦为获得性大疱表皮松解症抗原）、Ⅰ型和Ⅲ型胶原构成的网状纤维交织形成。基底膜带的功能除使表皮、真皮紧密连接外，还有渗透屏障的作用。表皮内没有血管，营养物质交换可通过此膜进行。

一般情况下，基底膜带不能通过相对分子质量 > 40 000 的大分子。只有当皮肤损伤时，炎症细胞、肿瘤细胞及大分子物质可通过基底膜带进入表皮。基底膜带结构异常或破坏可导致表皮、真皮分离，形成表皮下大疱。

基底细胞与相邻的基底细胞或棘细胞之间通过桥粒（desmosome）相连接。在电镜下，相邻细胞连接处，细胞膜内侧有板状致密结构，即附着板（attachment plague）。胞质中张力细丝（tonofilament）呈放射状附着于附着板上，并似发夹状折回胞质，起支持和固定作用。附着板处细胞间宽 $20 \sim 30nm$ 的缝隙内有低密度的丝状物，并有较致密的跨膜连接。基底细胞向表面移动时，桥粒会发生相应的解离和重建。

桥粒由两组蛋白质构成，一组是跨膜蛋白，位于桥粒芯（desmosomal core），主要由桥粒芯糖蛋白（desmoglein，Dsg）和桥粒芯胶蛋白（desmocollin，Dsc）构成，形成桥粒间电子透过的细胞间接触区；另一组是胞质内的桥粒斑（desmosomal plaque）蛋白，主要由桥粒斑蛋白（desmoplakin，Dp）和桥粒斑珠蛋白（plakoglobin，PG）构成，是盘状附着板的组成部分。桥粒结构破坏使角质形成细胞间分离，形成表皮内水疱。

基底细胞基底面的膜内侧有一增厚的斑，称为半桥粒（hemidesmosome），其为桥粒结构的一半，半桥粒与基板层间有 $7 \sim 9nm$ 宽的基底层下致密板，许多锚细丝（anchoring filament）由基底穿过。基底层下致密板连接于半桥粒附着斑，把半桥粒与基板层连接起来。在这一半桥粒结构中含有类天疱疮抗原－1和抗原－2（$BPag_1$ 和 $BPag_2$）、整合素（integrin）等蛋白。这一结构破坏即形成表皮下大疱。网状层中的锚原纤维（anchoring fibril）含Ⅶ、Ⅰ和Ⅲ型胶原纤维，从基板层伸向真皮，与弹力纤维紧密连接，使表皮和真皮的结合非常牢固。

表皮基底细胞的分裂周期约 19d，正常情况下约 30% 的基底层细胞处于核分裂期，部分基底细胞可停于 DNA 合成前期而不进入分裂周期，只有当表皮受到刺激时才恢复至分裂周期。新生基底细胞进入棘细胞层，然后到颗粒层的最上层，约需 14d，再通过角质层脱落又需 14d，共为 28d，这即为表皮细胞的更替时间（turn over time）。

2. 棘细胞层　棘细胞层（prickle cell layer）位于基底细胞层上方，一般由 $4 \sim 10$ 层细胞组成。细胞为多边形，核圆、较大，细胞间有许多短小的胞质突起似棘状，因此称棘细胞。越向表面细胞趋向扁平，分化越好。相邻棘细胞的突起以桥粒相连，胞质内有较多张力细丝，成束分布，附着于桥粒上。浅部的棘细胞胞质内散在分布直径为 $100 \sim 300nm$ 的包膜颗粒，称角质小体或 Odland 小体。

3. 颗粒层　颗粒层（stratum granulosum）位于棘细胞层上方，由 $3 \sim 5$ 层梭形细胞组成。其特征是细胞内可见不规则的透明角质颗粒（keratohyaline granules），在 HE 染色中呈强嗜碱性。胞质内板层颗粒增多，且迁移至细胞边缘，渐与胞膜融合，以胞吐方式释放酸性黏多糖和疏水磷脂，形成多层膜状结构，增强细胞间的粘连，阻止下层细胞间隙内的组织液外渗。

4. 透明层 透明层（stratum lucidum）仅见于掌（跖）部表皮，位于颗粒层上方，由几层扁平细胞构成，核与细胞器均已消失，呈嗜酸性。胞质中透明角质层颗粒液化成角母蛋白（eleidin）与张力细丝融合在一起，有防止组织液外渗的屏障作用。

5. 角质层 角质层（stratum corneum）由数层至十数层扁平角质细胞组成，核及细胞器均已消失，HE 染成伊红色。胞质中充满由张力细丝和匀质状物质结合而成的角蛋白（keratin）。细胞膜增厚、皱褶，邻近细胞边缘相互重叠，胞间充满板层颗粒释放的脂类物质。角质层的形成与脱落保持均衡状态。角质层细胞虽已角化死亡，但对皮肤具有重要的保护作用。

### （二）树枝状细胞

细胞的形态相似，按其功能和结构不同可分 4 类。

1. 黑素细胞 黑素细胞（melanocyte）有合成黑素的功能。在胚胎期其从神经鞘发生，移至皮肤，分散在基底层细胞间（约占 1/10）、毛发和真皮结缔组织中，HE 染色很难辨认。因硝酸银染色呈阳性，故多巴（3，4 - 二羟苯丙氨酸）反应阳性。黑素细胞有细长树枝状突起，一个黑素细胞通过树状突起可与大约 36 个角质形成细胞接触，形成表皮黑素单位（epidermal melanin unit）。电镜下，细胞核圆形，因无张力细丝而细胞质清亮，无桥粒。能合成黑素的膜性细胞器称为黑素小体（melanosome）。黑素小体内富含酪氨酸酶，能使酪氨酸转化为黑素（melanin）。充满黑素的黑素小体又称黑素颗粒，其成熟后移入黑素细胞的突起中，通过胞吐方式释放，邻近角朊细胞以吞噬方式将黑素颗粒摄入胞内。日照可促进黑素细胞生成。黑素能吸收紫外线，使角朊细胞、朗格汉斯细胞等免受辐射的损伤。

2. 朗格汉斯细胞 朗格汉斯细胞（Langerhans cell）来源于骨髓，HE 染色表现为透明细胞，氯化金染色显示树枝状突起。ATP 酶染色阳性，DOPA 反应阴性。细胞表面有 C3 受体，IgG 和 IgE 的 Fc 受体，具有 Ⅱ 类主要组织相容性复合体抗原（MHc - Ⅱ）及 CD4、CD45、S - 100 等抗原。正常皮肤内朗格汉斯细胞是唯一能与 CD1a 结合的细胞。电镜下，细胞核有深切迹，细胞质清亮，无张力细丝、黑素小体和桥粒结构，有特征性的 Birbeck 颗粒，其剖面呈杆状或网球拍状。目前认为 Birbeck 颗粒是由朗格汉斯细胞吞噬外来抗原时，胞膜内陷形成的。它主要分布于表皮中上部，亦存在于真皮、口腔黏膜、食管、淋巴结、胸腺及脾脏等处，数量占表皮细胞的 3% ~ 5%。其主要功能为摄取、处理和传递抗原给皮肤或局部淋巴结内的 T 淋巴细胞（简称 T 细胞），参与免疫反应，故又称表皮内的巨噬细胞；并且对体内的突变细胞及肿瘤抗原进行免疫监视，使机体保持稳定的内环境。局部或全身应用皮质类固醇激素和紫外线照射可使朗格汉斯细胞减少，功能受损。

3. 麦克尔细胞 对于麦克尔细胞（Merkel cell）的来源，有人认为来自神经嵴，另有人认为是变异的角质形成细胞。它具有短指（趾）状突起，分布于毛囊附近的表皮基底层细胞之间。麦克尔细胞与角质形成细胞间有桥粒相连，核不规则，细胞质中有许多电子密度高的有包膜颗粒，直径为 50 ~ 100μm，多集中在靠近神经末梢一侧，推测其可能是一种感觉细胞，感受触觉或其他机械性刺激。

4. 未定型细胞 未定型细胞（indeterminate cell）位于表皮最下层，仅能通过电镜识别，来源及功能尚不明了。

## 二、真皮

真皮（dermis）从中胚层分化而来，由胶原纤维、网状纤维、弹力纤维、细胞和基质组成。真皮浅层为乳头层，较薄，形成乳头状隆起突向表皮，其有丰富的毛细血管、毛细淋巴管及游离的神经末梢、触觉小体等。真皮深层为网状层，浅深层相互移行，无明显界限。网状层内除有较大的血管、淋巴管、神经外，还有肌肉和皮肤附属器等结构。真皮除可以进行物质交换、参与代谢外，还有感觉、抗拉力等保护作用。

## （一）胶原纤维

胶原纤维（collagen fibers）为真皮结缔组织的主要成分。在乳头层，胶原纤维较细，排列疏松，方向不一。而网状层的胶原纤维较粗，相互交织成网。其成分为Ⅰ和Ⅲ型胶原蛋白，HE染色呈浅红色。胶原纤维由胶原纤维（fibrils）和微原纤维（microfibrils）组成，后者平行排列形成节段性横纹。胶原纤维韧性大，抗拉力强，但无弹性。

## （二）网状纤维

网状纤维（reticular fibers）的纤维细小，有较多分枝，交织成网。其主要由Ⅲ型胶原蛋白构成，表面有较多的酸性黏多糖，分布于乳头层、皮肤附属器、血管、神经周围及基底膜带的网板层等处。HE染色中不能分辨，用硝酸银染色呈黑色，又称嗜银纤维。电镜下，纤维上可见横纹。

## （三）弹力纤维

弹力纤维（elsatic fibers）比胶原纤维细，折光性强，由弹力蛋白（elastin）和微原纤维（microfibril）构成。分布于真皮和皮下组织中，使皮肤具有弹性，对皮肤附属器和神经末梢起支架作用。HE染色很难识别，用醛品红染色可为紫色。

## （四）细胞

真皮内常驻细胞有成纤维细胞、吞噬细胞、肥大细胞、真皮树枝状细胞、朗格汉斯细胞，还有黑素细胞和来自血液的细胞。成纤维细胞可产生纤维和基质。

## （五）基质

基质（ground substance）是无定形匀质状物质，充填于上述纤维和细胞间。其主要成分为蛋白多糖（proteoglycans），它以透明质酸长链的支架，通过连接蛋白结合许多蛋白质分子形成支链，这些支链又与许多硫酸软骨素等多糖形成侧链，使基质形成分子筛主体构型，具有许多微孔隙，有利于水、电解质、营养成分和代谢产物的交换，而较大分子物质，如细菌等被限制在局部，有利于被吞噬细胞消灭。

# 三、皮下组织

皮下组织（subcutancous tissue）位于真皮下方，其间无明显的分界。主要由疏松结缔组织和脂肪小叶构成。皮下组织内含有汗腺、毛根、血管、淋巴管和神经等。

由表皮衍生的皮肤附属器（cutaneous appendages）包括毛发，皮脂腺，大、小汗腺和指（趾）甲等，由外胚层分化而来。

1. 毛发　由角化的表皮细胞构成杆状物，可分长毛、短毛和毳毛3种。

毛发（hair）露出皮面的部分称毛干。在毛囊内的部分称毛根（hair root）。毛根末端膨大呈球状，称毛球（hair bulb）。位于毛球向内凹入部分为毛乳头（papilla），它含结缔组织、血管和神经末梢，为毛球提供营养。毛母质是围绕毛乳头周围的上皮细胞团块，是毛根和内根鞘的发源地。

毛发的横断面可分3层：中心为毛髓质（medulla），是毛的主轴，由2~3层皱缩的立方形角化细胞构成，毛发末端及毳毛无髓质；其外为毛皮质（cortex），由几层梭形角化细胞构成，细胞质中含有黑素颗粒及较多纵行纤维，有抗拉力作用；最外层为毛小皮（cuticle），为一层鳞状角化上皮细胞，排列成叠瓦状，游离缘向表面。

毛囊由表皮下陷而成，由内、外根鞘和结缔组织鞘三部分组成：①内根鞘自内向外分为鞘小皮、赫胥黎层（Huxley layer）和亨利层（Henle layer），鞘小皮与毛小皮互相呈锯齿状交叉镶嵌，使毛发固定在皮肤内；②外根鞘由数层细胞组成，含有糖原，胞质透明；③结缔组织鞘内层为玻璃膜，相当于表皮的基底膜。中层为较致密的结缔组织，外层为疏松结缔组织，与真皮结缔组织无明显分界线。

自毛囊口至皮脂腺开口部称漏斗部，皮脂腺开口部至立毛肌附着部称为峡部，立毛肌附着处以下称为下部。立毛肌附着的毛囊壁肥厚称毛隆起。

毛发的生长为生长期和休止期的相互交替，退化期为这两期的过渡期。不同部位的毛发各期长短不一，头发生长期平均为 2~6 年，休止期约 4 个月，退行期为数周，且头发的生长是不同步的。头发有 10 万根以上，90% 处于生长期。正常人每日可脱落 50~100 根头发，同时有等量头发再生，生长速度每天 0.27~0.40mm。毛发与表皮呈钝角，有一束平滑肌连接毛囊和真皮乳头，称为立毛肌。它受交感神经支配，收缩时使毛竖起，形成"鸡皮疙瘩"。毛发生长受神经及内分泌控制和调节，肾上腺皮质激素增多，可引起多毛；睾酮能使躯干、四肢、颈部和阴部毛发生长；甲状腺素缺乏使毛发干燥，甲状腺素过剩时毛发细软。

2. 皮脂腺 皮脂腺（sebaceous gland）位于毛囊与立毛肌之间，立毛肌收缩可促进皮脂的分泌。皮脂腺由腺泡和导管构成，导管为复层鳞状上皮，大多开口于毛囊漏斗部，主要分布在颊黏膜，唇红部，妇女乳晕，大、小阴唇，眼睑，包皮内侧等。皮脂腺不与毛囊相连，导管直接开口于皮肤表面。腺泡外层是一层较小的幼稚细胞，它不断增殖、分化、成熟，细胞质中充满脂滴，形成分泌细胞。皮脂腺是全浆分泌腺。皮脂（sebum）含有角鲨烯和蜡酯，皮脂中的部分三酰甘油（甘油三酯）在毛囊腔中被细菌分解成非酯化脂肪酸（游离脂肪酸）。新生儿期前额部皮脂分泌较多，儿童期分泌减少，青春期又增多，在女性 20 岁左右，男性 30~40 岁达分泌高峰。

皮脂腺的发育和分泌受内分泌系统控制，雄激素或长期应用皮质类固醇激素可使皮脂腺肥大、增大、分泌增加，雌激素可降低皮脂腺的活性。摄入过多的糖和淀粉类食物可使皮脂分泌增多。皮肤表面的皮脂对皮脂腺有一种压力，抑制皮脂腺的分泌。因此，过勤的洗皮肤，反使皮脂分泌过多。

表皮和毛囊常栖息表皮葡萄球菌、痤疮丙酸杆菌、糠秕孢子菌和蠕形螨，这与皮脂分泌较多的患者产生痤疮有很大的关系。

3. 小汗腺 小汗腺（eccrine gland）为单管状腺体，由分泌部和导管部组成。分泌部盘曲成丝球状，由单层矮柱状细胞组成，分泌部外方围绕一层肌上皮细胞，呈梭形。导管部，即汗管由真皮深部上行，呈螺旋状上升，直接开口于乳头之间的表皮汗孔，又称外泌汗腺。掌、跖、腋、额部分布较多，背部较少。

4. 顶泌汗腺 顶泌汗腺（apocrine gland）为大管状腺体，分泌部位位于皮下脂肪层，腺腔大，由单层立方形上皮细胞构成，分泌时连同细胞部分顶部细胞质一起脱落，故它属顶质分泌腺，又称顶泌汗腺。顶泌汗腺导管由 2 层细胞构成，多开口于毛囊的皮脂腺入口上方，少数直接开口于皮肤表面，主要分布在腋窝、乳晕、脐周、肛周、包皮、阴阜和小阴唇。分泌活动主要受性激素影响，青春期分泌旺盛。

5. 指（趾）甲 指（趾）甲由多层紧密的角化细胞构成，外露部分称甲板，覆盖甲板周围皮肤称甲皱襞，伸入近端皮肤中的部分称甲根，甲板下皮肤称甲床，甲根下的甲床称甲母质，是甲的生长区。指甲（nail）每日生长约 0.1mm，趾甲生长速度为指甲的 1/3~1/4。

6. 皮肤血管（blood vessels of the skin） 深在性动脉分支穿过肌层形成细动脉，通过皮下脂肪组织和真皮，直达真皮乳头层。途中形成 3 个主要血管丛：①皮下血管丛，位于皮下组织的深部，水平走向，分支营养周围组织，该丛为皮肤内最大的血管丛，分支最多，动脉多而静脉少；②真皮下部血管丛，位于皮下组织上部，营养汗腺、汗管、毛乳头和皮脂腺等；③乳头下血管丛，位于乳头下部，水平走向，营养真皮内皮肤附属器，此处血管较多，具有储血功能。真皮下血管丛与乳头下血管丛之间有垂直走向的血管相连通，形成丰富的吻合支。

指（趾）、耳郭和鼻尖等处皮肤中有较多的动静脉吻合，亦称血管球，有丰富的交感神经分布，有调节体温的作用。

7. 皮肤淋巴管 皮肤淋巴管（lymphatics of the skin）起源于真皮毛细淋巴管，起端为盲端，由一层内皮细胞和少量网状纤维构成。在乳头下层和真皮深部分别汇集成浅、深淋巴管。

8. 皮肤肌肉（muscles of the skin） 皮肤的平滑肌有立毛肌、动静脉肌层、血管球细胞、阴囊内膜、乳晕部肌肉等，而表情肌和颈阔肌属横纹肌。

9. 皮肤神经 皮肤有丰富的感觉神经和运动神经，分别来自脑脊神经和交感神经的节后纤维。皮肤神经支配呈节段性。

感觉神经末梢按结构分3类：①末端变细的游离神经末梢，分布于皮肤浅层和毛囊周围，能感觉痛、温、触和震动感，有多种功能；②末端膨大的游离神经末梢，如麦克尔触盘感受触觉等；③有被囊的神经末梢，种类较多，外面有结缔组织被囊包裹，如触觉小体、环层小体、克劳泽小体和梭形小体等。

皮肤的感觉呈点状分布，可分别找到触点、冷点、热点和痛点，推测不同的感觉可能是由不同的神经末梢完成的。如环层小体感觉压觉、克劳泽小体感觉冷觉、游离神经末梢感觉痛觉和温觉等。近年来发现在不同性质感觉点下，有同样的游离神经末梢，因而提出多觉型感受器的概念，即多觉型感受器能接受不同性质的刺激，引起不同类型的感觉。也有学者认为皮肤神经（noves of the skin）分布呈网状，同一皮肤区接受不同神经末梢的分支，相互间通过一定形式联系。当不同刺激作用于该皮肤区时，神经末梢进行初步分析，产生时空上不同组合的神经冲动，传入中枢，引起不同的感觉。

神经纤维粗细与有无髓鞘可影响神经传导功能，直径为 $1\sim5\mu m$ 的有髓细纤维，传导速度为 $5\sim30m/s$，主要传导痛、冷和部分痒觉；直径为 $0.2\sim1.5\mu m$ 的无髓细纤维传导速度为 $0.2\sim2.0m/s$，主要传导温、灼痛和部分痒觉。

皮肤的运动神经由不同的神经和介质所支配，如面神经支配面部横纹肌；肾上腺素能纤维支配立毛肌，血管，血管球和大、小汗腺的肌上皮；胆碱能纤维支配小汗腺分泌细胞等。

（田　涛）

# 第三节　皮肤的功能

皮肤除有防护、吸收、分泌、排泄、感觉和调节体温等生理功能外，还参与各种物质的代谢。目前，还发现皮肤是一个重要的免疫器官，除积极参与免疫反应外，还具有免疫监视的功能，使机体有一个稳定的内环境，能更好地适应外环境的各种变化。

## 一、皮肤的防护作用

皮肤是人体最大的器官，它完整地覆盖于身体表面，一方面可防止体内水分、电解质和营养物质的丧失；另一方面可阻抑外界有害的或不需要的物质侵入，可使机体免受机械性、物理性、化学性和生物性等因素的侵袭，达到有效的防护，保持机体内环境的稳定。

1. 机械性损伤的防护　皮肤的屏障主要是角质层，它柔韧而致密，保持其完整性可有效地防护机械性损伤。经常摩擦和受压的部位，角质层增厚，甚至形成脱胀，增强对机械性刺激的耐受，如掌、跖部。真皮部位的胶原纤维、弹力纤维和网状纤维交织如网，使皮肤具有一定的弹性和伸展性，抗拉能力增强。皮下脂肪具有软垫、缓冲作用，能抵抗冲击和挤压。皮肤的创伤通过再生而修复，保持皮肤的完整性，完成抗摩擦、受压、牵拉、冲撞、挤压等机械性损伤的作用。

2. 物理性损害的防护　皮肤角质层含水量少，电阻较大，对低电压电流有一定的阻抗能力。潮湿的皮肤电阻下降，只有干燥皮肤电阻值的1/3，易受电击伤。皮肤对光线有反射和吸收作用，角质层的角化细胞有反射光线和吸收较短波长紫外线（波长为 $180\sim280nm$）的作用。棘细胞和基底细胞可吸收较长波长紫外线（波长为 $320\sim400nm$），黑素细胞对紫外线的吸收作用特强。黑素细胞受紫外线照射后可产生更多的黑素，并传递给角质形成细胞，增强皮肤对紫外线照射的防护能力。所以，有色人种对日光照射的耐受性比白种人高。

3. 化学性刺激的防护　皮肤的角质层是防止外来化学物质进入体内的第1道防线。角质细胞具有完整的脂质膜，细胞质富含角蛋白，细胞间有丰富的酸性糖胺聚糖，有抗弱酸、弱碱的作用。但这种屏障能力是相对的，有些化学物质仍可通过皮肤进入体内，其弥散速度与化学物质的性质、浓度，在角质层的溶解度及角质层的厚度等因素有关，角质层的厚薄与对化学物质的屏障作用成正比。

正常皮肤表面有脂膜，pH 值为 $5.5\sim7.0$，偏酸性。但不同部位的皮肤 pH 值亦不同，pH 值为 $4.0\sim9.6$ 不等。皮肤对酸和碱有一定的缓冲能力，可以防止一些弱酸或弱碱性物质对机体的伤害。

皮肤长期浸泡浸渍、皮肤缺损引起的糜烂或溃疡、药物外用时间较长和用量较大，均能促使化学物质的吸收，甚至引起中毒。

4. 微生物的防御作用　角质层的致密和角质形成细胞间通过桥粒结构互相呈镶嵌状排列，能机械地防护一些微生物的侵入。角质层的代谢脱落的同时，也清除一些微生物的寄居。皮肤表面干燥和弱酸性环境对微生物生长繁殖不利。正常皮肤表面寄居的细菌，如痤疮杆菌和马拉色菌可产生酯酶，进一步将皮脂中的三酰甘油分解成非酯化脂肪酸，对葡萄球菌、链球菌和白假丝酵母（白念珠菌）等有一定的抑制作用。青春期后，皮脂腺分泌某些不饱和脂肪酸，如十一烯酸增多，可抑制真菌的繁殖，所以，白癣到青春期后会自愈。真皮成分组成分子筛结构能将进入的细菌限于局部，有利于白细胞的吞噬消灭。

5. 防止体液过度丢失　致密的角质层，皮肤多层的结构和表面的脂质膜可防止体液过度蒸发。但角质层深层含水量多，浅层含水量少，一些液体可通过浓度梯度的弥散而丢失。成人24h内通过皮肤丢失的水分为240~480ml（不显性出汗）。如角质层全部丧失，水分经皮肤外渗丢失将增加10倍或更多。

## 二、皮肤的吸收作用

皮肤虽有上述的防护功能，但皮肤还是可以过透一些物质。事实上，皮肤具有吸收外界物质的能力，如长期外用糖皮质激素除局部产生萎缩和毛细血管扩张外，还可产生全身性影响。这一吸收功能在皮肤病外用药物治疗作用上有着重要的意义。皮肤的吸收作用主要通过以下3条途径：①透过角质层细胞；②角质层细胞间隙和毛囊；③皮脂腺或汗管。如果角质层，甚至全表皮丧失，通过真皮则几乎完全可通透，吸收更完全。影响皮肤吸收的因素主要如下。

1. 皮肤的结构和部位　由于角质层厚薄不一，不同部位的皮肤吸收能力有很大差异。一般，吸收能力为阴囊＞前额＞大腿屈侧＞上臂屈侧＞前臂＞掌（跖）。黏膜无角质层，吸收能力较强。婴儿皮肤角质层较薄，吸收作用较成人强。因此，在外用药时，应多加留意。

皮肤的损伤、糜烂或溃疡等可降低屏障机制，经皮吸收增加。尤其当损伤面积较大时，可因大量吸收而造成严重后果。如硼酸溶液长期大面积湿敷，可因大量吸收而导致患者死亡。

2. 皮肤角质层水合程度　皮肤浸质时可增加吸收，塑料薄膜封包用药比单纯搽药的吸收系数高出100倍，这种方法可以提高疗效，但也增加中毒的可能。这与封包后局部温度升高，汗液和水分蒸发减少，角质层含水量增加，使吸收增加有关。因此，封包式湿敷、外用软膏或塑料薄膜封包用药可以增加吸收，提高疗效，但要警惕不良反应的产生。

3. 物质的理化性质　完整的皮肤只吸收很少的水分和微量的气体。水溶性物质，如维生素C、B族维生素、葡萄糖、蔗糖等不易被皮肤吸收，电解质吸收也很少。脂溶性物质，如维生素A、维生素D、维生素K、性激素及大部分糖皮质激素可经毛囊、皮脂腺吸收。对油脂类物质吸收也较好，对油脂类吸收的规律一般为：羊毛脂＞凡士林＞植物油＞液状石蜡。某些物质，如汞、铅、砷等的化合物可能与皮脂中的脂肪酸结合变成脂溶性，被皮肤吸收。增加皮肤渗透胜的物质，如二甲基亚砜、丙二醇、氮酮、乙醚、氯仿等有机溶剂，可增加皮肤的吸收作用。表面活性剂能使皮肤湿润、乳化和增溶，使物质与皮肤紧密接触，增加吸收率。药物的剂型也影响皮肤的吸收，软膏及硬膏可促进药物吸收，霜剂次之，粉剂和水粉剂很少吸收。物质的相对分子质量与皮肤吸收率之间无明显关系，某些大分子的物质，如汞、葡萄糖等也可透过皮肤吸收。物质浓度与皮肤吸收率呈正比，但某些物质，如碳酸浓度高时引起角蛋白凝固，继而使皮肤通透性降低。

4. 外界环境　环境温度升高使皮肤血管扩张、血流加速，加快物质弥散，使皮肤吸收能力增强。环境湿度增大时，角质层水合程度增加，皮肤对水分的吸收增强。

## 三、皮肤的感觉作用

皮肤的感觉可以分为两类：一类是单一感觉，皮肤内的多种感觉神经末梢将不同的刺激转换成具有一定时空的神经动作电位，沿相应的神经纤维传入中枢，产生不同性质的感觉，如触觉、压觉、痛觉、冷觉和温觉；另一类是复合感觉，即皮肤中不同类型感觉神经末梢共同感受的刺激传入中枢后，由大脑综合分析形成的感觉，如干、湿、光、糙、硬、软等。另外有形体觉、两点辨别觉、定位觉、图形觉等。这些感觉经大脑分析判断，做出有益于机体的反应；有的产生非意识反应，如手触到烫物的回缩反应，免使机体进一步受到伤害。借助皮肤感觉作用，使人类能积极地参与各项生产劳动。

瘙痒是一种引起人对皮肤或黏膜产生搔抓欲望的不愉快的感觉。瘙痒产生的机制尚不完全清楚，有人认为痒与痛由同一神经传导，或痛的阈下刺激产生瘙痒，搔抓至疼痛，可减轻或抑制瘙痒。临床上应用拍打局部来解除瘙痒，也是一个例证。但也有矛盾的情况，某些化学物质如吗啡可使疼痛消失，但可诱发或使瘙痒加剧。中枢神经系统的功能状态对瘙痒有一定的影响，精神安定或转移注意力，可使瘙痒减轻；但焦虑、烦恼或对痒过度注意时，瘙痒加重。

目前已发现许多因素与瘙痒有关，如机械性刺激、电刺激、酸、碱、植物的细刺、动物的纤毛及毒刺、皮肤的微细裂隙、代谢异常（如糖尿病、黄疸等）、变态反应和炎症反应的化学介质（如组胺、蛋白酶、多肽等）均可引起瘙痒。为解除瘙痒感觉，必须避免上述各种刺激。

# 四、皮肤的分泌和排泄作用

皮肤的分泌和排泄功能主要通过汗腺和皮脂腺完成的。

1. 小汗腺的分泌和排泄　小汗腺周围分布着丰富的节后无髓交感神经纤维，支配小汗腺分泌和排泄活动，神经末梢释放神经介质主要是乙酰胆碱，后者作用于腺体透明细胞分泌出类似血浆的超滤液，再通过导管对 $Na^+$ 的重吸收，变成低渗性汗液排出体外。在室温下，只有少数小汗腺处于分泌活动状态，无出汗的感觉（又称不显性出汗）。当气温高于30℃时，分泌性小汗腺增多，排汗明显，称为显性出汗。大脑皮质活动，如恐慌、兴奋等可引起掌、趾（指）、额、颈等部位出汗，称为精神性出汗。进食辛辣、热烫食物可使口周、鼻、面、颈、背等处出汗，称为味觉性出汗。

正常情况下，汗液呈酸性（pH4.5~5.5），大量出汗时，pH 可达 7.0 左右。汗液无色透明，水分占99.0%~99.5%，其他为无机物，如氯化钠、氯化钾、乳酸和尿素等，与肾脏排泄物部分相似，因此，汗液的分泌和排泄可部分代替肾脏功能。此外，部分药物如灰黄霉素、酮康唑亦可通过汗液分泌，发挥局部抗真菌作用。排出的汗液与皮脂形成乳状脂膜，对皮肤有保护作用。汗液使皮肤表面偏酸性，可抑制某些细菌的生长。通过汗液排泄可有效地散热降温，以维持体温衡定。

2. 顶泌汗腺的分泌和排泄　感情冲动时顶泌汗腺的分泌和排泄有所增加，肾上腺素能类药物能刺激它的分泌，于晨间分泌稍高，夜间较低。顶泌汗腺液中除水外，还有脂肪酸、中性脂肪、胆固醇等成分。有些人的顶泌汗腺可分泌一些有色物质，呈黄、绿、红或黑色，使局部皮肤或衣服染色，故称为色汗症。顶泌汗腺分泌在许多动物中有性吸引及标记其活动范围的作用，在人类的意义尚不清楚。

3. 皮脂腺的分泌和排泄　皮脂腺是全浆分泌，即整个皮脂腺细胞破裂，细胞内物全部排入管腔，然后分布于皮肤表面，形成皮面脂质，润滑皮肤；另一方面脂膜中的非酯化脂肪酸对某些病原微生物生长起抑制作用。皮脂腺分泌直接受内分泌系统的调控，雄激素、长期大量应用糖皮质激素可使皮脂腺增生肥大，分泌活动增加。雌激素可抑制皮脂腺的分泌活动。此外，药物 13-顺维 A 酸等亦可抑制皮脂分泌，用于痤疮等治疗。皮脂腺的分泌活动受人种、年龄、性别、营养、气候及皮肤部位等因素影响。

皮脂腺分泌的产物称皮脂，它含多种脂类混合物，如三酰甘油、蜡酯、角鲨烯、胆固醇脂、胆固醇和非酯化脂肪酸等，其中非酯化脂肪酸是由毛囊中痤疮丙酸杆菌、马拉色菌等微生物所产生的脂酶将三酰甘油分解而成的。禁食可使皮脂分泌减少及皮脂成分改变，其中蜡酯和三酰甘油明显减少。

# 五、皮肤的体温调节作用

皮肤对体温的调节作用，一是作为外周感受器，向体温调节中枢提供环境温度的信息；二是作为效应器，是物理性体温调节的重要方式，使机体温度保持恒定。皮肤中的温度感受器细胞以点状分布于全身，可分热敏感受器和冷敏感受器，感受环境温度的变化，向下丘脑发送信息，使机体产生血管扩张或收缩、寒战或出汗等反应。皮肤表面面积很大，成人可达 $2m^2$，为吸收和散发热量提供有利条件。皮肤血管的分布也有利于体温的调节，在真皮乳头下层形成动脉网，皮肤毛细血管异常弯曲，形成丰富的静脉丛，手、足、鼻、唇和耳部等皮肤有丰富的血管球。这些血管结构的特点使皮肤的血流量变动很大，一般情况下，皮肤血流量仅占全身血流量的 8.5%（约 450ml/min），但在热应激或血管完全扩张的情况下，皮肤血流量可增加 10 倍；在冷应激时，交感神经功能加强，血管收缩，皮肤血流暂时中断。皮下脂肪层广泛分布静脉丛，血管在收缩与完全扩张时，血流量可相差 40～100 倍。另外，动脉与静脉丛之间由动、静脉吻合相连。在热应激时，动、静脉吻合开通，皮肤血流量增加而散热随之增多，有效地调节体温。

体表热量的扩散主要通过皮肤表面的热辐射、空气对流、传导和汗液的蒸发。皮肤含有丰富的小汗腺，汗液蒸发可带走较多热量，每蒸发 1g 水可带走 580cal（2 426.72J）热量。在热应激时，大量出汗可达 3～4L/h，散热量为平时的 10 倍。在外界温度高于或等于皮肤温度时，辐射、传导和对流等方式散热不起作用，而出汗是机体散热的唯一途径。另外，在寒冷环境中，出汗减少和皮下脂肪组织的隔热作用，能减少热量散失，保持恒定的体温。

# 六、皮肤的代谢作用

## （一）糖代谢

皮肤中糖类物质主要为糖原、葡萄糖和黏多糖等。皮肤含葡萄糖的量为 60～81mg%，为血、糖浓度的 2/3，表皮中含量最高。在患糖尿病时，皮肤中糖含量更高，易被真菌和细菌感染。人体表皮细胞具有合成糖原的能力，在表皮细胞的滑面内质网中存在合成糖原所需的酶，主要通过单糖缩合及糖醛途径合成。人体皮肤的糖原含量在胎儿期最高，成人后达低值。它们主要分布于表皮颗粒层及以下的角质形成细胞、外毛根梢细胞、皮脂腺边缘的基底细胞和汗管的上皮细胞等处。

皮肤中的糖主要是提供能量所需，此外，可作为黏多糖、脂质、糖原、核酸和蛋白质等生物合成的底物。皮肤的葡萄糖分解提供能量通过有氧氧化及无氧糖酵解两条途径。在皮肤中，无氧糖酵解是人体各组织中最快的，这与表皮无血管而气含量相对较低有关。

皮肤内黏多糖属于多糖，以单纯形式或与多肽、脂肪、其他糖类结合呈复合物形式存在。其性质不稳定，易被水解。在真皮内黏多糖最丰富，角质形成细胞间、基底膜带、毛囊玻璃样膜、小汗腺分泌细胞等亦含较多黏多糖。真皮基质中的黏多糖主要为透明质酸、硫酸软骨素 B 和硫酸软骨素 C 等，多与蛋白质结合形成蛋白多糖（或称黏蛋白）。蛋白多糖与胶原纤维静电结合形成网状结构，对真皮及皮下起支持、固定的作用。这些蛋白多糖属多阴离子性巨分子，对水、盐代谢平衡有重要作用。黏多糖的合成及降解主要通过酶催化完成，但某些非酶类物质亦有作用，如氢醌、维生素 $B_2$（核黄素）、维生素 C（抗坏血酸）等可降解透明质酸。某些内分泌因素亦可影响黏多糖代谢，如甲状腺功能亢进使透明质酸和硫酸软骨素含量在局部皮肤中增加，产生胫前黏液水肿。

## （二）蛋白质代谢

表皮蛋白质一般分两种，即纤维性和非纤维性蛋白质。纤维性蛋白质包括角蛋白、胶原蛋白和弹力蛋白等。角蛋白（keratin）是皮肤角质形成细胞和毛发上皮细胞的代谢产物和主要构成成分，至少有 30 种，包括 20 种上皮角蛋白和 10 种毛发角蛋白。皮肤内的胶原蛋白（collagen）主要为 Ⅰ、Ⅲ、Ⅳ、Ⅴ型胶原蛋白。真皮内胶原纤维主要成分为 Ⅰ 型和 Ⅲ 型胶原蛋白；网状纤维主要为 Ⅲ 型胶原蛋白，基底膜带主要为 Ⅳ 型和 Ⅴ 型胶原蛋白。弹力蛋白（elastin）是真皮结缔组织内弹力纤维的主要结构成分。

皮肤内非纤维性蛋白质常与黏多糖类物质结合成粘蛋白（mucoprotein），主要分布在真皮基质和基底膜带。多种细胞内的核蛋白和细胞外各种酶，均属于非纤维蛋白质。

蛋白质水解酶参与蛋白质的分解，其可能的作用有两个方面：一是参与表皮和真皮细胞内、外蛋白质的正常分解代谢，如细胞内蛋白质消化、表皮角化过程中的蛋白质分解和细胞外胶原纤维的降解等。二是参与某些皮肤病理情况，如炎症中的趋化性肽的释放、血管通透性增高、结构蛋白的降解等。

## （三）脂类代谢

皮肤脂类包括脂肪和类脂质（磷脂、糖脂、胆固醇和固醇酯等），前者主要存在于皮下组织，通过

β-氧化降解提供能量；后者是构成生物膜的主要成分。表皮细胞在分化的不同阶段，其类脂质组成有明显差异，由基底层到角质层，胆固醇、脂肪酸、神经酰胺含量逐渐增多，而磷脂则逐渐减少。皮肤内的 7-脱氢胆固醇经紫外线照射后合成维生素 D，可防治软骨病、血液脂类代谢异常，如高脂蛋白血症可使脂质在真皮局限性沉积，导致皮肤黄瘤损害。

表皮中最丰富的必需脂肪酸是亚油酸和花生四烯酸，它们主要功能有二：一是参与正常皮肤屏障功能的形成。二是作为一些主要活性物质的前体，如花生四烯酸是合成前列腺素的前体物质。

### （四）水和电解质代谢

皮肤是人体内的一个主要贮水库，大部分水分贮存于真皮内。65kg 体重的人，皮肤中含水约7.5kg。儿童皮肤中含水更高些，一般情况下，女子皮肤含水量略高于男子。皮肤的水分主要贮存于真皮内，皮肤内水分代谢受全身水分代谢活动的影响，如脱水时，皮肤可提供部分水分以补充血容量。

皮肤也是电解质的重要贮存库之一，大部分贮存在皮下组织内，包括钠、氯、钾、钙、镁、磷、铜、锌等。其中，氯和钠是含量较高的成分，主要存在于细胞间液中，对维持渗透压和酸碱平衡起着重要的作用。在某些炎症性皮肤病中，局部 $Na^+$、$Cl^-$ 及水含量增高，因此，适当限制食盐有利于炎症性皮肤病的康复。

钾、钙、镁主要分布于细胞内，钾是调节细胞内渗透压及酸碱平衡的主要物质，是某些酶的激活剂，且能拮抗 $Ca^{2+}$；钙对维持细胞膜的通透性及胞间黏着性有一定作用；镁与某些酶的活性有关；铜在皮肤中的含量很少，但对黑素形成、角蛋白形成起重要的作用。铜缺乏时，可出现角化不全或毛发卷曲。

许多酶含有微量锌，与蛋白质、糖类（碳水化合物）、脂质和核酸代谢有关。锌缺乏时可导致多种物质代谢障碍，如婴儿的肠病性肢端皮炎等。

### （五）黑素代谢

人类皮肤可呈红、黄、棕及黑色，主要与黑素有关。黑素小体的数目、大小、形状、分布和降解方式的不同决定种族的肤色及部位的差异。

黑素细胞主要位于表皮的基底层，其树状突起可伸入马尔匹基层，并与角质形成细胞广泛联系。每个黑素细胞可将黑素小体转运至附近的 36 个角质形成细胞。不同部位的皮肤，其表皮黑素单元的活性是不同的。黑素小体被输送至角质形成细胞后，经被膜包裹形成次级溶酶体。黑种人的皮肤及黑色、棕色的毛发中，黑素小体较大，长 0.7~10.0μm，直径为 0.3μm，在角质形成细胞中不聚集，胞核上的帽状结构很少见，不易被酸性水解酶降解，因此色素较深。相反，白种人皮肤黑素小体相对较小，多成群，并与次级溶酶体融合形成黑素小体复合物（melanosome complex）。在角质形成细胞核上形成帽状结构，这样易被酸性水解酶降解。黑素细胞具有合成酪氨酸酶的活性，酪氨酸酶进入黑素小体后，可启动黑素的合成和贮存。黑素细胞胞浆中可见一种直径约 10nm 的细丝，这种细丝与黑素细胞的树突及黑素小体的移动和转运有一定关系。

黑素细胞进行黑素合成的场所是黑素小体，按其分化程度可分为四期：Ⅰ期黑素小体含有无定形蛋白及一些微泡；Ⅱ期黑素小体变圆，含有许多黑素细丝和板层状物质，该两期黑素小体均无酪氨酸酶活性；Ⅲ期黑素小体为酪氨酸酶阳性，在板层上有黑素合成，黑素沉积较多使结构模糊不清；Ⅳ期黑素小体已充满黑素，电子密度较高。

黑素分真黑素（eumelanin）和褐黑素（phaeomelanin）。真黑素呈黑褐色，不溶于水，经 5,6-二羟吲哚氧化、聚合而成；褐黑素呈黄色或红褐色，溶于碱性溶液，由半胱氨酰-S 多巴，经一些中间反应而成，含有氮、硫。

## 七、皮肤免疫系统

随着免疫学飞速发展，也给皮肤性病学增加了许多新的认识、新的观点和新的检测方法，皮肤在免疫系统中的作用也有了全新的观念。1970 年，Fichtelium 提出皮肤是"初级淋巴组织"，前体淋巴细胞通过皮肤分化成熟为有免疫活性淋巴细胞。1975 年，Streilein 提出"皮肤相关淋巴样组织"，初步提出了皮肤内的角质形成细胞、淋巴细胞、朗格汉斯细胞和血管内皮细胞在皮肤免疫中发挥不同的作用。1986 年，Bos 提出"皮肤免疫系统（skin mmune system，SIS）"。1993 年，Niokoloff 提出"真皮免疫系统"，进一步补充了 Bos 的观点。现就皮肤免疫系统概述如下。

皮肤免疫系统由两部分组成，即细胞成分及分子成分。

### （一）皮肤免疫系统的细胞成分

1. 角质形成细胞　在表皮中，角质形成细胞数量最多，它能表达 MHC - Ⅱ类抗原，在 T 细胞介导的免疫反应中起辅助效应。角质形成细胞能产生许多细胞因子，如白细胞介素 IL - 1、IL - 6、IL - 8、IL - 10、肿瘤坏死因子 α（TNF - α）等参与局部免疫反应。此外，角质形成细胞有吞噬功能，能粗加工抗原物质，有利于朗格汉斯细胞摄取和呈递抗原。最近，发现角质形成细胞分泌 IL - 10 和 IL - 12，在皮肤免疫应答中起很大作用。IL - 12 促进 Th1 细胞发育成熟，而 IL - 10 通过干扰抗原呈递细胞抑制 Th1 细胞发育，角质形成细胞通过选择性分泌 IL - 10 或 IL - 12 使皮肤局部 Th1 或 Th2 细胞占优势。Th1 细胞与 Th2 细胞的平衡失调，导致病理改变如遗传过敏性皮炎（Th2 细胞占优势）或银屑病（Th1 细胞占优势）。

2. 淋巴细胞　在皮肤内的淋巴细胞主要为 CD4$^+$T 细胞，其次为 CD8$^+$T 细胞，主要分布于真皮乳头内的毛细血管后小静脉丛周围。T 细胞具有亲表皮特性，且能再循环，可在血循环和皮肤器官间进行交换，传递不同的信息。T 细胞在皮肤中，通过角质形成细胞产生的 IL - 1 等作用，分化成熟，并介导免疫反应。

3. 朗格汉斯细胞　它来源于骨髓的树枝突细胞，分布在表皮基底层上方及附属器上皮，占表皮细胞的 3%～8%。朗格汉斯细胞表而具有 CDI、HLA - DR 抗原、Fc 受体和 C3b 受体。朗格汉斯细胞除参与角质形成细胞角化过程外，还是参与免疫反应的主要细胞，在表皮内能摄取、处理和呈递抗原，为表皮内主要的抗原呈递细胞。朗格汉斯细胞分泌许多 T 细胞反应过程中所需要的细胞因子，如 IL - 1 等，并能控制 T 细胞迁移。此外，它还参与免疫调节、免疫监视、免疫耐受、皮肤移植物排斥反应和接触性变态反应等。

4. 内皮细胞　血管内大分子成分及血细胞与血管壁外物质交换及细胞外渗等均需内皮细胞积极参与。除外，血管内皮细胞还积极参与物质合成、分泌，炎症修复和免疫等过程。内皮细胞形成的内皮转移通道在内吞、外排和物质交换中起重要作用。内皮细胞直接与血流接触，可受激素作用而改变功能；与循环抗体、抗原或免疫复合物接触，可调节这些物质进入血管外组织，因此，内皮细胞涉及免疫反应的起始阶段。如受某些病毒感染后，内皮细胞可产生 Fc 或 C3b 受体，使免疫复合物黏附而发动免疫反应。细胞因子可诱导内皮细胞活化，后者使白细胞的黏附增加。一般，内皮细胞活化是积极和有益的现象，但在少数情况下，也可引起功能障碍，导致疾病。

另外，内皮细胞还具有很多生物合成等活性，如纤连蛋白、凝血因子、内皮素合成等，内皮细胞功能异常可导致许多合成物质的活性和功能异常，导致疾病。

5. 肥大细胞　真皮乳头血管周围，每平方毫米有 7 000 个肥大细胞，密度较高。肥大细胞表面有 IgE Fc 受体，能与 IgE 结合，与Ⅰ型变态反应关系密切。通过免疫和非免疫机制活化肥大细胞，使它产生和释放多种生物活性介质，如血管活性物质、趋化因子、活性酶和结构糖蛋白等，参与机体的生理或病理过程。肥大细胞不仅参与Ⅰ型变态反应，也参与迟发性变态反应。

6. 巨噬细胞　巨噬细胞主要位于真皮浅层，它参与免疫反应，处理、调节和呈递抗原，产生和分泌 IL - 1、干扰素（IFN）、各种酶、补体、花生四烯酸及其他产物。巨噬细胞对外来微生物的非特异性和特异性免疫反应和在炎症创伤修复中具有核心作用。

7. 真皮成纤维细胞　真皮成纤维细胞在初级细胞因子刺激下可产生大量次级细胞因子，成纤维细胞还是角质形成细胞生长因子的主要产生细胞之一，在创伤修复及 IL - 1 存在情况下产生角质形成细胞生长因子明显增加。紫外线照射后皮肤中大部分 TNF - α 由成纤维细胞产生，因此，成纤维细胞在角质形成细胞分泌细胞因子间的相互作用对维持皮肤免疫系统的自稳状态非常重要。

### （二）皮肤免疫系统的分子

1. **细胞因子**　细胞因子是一群具有免疫调节功能的异源性蛋白质总称。表皮内许多细胞因子主要由角质形成细胞产生，其次为朗格汉斯细胞、T 细胞等。细胞因子在细胞分化、增殖和活化等方面起很大作用，不但在局部产生作用，而且产生系统性作用，以激素样形式影响全身。

（1）IL-1：除 IL-1 的一般作用外，在皮肤局部可促进角质形成细胞、成纤维细胞增殖，IL-1 使内皮细胞和成纤维细胞产生 IL-1、IL-6、IL-8，使角质形成细胞释放 IL-6、IL-8 等，产生旁分泌和自身分泌的效应。

（2）IL-6：具有刺激表皮增殖作用，与银屑病发病机制关系较密切。

（3）IL-8：具有加强中性粒细胞趋化活性、促进 T 细胞亲表皮性等作用，与银屑病及皮肤 T 细胞淋巴瘤的发病有关。

（4）胸腺生成素：由角质形成细胞产生的胸腺生成素使表皮内的 T 细胞进一步分化成熟。

（5）TNF：角质形成细胞释放 TNF-α 可维持朗格汉斯细胞的生长。

2. **黏附分子**　黏附分子（adhesion molecules）是介导细胞与细胞间或细胞与基质间相互接触或结合的一类分子，大多为糖蛋白，少数为糖脂。按结构特点可分为 4 类：整合素家族（integrin family）、免疫球蛋白超家族（immunoglobulin super family）、选择素家族（selectin family）和钙黏素家族（cadherin family）。在某些病理情况下，内皮细胞的黏附分子表达增高，促使炎性细胞黏附，并游走至病变局部；同时，可使血清中可溶性黏附分子，如可溶性 E-选择素、P-选择素等水平升高，这可作为监测某些疾病活动的指标。

3. **免疫球蛋白**　皮肤表面和腺体分泌的免疫球蛋白（Ig）与其他部位的表面 Ig 相似，在清除微生物侵入中起很大作用。在病理情况下，皮肤表面可存在 IgG、IgM 和 IgE 等 Ig，其中分泌型 IgA 是较重要的成分，在皮肤局部的特异性防御作用中非常重要。上皮细胞参与合成分泌型 IgA 的分泌片，在皮肤局部免疫中通过阻抑黏附、溶解、调理吞噬、中和等参与抗感染及抗过敏作用。

4. **补体**　皮肤中的补体成分通过溶解细胞、免疫吸附、杀菌和过敏毒素及促介质释放等发挥非特异性和特异性免疫作用。

5. **神经肽**　皮肤神经末梢受外界有害刺激后释放感觉神经肽，在损伤局部产生风团和红斑反应。神经肽包括降钙素基因相关肽（CGRP）、P 物质（SP）、神经激酶 A 等。CGRP 可使中性粒细胞聚集；SP 有趋化中性粒细胞和巨噬细胞作用，并黏附于内皮细胞，参与免疫反应。SP 还有 T 细胞丝裂原作用，刺激 β 细胞产生 Ig 等。

综上所述，皮肤组织内含有免疫相关细胞，如角质形成细胞、朗格汉斯细胞、淋巴细胞、肥大细胞等，这些细胞分泌多种细胞因子组成网络系统。皮肤为免疫活性细胞的分化、成熟提供良好的微环境，并对免疫反应起调节作用，保持 Th1 细胞与 Th2 细胞的平衡，使机体对外界异物产生适度的免疫反应，也对内部突变细胞进行免疫监视，防止癌肿发生，以达到免疫的自稳性。因此，皮肤应被看作是免疫系统的一个部分，即皮肤免疫系统。

（田　涛）

# 第四节　表皮病理

1. **角化过度**　角化过度（hyperkeratosis）指表皮角质层比同一部位正常表皮角质层异常增厚的表现。由于角质形成过多所致者，其下方粒层、棘层亦相应增厚，如扁平苔藓；由于角质滞留堆积所致者，则其下的粒层、棘层并不同时增厚，如寻常型鱼鳞病。

2. **角质栓**　角质栓（horny plug）是指表皮角质增多，在毛囊口或汗孔形成栓塞状。角质栓见于盘状红斑狼疮、毛发红糠疹、汗孔角化病等。

3. **角化不全**　角化不全（parakeratosis）是指在表皮角质层内尚有残留的细胞核，在角化不全区粒层常变薄或消失。角化不全见于银屑病、亚急性皮炎等。

4. 角化不良  角化不良（dyskeratosis）是指表皮内个别细胞提前角化的现象。角化不良分良性角化不良和恶性角化不良，前者常见于毛囊角化病、家族性良性慢性天疱疮等，角化不良细胞以圆体或谷粒细胞的形式出现；后者常见于 Bowen 病、鳞状细胞癌等，角化不良细胞以个别姿态出现，呈嗜酸均质化，界限清楚，有时残存固缩核。

5. 粒层增厚  粒层增厚（hypergranulosis）是指粒层厚度增加，常见于伴角化过度的皮肤病，如寻常疣、扁平苔藓等。

6. 粒层减少  粒层减少（hypograoulosis）是指粒层细胞数减少，常伴角化不全，常见于银屑病、寻常型鱼鳞病等。

7. 棘层增厚  棘层增厚（acanthosis）是指棘层厚度增加，通常由于棘层细胞数目增多（如银屑病），也可仅有棘细胞体积增大而细胞数目并未增多的情况（如尖锐湿疣）。

8. 表皮萎缩  表皮萎缩（epidermal atrophy）是指棘层变薄、表皮突变平或消失以致真皮连接处形成平坦线状，见于萎缩性皮肤病、硬皮病等。

9. 乳头瘤样增生  乳头瘤样增生（papillomatosis）是指真皮乳头向上不规则增生，使表皮呈凹凸不平的波浪形，常伴表皮增生，见于黑棘皮病、脂溢性角化病等。

10. 疣状增生  疣状增生（verrucous hyperplasis）是指表皮角化过度、粒层增厚、棘层增厚及乳头瘤样增生 4 种病变同时存在，见于疣状痣、疣状皮肤结核等。

11. 假上皮瘤样增生  假上皮瘤样增生是指棘层显著增厚，表皮突延长增厚，但细胞分化良好，无异型性，见于着色真菌病、慢性溃疡边缘等。

12. 表皮水肿  表皮水肿包括以下几种。

（1）细胞间水肿（intercellular edema）：指棘细胞之间的水肿，细胞间隙增宽、间桥拉长，状似海绵，故又称海绵形成（spongiois），见于急性湿疹、皮炎。

（2）细胞内水肿（intracellular edema）：指棘细胞内的水肿，细胞肿胀，细胞质色淡，核靠边。水肿严重时，细胞破裂，导致网状变性，见于急性皮炎、湿疹。

13. 表皮网状变性  表皮网状变性（reticular degeneration of epidermis）是指严重的细胞内水肿而使细胞破裂，形成多房性水疱，房的间隔由残留的胞壁构成，呈网状，见于带状疱疹、接触皮炎等。

14. 表皮气球变性  表皮气球变性是指由于细胞内水肿引起表皮细胞极度肿胀以及细胞棘突松解而形成的变化，细胞如气球状，结果形成表皮内水疱，见于带状疱疹等病毒性皮肤病。

15. 棘层松解  棘层松解（acantholsis）是指由于棘细胞间桥的变性，细胞间失去紧密联系而成松解状态，导致表皮内形成裂隙、水疱。棘突松解细胞不但棘突消失，而且细胞周边细胞质浓缩，核周细胞质水肿呈晕状，核染色质呈均质性，见于天疱疮、水痘、毛囊角化病等。

16. 绒毛  绒毛（villus）是指伸入由棘层松解而形成的裂隙或水疱中的乳头，其上覆盖一层基底细胞，见于毛囊角化病、家族性良性慢性天疱疮等。

17. 基底细胞液化变性  基底细胞液化变性轻者表现为基底细胞空泡化或破坏，细胞排列紊乱；重者基底层消失，见于扁平苔藓、红斑狼疮、皮肤异色病等。

18. 微脓疡  微脓疡（microabscessus）是指表皮内或真皮乳头处有少量细胞聚集。中性粒细胞灶性聚集于乳头上表皮内称 Munro 微脓疡，见于银屑病；单核细胞和蕈样肉芽肿细胞灶性浸润于棘层内称 Pautrier 微脓疡，见于蕈样肉芽肿；嗜酸性粒细胞组成的微脓疡见于疱疹样皮炎、大疱性类天疱疮早期。

19. Kogoj 海绵状脓疱  Kogoj 海绵状脓疱是指位于表皮基底层上部的多房性脓疱，海绵状网眼中有中性粒细胞聚集，见于脓疱型银屑病。

20. 角株  棘细胞呈同心层排列，接近中心区逐渐角化，称为角株（horny pearl），见于 I 级鳞癌或假癌性增生。

21. 间变  间变（anaplasia）是指瘤细胞转变到未分化的形态，细胞核大、深染、形态不规则，核仁明显，常显不典型核分裂，见于恶性肿瘤。

22. 化生  化生（metaplasia）是指组织由一种类型变为另一种类型，如钙化上皮瘤的骨化、瘢痕中的骨质形成。

23. 核固缩 核固缩（pyknosis）是指细胞核皱缩、扭曲、深染、细胞质变空，见于烧伤等。

24. 核碎裂 核碎裂（karuorrhexis）是指细胞核碎散成小尘粒。中性粒细胞的核碎裂呈嗜碱性颗粒，称核尘（nuclear dust），见于变态反应性皮肤血管炎。

25. 空泡化 空泡化（vacuolation）是指表皮或黏膜上皮细胞的细胞质变性出现的蛋白质水滴，因标本制作关系消失后留下大小不等的空泡，见于扁平疣等。

26. 色素增多 色素增多（hyperpigmentation）是指表皮基底层及真皮上部黑素颗粒增多，见于 Riehl 黑变病、黄褐斑等。

27. 色素减少 色素减少（hypopigmentation）是指表皮基底层内黑素颗粒减少或缺如，见于白癜风、炎症后色素脱失等。

28. 色素失禁 色素失禁（incontinence of pigment）是指黑素颗粒游离于真皮上部组织间隙中或被吞噬细胞吞噬的现象，由于基底细胞及黑素细胞损伤，黑素从这些细胞中脱落所致。色素失禁见于色素失禁症、扁平苔藓、红斑狼疮等。

29. 炎症细胞外渗 炎症细胞外渗（exocytosis）指真皮内炎性浸润细胞移入表皮，常见于皮炎、湿疹。在蕈样肉芽肿中，真皮内 T 淋巴细胞经常有侵入表皮的现象与倾向，此特称为亲表皮性（epider-motropism）。

30. 胶样小体 胶样小体（colloid body）又名 Civatte 小体，表现为嗜酸性均质性圆形或卵圆形小体，直径约为 10μm。可见于表皮下部或真皮上部，其形成与表皮细胞凋亡有关。胶样小体见于扁平苔藓、红斑狼疮等。

31. 表皮颗粒变性 表皮颗粒变性（epidemal granular degeneration）又名表皮松解性角化过度，主要发生于生发层中上部，其特点是：①角化过度；②粒层内出现大而不规则的透明角质颗粒；③表皮细胞胞质皱缩，核周出现空泡化；④细胞境界不清，形成腔隙及表皮松解性疱，见于显性遗传性大疱性鱼鳞病样红皮病等。

（田　涛）

# 第五节　真皮病理

1. 真皮水肿 真皮水肿（edema of the dermis）是指真皮结缔组织纤维间隙有液体潴留，纤维本身肿胀、淡染。乳头层常比网状层为明显，见于荨麻疹等炎性皮肤病。

2. 真皮萎缩 真皮萎缩（atrophy of the dermis）是指整个真皮厚度减少，是由于胶原纤维及（或）弹性纤维减少所致。通常伴有毛囊及皮脂腺萎缩或消失，见于斑萎缩、慢性萎缩性肢端皮炎等。

3. 均质化 均质化（homogenization）是指真皮结缔组织的一种无定形、均匀一致的变化。组织染色呈嗜伊红，色淡，见于萎缩性硬化性苔藓、硬皮病等。

4. 玻璃样变或透明变性 玻璃样变或透明变性（hyaline degeneration）是指在组织内或细胞内出现玻璃样半透明的均质性物质，即所谓透明蛋白。苏木精 - 伊红染色呈均一淡红色，具折光性，见于瘢痕疙瘩等。

5. 纤维蛋白样变性 纤维蛋白样变性（fibrinoid degeneration）是指纤维蛋白渗透入通常伴有变性改变的胶原组织或沉积于受损的血管壁及其周围，使其呈现有折光的嗜伊红均质的外观，见于红斑狼疮、结节性多动脉炎等。

6. 弹性纤维变性 弹性纤维变性（elastic fiber degeneration）是指弹性纤维断裂、破碎、聚集成团、卷曲、粗细不均，呈嗜碱性变，需做特殊染色显示，弹性纤维变性见于弹性纤维假黄瘤。

7. 淀粉样变性 淀粉样变性（amyloid degeneration）是指真皮乳头内或小血管的基底膜下有淀粉样物质（一种糖蛋白）的沉积。结晶紫染色呈紫红色，苏木精 - 伊红染色呈均匀一致的淡红色团块，见于皮肤淀粉样沉着症。

8. **胶样变性** 胶样变性（colloid degeneration）是指组织内出现均质性嗜伊红性胶样物质。苏木精-伊红染色呈淡红色，见于胶样粟丘疹。

9. **嗜碱性变性** 嗜碱性变性（basophilic degeneration）是指真皮浅层出现呈弱碱性的无定形纤维团块或颗粒，苏木精-伊红染色呈灰蓝色，为胶原纤维变性所致。见于日光性角化、光化性肉芽肿、红斑狼疮等。

10. **黏液变性** 黏液变性（muciparous degeneration）是指真皮纤维束间有黏液物质（主要为糖胺聚糖）聚积，导致胶原纤维束间隙增宽，苏木精-伊红染色呈淡蓝色。黏液变性见于乳液性水肿。

11. **异染性** 异染性（metachromasia）是指染色后反映出来的颜色与所用的染料颜色不同的现象。如酸性糖胺聚用甲苯亚蓝染色呈紫色，色素性荨麻疹的肥大细胞颗粒经 Giemsa 染色呈紫红色。

12. **炎症浸润** 炎症浸润（inflammatory infiltration）可有以下分类。

（1）一般分类：按病程可分为急性、亚急性和慢性炎症；按病理变化可分为变质性炎症、渗出性炎症和增殖性炎症。

（2）按浸润细胞性质分类：按此分类可分为非特异性炎症浸润和肉芽肿性浸润。

（3）按浸润细胞分布分类：按此分类可分为血管周围浸润、弥漫性浸润、片状浸润、袖口状浸润及带状浸润等。

13. **肉芽肿** 肉芽肿（granuloma）是指主要由单核细胞、上皮样细胞、浆细胞或多核巨细胞浸润所致的一种慢性增殖性炎症表现，见于皮肤结核、麻风、肉样瘤等。

14. **坏死** 坏死（necrosis）是指局部组织或细胞坏死，表现为细胞质的溶解及细胞核的固缩、碎裂和溶解。苏木精-伊红染色显示一片无结构的均质性红染区。另有两种特殊坏死，如下所述。

（1）干酪性坏死（caseation）：这是一种凝固性坏死，坏死比较彻底，组织结构完全破坏，苏木精-伊红染色呈淡红色，多见于皮肤结核、树胶肿等。

（2）渐进性坏死（necrobiosis）：这是一种不完全性坏死，苏木精-伊红染色呈淡红色，仍可见到正常轮廓，无明显炎症，坏死边缘可见纤维细胞、组织细胞及上皮样细胞，呈栅栏状排列，多见于环状肉芽肿、类脂质渐进性坏死等。

15. **纤维化及硬化** 纤维化（fibrosis）指胶原纤维及成纤维细胞增生，排列紊乱，见于创伤愈合形成的瘢痕；硬化（sclerosis）则以胶原纤维增生为主，纤维变粗，苏木精-伊红染色显嗜伊红均质化，见于硬皮病等。

（田　涛）

# 第六节　皮下组织病理

1. **脂膜炎** 脂膜炎（panniculitis）是指由于炎症反应而引起皮下脂肪组织不同程度的炎症浸润、水肿、液化或变性坏死。脂肪细胞变性坏死后释放出的脂质为组织细胞所吞噬，则形成泡沫细胞，见于 Weber-Christian 病等。

2. **增生性萎缩** 增生性萎缩（proliferating atrophy）是指皮下组织由于炎症细胞浸润而使脂肪细胞发生变性、萎缩甚至消失，见于结节性红斑等。

（田　涛）

# 第二章

# 皮肤病症状诊断与实验室检查

## 第一节　皮肤病症状与体征

　　症状是患者病后对机体生理机能异常的自身体验和感觉，体征是疾病导致患者体表和内部结构发生的可察觉的改变，两者可单独或同时出现。正确识别和判断皮肤病的症状与体征，对临床诊断的建立非常重要，甚至可发挥主导作用。

### 一、症状

　　症状是患者对疾病的主观感觉，如瘙痒、疼痛、感觉麻木、乏力、灼热等。

　　1. 瘙痒　是多种皮肤病最为常见的自觉症状（包括原发性与继发性、外源性与内源性、局限性与泛发性、阵发性与持续性等），可作为诊断的重要依据，亦可为内脏疾病的一种反应，如单纯而无皮损的瘙痒，常提示胆管梗阻、糖尿病、尿毒症、淋巴瘤、甲状腺功能亢进等，而伴有皮损的瘙痒，则可能为真菌感染、昆虫叮咬和变态反应性皮炎等。

　　2. 疼痛　为皮肤病不多见的一种自觉症状，依其性质分为灼痛、刺痛、钝痛、锥痛、撕裂痛、扭转痛、酸痛等，其程度和持续时间在不同皮肤病的不同时期而各异，如皮肤晒伤早期表现为灼热感，炎症明显则为灼痛；带状疱疹早期为阵发性刺痛，疼痛时间较短，炎症明显则疼痛为持续性，或为阵发性疼痛，但疼痛时间较久；皮肌炎早期表现为运动后肌肉酸痛，休息后缓解，病情继续发展，酸痛在休息后不能缓解，呈逐渐加重趋势等。仔细了解疼痛的性质、程度、持续时间等，是诊断疼痛性皮肤病的重要依据。

　　3. 感觉异常　为局部皮肤组织的感知异常，主要有浅感觉减退或丧失、蚁走感、感觉过敏、感觉分离等。如麻风、股外侧皮神经炎等，表现为受累神经支配区域的浅感觉减退和丧失；皮肤神经官能症为感觉非固定性皮肤蚁走感；脊髓空洞症表现为肢体感觉分离；带状疱疹、多发性神经炎等，表现为局部组织感觉过敏，轻微刺激即可引起强烈反应等，而组织坏死则局部浅感觉丧失等。

### 二、体征

　　体征是指体检时所发现的异常组织改变，亦即皮肤病的形态学，分为原发性和继发性损害两种，正确识别对皮肤病的诊断十分重要。

　　1. 原发损害　指皮肤病本身直接引起的组织病理形态的改变。

　　（1）斑疹：为局限性皮肤颜色的改变，与周围正常皮肤相平，既不隆起亦不凹陷，直径＜1厘米者称为斑疹，直径＞1厘米者称为斑片，可呈圆形、椭圆形、环形、不规则形、地图状等多种形态。按其发生的病理及生理基础，有炎症性、充血性、出血性、色素性等多种，如接触性皮炎、猩红热等为炎症性红斑；鲜红斑痣、血管痣为非炎症性红斑；过敏性紫癜为出血性瘀点和瘀斑；黄褐斑、黑变病等为色素性沉着斑；花斑癣、炎症后白斑等为色素性减退斑；白癜风为脱失性白斑等。

　　（2）丘疹：为局限性高出皮面的实质性损害，直径＜1厘米。形态多样（圆形、椭圆形、球形、半球形、锥形、多角形、脐凹形）、质地不一（柔软、坚实、坚硬）、表面粗糙或光滑（绒毛状、棘刺状、覆干燥性鳞屑、紧张光亮）、色泽各异（肤色、黑色、红色、褐色）等。

按丘疹发生的解剖位置不同，分为表皮性（如扁平疣、神经性皮炎）和真皮性（如皮肤淀粉样变、发疹性黄瘤）两种。按丘疹发生的病理生理基础不同，分为上皮增生性（如色素痣、寻常疣）、炎症浸润性（如扁平苔藓、接触性皮炎、湿疹）、代谢异常性（如皮肤淀粉样变、黏液水肿性苔藓）及组织变异性（如假性湿疣、阴茎珍珠样疹、弹性纤维假黄瘤）丘疹等。

介于斑疹与丘疹之间的皮肤损害称为斑丘疹。

（3）斑块：为表皮和/或真皮直径 >1 厘米平顶的浸润隆起性损害，可由多数丘疹融合而成，如斑块状寻常疣、斑块性扁平苔藓、斑块性黄瘤等。

（4）结节：为真皮和/或皮下组织内软或硬的实质性块状物，高出皮面或隐于皮下仅可触及，形状多样（圆形、椭圆形、条索状、不规则形）、大小不一（直径一般为 0.5 ~ 1 厘米，直径 >1 厘米者称为斑块、肿块或肿瘤）。

按其发生的病理生理基础不同，分为血管性结节（如变应性结节性血管炎、结节性多动脉炎、血管球瘤）、浸润性结节（如孢子丝菌病、肉样瘤）、代谢异常性结节（如结节性黄瘤、皮肤钙质沉着）、肿瘤性结节（如皮肤纤维瘤、脂肪瘤、淋巴瘤）等。

（5）风团：为真皮浅层短暂局限性平顶隆起的水肿性损害。持续时间一般不超过24h，其形态多样、大小不一，颜色淡红、鲜红或苍白，消退后不留痕迹。由真皮深层及皮下组织水肿形成的巨大性风团，称之为血管性水肿，持续时间常超过24h。

（6）疱疹及大疱：为高出皮面、内含液体的腔隙性损害，直径小于0.5厘米者称为疱疹，直径 > 0.5厘米者称为大疱，疱液为浆液性者称为水疱，疱液为血性者称为血疱。

按腔隙发生的解剖位置不同，分为角层下（如白痱）、棘层内（如单纯疱疹、寻常型天疱疮）、表皮下（如类天疱疮）、基板下（如获得性大疱表皮松解症）等疱疹或大疱，除发生于基板下的水疱，一般表皮内疱疹和水疱消退后不留瘢痕。

介于丘疹和疱疹之间的损害称为丘疱疹。

（7）脓疱：为含有脓液的疱疹，亦可为含有脓液的大疱，周围常有炎性红晕。

按其发生解剖位置的不同，分为角层下脓疱（如角层下脓疱病）、表皮内脓疱（如脓疱病）和表皮下脓疱（如臁疮）。按其发生原因，分为感染性脓疱（如脓疱疮、脓疱性梅毒疹、牛痘）和非感染性脓疱（如脓疱型银屑病、掌跖脓疱病、坏疽性脓疱病）。

（8）囊肿：为发生于真皮及皮下组织内具有囊性结构的损害，可隆起皮面或隐于皮内，仅可触及，圆形或椭圆形，触之有弹性或囊性感。囊腔含有液体［如阴茎中线囊肿、指（趾）端黏液囊肿］、半固体（如表皮囊肿、皮脂腺囊肿）及其他成分（如皮肤猪囊尾蚴病）等。若囊腔内容物为脓液，称之为脓肿。

2. 继发性损害　指原发性损害因搔抓或机械性刺激、继发感染、治疗处理和组织修复等出现的继发性改变，但与原发性损害并不能截然分开。

（1）糜烂：为疱疹或脓疱破裂，或斑疹、丘疹经搔抓等机械性刺激和摩擦导致表皮或黏膜上皮部分缺损，露出的红色湿润面。损害表浅，基底层未完全脱落，愈后不形成瘢痕。

（2）痂：是皮损表面的浆液、脓液、血液、坏死组织、细胞及微生物等混合凝结成的片状或块状物，其厚薄、色泽、性质等依其所含成分而不同，如湿疹、皮炎、带状疱疹等为浆液性痂，脓疱疮、Reiter 病等为脓性痂，过敏性紫癜、白细胞碎裂性血管炎等为血性痂，坏疽性脓皮病和恶性组织细胞增生症为坏死性痂等。

（3）鳞屑：为脱落或即将脱落的表皮角质层碎片，分为生理性鳞屑和病理性鳞屑。生理性鳞屑主要见于老年人，鳞屑菲薄而细小。病理性鳞屑可呈糠秕样、鱼鳞样、云母状、破布样、袜套或手套样等多种形态，以及脂溢性皮炎的鳞屑呈油腻性等。

（4）浸渍：为皮肤长期浸水、潮湿等导致角质层吸收较多水分，使表皮变白、变软甚至起皱，如浸渍足、浸渍性足癣、间擦疹等。

（5）萎缩：为皮肤组织的退行性变所致的表皮、真皮或皮下组织变薄，外观皮肤凹陷、表面光滑亮泽、皮纹消失。若仅表皮变薄表现为皮肤皱缩，若真皮和/或皮下组织变薄则为皮肤凹陷，触摸局部有塌陷感。

（6）抓痕：指因搔抓引起的点状或线形表皮剥脱，可深达真皮乳头层，露出红色基底面，可结血痂。一般表皮缺损不留瘢痕，而真皮缺损可留有瘢痕。

（7）裂隙：亦称皲裂。指皮肤线状楔形裂缝，深达表皮、真皮或皮下组织不等，基底较窄。裂隙仅见于表皮者称为裂纹或皲，好发于面部及手背；深达真皮或皮下组织可有出血，多发生于掌、跖、关节等部位。

（8）溃疡：为真皮和/或皮下组织的皮肤或黏膜缺损，边缘常不规整。多见于损害累及真皮和（或）皮下组织的疾病，常由脓疱、脓肿、结节、肿块等破溃而成，其大小、深浅、形状、边缘、基底等依受损程度和原发病而异，愈后留有瘢痕。

（9）瘢痕：为修复真皮和（或）深层组织缺损或损伤的新生结缔组织及表皮，表面光滑无毛，失去正常皮肤纹理，无皮脂腺、汗腺开口，形状不规则，与周围正常皮肤分界清楚。明显高起皮面者称肥厚性瘢痕，菲薄凹陷者称为萎缩性瘢痕。

（10）苔藓样变：系由经常搔抓和（或）摩擦使角质层及棘细胞层增厚和真皮慢性炎症而形成的肥厚性斑块状损害，表面干燥粗糙，皮嵴突起、皮沟加深增宽，可见多数聚集成片的多角形小丘疹，质较硬，似牛皮样。

（11）毛细血管扩张：为扩张的局限性或泛发性网状、树枝状或直或弯曲的皮下细丝状细小动脉和（或）静脉，鲜红或暗红色，压之褪色或不完全褪色，可为局限性或泛发性。

（景万仓）

# 第二节　皮肤病诊断

诊断是指运用医学基本理论、基本知识，以及通过问诊、体检、化验及特殊检查等基本技能，对患者症状、体征及其发生和发展情况的客观判断。在现代医学中，对疾病的诊断被认为是临床医学的基本问题，同时也是临床思维学的基本问题。

根据诊断界说诊断有狭义和广义之分，狭义诊断是指某些患者所患疾病的具体表现，即患者所出现的症状和异常体征，简称症征；广义诊断除症征外，还包括获取各种症征的方式和手段。

根据临床思维学原理，诊断根据的症征可分为必要症征、充分症征、充要症征、可能症征和否定症征五类。一般说来，皮肤病的诊断需要经过三个阶段。

1. 获取临床资料阶段　此阶段是建立临床诊断的初始阶段，也是皮肤病得以正确诊断的最重要阶段。

（1）询问性调查（问诊）：是指通过和患者或知情人的谈话，听取陈述，以了解疾病的发展和现状，是搜集临床资料的基本手段之一。问诊是以医学知识为依托，临床经验为条件，通过向患者和知情人询问疾病发生、发展过程，获得疾病信息之技能的总和。问诊不仅是获取诊断的根据，而且也是为进一步检查提供线索。因此，在诊疗技术现代化的今天，问诊仍是医者最重要的基本功。

问诊过程中应注意交谈艺术、语言艺术、方法艺术和文字表达艺术相结合，以取得患者的信任与合作，获取详尽、真实而有价值和对诊断有帮助的病史资料，同时也是了解和掌握患者心理状况的主要途径，尤其对于心身疾病患者尤为重要。

（2）体格检查（体检）：是医者运用自己的感官和简单的器械，来观察和了解患者的身体状况，是获取患者体征的重要手段之一。通过对患者进行体格检查，获取主要体征与相关体征、阳性体征与阴性体征、显性体征与隐性体征等临床资料，并辨清体征的性质，为诊断和临床思维提供线索。

体格检查过程中，应注意视、触、叩、听四诊相互结合、互为促进与彼此补充，以获取全面而详尽的临床资料，为疾病的正确诊断提供可靠依据。

（3）辅助检查（临床检验或实验检查）：是指通过对患者的血液、体液、分泌物、排泄物、脱落细胞、活检组织等，进行病原学、病理学、影像学、电生理学、生物化学、免疫学、超声学、基因等检查，以获得病原体、组织病理变化、脏器功能状态、局部脏器图像和物理指标的一种手段，是医者感官的延伸和视野的扩大，有助于克服医者对临床资料认识的表面性和模糊性。

在对患者进行辅助检查时，应坚持先与后、相对与绝对，以及先简单后复杂、先无损伤后有损伤的原则，以最小的代价获取患者最大程度局部与整体的机能状况信息，尽可能满足临床诊断的需要。

2. 分析判断病情、初步诊断阶段　此阶段是将询问性调查、体格检查和实验检查所获得的各种临床资料与信息，进行系统整理和综合分析，使临床获得的资料具有真实性、系统性、完整性和科学性，做出对疾病合乎客观实际的一种初步认识、评价和结论，是疾病得以正确诊断的重要环节，也是医者将获得的各种临床信息形成判断的思维过程。在对疾病做出初步诊断之前，应注意早期诊断原则、综合诊断原则和个体化诊断原则，以及原发病与继发病、功能性与器质性、一元病论与多元病论之间的交叉诊断意义。

在对临床资料与信息进行综合分析过程中，应注意将病史提供的疾病线索与体格检查获取的阳性体征、实验室检查所得静态结果与疾病发生、发展的动态过程，以及局部病变与机体整体机能状态等有机结合起来，达到正确诊断疾病的目的。切勿将某一方面的临床资料或信息，尤其是将实验检查结果孤立或绝对化，同时避免不正确的思维方式和受虚假症征的影响做出错误判断而延误病情。

3. 确立诊断和治疗方案、临床验证阶段　临床初步诊断是在疾病发生发展过程中对其某一阶段病情的判断，具有一定的局限性，而且受临床思维的片面性和主观性影响，又带有一定的臆断成分，需要临床对其进行验证和修正。因此，在初步诊断提出后给予必要的治疗，同时进行客观细致的病情观察、部分实验室检查项目的复查，以及选择必要的特殊检查等，为验证、修正初步诊断和最后确立诊断提供可靠依据。在此阶段中诊断是治疗决策的基础，同时治疗效果也是对临床诊断的验证。

医者通过运用已有的医学知识和临床经验，针对患者的具体情况，综合分析其病因病势，不断提高思维决策能力，确立对疾病的正确诊断，为治疗决策的科学化服务，使患者得到及时、合理、高效和安全的医治，为治疗决策和正确对疾病诊断得到真正意义的验证和发展。

一般说来，皮肤病的诊断思维过程及路线主要包括：解剖结构→生理改变→病理改变→发病机制→致病因素→病情程度→提出假说→验证假说→鉴别诊断→初步诊断→处理措施→修正诊断→确立诊断。虽然诊断思维过程繁琐且有时并非依靠独立思索而形成，尤其循证医学使传统诊断学有了较大的变革，所以正确的临床思维对诊断就显得更为重要，也才能使临床诊断更加完善、准确和可靠。

总之，对皮肤病的诊断过程是运用医学概念和医学判断进行复杂推理的过程，同时也是技能与经验有机结合和相互促进的过程。要求医者具有广博的医学知识、严谨的逻辑思维和客观的认识判断能力，树立科学的医学观，提高对疾病的综合分析能力，善于总结临床经验，防止犯经验主义的错误，提高皮肤病的正确诊断率，避免和减少误诊与漏诊的发生。

（景万仓）

# 第三节　皮肤病诊断技术与方法

随着医学发展和各学科知识的互相渗透与交叉，皮肤病的临床诊断技术，特别是实验室诊断技术有了飞速发展，为皮肤病的及时准确诊断提供了科学依据。

1. 物理诊断　除病史采集和体格检查外，有时还需要进行以下检查。

（1）影像学诊断：包括 X 线检查、电子计算机断层扫描（CT）、磁共振成像（MRD）、彩色多普勒、超声影像技术、三维超声显像技术、超声介入性诊断技术、激光扫描共聚焦成像技术等，可用于皮肤肿瘤、结缔组织病、川崎病，以及与颅脑损伤有关的一些皮肤病的诊断与鉴别诊断。

（2）电生理学检查：包括心电图、脑电图、脑地形图、脑血流图、肢体血流图、甲皱微循环和肌电图等。

（3）Wood 灯检查：利用 Wood 滤过器（氧化镍）将所有可见光滤过后获得一种紫外线，是一种有助于诊断和治疗的重要检查方法。

1）头癣：小孢子菌属感染引起的白癣和黄癣，在 Wood 灯下发出绿色荧光，必须与脂质、水杨酸等发出的淡蓝色荧光鉴别。受感染的头发外观正常，在 Wood 灯下易被发现并拔出。在暗室时，可用 Wood 灯快速检查密切接触头癣的人群，如学校的学生。

2）其他真菌和细菌感染：红癣在 Wood 灯下发出珊瑚红色荧光，Wood 灯也可用于检查毛癣菌病和花斑癣，花斑癣的皮损和刮取的鳞屑有淡黄色荧光。铜绿假单胞菌（绿脓杆菌）在 Wood 灯下其绿脓菌素发出淡黄绿色荧光。痤疮丙酸杆菌产生卟啉，引起毛囊发出珊瑚红色荧光。

3）卟啉：迟发性皮肤卟啉病患者的尿、粪便、疱液（偶尔）发出荧光。红细胞生成原性卟啉病患者的牙齿、原卟啉病患者的血液均可发出荧光。在一些皮肤恶性肿瘤（尤其是鳞癌）中可观察到亮红色荧光，目前认为是由于原卟啉和粪卟啉引起，也可见于非恶性腿部溃疡。

4）色素性疾病：Wood 灯对判断色素沉着的细微区别有很大帮助，黑色素吸收全波段紫外线，若黑色素减少则折光强，显浅色，而黑色素增加则折光弱，显暗色。Wood 灯可用于检查皮肤中黑色素的深度，检查表皮的色素损害时，如雀斑，照射时可使色素变深，而真皮内色素则无此反应，据此可确定黑色素所在位置。在 Wood 灯下，表皮色素的变化比在可见光下（如白癜风中）明显得多，而真皮色素的变化在 Wood 灯下则较不明显（如蓝痣）。Wood 灯不能用于黑种人。结节性硬化中的叶状白斑在 Wood 灯下明显可见，药物偶尔可发出荧光，如四环素可将牙齿和皮脂染色，米帕林能将甲染色。

5）接触性皮炎：Wood 灯可检查出皮肤上或美容用品和工业用品中的荧光接触致敏源。许多光化致敏源，如卤化水杨酰苯胺、呋喃并香豆素、沥青中的成分，可发出荧光。

6）皮肤上的矿物油：即使在冲洗后矿物油仍然存在于毛囊内。

（4）临床常用皮肤病检查方法

1）划痕反应：用划痕棒（为一端圆钝的不锈钢或有机玻璃细长棒）圆钝端适宜用力在皮肤上划痕，3～5s 后划痕处皮肤出现红色线条，若1～3min 划痕处出现隆起风团样线条，称为皮肤划痕反应阳性。适用于荨麻疹、色素性荨麻疹、皮肤划痕症、过敏性皮炎等变应性皮肤病的诊断。

2）玻片压诊法：选用透明有机玻璃制成的扁平薄片，轻压丘疹、结节或红斑至少 10～20s，观察皮疹颜色改变情况，如压迫寻常狼疮和紫癜的皮疹可出现苹果酱色或瘀点、贫血痣可消退等，用于与其他皮肤病的鉴别。

3）醋酸白试验：药液为 3%～5% 醋酸溶液，用棉签蘸少量药液涂于可疑皮损表面后3～5min，可使尖锐湿疣的疣体和亚临床组织发白，用于与其他疣状损害进行鉴别。

4）刮屑检查：用牙科扁调匙或钝刀片刮去皮损表面的鳞屑，以观察鳞屑下的组织状态，如银屑病刮屑检查可先后出现薄膜现象和点状出血现象等。

5）针刺试验：用无菌针头直接刺入皮内或在皮内注入少量生理盐水，若在 24～48h 内出现丘疹或小脓疱，则为针刺反应阳性。40%～70% 白塞病患者针刺反应阳性。

6）皮内试验：通过体内注射过敏原，经过一定时间后观察皮肤的反应，根据皮肤反应的情况确定是否对这种过敏原过敏。

7）斑贴试验：斑贴试验主要用于检测接触性过敏原。具体方法是将实际贴在皮肤上观察一段时间后，根据皮肤对接触物的反应判断是否对这种物质过敏。斑贴试验是检测面部及手部等部位过敏原有效的方法之一，有关资料表明，最常见的过敏源是：重铬酸钾、甲醛、硫酸镍、方向混合物等。

8）感觉检查：包括温觉、痛觉及触觉检查。温觉检查采用两支玻璃试管，一管装冷水，另一管装热水（50℃左右），先测试正常皮肤，当患者能感知冷热后，再测试皮损区，以判断皮损区与正常皮肤的温觉差异；痛觉检查为使用大头针分别轻叩正常皮肤和皮损区，以检查被检测处皮损的痛觉程度；触觉检查是使用棉絮条触及正常皮肤和皮损区，以检查被检测处皮损的触觉程度。可用于麻风病、皮神经炎、糖尿病末梢神经炎、带状疱疹和神经梅毒的检查等。

9）毛细血管脆性试验：在肘窝下约 4 厘米处划一直径 5 厘米的圆圈，将血压计袖带平整缚于该处，充气加压后在收缩压与舒张压之间保持 8min，然后解除袖带，5min 后观察圆圈内瘀点数，正常男性 <5 点，女性 <10 点，超过者为阳性。用于血管脆性的检查，阳性表示毛细血管脆性增强，见于过敏性紫癜、维生素 C 缺乏症、维生素 P 缺乏、败血症，以及血小板减少性紫癜、血小板无力症等疾病。

10）尼氏征（Nikolsky 征）：牵拉破损的水疱壁、推压两个水疱间外观正常皮肤、推压从未发生皮损的正常皮肤或按压水疱顶部，阳性者可使外观正常皮肤剥离、表皮剥脱、水疱扩大等，主要见于天疱疮和某些大疱性疾病。

11）反射共聚焦显微镜（RCM）：是在显微镜基础上配置激光光源、扫描装置、共轭聚焦装置和检测系统而形成的新型显微镜，是 20 世纪 80 年代发展起来的一项具有划时代意义的高科技新产品，当今最先进的细胞生物学分析仪器。随着计算机技术和光电技术的飞跃发展，使得 RCM 向更精、更快、多维和无损伤性分析的方向发展，成为细胞生物学和生理学、药理学及遗传学等医学领域的新一代研究工具。

RCM 图像是基于细胞器和组织结构自身的折射率不同而得以实现高分辨率，薄剖面或断面能够在散射介质中完成高清晰度和高对比度的光学非侵入性成像，可以方便地观察和研究组织细胞的结构变化。此项技术无需活检切片，即可实时、无创地对皮肤组织在水平方向进行断层扫描（Optical Sectioning，光学切片），将焦点的扫描平面由皮肤最外层—角质层向皮肤的深层进行不同平面的动态扫描取样，然后利用计算机将各个断层扫描所获得的二维平面图像信息进行叠加，获得皮肤组织的三维图像信息，可以方便地观察和研究组织细胞的结构变化，对部分皮肤病无需进行组织病理即可明确诊断。

皮肤三维成像作为最新的皮肤影像学诊断技术，具有划时代意义，其实时、动态、无损伤性三维成像特点，对临床皮肤损害进行诊断、鉴别诊断、评价疗效、判断预后等具有非常重要的价值，在皮肤学科领域具有广阔的应用前景。

12）毛细血管镜检查：是利用毛细血管镜对皮肤毛细血管进行的一种检测方法。一般在患者皮损处和甲周缘进行检测，用一强光源以 45 度角自上而下照射受检部位（受检部位滴加一滴显微镜油），放大倍数 12 ~ 60 倍不等。正常情况下毛细血管约为 8 ~ 15 个/mm²，大多数呈发卡样；毛细血管袢的长度 0.1 ~ 0.25 毫米；正常血流状态多呈线形持续向前运动。由于正常人毛细血管有很大的变异，该检测结果只能作为临床对病情判断的参考依据。

2. 病原学诊断　如支原体、衣原体、淋球菌、真菌与病毒的分离与培养，已在临床广泛用于皮肤病性病的诊断。如分泌物和皮屑直接涂片、染色镜检和培养、电子显微镜、超高倍显微镜、聚合酶链式反应（PCR）的应用，对检测细胞内病毒、细菌、衣原体、支原体、真菌、螺旋体、原虫，以及对遗传病、皮肤肿瘤等提供了实验室诊断依据。

3. 生物化学诊断　如测定心肌酶谱可用于皮肌炎的诊断、血脂检测用于黄瘤病的诊断、核酸内切酶检测用于着色性干皮病的病因诊断等。

4. 免疫学诊断　如抗核抗体（ANA）、抗可溶性核抗原（ENA）抗体谱的检测等，用于结缔组织病的诊断。

其他如血液细胞学分类、细胞质酶、膜酶、细胞核的 DNA 含量、细胞内抗原，以及染色体分类等，使某些皮肤病的诊断进入分子水平。

5. 病理学诊断　组织病理学检查是皮肤病确切诊断技术之一，免疫组化病理学检查使某些自身免疫性皮肤病的分类更为精细成为现实。近年采用分子杂交技术可对某些皮肤病的免疫基因型和免疫表型做出诊断，使皮肤病的组织病理学诊断技术进入分子病理学水平。

6. 基因诊断　可用于遗传病诊断、传染病病原体检测、产前诊断及鉴定亲缘关系等，方法主要有微卫星 DNA 多态标记扫描技术、基因突变检测技术、单核苷酸多态性技术等，对多基因病及药物基因组学的研究具有重要意义。

（景万仓）

## 第四节　真菌检查

### 一、标本采集

（1）浅部真菌的标本有皮屑、甲屑、毛、发和痂等：①皮屑取材先以75%乙醇溶液消毒病变部位，选取皮损的活动边缘以钝刀刮取表皮皮屑，手癣以虎口处取材，足癣以第4、第5趾间取材可提高阳性率。②甲屑取材前先以酒精拭子清洁病甲，以钝手术刀刮除表层，采取病甲边缘下的较深层的甲屑。③取水疱标本取疱壁组织，脓疱则取脓液。

（2）深部真菌的标本有痰、尿液、粪便、脓液、口腔或阴道分泌物、血液、脑脊液、各种穿刺液和活检组织，标本的采集应在无菌操作下进行。

### 二、直接涂片检查

此法为最简单而重要的诊断方法。主要用于明确真菌感染是否存在，一般不能确定菌种。取标本置玻片上，加一滴10% KOH溶液，盖上盖玻片，在酒精灯上微微加热，待标本溶解，轻轻加压盖玻片使标本透明即可镜检。先在低倍镜下检查有无菌丝或孢子，再用高倍镜证实。

### 三、真菌培养

真菌培养可提高真菌检出率，并能确定菌种。

标本接种于葡萄糖蛋白胨琼脂（sabouraud agar）上，置室温下培养1~3周，以鉴定菌种。必要时可行玻片小培养协助鉴定。

菌种鉴定常根据菌落的形态、结构、颜色、边缘、生长速度、繁殖程度、下沉现象和显微镜下形态等判断。对某些真菌，有时尚需配合其他鉴别培养基和生化反应确定。

（景万仓）

## 第五节　变应原检测

### 一、斑贴试验

斑贴试验是用于检测接触过敏原的经典试验，适用于接触性皮炎、职业性皮炎、手部湿疹、化妆品皮炎等。

1. 方法　用市售的成套商品，按说明将受试抗原置于惰性聚乙烯塑料或铝制小室，贴于患者背部，24~48h后观察结果。亦可根据需要，将受试物依其性质配制成适当浓度的浸液、溶液或软膏进行试验。

2. 结果及意义　受试部位无反应为（-）；皮肤出现痒或轻度发红为（±）；出现单纯红斑、瘙痒为（+）；出现水肿性红斑、丘疹为（++），出现显著红肿、伴丘疹或水疱为（+++）。

阳性反应说明患者对受试物过敏，但应排除原发性刺激或其他因素所致的假阳性反应，这种反应一旦将受试物除去，很快消失，而真正的阳性反应则除去受试物24~48h内往往是增强的而不是减弱。阴性反应表示患者对试验物无敏感性。

3. 注意事项

（1）应注意区分过敏反应及刺激反应。

（2）阴性反应可能与试剂浓度过低、与皮肤接触时间过短等有关。

（3）不宜在皮肤病急性发作期做试验，也不可用高浓度的原发性刺激物做试验。

（4）受试前2周和受试期间服糖皮质激素，受试前3天和受试期间服用抗组胺类药物均可出现假阴性。

## 二、点刺试验

1. 方法  一般选择前臂屈侧为受试部位，局部清洁消毒后2min，皮肤血流恢复正常后按说明书滴加试液和对照（阳性对照为组胺，阴性对照为生理盐水）并进行点刺，5~10min后拭去试液，20~30min观察试验结果。

2. 结果  皮肤反应强度与组胺相似为阳性（＋＋＋）；较强为（＋＋＋＋）；较弱为（＋＋）或（＋）；与生理盐水相同为（－）。

3. 注意事项

（1）宜在临床表现基本消失时进行。

（2）结果为阴性时，应继续观察3~4d，必要时，3~4周后重复试验。

（3）有过敏性休克史者禁止进行本试验。

（4）应准备肾上腺素注射液，以抢救可能发生的过敏性休克。

（5）受试前2天应停用抗组胺类药物。

（6）妊娠期尽量避免检查。

（景万仓）

# 第六节  紫外线检测

滤过紫外线检查（Wood灯）是由高压汞灯作为发射光源，通过由含9%镍氧化物的钡硅酸滤片发出320~400nm波长的光波。主要用于诊断色素异常性疾病、皮肤感染和卟啉症。

1. 方法  在暗室内，将患处置于Wood灯下直接照射，观察荧光类型。

2. 结果及意义

（1）色素减退或脱失性损害如白癜风、色素沉着、黄褐斑为明亮的蓝白色斑片。

（2）细菌如假单胞菌属为绿色荧光；红癣为珊瑚红色荧光；痤疮丙酸杆菌为黄白色荧光。

（3）真菌感染如铁锈色小孢子菌、羊毛状小孢子菌和石膏样小孢子菌为亮绿色荧光；黄癣菌为暗绿色荧光；花斑癣菌为棕色荧光；紫色毛癣菌和断发毛癣菌无荧光。

（4）皮肤迟发性卟啉症患者尿液为明亮的粉红－橙黄色荧光；先天性卟啉症患者牙、尿、骨髓出现红色荧光；而红细胞生成性原卟啉症患者可见强红色荧光。

（5）局部外用药如凡士林、水杨酸、碘酊及角蛋白甚至肥皂的残留物等也可有荧光，应注意鉴别。

（景万仓）

# 第七节  性病检测

## 一、淋球菌检查

### （一）标本采集

（1）用含无菌生理盐水的棉拭子，伸入男性尿道2~4cm，轻轻转动取出分泌物。

（2）女性先用无菌的脱脂棉擦去阴道内黏液，用无菌的脱脂棉拭子插入宫颈内1~2cm处旋取出分泌物。

（3）患结膜炎的新生儿取结膜分泌物。

（4）全身性淋病时可取关节或关节穿刺液。

（5）前列腺炎患者取前列腺液。

## （二）方法

（1）涂片：标本直接涂片 2 张，加热固定后做革兰染色，油镜下检查。

（2）培养：标本接种于血琼脂或巧克力琼脂平板上，置于含 5% ~ 10% 的 $CO_2$、相对湿度为 80% 以上的环境中，35 ~ 37℃ 孵育 24 ~ 48h 后观察结果。挑选可疑菌落作涂片染色镜检。

（3）可用氧化酶试验或糖发酵试验进一步证实。

## （三）结果及意义

（1）涂片染色镜检阳性者可见大量多形核细胞，细胞内外可找到成双排列、呈肾形的革兰阴性双球菌。

（2）培养阳性者在平皿上可形成圆形、稍凸、湿润、光滑、透明到灰白色的菌落，直径为 0.5 ~ 1.0mm。生化反应符合淋球菌特性。

（3）直接涂片镜检阳性者可初步诊断，但阴性不能排除诊断，培养阳性者可确诊。

## （四）注意事项

（1）取材时棉拭子伸入尿道或宫颈口内的深度要足够。

（2）男患者最好在清晨首次排尿或排尿后数小时采集标本进行培养。

（3）涂片时动作轻柔，防止细胞破裂变形，涂片的厚薄与固定及革兰染色时间要合适。

# 二、衣原体检查

## （一）标本采集

（1）男性患者以无菌棉拭子于尿道内 2 ~ 4cm 取尿道分泌物，尽可能收集更多细胞。如取尿液标本，为 20 ~ 30ml 初射尿液（标本采集前 1h 尽量不小便），加等量蒸馏水或去离子水，3 000g 离心 15min，小心去上清。

（2）女性患者以无菌棉拭子去除子宫颈处多余的黏液后丢弃，另用一支无菌棉拭子伸入子宫颈内口，滚动 10 ~ 30s，取出棉拭子时应避免与阴道表面接触。将棉拭子放回试管，并在标签上注明患者姓名和日期，置 2 ~ 8℃，不要冷冻。

## （二）方法及结果

1. 直接涂片染色法　标本涂片，自然干燥，甲醇固定 5 ~ 10min 后，用当日配制的吉姆萨溶液染色 1h，再用 95% 乙醇淋洗涂片，干燥。油镜下阳性标本可在上皮细胞质内找到 1 ~ 3 个或更多个呈蓝色、深蓝色或暗紫色的包涵体。

2. 细胞培养法　将每份标本接种于 3 个培养瓶（为 McCoy 单层细胞管）中，置 37℃ 吸附 2h 后，用维持液洗涤 2 ~ 3 次，最后加生长液，37℃ 培养 3 ~ 4d，取出盖玻片，经吉姆萨染色或直接荧光染色后镜检，查包涵体。阳性标本碘染色包涵体呈棕黑色，吉姆萨染色呈红色。

3. 衣原体抗原检测法（clearview chlamydia，简称 C – C 快速法）　用商品试剂盒检测，方便简单，快速，特异性高。检测前先将试剂和测试卡等室温下复温 30min。加试剂至塑料管刻度处（约 0.6ml），将拭子标本浸入管内混匀，置 80℃ 水浴，10 ~ 12min 取出，转动拭子并沿管壁挤压，弃去拭子，提取液置室温冷却后盖上管塞。将测试卡置台面，加入 5 滴提取液于检体窗，静置 30min 后观察结果。质控窗和结果窗均显示一条蓝带为阳性结果，阴性为结果窗无变化。阳性结果结合临床可确定沙眼衣原体感染，阴性时不能完全排除，可用细胞培养法确定。

4. 免疫荧光法　将标本涂于玻片凹孔或圆圈中，自然干燥，丙酮或无水甲醇固定 5min，漂洗，再干燥。加 30pl 荧光素标记的抗沙眼衣原体单克隆抗体试剂覆盖凹孔，玻片置湿盒中于室温或 37℃ 下作用 15min，去掉多余试剂，用蒸馏水淋洗涂片，自然干燥，加 1 滴封固液，再加盖玻片，置显微镜下检查。阳性标本在高倍镜下可见上皮细胞内的原体颗粒，为单一、针尖大小明亮的绿色荧光，在油镜下为荧光均匀、边缘光滑的圆盘样结构，也可见网状体等其他形态的衣原体颗粒。

# 三、支原体检查

## （一）标本采集

（1）女性患者以无菌棉拭子（女）在宫颈口内 1~2cm 取分泌物。

（2）男性患者以无菌棉拭子（男）于尿道内 2~4cm 取尿道分泌物，尿后 2h 内不能采集标本。

## （二）接种与培养

（1）取材后立即送检，室温保存不得超过 2h，2~8℃不超过 5h，如暂时不能接种，必须置 0℃以下冻存。

（2）将拭子样本插入培养瓶中，旋转挤压拭子数次，使样本渗入后弃拭子。

（3）置 35~37℃温箱中，解脲支原体培养 24h，人型支原体培养 48h。

## （三）结果及意义

（1）人型支原体培养基由橙黄色变为红色，无明显混浊，可判为阳性，提示有人型支原体生长。

（2）解脲支原体培养基由橙黄色变为红色，无明显混浊，可判为阳性，提示有解脲支原体生长。

# 四、梅毒螺旋体检查

## （一）梅毒螺旋体直接检查

1. 方法　可取病灶组织渗出物、淋巴结穿刺液或组织研磨液用暗视野显微镜检查，也可经镀银染色、吉姆萨染色或墨汁负染色后用普通光学显微镜检查，或用直接免疫荧光技术检查。

2. 结果　梅毒螺旋体菌体细长，两端尖直，在暗视野显微镜下折光性强，沿纵轴旋转伴轻度前后运动。用镀银染色法螺旋体呈棕黑色，用吉姆萨染色法螺旋体呈桃红色，直接免疫荧光检查螺旋体呈绿色荧光，其他种类螺旋体不发光。

## （二）非梅毒螺旋体抗原血清试验

1. 性病研究实验室试验（venereal disease researchlaboratory test，VDRL）

（1）玻片定性试验：取灭活（56℃水浴 30min）的血清 0.5ml 加入玻片的圆圈中，用 1ml 注射器装上专用针头加抗原 1 滴，置旋转器上振动玻片 4min 后立即观察结果。结果：阳性－液体透明，肉眼可见中等或大的聚合物；弱阳性－液体微混，肉眼可见小的块状物；阴性－液体混浊，无块状物。

（2）玻片定量试验：将定性试验呈阳性或弱阳性的待检血清用生理盐水作倍比稀释，按定性试验的方法操作，观察结果，确定效价。一般以呈阳性凝集反应的血清最高稀释倍数作为其效价。

2. 不加热血清反应素试验（unheated serum reagin test，USR）　是一种改良的 VDRL 试验，即在 VDRL 抗原试剂中加氯化胆碱以灭活血清，加乙二胺四乙酸以防止抗原变性。本试验敏感性高，操作简便，但特异性差，易出现假阳性。其方法操作及结果同 VDRL 试验。

3. 快速血浆反应素环状卡片试验（rapid plasma reagin test，RPR）　是一种改良的 USR 试验，即在 USR 抗原试剂中加胶体碳，操作简便，其敏感性和特异性同 USR 试验。

（1）卡片定性试验：取 50pl 待检血清加入卡片的圆圈内，并涂均匀。用专用滴管针头加入摇匀的抗原 1 滴，将卡片旋转 8min 后立即观察结果。结果：阳性－卡片圆圈中出现黑色凝聚颗粒和絮片；阴性－无凝聚块出现，仅见均匀的亮灰色。

（2）卡片定量试验：操作方法同 VDRL 试验。

## （三）梅毒螺旋体抗原血清试验

1. 荧光螺旋体抗体吸收试验（fluoreocent treponemal antibody－absorption test，FTA－ABS）　用间接免疫荧光技术检测患者血清中抗梅毒螺旋体 IgG 抗体。此试验的敏感性与特异性高，应用广泛。

2. 梅毒螺旋体血凝试验（treponema pallidum hemagglutination assay，TPHA）　是以绵羊红细胞为载体，将从感染家兔睾丸中提取到的梅毒螺旋体纯化，并以超声击碎后作为抗原，致敏绵羊红细胞加入稀释的待检血清作间接血凝试验，抗体滴度在 1 ∶ 80 以上者为阳性。本试验敏感性高、快速、简便，易于观察，但特异性不及 FTA - ABS 试验。

3. 梅毒螺旋体明胶颗粒凝集试验（treponema pallidum particle agglutination assay，TPPA） 是将提纯的梅毒螺旋体特异性抗原包被在人工载体明胶粒子上，这种致敏粒子和样品中的梅毒螺旋体抗体进行反应发生凝集，产生粒子凝集反应，由此可以检测出血清和血浆中的梅毒螺旋体抗体，并且可用来测定抗体效价。

### （四）临床意义

（1）梅毒螺旋体直接检查适用于早期梅毒皮肤黏膜损害或淋巴结穿刺液的检查，如硬下疳、湿丘疹、扁平湿疣等，其中硬下疳尤为重要，因梅毒血清反应常在硬下疳出现 2～3 周始呈阳性。

（2）非梅毒螺旋体抗原血清试验为非特异性梅毒血清反应，不是梅毒的特异性反应，但大多数梅毒患者可发生此阳性反应，方法简便，为筛选试验，其敏感性高而特异性低，可出现假阳性或假阴性。

1）结果为阳性时，临床表现符合梅毒，可初步诊断。

2）定量试验是观察疗效，判断复发及再感染的手段。

3）假阴性结果常见于一期梅毒硬下疳出现后的 2～3 周内，感染梅毒立即治疗或晚期梅毒，二期梅毒的"前带现象"。

4）假阳性结果常见于某些结缔组织并自身免疫性疾病患者、二酯吗啡成瘾者、少数孕妇及老人。

（3）梅毒螺旋体抗原血清试验的抗原是梅毒螺旋体（活的或死的梅毒螺旋体或其成分），检测的是血清中抗梅毒螺旋体抗体，其敏感性及特异性均较高，可用作证实试验阳性结果可明确诊断。即使患者经足够的抗梅毒治疗后，血清亦不阴转或降低，故不适用于疗效观察、复发及再感染的判断。

## 五、醋酸白（甲苯胺蓝）试验

1. 原理　人类乳头瘤病毒感染的上皮细胞与正常细胞产生的角蛋白不同，能被冰醋酸致白或被甲苯胺蓝染蓝。

2. 方法

（1）5% 冰醋酸试验：首先用棉签清除局部分泌物后，用棉签蘸 5% 冰醋酸液涂在受试损害上及周围正常皮肤黏膜，一般在涂药后 2～5min 损害变为白色，周围正常组织不变色为阳性反应。

（2）1% 甲苯胺蓝试验：首先用棉签清除局部分泌物后，用棉签蘸 1% 甲苯胺蓝溶液涂在受试损害上及周围正常皮肤黏膜上，2min 后用脱色剂、蒸馏水各清洗 2～3 次，若受试损害仍有蓝色，周围正常组织无着色为阳性，见于尖锐湿疣。

（景万仓）

## 第三章

# 皮肤药理学

皮肤药理学是药理学按器官系统分类及按与临床学科交叉渗透的分工而形成的一门分支学科，涉及医学和药学、实验和临床广泛的知识和领域。它的专业目标是研究药物与皮肤器官（机体整体的一部分）的相互关系，即药物（经局部或系统途径）如何作用于皮肤器官中的靶位，及引起相应的生理、生化及代谢变化；以及反之，皮肤器官如何作用于药物，影响药物的透皮、皮内分布、代谢、再吸收和转归。因此，皮肤药理学的任务是阐明皮肤病治疗药物的生物效应及其机制。在应用上为指导临床合理用药、改善治疗药物质量、发现药物新适应证，以及为研发和创新新药提供理论和实验依据；在理论上，它是探索皮肤病药物构-效关系的手段，有关药物也可作为其他皮肤病基础学科实验研究的分子探针，用以研究皮肤生理、生化、病理过程的基本规律。

皮肤毒理学是其一个方面的内容，负责回答相关药物的安全性及其安全评价的方法和结果，以提供临床用药的安全保证。

皮肤药理学和毒理学共同承担了皮肤病新药的发现、筛选、有效性和安全性评价及临床合理用药的基本任务，与新药的临床前研究、临床研究及上市后的再评价密切相关。

## 第一节 皮肤药效学

在药理学领域中，药效动力学（pharmacodynamics，简称药效学）是一门研究药物分子如何作用于机体生物大分子（靶点）、其药物浓度与效应的关系，以及其效应作用原理的科学。虽然皮肤病的病理环节常不只限于皮肤，但药物分子与皮肤生物大分子之间的相互作用和引起皮肤相应的生理、病理及生化代谢的变化，是皮肤药效学研究的主题。

在临床医学包括皮肤病学的领域中，凡研究有关化合物、提取物、生物制剂或药物的生物活性的实验研究，基本上都属于药效学范围或涉及药效学问题。这既是一门应用性强、令人感兴趣的学科，又是薄弱和容易出差错的学问。既然药效学的任务是发现和评价药物，那么，无论是临床前研究阶段的实验发现，或是临床应用阶段发现后用实验方法进行验证和确证，药效学的研究手段都是不可替代的。所以说，新化合物的发现和新药理活性的发现是新药发明的两大支柱。

药物是治疗学的主要手段，也是代表治疗学进展的主要指标；新药的发现和再发现有许多途径，包括实验途径和临床途径；新药的研制过程又分为临床前阶段和临床阶段；临床前研制包括药学（天然和合成药物化学、制剂、药物分析、质量研究）、药效学、药动学、毒理学（安全性评价）等研究内容。这些都是药物治疗学的基础学问。

新药上市后，临床医师通常还会在临床上或实验上对该药的有效性、安全性作进一步的再评价；或对新、老药物作定性、定量的比较；或对具体适应证的作用原理作深入探讨；或从不同方面评价该药的实用价值和市场地位；或又发现新的用途和新的适应证。这些都是临床医师参与药效学研究的具体内容，也是临床医学杂志发表的学术论文的主要内容之一。因此，参与者都应充分了解药效学研究的特点和要求。

药效学研究有赖于有无能起预示作用的药效学方法，后者又有赖于对疾病发病机制的了解及病理生理环节（即药物作用靶位）的揭示，同时又必须具备相应的检测技术和工具去加以实施，诸多条件缺一不可。但现状是，在发现、评价和研制皮肤病新药及探讨老药在皮肤病临床的新用途和治疗学的新原理时，具备有指示性、特异性、实用性的药效评价方法还不多。

许多文献和方法学专著报道了一些皮肤病模型和方法，迄今最易复制和检测的仍是感染性皮肤病，包括化脓菌、真菌、原虫、性病病原体、疱疹病毒等可培养的病毒等，这类药效评价的模型和方法多已形成规范。皮肤免疫反应，皮肤炎症，血管舒缩反应，皮脂腺、毛囊形态和功能，细胞增殖和分化，烫伤及伤口愈合，经皮穿透和吸收，光毒、光敏反应等病理环节方面亦有值得借鉴或可行的实验方法。

但是，已有的传统的实验方法还多少存在理论依据不足或过时；或着重形态学模拟，对疾病本质涉及较浅；或与病理生理环节间缺乏联系，或在模拟疾病发病与药物作用的分子机制间有较大距离，因而预示性受到限制。特别是人和动物皮肤器官在种系上存在较大的结构和功能差异，这使研究皮肤为靶点的药效学、药动学和毒理学的实验结果都容易出现偏差。可以说，除了上述感染性模型外，能模拟的、自发的、共生的、以及用转基因和裸鼠移植等方法复制的皮肤病整体模型等非常有限，专属性也差，或难以实用。

显而易见，皮肤病药效学方法的更新和确立，非常依赖于皮肤病学的基础研究，特别是病理生理和发病机制研究的进展和突破。因此，问题解决的起点还得从推动皮肤病基础研究的进展开始。

疾病发病的主要病理环节及部位是药物作用的靶。现代皮肤病学有越来越多的证据表明，大多数皮肤病都是全身系统病变的皮肤局部表现，其病因可以不在局部，其病理生理环节和调控因子可不完全甚至不主要在皮损内部，因而药物作用的靶并不只局限于皮损内，而皮损往往是疾病表现的集中部位。另一方面，皮肤病治疗药物包括局部和系统给药两大类，把皮肤病治疗药物仅仅或主要理解为皮肤外用药是不全面的。局部或系统给药仅仅表明不同的给药途径，途径是方式，不是目的。因此，治疗观念上首先要明确靶在哪里，所用的治疗措施是对因还是对症，是主要还是辅助，是直接还是间接。整体概念在皮肤病药效学和治疗学中不仅重要，而且有时可成为药效和疗效试验成败的关键。

药物治疗学的困惑之处是迄今大多数皮肤病的发病机制还未弄清或未完全弄清，伴随而来的是药物的作用靶位不明或不甚明了，这对发展和评价新药、用好老药带来极大的障碍。另一方面，皮肤药理学和临床治疗学研究的着眼点如果不深入到分子靶位上，则无法在质上有所突破。在这里，皮肤分子药理学的研究是举足轻重的。

药效学方法是对发病机制及环节的模拟，所以研究药效学方法应当从该类疾病的病理生理调查研究为起点，以临床适应证为目标。从体内到体外、从形态到机能、从大体到分子、从现象到本质，其模拟的程度有着形似到神似的区别。

必须指出，无论在哪个临床专业领域，药效学研究和应用总是处在动态的发展过程中，这是一门很活跃的学问，需要多学科的知识，以及需要科技的投入和支撑。在实践中始终要处理好药效学理论依据的先进性与方法学应用的成熟性的关系。相信药效学的门槛造得高一点和牢一点，药物有效性研究的质量就会可靠一点和好一点。

研究皮肤药效学，必须弄清和掌握下述要点：

# 一、机制

这里指疾病发病机制（病理环节）和药物作用机制（药效原理）这两者，这是研究某个疾病及其治疗药物（或措施）的关键点和切入点。药效学的研究水平和应用价值建立在两个机制及其进展的基础上，药物治疗的效果和不良反应与两个机制的相互对接直接相关。

以寻常痤疮为例，早年痤疮的治疗对策是非特异性抗菌、消炎和角质剥脱。自确认痤疮四大发病环节后，治疗靶点转向专属，治疗药物渐趋于两大类：即针对痤疮丙酸杆菌及优势化脓菌的抗菌药，以及溶解角质、抑制上皮增殖及促角质正常化的维A酸类药。近年来的痤疮发病机制研究又有某些进展：其一，对痤疮微粉刺的关注已从形态学发展到病理生理学范畴；微粉刺发生在疾病最早期，存在于疾病全过程；它是痤疮的微观先兆，显微镜下发现微粉刺存在于痤疮非炎性及炎性所有皮损内，以及痤疮患者看似正常的皮肤中；微粉刺可发展为粉刺，也可发展成炎性丘疹、脓疱或结节；它由四大病理环节共同促成。因此，微粉刺是抗痤疮药物最重要的靶。其二，厌氧痤疮丙酸杆菌繁殖不仅是形成一个感染灶，更重要的是直接卷入了痤疮的炎症机制，是众多促炎细胞因子的诱导因子；其水解皮脂、促粉刺生成、促上皮细胞角化过度的病理作用，成为痤疮炎症级联反应加剧、临床症状加重及美容破坏的重要动因。其三，现代观点强调炎症是痤疮损害发生的核心机制和最早事件，而且从免疫细胞和炎症细胞出现的次序及时间，以及表达的主要是免疫相关细胞因子和介质，提示炎症可能是对痤疮某种特异性抗原的免疫反应，而不是仅对粉刺内容物的非特异性反应。

上述发病机制研究进展提示，痤疮的临床治疗学理念应当更新。这包括：为了针对微粉刺，痤疮必须早期治疗及强调维持治疗；理想的抗痤疮药必须能同时、全面阻断四个病理环节；维A酸类药及抗菌药应当全程联合用药；按皮损形态，以单方分治的观念应当更新；迄今所有的抗痤疮药都是"有效、但作用不全的药物"，两大类抗痤疮药物都不具备专属和强力的抗炎活性，成了现代抗痤疮药的一大软肋。

痤疮临床治疗学还存在一些与发病机制研究进展不相适应的误区和盲点，将在下面分别讨论。

总之，发病机制和作用机制的关系是锁和钥匙的关系，决定着治疗药物或预防措施的有效性和安全性，是任何疾病研究的先导，这个原理适用于药物的临床前研究和临床治疗，以及预防研究的整个过程。

## 二、模型

药效模型是指在人体外，利用整体动物、离体器官、组织、细胞、分子、基因为材料，用实验方法，对疾病发病机制整体或病理生理环节的模拟，形成实验方法系统，替代和充当相关适应证的某些病理表现，作为药物作用的靶。当被检物质加入该系统后，即可对模拟的病理表现进行实验性干预，从而发现、筛选、评价该物质的相关生物活性，并对其命运起预测作用。

模型的水平和模拟的程度，关系着药效发现的速度和精度。评价模型及其预测结果常用指示性、敏感性、特异性、稳定性、实用性等概念来衡量。顾名思义，模型的确立、选择和应用，关键在于与适应证病理环节的相关程度、设计精密和反应灵敏等定性、定量的程度上，而不完全取决于仪器的档次和技术方法的先进性，尽管这两点也很重要；至于技术的复杂性和难度，则要看目的和需要了。

模型又分整体（体内）模型和离体（体外）模型，主要区别在于是在体内给药（包括皮肤局部给药）还是在体外给药。整体病理模型的完善化的极限是趋向于临床适应证，但事实上一模一样是不可能的。个别文章或报告曾提出过所谓的"人体模型"，并对之进行药物试验，这是对模型的目的、功能和意义的极大误解。

体内试验是重要的，新药主要药效作用研究应当用体内、体外两种以上试验获得证明。问题是：如上所述，皮肤病整体模型或符合要求的整体模型相对其他疾病系统少之又少，而模拟近乎于疾病原型的整体模型是不能强求的，以降低标准、模糊与发病机制的关系的模型更不可取，因其指导性和误导性的巨大差异也由此产生。还需强调的是，对皮肤病的体内模型还要注意形似还是神似的问题，有时形态学（肥厚、色素改变、炎症等）与临床很相像，但发生机制和自然病程可不同或完全不同，由此产生的药效当然是假象。

目前在皮肤病药效实验领域，体外模型似乎更现实可行。体外试验的特点是分析性强，优点在于其比较接近或可直接针对选择的生物大分子靶点，更直接地反映药物作用的本质。对于无法建立整体模型的疾病，有时利用其可模拟的病理生理环节，将发病机制网络已知的部分分解而设计的体外方法（包括细胞、分子和基因水平的方法），至少在某些环节上，病理生理现象吻合度较高，并可开拓深度和广度，甚至可涉及机制。如被检物质生成的增加或减少；生理功能的兴奋或抑制；受体的选择、激动或拮抗、可逆或不可逆结合；酶与底物的直接作用、酶抑制剂的作用强度和效价等。蛋白、核酸、基因、受体、酶等靶点，用体外或生理模型常可直接筛出。一些酶反应、抗微生物、抗原虫药物的初筛可先在试管、平皿中进行。皮肤病的生理、病理和药理体外试验还可利用人体皮肤、皮损和血细胞等材料以减少或消除种系差异。当然，反过来需要定性、定量地研究和确定所用体外方法及其结果是否与整体发病机制网络反应相符合，以及体外和体内剂量（浓度）的差异和联系。体外模型还要注意被研究的材料是否处于"病理"状态，如抗细胞增殖的细胞是否处于异常增殖状态；抗细胞表达的细胞因子是基础（自然）表达还是诱导剂诱导的异常表达等。如果药物抑制的因子是未经诱导的基础表达，则结果显示的是一种生理抑制的不良反应，而不是药理抑制的药效作用。

模型（特别是体内模型）的选择一定要实事求是。如果是受发病机制不明或药效方法研究滞后的影响而做的不理想的选择是一种无奈，那么脱离实际、形式上套用、追求似是而非的模型和结果则是一种学术上的做假和研究上的不负责任行为。无视客观可行性，非体内模型不可的想法亦是不实际、不可取的。

模型的选择是药效学研究的一个重要环节，而更重要的是药效学方法是随着疾病发病机制研究的进展而不断更新的，因此要跟踪模拟疾病的病理生理的新发现，这是检验模型方法水平和可靠性的一面镜子；另一方面，药效学研究与以探讨和创新为目的的学术研究亦不同，前者的理论方法都应强调成熟，具体结果不宜有太多"可能是"等推理性结论。

药效模型的确立必须符合药效作用原理与疾病发病原理相印证的原则。例如，早期由于对心绞痛的病理生理认识不足，抗心绞痛药的药效模型的设计概念是基于促进冠脉扩张、增加心肌供氧量，而后期的概念是基于减轻心脏负担、降低心肌耗氧量。依赖于发病机制不同的认识，先后研究了很多相悖的药效模型，走了二十多年的弯路，耽误了新药的发现与治疗学的进展。以皮肤病领域研究热点的银屑病药效方法为例，基于传统的上皮细胞异常增殖发病机制概念，既往筛选抗银屑病药的经典模型常选用抑制小鼠阴道上皮细胞周期及增殖的方法。现时看来，这与银屑病现代发病机制概念已是天壤之别。受雌性激素调控的正常小鼠阴道上皮周期改变的机制与人银屑病的上皮细胞异常的增殖和分化受特定的基因和生物因子调控完全不同；用小鼠阴道上皮细胞代替人皮肤角质形成细胞，其细胞的生物学特性有显著种系及解剖部位的差异；小鼠阴道上皮法充其量也只能用于筛选细胞抑制剂，它不可能筛出作用机制与银屑病发病机制最吻合的环孢素，因为后者对上皮细胞增殖并无抑制作用。

必须指出，由于物种间的差异，体内、外环境条件的差异，以及药物和病原体等有关的固有因素，上述同一个模型在不同动物之间，在体内、体外试验结果之间，在临床前试验与临床试验间，可能或必然会存在差别，甚至出现截然相反的结果。例如，许多药物特别是抗微生物药物在试管筛选与感染动物间、在不同实验动物间、在人与实验动物间的定性或定量差别很常见，所以结论只能在综合筛选程序完成后才能谨慎地做出。以体内代谢产物为活性物质的药物（如环磷酰胺，他扎罗汀等），体外试验肯定没有活性；以细胞内寄生的病原体（如 HSV、HPV 等）或细胞内代谢的药物（如阿昔洛韦、喷昔洛韦等）；以及离开宿主体外很难生存的病原体（如疟原虫、疥虫、螨虫、麻风杆菌等）的实验，就必需符合其相应特点和条件才能得出真实和可靠的结果。

## 三、指标

指标是指模型的生理、病理、病理生理、生化、代谢参数以及宏观症状、体征表现在药物作用下的变化标志。它是药效评价的定性、定量判断依据。

在药效模型符合要求的情况下，指标受关注的问题是其敏感性和稳定性，以及其判断标准。

敏感性即灵敏度，指标的变化应当敏锐地反映上述微观和宏观病变及药物干预后的改变的程度。如果敏感性差，就会出现假阴性，这意味着漏筛和低估的可能性；如果敏感性过高，就会出现假阳性，这意味着鱼目混珠，埋下了评价的隐患。因此，这两种后果都应尽量避免，与模型、方法相关的问题都要控制好。

指标的敏感性除取决于模型和方法的本身外，还容易受实验条件和人为因素的影响。例如，一个体外检测药物对细胞表达某因子的影响的试验，材料和方法上涉及到培养基、细胞株、培养条件、细胞生长曲线、诱导剂浓度及时间、加药时间、某因子的收获时间和检测方法、反应剂或同位素的加入或掺入时间等环节，这些环节是否都找到最适或最佳条件，所有试剂的质量、纯度、期效，检测仪器的性能、灵敏度，以及实验室条件和操作人员是否符合标准操作规程（SOP）要求，是否存在技术或系统误差等问题，只要其中某个环节不理想都可能影响敏感性及定性、定量结果。对一些作用不十分明确的药物（如免疫增强剂、抗肿瘤或抗病毒增强剂）的检测，无论是实验或临床试验，如要设计受试药以外的基础的、对症的或辅助治疗的药物或处置，都应当控制在不影响检测受试药的指标敏感性的范围内。

稳定性即重现性，重现性不但体现在同一个实验方法系统的重复测定过程中，也体现在同一个指标用不同方法测定的结果中。用某一方法测定某指标时，一般都用 n 次测定并取其均值来提高精密度。如果稳定性差，药效结果的可靠性和可信度当然也差。

指标的判断标准是指在模型和指标确立的基础上订立的一个灵敏度范围。标准的制订，一方面是用已知阳性药物及阴性药物作对照，通过实验考核模型或方法对病变的揭示能力和（或）对药效的反应能力，客观上确定出一个取舍范围，很多临床和实验的正常值指标都是这样确定；另一方面是在可取的范围内，按照实际的需求灵活地确定取舍标准，很多化合物或药物的筛选和评价都是这样确定。后一种情况一如准入门槛的高低，例如抗艾滋病药、抗恶性肿瘤药、抗 HPV 药、抗银屑病药、选择性抗脂氧合酶药、抗色素异常药、第一代新结构等化合物或药物，因现实需要、研发滞后、缺乏理想药物，或指望其结构的更新换代而发挥其衍生物的潜力等原因，入选标准宜适当放宽些；相反，一些抗化脓菌药、抗真菌药、甾体类激素药、抗环氧合酶药，或结构类型和作用机制与已知药类同，或不具备特色和优点及未能明显超出现有药物水平的化合物或药物，人选标准就应订得高一些。

这些原则不仅用于新药临床前评价，同样也适用于临床评价及上市后的药物再评价。但在药物评价和再评价的全过程中，通常并不是单方面或单个的指标能解决的，而需要多方面、多指标进行综合评价。

例如，地蒽酚外用抗银屑病疗效确实，但有刺激性，当结构改造为 11 - 酰 - 地蒽酚后，刺激性减轻，但疗效亦降低，提示刺激与疗效相关，不能用刺激性单指标来评价。

以抗病毒药物为例，阿昔洛韦（ACV）具有明确的抗疱疹病毒作用，其作用机制为抑制 DNA 多聚酶，其口服生物利用度约 20%，必须每天 4～5 次给药，半衰期 1～2 小时，可静脉滴注，但每天至少 3 次；其前体药伐昔洛韦（VCV）口服生物利用度约 70%，体内释出 ACV，因而形成 VCV - ACV 组合。新的组合泛昔洛韦（FCV）与喷昔洛韦（PCV）研制思路相同，其区别和选择的指标在哪里？如果从体外抗疱疹病毒药效指标来比较，则 PCV 与 ACV 的作用、效价、机制与安全性基本相同；外用给药，每天涂病灶处 2～3 次，两者差别不显著。但在药代动力学上的一个重要区别在于 PCV 在感染细胞内的半衰期达 11～20 小时，比 ACV 长 10 倍以上，因此在 FCV 口服时或 PCV 静脉给药时，给药次数可减至每天 2 次，给药剂量亦可适当降低。综合指标分析提示：ACV 与 PCV 药效相同，药代不同；体外作用相同，体内作用不同；因而剂量和给药方案不同。又因为作用原理相同，所以提示该系列仅为量变，并未出现质的变化。

模型的药效指标与临床适应证的疗效指标虽然不可能完全一样，但都应具备定性、定量评价药效或疗效的能力，如不作综合分析和评价，仅在个别或少数模型和指标上下简单的和绝对的结论，是十分不妥当的。

指标的应用还应当具备实在的意义。在杂志中常可看到，许多论著习惯将有关指标的药效参数与不处理或空白对照组作统计学比较，检出了差异性，就下一个有效的结论，并在讨论中推论到应用的前景。假设空白对照组反应率是 10%，某剂量组的反应率是 25%，组间的统计学差异很可能有显著性，但作为药效指标，一个效能仅为 25% 的药效反应，是很难在临床上体现出疗效的。统计学上没有错，但药效学上证据太苍白了。

# 四、剂量

新药研究的全过程，从药学研究到临床试验，定量概念都极其重要，尤其是临床前药效、药代及毒理试验，没有定量或定量不可靠，就无法评价药物的有效性、安全性和可控性，所有数据就毫无意义。

临床最适剂量的确定是临床前综合研究的结果，但临床用药仍然存在定量控制的问题。定量是核心问题，从中有一丝疏忽，就会引起其后一系列连锁反应的后果。

临床前药效学的定量判断，不但要回答有无药效及程度如何，还应当求出可比较的效价，还要预测其在临床上是否能有同样的质反应及其量反应如何。但从皮肤科杂志中看到与药效学实验研究及药物评价有关的论文中，在注意基本的定量要求及考虑数据的实用性方面还很不够。

定量是从体内、体外给药的剂量或浓度开始的。体内针对皮肤的非局部给药处理与全身疾病常规的系统给药处理没有区别，而皮肤病外用药却有些特殊规律。皮肤局部给药是体内给药，但与其他途经体内给药用重量（W）或体积（V）表示剂量不同。皮肤病外用药的剂量（浓度）的确定受制于许多因素，诸如：①不同种系、不同部位的皮肤角质层厚度；②不同疾病状态下角质层的完整性和给药时角质层的物理状态（尤其是水合状态）；③药物的理化性质，溶解度及亲脂、亲水性；④制剂和基质的理化性状和特性，以及是否有促透作用；⑤制剂中药物的浓度；⑥制剂与皮肤的接触面积、饱和度和时间；⑦涂药后是否封包；⑧药物从基质中的释放度等。这些因素共同制约着外用药物经皮穿透的量。实际与皮肤有效接触、能经皮穿透并有可能产生药效的接受量约 2mg（制剂）/cm$^2$，其中所含的治疗药物的量才是局部用药的真正剂量。因此，所有局部用药的剂量都是相对剂量。

由此不难看出，如果药物、处方、对象都符合要求和条件固定，剂量的可调节因素是药物浓度和涂药面积。如果上述条件均固定，那么药物从制剂基质中释出的、在线性范围内的、不同浓度的药量才宜代表一个相对的剂量，后者经皮穿透、有效吸收形成的皮内浓度，才能与血药浓度和组织浓度一样可以作为剂量－效应的可靠定量指标，以及可以确定和维持该药在皮损内的治疗窗（therapeutic window）。当然，进入皮内的药物只有到达靶位，并与相应生物大分子结合才能产生药理效应。

皮肤局部用药只针对皮肤，所以皮内浓度是局部用药的中心问题。局部用药在药物最终作用于皮损靶位的过程中，经受了经皮药代动力学处置，形成一个动态的皮内浓度，后者很大程度上决定着药效和毒性的结果。在局部用药的药效、毒理及制剂研究中，应当按需要和可能估算、测定和参考皮内浓度数据，正如系统给药治疗皮肤病应参考系统药代动力学参数、血药浓度和皮肤组织浓度数据一样。

动物和人的局部用药研究（包括制剂制备、药效试验、毒理试验乃至临床试验）常见的与剂量相关的问题是：①简单地以增加制剂浓度来增加剂量，不考虑过高浓度的制剂是否合乎药剂学制备的理化、性状要求；②简单地以药物的重量或体积表示剂量，忽视单位皮肤面积的实际承受量；③以千克体重给药量表示剂量，完全模糊了局部给药的剂量概念；④动物皮肤给药后未能固定头部及非单笼饲养，不能排除经口自舔及互舔，给药途径偏差可使结果不可靠；⑤未估计应用正常动物、完整皮肤进行试验对预测皮肤病及皮损状态的实际偏差，包括大分子药物在临床上对破损皮肤，与在实验上对动物正常皮肤的不同透皮结果；⑥无法模拟皮损状态或不能真实模拟（如以划痕代表破损）造成结果的似是而非；⑦非上市（如医院内）制剂在复方配伍、处方组成、相互影响、稳定性、保质期等方面的问题等。这些问题可直接影响到临床前药效及安全性评价，及临床试验的可靠性，并非是可忽视的问题。

毕竟，药效或疗效是指动物或人在能接受的有效和安全的剂量下所发生的结果，这意味着剂量概念是定量的、有严格限定的。这又恰恰是许多药效学相关试验所未注意到、未做到或易混淆的。药效学研究，除了上述动物和人的局部用药研究外，体外或其他途径的体内实验研究还有一些与剂量（浓度）相关的问题需要强调。

首先，实验剂量（浓度）范围的确定一定要有依据，范围的下限应从不起效的剂量（浓度）做起，以一定的倍数或间比提升，直到药效不再增加时为止，这是药效数据的可取范围。

其次，实测数据要按药效学研究要求和规律予以加工，如制表、作图、计算和统计学等处理。若以横座标为量、纵座标为效作图，可得不对称的 S 形量－效曲线，如用对数或双对数（几率单位）作图，则可成对称的 S 形曲线或直线图形，此时被测药物的药效剂量范围、量－效反应、半数量－效、效价、效能都可见初端。通过直线回归方程计算，如果相关系数 $\gamma$ 有显著性差异，说明 Y 值的变异与回归线有关，就容易得到准确的效价强度值（ED50 或 IC50）和任一剂量下的效价强度值（如 ED99 或 IC99 等）数据。

体外或体内求得的效价强度值是重要的，它直接表明这个至少能达到50%效能（efficiency）的药效反应是确实的，进而应充分利用效价强度值提供的信息与阳性对照药做效价强度值比较，可得到两者效价及效能的比较信息；如再与50%或1%动物致死量（或细胞毒性浓度）[LD50或LD1（或TC50或TC1）]比较，可得到治疗指数（TI = LD50/ED50或TC50/IC50）及可靠安全系数（CSF = LD1/ED99或TC1/IC99）的信息。药效剂量（浓度）范围的设计是针对主要药效学研究的，后者是针对临床适应证的。药效学研究所指的体内药理浓度，是指人在有效、安全剂量下体内不同部位（尤其是病变靶位）和不同时间可达到的药物浓度，如果实验设计和求得的浓度在该范围之外，或者实验浓度与此不相关，那么该药效学试验将起不到任何预测作用。所以体外试验所求得的有效浓度（如IC90）应与体内血药浓度、皮内浓度或组织浓度相比较，以判断其与体内药理浓度的关系及其可能的实用价值，只有这样比较，才能有条件地被认为有意义。

例如，一份体外研究报道，外用全反式维A酸对皮肤微血管内皮细胞增殖动力学及生长因子表达等有剂量依赖性的药理活性，该实验的学术和技术本身无可非议，但相关适应证的临床及病理资料中从来没有发现过这种疗效。如果将体外试验的有效浓度与制剂临床外用后可达到的皮内浓度（测定或估算）做一比较，就不难得出结论：体外试验的阳性结果来自体内达不到的实验非药理浓度。这是体外药效试验设计上最常见、最容易犯的错误。

此外还要考虑到，通常设计的实验剂量（浓度）包含着从无效应到极限反应的系列范围，同时药物的毒性也伴随剂量（浓度）的提高而递增。有毒药物如果剂量（浓度）太高，体内试验的实验动物可因而出现毒性反应，体外试验可出现细胞毒性反应；有些药物在过量下虽然不表现出毒性反应，但会出现一些特殊的、没有临床意义的生物学反应，这些剂量（浓度）问题都是在药效学试验中应当排除的。

尽管这样，规范试验所得到的符合要求的数据可能有意义但还不一定能实用，因为这仅仅是一个方面（药效），一个模型、一个指标，是体外或是动物试验而不是人的试验。对研究非创新药，这还片面，对研究创新药，则与临床研究距离还远。所以，涉及药效试验的结果，在任何时候下结论都要慎重，尤其在论文研究中要特别注意。

容易造成剂量（浓度）设计差错的几个环节是：①剂量（浓度）设计过高、主观上希望得出阳性结果；②单剂量、没有量–效定量关系；③浓度设计偏离向S曲线的两端，测不到可能的有效、安全浓度；④剂量（浓度）设计不规则，无法作出量–效曲线或算出统计学参数；⑤没有求效价或没法求效价（浓度偏离、曲线中段过陡等）；⑥样本间的相互比较放在不同剂量或不同时间之间，或随意相互比较，追求数据无意义的统计差异；⑦用P值表示药效强弱；⑧剂量（浓度）设计与安全、实用不挂钩。

应当指出，在皮肤病药物治疗实践上，皮肤病局部给药与口服给药的一个明显不同特点是，皮损既是病变部位，同时也是经皮吸收部位，因为皮损多变，决定着给药后的透皮率多变，而且还受制于上述诸多因素的影响，因而靶点的皮内浓度及其经皮吸收生物利用度也不可能衡定，造成剂量因素既不稳定也难定量。因此，外用药物的剂量只能是一个相对的模糊的概念。

事实上，按外用制剂的剂量决定因素（浓度、面积、接触时间）给药后，由于各种皮肤病皮损的病理改变不同，以及在治疗过程中发生不断的变化，可以造成皮肤屏障发生完整、受损、丧失等过程和差异，因而皮肤屏障的完整性是药物外的对剂量定量最大的影响因素。

下述例子提供了有力的证明：

FDA批准的外用超强糖皮质激素0.05%丙酸氯倍他索（CP）软膏的原版说明书上载明，"适应证限量：……用药不超过连续2周，每周总量不超过50g，由于药物有抑制丘脑–垂体–肾上腺皮质轴（HPA axis）的可能"。若将该剂量用指端单位（FTU）及体表面积（BSA）换算，可表达为连续2周总剂量不超过100g，而100g相当200FTU，可涂抹70kg体重人的400% BSA。具体应用到临床上，对躯干、四肢的顽固的斑块状银屑病皮损，在6周（42天）清除期内，每天以9.5% BSA处理皮损，可最大限度地、安全地发挥CP治疗顽固性银屑病的功效。

另一方面，CP原版说明书亦载明，"注意事项：曾见到湿疹患者用药低至每天2g，1周后发生

HPA axis 抑制"。同样换算后可表达为，每天2g相当8% BSA，即每天用CP处理8% BSA湿疹患者1周后可能发生 HPA axis 抑制。

这两个不同实例分别列出同一个CP制剂的安全总剂量与警告总剂量，前者较后者竟然反超7倍（100 g：14g），这仅仅由于不同的适应证的屏障开放状态不同，从而产生完全相反的后果。

不是每个外用糖皮质类同醇制剂与每个适应证都有这类法定的权威性规定。面对众多不同病理形态和屏障通透性的适应证，或转换其他强度外用糖皮质激素制剂进行处理时，该如何作剂量估算，这是临床实践中需要认真思考和对待的问题。

当前在有关文献综述及治疗指南中，通常仅把外用糖皮质激素按超强至弱分类而提出不同给药期限的建议，但并未同时考虑适应证差异所引起的问题。通过上述法定说明书的条文及实例可看出，仅从药物单方面考虑的剂量定量，就会产生误导的可能。

从国产丙酸氯倍他索说明书上看到，几乎没有一份说明书能明白无误地表达原版说明书中关于剂量建议及警告事项的规定，这不能不认为是仿制药物研制的规范性缺失。

还应指出，屏障的完整性除了皮损病理状态因素外，对皮肤有刺激致炎的药物（如维A酸类药物）、对皮肤有腐蚀作用的药物（如中药鸦胆子），同样可在用药过程通过改变皮肤屏障完整性从而影响或严重影响药物的给药剂量，这在实验毒理学中屡见不鲜，值得临床实践中掌握相关知识并密切关注实际发生的问题。

同样，临床上如何合理使用外用糖皮质类同醇制剂，如何发挥这个里程碑药物不可替代的特点和优势，如何扬长避短，这是一个需要从药物治疗学、临床药理学的认知开始，从规范化思考和实践以及个体化的方案着手才能改善的问题。药物都有双重性，但如何合理用药，使用的人是有能动性、决定性的，药物是无辜的。

# 五、途径

皮肤病的药物治疗与系统疾病的药物治疗一样，涉及口服、肌肉、静脉等常规给药途径。给药途径是一种手段，只为药物能有效达到靶器官。对于经皮释药制剂，它的作用靶位不在皮肤，本章不作讨论。

皮肤（黏膜）局部给药是皮肤病治疗的一个长处和特点，外用制剂直接与皮损接触，通过经皮穿透进入皮损内发挥治疗作用。在开放的皮损中它可保证有较高的局部浓度；抗感染药物的局部应用，常可减少病灶的排毒；对胃肠道不吸收、不能注射的药物，局部用药对皮肤病是有利的途径。一般来说，局部治疗要比系统治疗安全得多。

但是，在有效和安全的前提下，系统给药或局部给药的选择就存在对因和对症、主要和次要、全身和局部、疗效和不良反应的考虑，这是临床实践经常权衡的问题。

局部用药有一些特殊的问题，首先要强调局部用药只解决局部问题。对全身疾病的局部表现而言，局部用药可以较少不良反应的代价换取疾病局部、暂时的缓解，这对局部病变明显、病理环节清楚、整体疾病难以根治、需要终身给药、系统给药不良反应大的疾病（如银屑病）却是必要的和重要的。但药物应从哪个途径给药，能否改变和增加给药途径，并不仅仅是一个药剂学的剂型和途径的问题。这首先取决于原发和主要的病理靶点在哪里，治疗目的是治本还是治标，两个机制是否对接，病变部位的药物分布，以及系统和局部给药不同的药效学、药动学、毒理学问题。例如，国外、国内学者曾花大力气，用药剂学技术研制环孢素外用制剂去治疗银屑病，设计者的认识误区是，不清楚银屑病的主要疾病征象（皮损）在局部，但主要发病机制（病理靶点）在系统；而环孢素的主要作用机制在系统（针对T细胞失常），局部皮损的消退是T细胞病理信号被环孢素阻断的后继结果。由于忽视了"两个机制"这个最关键的概念，最后以失败告终，就是个典型的例子。

皮肤给药的一个未被关注及论及的问题是经皮吸收中的毛囊途径。毛囊口占皮肤很少的面积，但其为开放性，局部涂药时药物容易灌注入毛囊－皮脂腺单位导管内，且不能短时间内完全透入囊壁上皮细胞，这使毛囊导管内高浓度药物对治疗损害存在于毛囊－皮脂腺单位内、主要病变累及囊壁上皮细胞的痤疮病灶，显然是有利的。

由一组以不同途径给药，从痤疮患者和实验动物的临床和实验中获得的综合数据可看出：①痤疮局部应用克林霉素磷酸酯制剂，毛囊内浓度是皮肤浓度27倍（301.5/11.2μg/g，下同），是血药浓度27 000倍（301.5/0.011），毛囊内药物浓度通常比体外抗菌试验MIC50高出3个数量级（301.5/0.3）；②口服罗红霉素，毛囊内药物浓度仅为血药浓度的1/19（0.45/8.46），毛囊内药物浓度比体外抗菌试验MIC50仅高出10倍（0.54/0.05），比MIC90仅高出5倍（0.54/0.1）。

由此可见，痤疮局部给药，毛囊内浓度＞皮肤内浓度＞血药浓度；痤疮口服给药，血药浓度＞皮肤内浓度＞毛囊内浓度。

口服抗菌药物治疗痤疮通常在血液中可达到药理治疗浓度，但其达到毛囊皮脂腺单位的药物浓度通常非常有限，因此，口服抗菌药物对痤疮感染及炎症的影响，与其说是在病灶内直接的抗感染和抗炎症作用，不如说是在病灶外围起到系统防感染扩散的作用。

这与多年前全球痤疮治疗专家联盟会议推荐的《痤疮治疗指导原则》（2006）提到的"仅在中、重度痤疮时口服抗生素，但不作为单一治疗，并尽可能快的停用"的建议是相互印证的。

文献中常可见到通过体外药物最低抑菌浓度（MIC）测定，判断抗痤疮药耐药的报告。应当指出，细菌的敏感性是通过MIC值与药物靶浓度的比较来确定的。因此，药物作用的靶（病灶）在哪里？是什么给药途径？这两个前提应首先明确。通常可认为，局部抗痤疮药体外MIC值升高的意义与局部给药的毛囊高浓度相比是微不足道的。此外，如果通过检测口服抗痤疮感染药（罗红霉素，阿奇霉素，克拉霉素等）的体外MIC值来判断细菌的敏感性，那么针对已向毛囊皮脂腺单位外扩散的感染灶而言，仅仅测定痤疮丙酸杆菌的MIC值是不够的或不妥的，因为扩散病灶内的致病菌可能包括其他优势化脓菌。

另一方面，药效或治疗作用不是简单的制剂—皮损间直接的相互作用。广泛或深在的皮肤病变或疾病的系统病变，常需要通过循环系统将药物运送至体积不大但面积很大的整个皮肤及其他器官，如抗感染药；或通过系统给药以针对皮肤以外潜在的病因，阻断发病环节才能发挥治疗作用，如免疫抑制药；有些药物系统给药后皮内的分布浓度并不比局部经皮穿透达到的浓度低，有的甚至更高，治疗更有效，如角质层中的抗真菌药；对原药无活性，需经体内代谢后形成活性产物才能发挥药效的药物，则只有系统给药才行，如环磷酰胺、他扎罗汀、克林霉素磷酸酯；一些药物由于其理化特性或制剂学上的原因，经皮穿透不佳，局部治疗难以奏效，如大分子药或生物制剂；而另一些药物恰恰是由于药效学的原因必须系统给药才能有针对性地发挥治疗作用，如环孢素；又如银屑病的皮损虽然明显且有特征性，但主要发病环节不在局部，局部却存在潜在的"非累及皮损"病灶，这都是一些皮肤病应当系统给药不可或缺的理由。有实验报道，补骨脂素经肛门给药后药物的血浓度和皮内浓度都较口服给药及皮肤给药高，说明皮肤病治疗的给药途径亦包括各种特殊途径。但是反过来说，要求一个药物只与病理靶点的某生物大分子结合并引起某种特定效应，这种反应又仅发生于皮肤细胞而不影响其他细胞，要求所用药物特异性、选择性皆高，这毕竟是不现实的。因此，系统途径治疗皮肤病最主要的麻烦是不良反应不可避免地比局部治疗较多或较重。

理论和实践都证明，皮肤病药物治疗中，局部和系统药物都应兼有，不能完全相互替代。重要的是权衡利弊，更多的情况下是互为主、辅，取长补短。这是皮肤病药物治疗学的一门艺术。

在应用研究和新药研制中常会遇到一些给药途径的模糊问题。例如，随意改变给药途径，系统药物用于局部治疗，理由是全身用药不良反应大，系统用药剂量大、价格昂贵等。实际上，其可行性取决于疾病的病理生理环节（药物的靶）是否在局部，以及药物的作用是否能针对局部的靶点；又如，用非经皮释药的皮肤外用制剂企图达到经皮释药的目的，如外用非甾体抗炎药、减肥药等，其理由不外乎为了增加邻近病灶（如关节、脂肪）中的药物浓度，或为了减少胃肠道刺激和（或）首过效应，或因全身用药不良反应大等；也有一些含有毒成分的中药的处方企图"借道"皮肤用药达到药效和毒性"分离"的目的来"摆脱"毒性。这些主观意图都是伪命题，都可以通过药效学实验和药动学血药浓度检测来裁定。可见皮肤药理学在临床前、临床及上市后对药物研究和监测所起的作用。

总之，皮肤作为给药途径，其目的和方式有二：一是皮肤用药，其针对局部靶器官，即表皮、真皮及皮肤附属器；二是经皮释药，其针对系统靶器官，即全身各器官组织。两种皮肤给药途径的透皮、分布、代谢、转归的药代动力学过程的目的、方式和结局完全不同。以局部靶器官为目的的皮肤局部用药，其药效学、药代动力学和毒理学研究和最终评价主要针对局部靶器官——皮肤，理论上不涉及系统，但药物有可能进入系统中，后者主要作为毒理学和不良反应问题去评价；以系统靶器官为目的的经皮释药，其药效学、药代动力学、毒理学研究和最终评价与系统给药相同，但存在皮肤局部经皮穿透、透皮吸收及局部毒理问题。这是给药途径需要澄清的问题。

# 六、制剂

系统给药治疗皮肤病，制剂无特殊性；局部给药的制剂及其剂型与皮肤病不同皮损处理的关系密切。按皮损状态或部位选择外用药剂型，其药效的影响不亚于药物本身。例如，表面活性剂改变基质的药物分配系数，从而影响药物在基质中的溶解和释放；促透剂、微乳和纳米制剂的应用可在理化方面促进药物透皮；相似生物膜结构的脂质体与皮肤脂质的相容性和亲和力能增加药物在表、真皮中的浓度和储留；脂质体的囊性结构可减少药物在真皮毛细血管网的再吸收；在不影响药物的离解度及透皮效果的前提下调整制剂基质的 pH 可降低药物对皮肤黏膜的刺激性；通过稳定剂、抗氧化剂等有关配方可延长药物的稳定性，从而保证主成分含量和在有效期内药效的稳定；能影响药效或依从性的制剂色泽、气味、洗脱性、延展性、黏附性等性能都与制剂的处方、剂型的设计和工艺有关。

皮肤病局部治疗药物有应用复方的传统，甚至酊、水、油膏等 Galen 制剂仍沿用至今，是皮肤病治疗的一个很大的优势和特点，但传统或经验处方多停留在制剂室配制的范围内，与现代新药研究的要求和质量标准远不相适应。

口服给药可以分开、并同时给予数个药物，为了治疗个体化，除了中药方剂及一些必需的或协定的处方外，复方并不被常规的推荐。局部用药与口服给药不同，皮损接受药物制剂容积的能力非常有限，交替用药、同时给药及混合给药的方式首先必须弄清药物之间是否有相互作用，以及因制剂、浓度及接触面积等诸多因素的相互干扰对疗效产生影响，事实上，这些给药方式都不符合药物治疗学原理。

皮肤病药物治疗研究进展表明，复方外用制剂有着不可或缺及无可替代的作用，它是发展外用新药的一个重要途径。复方的理念立论于疾病发病机制的多环节与药物药效的单作用的矛盾这个疾病特点与治疗对策的基础上。例如，银屑病及痤疮的发病机制都有多个病理环节（靶点），而治疗药物的主要药效作用都是单一的，即使药物单作用的效能和专属性都很强，但都只能被列为"有效，但作用不全的药物"。其出路只有两条：化学合成新的多功能药物，或药学制造复方制剂。从可行性论证、技术难度、研制周期和成本、成功率等药物技术和经济因素考虑，制造复方制剂无疑是最佳的选择。一个设计优良的复方制剂，达到以一个制剂和剂型，同时、全面作用于同一部位，有可能在有限的皮损面积及制剂容积内扩大药物作用的靶点，发挥疗效的相加和可能的协同作用，或不良反应相抵作用，产生综合的效果，引起治疗学的质变，并可提高患者用药依从性，这是利用复方的优点，是局部用药的特点和需要。如果复方能达到以上标准，那么在大多数情况下作用不全的单方理应被取代，仅仅被应用于特殊禁忌证（如含维 A 酸类复方禁用于妊娠全过程），或已达到总剂量限量（如含皮质激素类复方治疗银屑病），或可以减少用药种类和频次、序贯使用其他制剂（如在银屑病维持治疗期）。单、复方的选择，应以疗效最大化、不良反应最小化、利/弊比率最高、医患最满意的临床药理原则去选择。应当摒弃认为复方是治疗过度、药物滥用、有悖个体化治疗、可以无限组合等的认识误区，回到治疗学的药理基础的思路上来分析问题。

应强调的是，复方并非可以任意相配。现代通过研制、审评、上市的复方制剂，必须经历：①理论上符合疾病发病机制与药物作用机制相互印证的锁与钥的关系，据此回答立题的必要性，并根据候选的药物及其辅料的理化特性能否组成复方进行可行性分析；②药学研究：在理论可行的前提下，在实验条件下进行处方组成及筛选，合理性、相容性（包括共用溶媒及 pH、氧化及抗氧化特性、含量、杂质）等研究，以及中试放大进行稳定性、质量标准、保质期等研究。药学研究是质量的制造，贯穿全局，决定成败；③药理毒理研究：在单、复方的有效性和安全性比较研究的基础上，回答和证明复方的必要性和可行性的立论，这是质量的检测和评价；④临床研究：通过多中心、大样本、盲法、对照的临床药理研究，求证复方优于单方，及其特色和优势的最终结论。

反之，以此调研上市复方制剂现状，有佳配，有一定限制的条件下使用，有不合理、不宜使用等种种实况，这是从观念、实践、管理和审评各方面亟待改进的问题。

# 七、动物

进入生物学世纪，历来被称之为"活的试剂"的实验动物及其动物实验作为一种技术手段，发展迅速。动物实验已广泛被用于生理、病原生物、免疫、病理、药效、药代、毒理及安全性评价诸方面。

由于伦理和方法上的原因，上述生物医学研究不允许和不可能在人体上实施，只能用实验动物来替代执行。为生物医学研究而建立、能模拟人类疾病表现动物疾病即所谓人类疾病动物模型。回顾生物医学发展史，许多重要的发现和发明，都离不开疾病动物模型，其重要性及不可替代性不言而喻。

用实验动物进行动物实验，离不开实验动物的饲养和应用的知识、技术、设施和规范的支撑；反过来，动物实验的技术、设施和规范已作为一种要求及水平的指标，列入基金申请、成果申报、论文发表，以及医疗科研机构等级考评的硬指标行列。

动物实验系统包括合格的硬件设施、有规格的动物、有资格的成员和规范化的管理。

所谓合格的硬件设施，除了动物实验室选址的大环境要求外，内环境必须满足硬件技术规范规定的温度、湿度、通气、光照、气体、噪声、洁净度（生物粒子和尘埃粒子）的要求。

根据实验动物的微生物控制程度，我国实验动物分为四级：①无菌动物（GF）及悉生动物（GA），又称四级动物；②无特定病原体动物（SPF），又称三级动物；③清洁级动物（CL），又称二级动物；④普通级动物（CV），又称一级动物。其中，悉生动物也称已知菌（丛）动物，是在无菌动物体内植入单种至多种的已知微生物，使动物与菌丛构成复合体。这不仅提高了无菌动物的生存能力，能引发无菌动物不能发生的迟发性超敏反应，并是研究动物与微生物、微生物与微生物相互关系，制备高纯度和高效价抗体的理想动物模型。悉生动物已被广泛地应用于医学领域中。

按微生物控制程度，实验设施亦相应分为四种类型和等级，以适应不同等级实验动物的育种和实验。即①隔离系统（洁净度达100级），用于无菌动物及悉生动物实验；②屏障系统（洁净度达10 000级），用于无特定病原体动物实验；③半屏障系统（洁净度为100 000级），供清洁级动物实验。动物不携带人畜共患或动物传染病病原体，其洁净度及成本降低，且实验结果比开放系统好；④开放系统（环境卫生及无人畜共患病、饲料和饮水一般不消毒），限于教学示范和一般实验，以及大动物实验，除大动物外，研究项目不宜应用。

选用实验动物的健康、年龄、性别、体重、种系、品系等指标都有技术规定，是实验研究者应当掌握和熟知的医学实验动物学基本知识，不同实验对此又都有具体要求，并应有实验及文献依据，非此不能承担和完成相应的动物实验并得到可靠的结果。由此带来的动物实验人员的上岗培训及资格认证，已列入管理常规。

从宏观的实验动物管理条例，包括监督、认证，以及有关动物遗传学、微生物学、营养学、饲养学和环境条件的国家标准的制定，到具体实验室的标准操作规程（SOP）的制定，都表明实验动物和动物实验的"无政府"状态（诸如开放的陋室、混养混用、随意繁殖及贩购、临时工、无章程等）的年代已一去不复返。特别是新药安全性评价已率先执行GLP质量管理规范，表明了本学科与国际接轨的迫切需求。

实验动物培育有别于家畜培育，其方向是寻求群体在遗传育种（基因型）上有更大限定的品系。其目的是：①育成各种动物品种和品系，筛选突变性状，扩大遗传变异或特性差异；②育成高度遗传、性状均一的动物，使动物实验的结果具有较高的重复性和可信性。

不同的育种方式形成了不同的、各自共享一个基因库的动物群体。①近交系：是亲缘关系较近的个体间（多半是兄妹间）的交配繁殖，杂合型合子逐代基因分离，逐步提高个体与群体的基因纯合率；

②封闭群：是非近交循环交配，使动物个体间基因趋于多样化和群体内生物学特性趋于一致；③杂交群：是指不同遗传组成的群体或个体之间，或某个特定位点基因型不同的个体之间的交配繁殖；④突变系：来自自发突变或人工诱变，形成具有原品系所不具备的遗传特征。

应用动物模型的意义在于：①用动物作为研究材料，对人类各种疾病或病理环节进行复制，以及用药物、手术进行干预，这避免了对人体的伤害，特别是外伤、感染、中毒、过敏、休克、肿瘤、放射等试验，甚至脏器摘取及处死等措施；②动物实验条件和方法有可控性，因而增强可比性，例如动物的种系、品系、性别、年龄、体重、健康状态、微生物级别、遗传背景的选择，环境的温度、湿度、光照、洁净度、空气流量的控制，以及没有社会、语言、精神等对疾病的影响，因而可在较少干扰的条件下研究单一因素的致病或治疗作用；③易获得大样本，可重复、可比较（如量－效关系、效价比）等定性、定量数据；④可连续、动态采集各类样品（包括血液、组织和整体）；⑤动物代谢快，生命周期短，有利于研究发病慢、病程长、与遗传传代相关的疾病。

动物模型的应用价值在于其模拟疾病的程度、其在不同种系中复制的通性、其实用性（包括来源、成本、复制的难易等）及是否可能满足研究需要。例如，研究药效的量一效关系，要求每组动物样本数大、剂量组多、设阳性及阴性对照组及重复实验等，如果模型不易复制、代价昂贵、周期很长、产量不高或动物来源困难，则很难从基础生物医学研究的方法学成果转化为药效学研究的动物模型。

动物模型可替代人体试验或克服后者的不足，但动物与人之间种系差异毕竟很大，所有模型都只可能在某些方面与临床适应证相似而不可能全部一致，而且动物模型本身也有不足之处（例如动物无主诉，无法测试和表达精神、情绪等许多数据），所以动物实验结论的正确性是不完全的、相对的，最后必须在临床前研究后，通过人体试验来确证。综合而论，这是一种不可或缺的互补。

以动物整体、离体及生物制品材料为基础的药效学研究，无法回避动物与人、动物与动物、动物品系间（意味着不同人种间）的共性和差异问题。新药研究的成功率如此之低，临床前研究与临床研究之间的鸿沟，体现在药效学方面，人与动物的差异是主要的、难克服的技术问题之一。如何寻找共同性，如何分析差异性及如何衔接动物与人的结果，是一门学问，理论上和实践上已有一些共识。

在选用动物种系方面，一般地说，筛选新化合物的生物活性，宜用多种实验动物来定性、定量比较药效反应，如果多种动物对同一药物的药效反应都一致，说明该药在种系间的共同性较大，其与人的共性反应可能性就大；理论和经验可提供某种动物对某种药效反应比较敏感或专一的信息，例如皮肤接触过敏、光毒性、光敏感试验宜用白化豚鼠，皮肤刺激反应宜用家兔，这种动物可称为专用动物，这是应对动物间差异大和提高指标敏感性的对策之一。

在选用动物品系方面，近交系遗传纯合程度极高，动物个体之间的差异小，实验结果可靠性高，许多近交系小鼠（如 BALB/c、C57BL/6）和大鼠（如 F344/N、Lou/CN 等）是肿瘤、免疫、移植等研究的常用实验动物，这体现了这些种系和品系有优良个性的同时，与人的共性意义上就显得不足。

封闭群动物遗传组成的杂合性较高，个体间差异的程度取决于其祖代来源是非近交系还是近交系，个体差异大小与群体基因库信息量关联，其共性意义比近交系大。常用的封闭群有 NIH 小鼠、ICR 小鼠、Wistar 大鼠、SD 大鼠、Dunkin Harley 豚鼠、及 New Zealand 兔等，多用于毒理、药理、生物制品及药品检定领域，是很实用群体，基于其共性特点，在 LD50 测定和剂量推算等方面常选用封闭群小鼠。

突变系动物是由基因突变动物定向培育成与人类疾病相似的品系，并是人类疾病动物模型的重要来源。基因突变可发生在免疫、内分泌、心血管、神经等系统，提供了肥胖、糖尿病、肌萎缩、高血压、自身免疫性溶血和红斑狼疮相似的自身免疫性疾病的突变系动物模型，相信很多遗传相关皮肤病都可从突变动物中获得与疾病神似的动物模型。

值得一提的是杂交一代（F1）动物，这是由两个无关的近交系杂交而繁殖的第一代动物，其遗传组成均等地来自两个近交品系，属于遗传均一，并具有相同表现型的相同基因型动物。F1 动物不能育种成品系，但在研究方面比近交系更适用，因为 F1 动物的遗传、表型决定的生物学特征比近交系动物有更高的一致性，不易受环境因素变化的影响，F1 动物具有较强的生命力，其具有同基因性，因而可接受不同个体乃至亲本品系的细胞、组织、器官和肿瘤的移植。很多疾病的研究模型都用 F1 动物，如自身免疫缺陷模型、SLE 等。

在实验皮肤病研究方面，实验动物的细胞、组织及其生物制品已广泛应用，突变系及 F1 动物的基础生物学研究亦有报道。新药临床前药代动力学及毒理学都离不开各类整体动物。但整体动物在皮肤病用药的药效学研究方面还显著落后于生物学和其他药理学分支，目前动物与人类间共生的、可复制的或模拟度高的皮肤病整体疾病模型非常有限，主要原因是人与动物皮肤器官在种系发生上存在着较大的结构和功能差异，这给以皮肤为靶点的皮肤病用药的药效学研究及其模型的模拟带来不少的困难和误差。

进一步加强皮肤病发病机制、病理生理和遗传学研究，加强突变动物的遗传、育种、筛选和基因工程技术的研究，加强人与不同动物间皮肤结构、功能的共性和差异的比较研究，扩大利用与人皮肤组织最接近的动物（如乳猪）作模型的用途，是当前突破瓶颈的现实可行的途径。

# 八、对照

在医学生物学科领域，对照试验是最重要的概念和设计之一。对照即比较，没有比较就无法对结果进行判断，也就得不出任何结论。没有对照的实验设计和论文不可能被承认及发表，但对照设计不全面、不严密、不科学和出现设计错误，却不是个别的现象。这同时也反映出一个研究者的科学素养和是否愿意得出客观和令人信服的结论的主观倾向。

在药效学研究领域，围绕着被评价的药物应设计至少两个或两个以上组别来进行对照研究。除受试药物组外，基质对照（无药对照）组是必不可少的，目的是找出赋形剂、基质、溶媒等药物伴随因素引起的变化；空白对照（阴性对照）组目的是找出药物及基质以外对模型的指标发生影响的可能因素，包括被观察主体自身的变化（如模型的自限性或病情的自发缓解倾向等）；在局部用药的药效及安全性评价试验中，还有因动物皮肤反复脱毛、长时间的大面积涂药和防舔固定措施等，都会影响动物全身状况（包括舒适性、活动、食欲、进食量及体重等），此时应当增加真正的不处理对照（正常对照）组，以判断这些附加因素是否影响了药效或毒理指标。

已知药对照（常称阳性对照）组同样重要，但是在一些实验药效研究中，未设计阳性对照或阳性对照药选择不当的情况并不少见。阳性对照药首先必须是作用原理已知的有效药，且应尽可能与待测药物的作用性质及与模型功能是接近的。其使用目的，一是检验模型的可靠性、灵敏性和稳定性，如果已知有效药对模型都没有药效作用或作用微弱，或反应迟钝，或重复试验波动很大，那么，可能已知对照药和药效模型两者的性质与功能不一致，或其中一个自身有问题，因而整个药效试验的信度和效度也就成了疑问；其二是与待测药物相互比较，如果已知有效药物也用多剂量（浓度）求出量－效关系曲线，求出效价和效能甚至治疗指数，并与待测药进行比较，那么，待测药物就能得到更多、更有价值的信息。例如，待测化合物的结构和活性如果初步确定是一个非甾体类抗炎成分，其阳性对照药应首选非甾体类抗炎药；如果活性不能确定或超出了环氧合酶途径范围，则对照药宜选用抑制环氧合酶和脂氧合酶双重作用的非甾体类抗炎药，甚至甾体类抗炎药；如果筛选脂氧合酶途径活性，就宜选用选择性脂氧合酶抗炎药作对照。

在新药评价或深入的药效分析中还涉及更多的对照设计。例如，复方制剂研究，需要同时分别设其中几个主成分的单一对照组，目的在于确定药效作用来自哪个成分，该作用在复方中是增强、减弱，还是不变，以确定药效是发生协同、相加、拮抗作用，还是无影响。为了确定相互关系，就必须用正交设计分别进行检测和分析，这种对照设计称析因设计。

当临床前药效和毒理分析性研究证实两药有共同的适应证，但药效原理和毒性靶点不同，临床试验亦不易找到理想的对照药作比较，则可采用待测药＋对照药与对照药比较的方案，该方案仍然属于阳性对照范畴，但包含了单、复方比较及相互比较的因素在内。

如果想比较几种不同类的已知有效的药物对某个适应证的疗效特点，则采用临床试验比较方案较好，这充分利用了临床研究的综合判断特点。但这仅仅是宏观分析，只对经验治疗有好处，而且也只能得到近期有效率和不良反应发生率两个综合性数据，只能就事论事，有什么说什么，不宜下太多和太深入的结论。具体的药效靶点、作用原理、药代特点、毒理安全等问题，还要参看临床前研究的分析性数据，才能提高到药理治疗的高度。

为保证实验和临床药效研究对照结果的可靠性，还应采取的措施包括：样本数如何能满足总体代表性？如何随机分组？是否需要配对、分层对照？如何控制实验动物组群内的差异和如何控制环境条件及影响因素以消除误差等。只有严谨的对照设计，才能使最终的结果真实可信。

以上分析不难看出，实验药理研究或新药临床前药效研究的对照设计，只要目的明确，考虑周密，还是比较可控和不难实施的。但是，新药临床药理评价或药物上市后深入的临床疗效、不良反应的比较研究，对照设计就不那么容易了。因为在临床试验中，阴性、无药、空白对照组在一般的情况下是没有的；安慰剂对照组又不能无条件随意安排，因而深埋其中、影响疗效指标的各种非药物因素不易揭示。而阳性对照药的选择必然是作用原理清楚的上市药物，其与适应证的关系是已知的，选用的目的属于再验证，对照设计的目的主要在与被评价药物的比较，以进一步揭示后者疗效和不良反应的长短，促进合理用药。因此，阳性对照药应尽可能与待评价药物的性质（结构类别、药效、药代、毒性、治疗作用和不良反应）相近或多数相近，以专门比较研究一个可能的变数，才能使设计不致虚设。

然而，实验或临床对照设计选用对照药有时确有困难，主要是对照药与待测药之间的可比性以及对照药对模型或适应证的针对性方面。对此，还是要从问题本身去解决：首先要明确对照目的，其次是所选对照药应尽可能与待测药性质相近而有可比性，或者是尽可能在适应证或模型中找出能揭示对照药与待测药的药效或疗效的共同的、有比较意义的指标以进行比较。如果找不到性质相近的对照药，药效实验研究可利用其分析性的特点（尤其是体外试验），在共同的作用靶点上进行比较，其比较意义也只局限在作用于某个靶点而产生的具体药效评价上，而临床试验除了从某些临床表现（如痤疮的炎症和粉刺、银屑病的炎症和浸润）分析判断外，其综合性的疗效有时不易完全分清来自哪个环节的改善，也不易分清非共同靶点所起的作用，因此，应当参考临床前研究资料，或采用上述联合与单一对照试验来加以解决。

例如，当研发一个口服治疗囊肿性痤疮的新药或进一步评价一个已知的老药，可比较的药物包括异维 A 酸和维胺酯。对照的目的是比较有效性和（或）安全性，所选药物有共同的靶点，具备能影响囊肿性痤疮的病理生理指标的药效或疗效，所选药物的化学类别、药效和毒理性质以及临床疗效和不良反应的指标相近，因而具有可比性。但如（从某杂志所见）选用一个已知抗生素（如米诺环素或红霉素）作对照药，并作两药的有效率和不良反应发生率比较，这显然是不妥的，因为对照的目的性、性质的可比性和指标的共同性，都不符合对照原则，这种"对照"的结论甚至在评价之前就可作出。因此，对照设计选择不当，研究本身也就失去意义。

同样，当研发一个口服治疗重型或某亚型银屑病的新药或进一步评价其中一个老药，如果药物特征与第二代口服维 A 酸类药物相似，则可选后者作对照和比较。如果研发的新药有更多、更好的针对适应证的新的药理活性，则可增加与新活性相匹配的模型、指标和对照药进行广泛的对照研究；如果研发或对照的药物不具备影响上皮细胞分化能力，或其药效主要针对银屑病的其他病理生理环节，如 T 细胞、血管内皮细胞、病理性细胞因子及炎症介质等靶点，则与第二代口服维 A 酸做相互比较是没有意义的。例如，以氨甲蝶呤作对照评价阿维 A（依曲替酸）治疗银屑病，两药的化学类别、药效作用、药代动力学、毒理学、特殊毒理学以及临床疗效反应、不良反应、毒性反应，甚至给药途径和方案无一相同，而银屑病的病理生理环节和药物作用靶点很多，迄今还没有一个药物有完全的针对性，所有药物的作用都是部分作用于药效靶点上，其他作用于不需要并有可能产生不良反应或毒性的靶点上。因此，虽然两药都是治疗银屑病可选择的药物，都有各自治疗学的药理基础，但主要药效学靶点不同，主要毒理学靶点亦不同，除了个别定性指标相近，定量指标亦差异颇大的指标（如抑制上皮增殖）外，其中少有共性。如果从一组这样的"对照"研究中简单地通过四级疗效标准及不良反应发生率去下"比较"的结论，或在致畸、骨髓抑制及肝硬化等不良反应相关信息揭示不全和比较不全的情况下去做"有效性"和"安全性"的比较，那么不管得出什么结论，其作用只能是误导性的。问题是这类不确切的"对照"研究在皮肤科杂志中还可见到。

20 世纪七八十年代国外研制的第二代维 A 酸的比较研究，是一个对照研究的典型范例。阿维 A

（依曲替酸）的结构、药效、治疗指数、毒性、特殊毒性（致畸作用）、临床适应证与阿维A酯（依曲替酯）相似；口服生物利用度前者略高于后者（60%比40%），通过剂量的相应调整（0.2~1.0mg/kg比0.25~1.5mg/kg），两者体内浓度接近，所以，临床疗效、不良反应基本一致。阿维A的研发目的，是在药代动力学上半衰期比阿维A酯短（50小时比80~120天），因而停药后，理论上经过7个半衰期的清洗期后的安全妊娠时间，前者显著短于后者（半个月比两年），优势明显。90年代进行的大样本、多中心、随机、双盲、对照研究再次表明：两药的临床疗效和不良反应无统计学差异，而药代动力学上有明显优势。但深入的研究也同时发现，阿维A在某些患者肝内代谢后可酯化为阿维A酯，并报道饮酒后亦可能使阿维A转化为阿维A酯。因而，从安全上考虑，阿维A的说明书上仍然注明停药后应避孕两年。这类比较研究由于其目的性、严密性和科学性，其可信度和应用价值无疑是非常高的。

由此可见，对照设计的目的、要求和意义，是非常明确、严格和实用的。进行对照设计，最重要的是严谨和科学。对照实验的细节要考虑周到，要排除任何主观意向性：临床及科研工作者对于对照设计、阳性和阴性结果、孰优孰劣评价的虚实与真伪，应有敏锐的判断力？

# 九、统计

基于生物学个体的差异性、环境条件的多变性、不可控制因素的偶然性等影响，使生物医学研究获得的数据可有较大的变异。统计学是借助数理统计方法，从有限的观察和似乎偶然的数据中去揭示研究事物（或现象）的本质、整体情况和相互关系。因此，生命科学中的任何学科都离不开生物统计学。统计学有许多专著可以参考，这里仅是强调统计工作与实验药理及临床药理研究的相关性和重要性以及存在问题。

医学研究大多是观察性、实验性研究。观察性研究如流行病学调查、疾病对生活质量的影响调查等。它要求客观、准确、真实地研究对象的特征，全过程都是客观存在的记录，没有人为的干预措施，即使是分组比较，亦不能采用随机化方法，以保持样本的特征性和可比性；实验研究如临床和实验药物研究，研究对象必须被随机分配到有足够样本数的各试验组，并人为地给予不同的处理，在控制其他影响因素的前提下，观察、比较不同处理因素的效应。

无论是哪一类型研究，都分为四个连贯的阶段：方案设计，调查或试验，整理和分析，讨论和结论。这又称为统计工作的四个基本步骤，因为统计学都贯穿其中，而且相当程度上影响和决定着研究质量的优劣与成败。从基金、项目、新药、论文、成果评审中常可见到下列反面的描述：研究设计不合理（包括目的依据、分组方法、样本大小、剂量选择、定量分析、对照合理性、指标可靠性、方案可行性等），资料处理粗糙，信息显示不全，分析问题不到位，统计方法使用不当，结果不可信，结论偏差、错误、无说服力等，这都与统计学设计有关，都是统计学相关性和重要性的证明。

所有研究设计都包括两个方面：专业设计和统计设计。专业设计是保证研究结果的有用性和先进性的基础，搞好专业设计首先要明确所做研究想要解决什么问题和如何解决。对此，有关专业进展、存在问题、薄弱环节、要求条件等问题应了如指掌。药效学研究，用上面讨论过的问题和原则去进行专业设计，一般来说，即使有不周到或差错，往往是战术性的、常可纠正或局部删除的；而统计设计是保证科研结果的可靠性、可信性、可行性和运筹过程的合理性，它包含着许多影响全局和命运的决定因素，如果考虑不周，则全盘皆输。目前，执行GCP的临床药理研究的统计设计已较规范，但从皮肤科专业实验和临床研究总体来看，问题出自统计设计方面比出自专业设计方面要多。

要说现况是完全忽视了统计学，这显然不是事实；但有的研究者注意或偏重统计方法，淡薄统计学观念，而忽视了统计学设计，这是不争的事实。事实上，绝大多数应用数理统计方法的科研工作者对统计方法的公式和运算并不一定能掌握，但只要了解原理，正确使用即可；或者可随时查找工具书和请教统计学专家，问题也常可及时解决；而且随着计算机的普及，电脑+统计分析软件（如SPSS、SAS软件）的应用，其强大功能几乎包揽了数据整理和统计分析繁重的工作。因而，统计方法比起统计学观念，前者实际上只是一个任人使用的"工具箱"而已。因此，对结果数据的处理似乎不是难点和问题。而忽视统计学观念和违反统计学规律，在前三个阶段不掺入统计设计，造成结果似是而非、事倍功半、人力物力浪费，直至项目被否定或报废，这才是最难逆转后果和普遍存在的弊端。

从统计学角度分析一项研究结果是否可靠，至少取决于以下三个要素：①对照组，是否设立了对照组，对照的目的是否明确和"动机"是否正确，对比条件和指标是否有可比性（均衡性）；②样本数，抽取的样本能否代表欲推论的总体；③误差，可能还存在哪些非处理因素不均衡性带来的误差，如何减少或消除误差。

对照组：对照药的正确选择、随机抽样、随机分配、采用盲法、控制非处理因素、样本数足够大等措施都是提高对照组可比性的措施。但必须指出，在这些措施中，对照药的正确选择的主观因素最大，"正确"最难，"陷阱"也最多。除了选择不当外，还有不正当的选择。

样本数：临床药理研究对入选病例制订严格的入选标准、不入选标准、剔除标准；采取随机抽样或分层随机抽样；用统计学方法估算所需样本含量n值；动物实验对笼内的动物采取按抓到的先后轮流入组等，都是提高从有限样本推算总体可靠性的常用措施。

误差：通常来自三方面，即系统误差、过失误差和随机误差。

系统误差有偏向特征，引起偏差一般较大，能重复出现。例如，诊断标准、疗效标准、治疗方案制订不严密，临床结果就会向某方面与真值偏离；实验仪器的指示器（重量、计数、波长、光密度等）未校正，就会给整个试验所有数据带来偏差。但只要找出原因，这种误差就能得到纠正、避免及不再出现。如修正临床评价标准，实验室的标准化管理，对仪器的定期校验，具体实验时设置内标、空白对照、扣除本底等。

过失误差在实验研究中较容易发生。在多环节操作中，诸如取样、称量、计算、稀释、进样（或给药）等环节失误，都会造成很大的有时甚至很难发现的差错和损失。其对策是规章制度（如SOP）的保证、人员的培训和教育、通过逻辑和计算的回顾核查等。过失误差实际上是一种偶然发生的错误，可以由客观因素（如临时的电压变化或仪器故障）或一时的人为因素所造成，亦可能具有系统误差的性质，但不应把它与有统计涵义的偶然误差相混淆。

随机误差（或偶然误差）一般是指排除了系统误差或过失误差后仍然存在的误差，包括由于个体差异引起的抽样误差，以及由于随机测量变异引起的随机测量误差。随机误差是各种不确定的偶然因素综合影响的结果，常不可避免和消除，反过来它会影响实验结果的准确性和精密度。但其分布是有统计规律的（如偏差的正态分布规律），通过统计学方法是可以控制的，如增大样本数、增加重复测量次数、改善测量手段和条件等。

尽管专业设计与统计设计相辅相成是研究水平和质量的关键保证，但在某些主观因素的驱动下亦可走向反面。在药效研究中，发生在对结局和命运影响最大的对照—统计环节的问题比其他环节多。例如，上述两个对照药选择的例子说明，为了突出某待测药物的"长处"，就选择一个具有相应短处的药物作对照；为了掩盖某一待测药物对某适应证的不适应性，就选择一个更不适应的药物作对照；不考虑药物性质、作用原理和评价指标的可比性而做药物"比较"研究；用简单的临床近期有效率和不良反应发生率作为药物有效性和安全性的总评价。又如，有些论文为了找到结论的"闪光点"，不管有无实际意义而在上下剂量组、左右时间点，甚至无直接关联的数据之间，随意做差异性比较，以求"阳性"结果；亦有用1~2个"有统计学差异"的结果对某化合物做出有发展为新药的可能的推论；有的直接用概率尸值代替了有效性评估等。这种做法的后果不但使研究得不出可靠和可信的结论，而且必然会得出错误的能引起误导的后果。如果考虑不周和选择不当是水平问题，那么，不正当的选择和用统计学方法来做掩护那就是学术做假了。这必须在研究者和评审者中引起共识，并共同把关才能解决。按有比较才能鉴别的原理，解决这些弊端的手段还得依靠统计学原理和统计学分析自身。

# 十、评价

新药研究分为临床前研究（IND）和临床研究（NDA），前者是为了发现和评选新药，后者是为了在人体上确证新药对适应证的应用价值。整个过程涉及很多学科和专业，以便从各个方面对新药的可控性、有效性和安全性做出评价。

新结构和新活性是发现新药的两大支柱。药效学评价是其中首要的一环，它决定着某个化合物能否成为新药的最主要的一步。

针对适应证病理靶点的主要药效学研究是从阳性、有效、有用这三个步骤中筛选出来的。所谓阳性，是指化合物能使大分子靶点产生生物学反应，并与空白对照、无药对照有统计学差异；所谓有效，是指能使适应证的病理靶点模型产生正反应，与无药对照、安慰剂对照有统计学差异，并通常有阳性对照作参照；而有用，则指在有效的起点上，具有可控性和安全性的成药性基础，并能从非临床研究中一定程度上预测到对人的适应证有适用性，这一步必需依靠临床前各基础学科的合作研究来完成。而真正的有用，只有通过临床研究后被批准上市才能下结论。即使上市后，药物的新活性、新用途和新的不良反应或毒性仍可从各种实验和临床途径被发现，这就是药物再评价，再评价当然也包括负面的再评价，这是因为认识和要求总是不断深化和发展的。

药效学评价的要点已列于上。在基金申请、学位论文、项目评审、新药审评、专业期刊发表的学术论文中通常都涉及本节论及的问题。这些基本知识很重要，而科学的评价则更为重要。通过机制研究认清病理靶点，正确选择模型和指标，掌握局部给药的剂量计量方法，区分体内、体外给药的不同应用及条件，明确表达量—效关系，尽可能求出效能与效价，规范对照的选择，统计学观念贯彻始终，特别是分清阳性、有效、有用三者的区别和关系，通常可很大程度上减少不应有的设计、结果和判断错误，消除主观偏差，减少模糊的"可能"，获得客观、准确的研究结论。

近年来，国内主要皮肤病期刊先后发表了十多篇关于第三代局部应用的维A酸类药物他扎罗汀的细胞、分子水平的体外药效学试验的研究论文。可对比的是，自他扎罗汀新药问世以来，国外从未发表过一篇类似的文章。问题出自于，他扎罗汀是原药（prodrug），必须在体内经酯酶水解为活性代谢产物他扎罗汀酸后才能产生药理活性，且原药及其活性代谢物两者在体外生物学试验可应用的溶媒中都极难溶解，无法在培养液中溶解能产生药理效应的最低浓度，这是试图用体外试验方法去研究他扎罗汀药效作用的两道无法逾越的坎。由此可见差错存在于研究设计、实验过程、稿件审校和论文发表等系列环节上，可见相关基础知识在各环节中的重要性。

（王桂冬）

# 第二节　皮肤药代动力学

药代动力学（pharmacokinetics，又称药物代谢动力学，简称药动学）是一门研究药物进入体内后，机体对药物的处置过程的科学。研究内容包括：用动力学原理研究药物在体内的吸收、分布、代谢和排泄的过程，并用数学模型和公式定量地表述随着时间的推移药物在血液、组织、细胞内的浓度变化，其变化速度、因素、产物及转归。

药物的吸收、分布和排泄过程总称为运转过程，药物在该过程发生量的变化；药物的代谢过程即生物转化，药物在此过程发生质的变化。

新药研究和临床治疗学都根据药代动力学研究结果来决定和制订药物的给药途径、制剂、剂型以及治疗的剂量、方案和疗程。药代动力学行为决定着药效动力学的药理浓度、出现和维持时间、量-效关系、毒性和安全等要素，因而两者密不可分。

皮肤病治疗药物涉及所有的给药途径，凡系统给药的体内过程都遵循上述规律。本节重点讨论以皮肤为靶位的局部用药的药代动力学问题，即：以皮肤器官代替机体，研究皮肤对药物如何处置。相比而言，虽然系统给药与局部给药都包含吸收、分布、代谢、转归四个步骤，但研究内容、方法和规律却大不相同。

皮肤的最表层的角质层厚度 $10 \sim 20 \mu m$，其下的表皮厚度 $50 \sim 100 \mu m$，真皮厚度 $1\,000 \sim 2\,000 \mu m$ 和皮下组织厚度 $1\,000 \sim 2\,000 \mu m$。与经皮吸收有关的屏障功能，是由其中最薄的、无生命的角质层来承担的。

角质层由角质细胞和细胞间脂质组成。角质细胞是角质形成细胞在角化过程中的终末分化的残余物，细胞器和胞质均已消退，细胞内剩余的蛋白成分重新构建成不溶解的束状角蛋白，外围有交叉连接的稳定蛋白和共价连接的脂质形成的细胞被膜。角质细胞厚 $0.5\mu m$，直径约 $40\mu m$，相邻细胞交错重叠，增加了相互的黏合作用，而细胞间脂质则构成了表皮中唯一连续的区域。角质层并非均一结构，大约有 15 层，上层为分离层，3~5 层，处于脱屑状态；下层为致密层，较厚，紧密且规则，与下方的活性表皮结构相近，含水量相对高。不同层次分别处于角质形成细胞和细胞间脂质成熟的不同阶段。在角质层致密层和终末分化的角质形成细胞之间存在一个快速转变的过渡层区，在这里，角质形成细胞的组成发生了巨变，核酸发生水解和分解，蛋白和磷脂的化学基团减少，结合的水分子锐减，这些变化持续延伸，直至细胞进入角质层。

角质层下是复层的表皮，由 10~20 层处于角化过程中的表皮细胞构成；此外还有黑素细胞、朗格汉斯细胞、梅克尔细胞、神经纤维等；在病理状态下，T 细胞和中性粒细胞等能浸润到表皮中来。表皮中没有血管系统，角质形成细胞是通过细胞间液的被动扩散作用获得所需的营养。离子、细胞因子等通过细胞间液进行代谢，液体最终回流入淋巴系统。在表皮中，桥粒以及一些黏附结构对大分子物质的细胞间扩散是一种障碍，但是小分子扩散则相对自由。

真皮中的血管网主要分成浅层血管丛和深层血管丛，毛细血管床广泛分布，向真皮、皮肤附属器输送营养及有关物质，并在真皮乳头部与表皮接触。皮肤血循环参与了皮肤的代谢、营养摄取和药物的体内分布。淋巴系统亦属皮肤循环的一部分，平衡着真皮中组织液的压力，也是细胞外清除蛋白的通路。到达皮肤血管系统的化合物将扩散到系统大循环中。

汗腺、毛囊、皮脂腺等皮肤附属器穿透表皮和角质层，起着体温调节和护肤功能，并使角质层出现了不连贯的位点。尽管附属器占有面积尚不到皮肤表面的 0.1%，但仍然是经皮吸收不可忽略的途径之一。特别是毛囊一皮脂腺单位出口对外开放，局部涂药容易被灌注入其中，即形成所谓"毛囊内"药物浓度，但毛囊内药物仍停留在体外，只有透入囊管壁上皮的药物才称为体内浓度。而毛囊内药物浓度对主要病灶位于毛囊内及囊壁上皮的疾病如痤疮，却是个重要的药效学指标。

此外，不同部位的皮肤特性也各不相同，皮肤表面实际上并不平滑而呈细微皱纹状。因此，皮肤结构及各部位的区别对皮肤的经皮吸收会有影响，局部用药并不能很均匀地覆盖其上。

## 一、吸收

经皮吸收（percutaneous absorption）是个总术语，描述化合物穿透皮肤的过程，它没有表明化合物的转归。该过程可分为三步：第一步即为穿透（透入、穿入，penetration），指化合物进入特定的皮肤层（如角质层）或结构中，透过角质层是经皮吸收决定性的一步，但不是吸收入体内；第二步为渗透（permeation），指化合物从一层弥散（diffusion）到另一层，药物经此可能被皮肤有关细胞、组织和成分吸附或结合，是作用于靶位产生药效的部位；第三步称再吸收（resorption），它与吸收（absorption）不同，后者仅表示化合物被摄取的过程，而再吸收才表示药物通过真皮浅层及深层血管 – 淋巴系统进入循环系统，这在局部外用药治疗中是非期望的一步，因为这一步与局部治疗作用基本无关，而可能与系统不良反应有关。应用经皮释药系统给药时则另当别论，因为该给药方式是借道皮肤，利用皮肤的通透、再吸收功能达到系统治疗目的。吸附（adsorption）则表示化合物与结构（如角蛋白纤丝）的可逆的、非共价的相互作用，是一种状态而非过程；而牢固性指的是不可逆的结合。角质层的形态结构和物理特性构成了物质渗透的分子基础。目前公认的吸收途径有三条，分别是经角质细胞间隙、经角质细胞和经皮肤附属器。这些途径可同时存在，并不相互排斥。对于低分子量、无电荷的分子来说，主要的渗透途径是通过细胞间脂质，后者是通过角质层的唯一连续通道。因此，对大多数物质（特别是与角质层长期接触的物质），细胞间脂质的渗透途径占主导的地位。

## 二、分部

药物经皮穿透在角质层遇到的阻力最大，局部浓度也较高。渗透至表皮上部浓度开始呈非线性陡降。在真皮中下层浓度下降转平或稍上升。

体外透皮试验4小时以后，真皮中下层浓度上升较快，所以体外试验取样时间点不宜在4小时以外，因为离体皮肤不具备药物再吸收的微血管系统。

文献中所建立的溶解-扩散体外模型中，以脂质双层膜为主。非离子物质结合于脂质双层膜一侧的极性基团上，之后扩散通过膜中央的羟基基团区域，随后到达双层膜的另一侧，这一扩散遵循Fick第一和第二定律。

公式中的负号表示物质从较高浓度的区域流向较低浓度的区域；D（$cm^2/s$）代表扩散系数；AC代表浓度梯度；A8（cm）代表扩散途径的单位长度；J（$mol/cm \cdot s$）则代表物质每单位长度的扩散通量，这一公式适用于稳态扩散，表述为扩散通量与浓度梯度成正比。决定扩散通量的主要因素为浓度梯度、扩散途径的长度以及扩散系数。

化合物的经皮吸收主要由自身的物理化学特性决定，尽管所用的基质在决定扩散通量方面也很重要。一般来说，包括含促渗剂在内的基质对通量的影响不会超出10~20倍的范围；但不同化学基团的化合物对通量的差别的影响则可以很大，因而了解化合物渗透进入角质层的原理更为重要。在化合物结构特性和经皮吸收的关系的研究中，可用模型预测经皮吸收，其结果是主要的理论来源。

扩散化合物的结构特性诸如疏水性、分子量等均决定了其渗透特点。皮肤及人工脂质膜系统对带电离子的渗透性极小，但人工脂质膜对阴离子的选择性较高，阴离子的通量较具有相似分子量及疏水性的阳离子高1 000倍。这可能与人工脂质膜模型（包括脂质体）存在缺陷有关，但是，这些缺陷并没有显著增加一些易渗物质如水、甘油、尿素和短链醇的渗透性。

体外脂质双层膜与人体角质层对穿透性较差的物质的穿透存在一些差异，可能是由于皮肤角质层较脂质膜模型多了"小孔"（毛囊和皮脂腺等皮肤附属器）这个途径，小于1kD的物质可以较自由地通过这些"小孔"，因而角质层对低分子量带电分子的渗透性会高于脂质膜。但这一途径的分布量相对较少，对于不添加促渗剂的外用药物来说，很可能不能将这一途径开发用于经皮吸收，如需要将药物或化合物输送到毛囊和皮脂腺时则另当别论。这些"小孔"在环境或者职业风险评估中并不是重要的考虑因素，除非所接触的物质毒性较大。

# 三、代谢

药物代谢即生物转化，其目的是使药物分子极性加大，脂溶性降低，以利于体内进一步处理和可由泌尿系统排泄。药物经第一相氧化、还原或水解反应后产生的代谢物，其药理活性可能减弱、消失，也可能被激活而增强，代谢产物性质多不稳定，易与核苷酸和蛋白质共价结合，其产物也是造成细胞坏死、超敏反应、骨髓抑制、胎儿死亡及致癌等严重毒性反应的原因之一；第二相是结合反应，由第一阶段形成的代谢产物进一步代谢，代谢物与葡糖醛酸、硫或谷胱甘肽等内源性极性化合物结合，药理活性降低，使底物更具亲水性，生成一些易排泄物质，能够从肾脏排泄。

1953年，Norden发现豚鼠皮肤外涂苯并芘后在表皮毛囊、皮脂腺中可出现荧光产物，提示皮肤中有代谢发生。皮肤作为肝外代谢器官之一，其中的药物代谢酶对异源性物质及局部外用药物也有类似的代谢过程与结局。这些酶类同时参与控制这些物质的稳态浓度，调节其生物利用度。细胞色素P450酶是皮肤中最重要的酶，其有许多同工酶，CYP1家族参与外源性代谢，CYP2和CYP3家族参与外源性物质和类固醇的代谢，它们在皮肤中通常有少量表达，可诱导其活性的物质也多种多样。在细胞色素P450依赖性单氧化酶参与的代谢下，氧分子中的一个氧原子结合于底物，使底物羟基化，并生成一个水分子。转移酶参与了第二相反应，它在皮肤中的活性可以达到在肝脏中的10%。

皮肤科使用的不少药物，如抗组胺药、抗真菌药、维A酸、环孢素、皮质激素、氨苯砜、氯喹等都是细胞色素P450酶的底物、诱导剂或抑制剂。在研究和开发皮肤病外用药物及研究其药理-毒理特性中，细胞色素P450酶是重要的靶。但它在皮肤组织中的含量和活性比起其他组织通常是较低的，有时仅在选择性药物诱导下才能测到。近年来，采用转基因技术，将所研究的酶的遗传信息进行异源表达，用于鉴定和研究肝外包括皮肤中的药物代谢酶。此外，由于微血管系统向上深入真皮乳头层，距表皮仅50~100μm，皮肤局部代谢空间非常小，在体内检测皮肤代谢时，很难将其与系统代谢完全区分开，这是研究皮肤内药物代谢的瓶颈。体外对比研究显示，由于体外试验所采用的皮肤的代谢活力总是降低的，因而体外研究结果通常是过低估计皮肤代谢的水平。

皮肤内尚有各种水解酶、脂酶等，但缺脱氢酶，因此，正常表皮只能加长必需脂肪酸的链。

# 四、转归

尽管皮肤脂质的相容性和亲和力能增加药物在表皮、真皮中的浓度和潴留，以及囊性结构的制剂可减少药物向真皮微血管转移，但理论上进入再吸收的部分总是存在的，药物从真皮微血管经再吸收"离开"皮肤进入循环系统的过程不是排泄而是转归。

一些化合物可在角质层形成"储库"，如果化合物从该"储库"中缓慢释放，那么化合物从透入角质层到达真皮微血管网的时间就不是 4 小时，而可持续长达 1 周。

与经皮释药制剂的作用目的和方式不同，皮肤局部用药不是也不可能针对系统器官，应当把进入循环系统的局部用药放在非治疗作用的可能引起安全的问题加以考虑。

药物在真皮下层进入丰富的真皮血管网的同时，亦有可能继续向下扩散进入皮下脂肪，甚至深层软组织和肌肉中。在体内，皮肤的血流供应通过竞争性分配可影响药物的系统和局部的去向。而在体外试验，药物则毫无例外地在无血管的封闭系统中向下渗透扩散，这就是两种试验的过程、结果和结论主要差异之一。与此相关的药效学意义要谨慎分析，例如以局部给药的方式去针对皮肤以外的软组织（如抗炎症、外伤、疼痛药）、脂肪（如减肥药）、关节（如抗关节炎药）的情况实际上只有非常有限的依据，只有血液供应能直接（而不是通过大循环）到达，以及药物在靶点内能达到药理浓度才能认可。事实上，无论是动物实验或临床试验，局部用药除了使皮肤和可能使部分邻近软组织受益外，其他周围器官组织的"药效"或"疗效"是难以通过药效学和药动学方法的鉴定以及临床药理的诊断标准和疗效标准的关卡的。

# 五、应用

经皮吸收试验一般用于测定皮内药物浓度（包括来自皮肤给药或系统给药）以及测定外用药物的生物利用度和生物等效性。皮内浓度数据的意义与系统给药的血药浓度或组织浓度数据一样，在皮肤病药物的研究和应用中不可或缺。

## （一）体外和体内透皮实验

1. 体外经皮试验　常用扩散池法，它有很大局限性。离体皮肤药物经皮运转过程、代谢活力与活体完全不符，前者缺乏微血管流通的要素，因而离体皮肤内及接受液中的透皮药量对皮内浓度的定量没有任何意义。不同动物之间及动物与人之间皮肤透皮率相差也很大。此外，皮肤完整性和厚度，实验环境的温度、湿度，扩散液体以及药物成分等实验条件的微小改变，对实验结果都有显著影响。体外试验只适用于在相同的条件下测定不同制剂、处方或剂型的透皮率或速率，可求得一些相对的比较值。遗憾的是，在文献和实践中，它的应用和价值通常被过分夸大了。

2. 体内研究　在体内经皮吸收的研究中，最需要的是直接测定化合物在活体皮肤中的浓度。但因药物经皮吸收的量很少，通常需要使用精密、微量的测定方法；又因从涂药表面到真皮毛细血管网的距离和空间很小，如何取样是个问题；更实际的问题是如何无创性连续取样，以及方法学本身符合伦理学要求，这些都是前提条件。没有时间－浓度数据，皮肤药物动力学研究就成空话，并使皮肤药效学、毒理学和治疗学研究缺乏定量、动态依据。至于在循环系统或排泄物中测定经皮吸收药物或其代谢产物的意义，这对局部用药来说已越出了以皮肤为靶器官的研究范围，进入系统安全性评价领域了。

为了避免人体试验，体内经皮吸收试验常在实验动物皮肤上进行。但几乎所有动物的皮肤屏障性都不同程度地较人低，所得资料和数据与人类的相关性有很大距离。文献报道使用过的动物包括家兔、豚鼠、小鼠、大鼠、田鼠、恒河猴等，实际上最接近人皮肤的动物是刚断奶的乳猪（minipig）。

通常的取样方法是切下皮肤，取去皮下脂肪的全层皮肤制备匀浆。近年来，利用微渗析技术在动物及在人体皮内开展微创、连续取样来定量研究药物经皮吸收。即将微渗析探针植入真皮中，模拟小血管壁发生物质的被动扩散。这一方法可检测到真皮细胞间隙中化合物的浓度，可用于测定体内内源性和外源性小分子或亲水性化合物，缺点是回收率较低。

### （二）动力学参数

皮肤药代动力学的研究和应用现状与系统药代动力学相比，一是存在相当的难度；二是显著的落伍；但在应用意义上却是同等的。药代动力学最基本的工作是检测血液或组织内不同时间内药物浓度的变化，建立时间－浓度曲线，并以数学模型表达和推算各种动力学参数。在皮肤病药物研究和应用领域，其中最实用不过的是药物经皮肤吸收的程度和速度、体内转化，以及生物利用度等，这与新药药效及安全的评价，与药物临床疗效与不良反应，与给药剂量及治疗方案的制订都有密切关系，是从事研究及临床人员应当关注和掌握的基本知识。但应当注意到皮肤样品与血液样品的取样、处理、测定和表示方式有很大不同，皮肤样品与其他非给药途径的组织样品的来源、处理、测定，甚至结果判断都有区别，在此不另述。汀酸的皮内浓度及动力学参数。结果显示：两主成分的 Tmax 均为 4 小时，其中克林霉素磷酸酯的 Cmax 为 31 493ng/g，此时有 34.8%，转化为克林霉素；而他扎罗汀 Cmax 为 748.6ng/g，此时有 2.4% 转化为他扎罗汀酸。由于药代动力学测定过程不足 24 小时，未能推算其他参数。根据已有浓度、时间、转化率及体外抗菌 MIC 值即可初步估算出，活性产物克林霉素在给药 2~4 小时即可发挥抗菌活性；而他扎罗汀转化率较慢和低，以他扎罗汀治疗银屑病，如果同时考虑药物经角质层贮存和释出以及个体差异因素，活性产物他扎罗汀酸起治疗作用（及不良反应）的时间需 5~7 天或更长，与临床实践相互印证。

显然，皮肤药代动力学的研究有利于皮肤病药物治疗学定量化和数字化，从单纯的经验、传统和习惯的观念中走出来。

## 六、影响因素

经皮吸收过程亦可通过各种措施加以调节，例如，为了穿透角质层，选用最适赋形剂成分，可使药物在基质中达到最大的溶解，并促使药物易于从基质中释出，但药物中的挥发性成分可明显影响其透皮量。用促透剂及物理方法可增加药物穿透，促渗剂的原理足可逆性地减弱皮肤屏障，从而促进经皮吸收；当小的直流电施于皮肤时，小的带电离子进入毛囊的量增加，而中性分子则相反；超声导致细胞间脂质的结构发生改变，从而降低了屏障作用，甚至大分子量的分子也可以进入皮肤。以亲脂性成分促使药物与皮肤组织结合以增加药物皮内浓度及减少再吸收等。

尽管有很多因素影响到药物在皮肤组织中的生物利用度和浓度，但个体间存在的差异仍相对较小，较之口服吸收的差异更是微乎其微。不同部位的皮肤可产生差异，角质层的完整程度、皮损及药物对角质层的潜在的影响则可致较大差异。老年人皮肤的屏障功能会稍微增强，而早产儿（＜38 周）则屏障作用很弱。总体来说，不管环境条件、性别和种族背景怎样，皮肤屏障的特点基本是保持不变的。键是剂量和接触途径。对药物而言，药效与毒性关系就是剂量（浓度）的移行关系，所以治疗剂量（浓度）都必须有依据和范围；改变给药途径就会改变这种关系，例如很多外用药说明书的［特别注意］项内都关照勿接触眼部，或勿误服，等等。

（王桂冬）

## 第三节　皮肤毒理学

在明确毒理学定义及毒物概念的前提下，皮肤病学领域关注的毒理学内容是临床如何安全用药（包括局部和系统用药）和研制皮肤病新药的安全评价问题，讨论这两个安全问题之前首先要弄明白什么是安全性。

# 一、安全性的涵义

安全性（safety）这个术语很难下明确的定义，它是危险性（risk）的反义词。有代表性的解释是："在具体条件下接触某一药物或化合物不发生损害的'实际把握'就是安全性"；或解释为"社会或个体'可接受'的危险性的反义，低于这个可接受的危险性就是安全，否则就是不安全"。因此，除非对"实际把握"和"可接受"这两个提法下一个定义，否则安全性的涵义有相对性，不易精确表达，但临床用药的安全性的重要性，却是摆在首位的。因此，对药物安全性的研究和了解应尽可能全面。

药物非临床研究阶段，已具备了一套以毒理学实验研究为基础的适用于各类新药研制的安全性评价原则和方法。这是一个不断总结、改进、相对完善的程序。国内对新药安全性评价已较其他实验研究领域率先实施非临床研究优良实验室质量管理规范（GLP）。安全的概念和措施最终是为临床用药考虑的，如何参照临床前安全性评价研究结果进行安全用药，临床医师有最大的主动权和应负最大的责任，从临床上亦可发现和反馈许多安全的新问题；另一方面，如前所述，从临床剂量下发现的不良反应仅仅是安全问题的一部分，对潜在的、用药的中远期出现的、停药后后遗的、使用极限剂量或个体耐受性差的情况下出现的、在意外的超极限剂量下发生的，以及可能存在的由于病情严重、遗传缺陷、特殊病理状态或合并用药引发的安全问题，这不是近期临床观察或一篇临床研究报告就能概括和代表的。因此，从临床上评论观察到的"尚可接受的危险性"的表现，在未与非临床阶段的安全性评价资料相联系的情况下，不宜简单地定义为"安全性评价"，也不宜在"安全性"的名义下做不同药物间的比较，特别是对安全性问题比较突出的药物，以免以偏概全，引起误导。

# 二、安全用药

安全用药涉及安全措施和安全意识两方面。针对用药的安全措施实际上已经通过临床前药物安全性评价研究，并书写在药物说明书上；而安全意识则与药物研制者、审批者、医患双方对相关安全知识的掌握和重视程度有关。

1. 系统用药　系统给药治疗皮肤病的安全用药问题与其他器官系统用药规律一样。免疫抑制剂、细胞抑制剂、糖皮质激素、抗生素、口服维A酸类制剂等药物的使用经验已很丰富，但这不等于安全意识和毒理学知识已很足够。因为药效和安全问题总是在不断被发现的，没有写进说明书中的情况总是存在的，写进说明书中的［不良反应］、［注意事项］、［禁忌］等内容也未必被头等重视，现行的法规和技术充其量也只是相对的完善，因而用药的安全意识十分重要。

皮肤科常用的沙利度胺（反应停）的安全问题值得回顾，从当年的研究资料看，沙利度胺所做的所有实验动物的急性和慢性毒性试验，以及统计到的80例成人或儿童因意外服或误服大剂量（最高达一次14.4g）药物的后果，除引起动物或人镇静外都未发现或检验到药物引起异常及死亡，动物实验报告包括对生殖器官亦无影响，因而得出了"本药非常安全，未出现可测的危险性"的结论，并推断在胎盘和奶汁中出现对胎儿及婴儿亦无影响。这些现象和臆断，使沙利度胺成为当时镇静药的佼佼者，被推荐用于妊娠各期作安胎药，这种乐观的估计直到畸胎的出现才发生改变。其教训首先是在当时人体试验的安全意识淡薄的背景下的审批法规和研制技术的疏漏，关键在于没有进行"致畸敏感期试验"。而沙利度胺另一个同时存在，但被致畸事故转移了注意力的安全问题是神经炎，通过研究已经清楚了解其本质是药物毒性神经炎，神经电生理检查可发现亚临床表现，是早期诊断的重要指标；其发生率及严重性与累计服药总量密切相关，大多数始于服药40～50g以后；现倾向于女性及高龄患者危险性较高，个体易感性与基因素质起重要作用。问题是，事故已过去，研究在进展，如何将研究结果应用到临床实践中去（如果电生理检查不能列为常规，那么患者服药的累计量统计就非常重要），这就是安全意识问题。

另一个更需要强调安全意识和安全措施的药物是皮肤科常用的雷公藤制剂。

雷公藤制剂的优点和特点是：它是唯一可与糖皮质激素媲美的非甾体类抗炎药；它适用于各型、各类免疫性炎性疾病，甚至原因尚不明确的、难治的炎性疾病；它可能有与糖皮质激素不同的和特有的药效作用及作用机制，成为优点和特色；它在特定条件下可替代糖皮质激素；它与糖皮质激素合用时药效和疗效能起协同作用，而毒性或不良反应不相加，部分还能相抵。因而它对适应证的适用性和替代性很强和很广泛，它深受临床重视，也引发了持久的研究热，也曾被过度称誉。

在雷公藤制剂"具有皮质激素样作用，而没有皮质激素不良反应"的共识下，雷公藤自身的毒性和不良反应显然未被重视，甚至还处在盲区。雷公藤实用的毒理和安全研究资料尚不充分，临床医师对安全问题了解和关注较少，且限于经验，因而隐患较多。

不论各种雷公藤制剂的药效作用如何确切、快速和多种多样（注："多种多样"本身就意味着选择性低，安全性差）。实际上，应用这些制剂只能在利弊权衡、比率能略占优势下的有条件的选择，只有在高度重视雷公藤制剂的安全的前提下的疗效才算值得。

天然药物雷公藤的本质决定其制剂潜在的安全问题，包括：雷公藤化学成分的复杂性，目前还不能从天然结构中选择出一个符合实用条件的单一化合物研发成药物；所有免疫抑制—抗炎活性成分都是超毒（supertoxic）级化合物，其量－效曲线较陡，治疗指数和安全指数较低；其活性结构不仅多元，而且同一结构内多个主要生物活性重叠，造成互不相容的活性在构－效关系上的不可分性，决定着其药理活性的低选择性和毒性、不良反应无法避免的特性。

影响安全意识认同的因素很多，如：缺乏单一成分的实验和临床研究，定量就成盲点；在定性上，对雷公藤的抗免疫、抗炎、抗增殖、抗生精活性常都被通称为药理作用，不能区分这些活性在具体的适应证下是作用在病理靶点上还是生理靶点上，实际上药效和毒性被混淆在一起，甚至企图一揽子利用；实验或临床研究即使了解雷公藤的强效、强毒特性，注意及区分药效与毒性作用，但却很少聚焦到其低选择性，以及其他生物活性始终与药效相伴随，在不同适应证中造成生理状态同时受累及额外伤害的严重性和普遍性；由于常规临床观察难以发现，众多的临床研究报道很少或几乎无人关注活性最强、效价最高、在亚临床剂量下即可发生的致睾丸生精上皮损伤的生殖毒性作用，当然也没有掌握在一定条件下可以控制的对策；雷公藤首个被发现的高效价的抗肿瘤或抗增殖活性，其应用价值、利弊比率与所有不良反应的发生有不脱干系的关系，其定性为细胞毒性的结论，可能还未被了解和达成共识，因此，对银屑病的治疗中不能意识到抗增殖活性利弊倒置的危害。此外，众多有效亦有不良反应或利大于弊的治疗报道，也通常没有对潜在的和远期的不良反应及毒性问题作出关注和讨论。上述诸多主、客观因素构成了雷公藤用药安全意识的薄弱环节。

在安全意识上，首先要对雷公藤用药的安全性有足够的认识和重视，不要只看疗效，更要看不良反应；不要只看表面，也要看潜在；不只看近期，也要看远期；应当在不同层次上权衡利弊；要不断研究如何扬长避短；应当用药理治疗取代经验治疗。

临床上，适应证选择、剂量选择、按千克体重给药、联合或交替用药、疗程选择、总量控制、及时停药、辅助检查、辅助治疗等都是针对雷公藤药理－毒理特点采取的合理用药措施。

药物学各领域都花了很多工夫显示改善治疗质量的愿望，但所谓"增效减毒"的愿望都首先要从构－效（毒）关系中找到依据，都要经得起药效学和毒理学的检验以及临床药理学的鉴定和评价才行。单凭主观意向、经验为据、不良设计、不当方法、片面分析、个案判断，是不可取和得不偿失的。

可以说，属于天然药物本质的因素，只有通过构－效关系及衍生物研究，提高雷公藤化合物作用的选择性才能有质变的可能。现实的条件下，加强对药物治疗学的药理－毒理基础研究和药物学知识的普及，以及在临床用药及评价中，贯彻临床药理学规范和原则是重要的。

2. 局部用药　皮肤覆盖于人和动物的体表，屏障是其主要功能之一，局部用药与皮肤角质层关系密切。通常认为局部用药较系统用药安全，主要是由于药物经角质层吸收量远较口服摄入量少，皮肤酶代谢活性也远比肝脏低，迄今尚未见有药物经皮代谢后引起毒性升高的报道。另一方面，局部或系统用药的类别与构－毒特性，两者并无明显差别，口服沙利度胺、大剂量维A酸、外用他扎罗汀，都被列入了X类药物；鬼臼毒素是剧毒药物，外用的说明书也标明了引起系统毒性的表现和可能性。因此，局部用药的安全性主要由剂量的吸收量决定，后者又取决于屏障功能。

但不论吸收量大或小都同样有安全性相关问题。例如，外用药物的致突变、致畸、致癌及致过敏反应都是微量；微量抗生素经皮吸收与诱发体内耐药株有关系；外用皮质激素持续经皮吸收可能引起的不良后果等，都应在局部用药安全考虑的范围内。

需要关注吸收量改变引起的安全问题。在特定的皮肤状态和制剂的理化性状下，吸收量主要取决于给药浓度、面积和接触时间，而另一方面，皮肤屏障功能的改变是剂量和安全的最大变数，这个变数可由疾病的皮损状态、药物的作用（刺激炎症、腐蚀或致细胞坏死等）以及给药方式引起。例如，不同疾病的皮损就有不同状态的角质层，遗憾的是，目前对不同状态的角质层的通透性却没有定性、定量的研究数据；又如，封包、敷贴状态下用药（如婴儿尿布皮炎），水合作用可增加角质层的通透量；再如，大面积、开放性皮损（如泛发的湿疹、皮炎或大疱病）下用药，屏障受损或破坏后实际上是改变了给药途经，药物无阻力地直接经真皮毛细血管吸收，引起吸收量和吸收速率剧烈的改变。事实上，一个完整或基本完整、还是一个不完整或严重受损的角质层，可以完全改变一个局部治疗药物的安全性评价结论。

下述例子可以提供证明：某局部治疗尖锐湿疣经验方的复方中药制剂，其有效率、不良反应发生率、复发率皆可比于现有的治疗制剂，在大鼠长期毒性：试验时放大剂量求安全范围，经90天局部给药后，可见大鼠发生剂量（浓度）相关的系统毒性反应，动物出现消瘦、萎靡和死亡，病理检查可见到包括生命器官、免疫器官、更新型组织器官在内的13个毒性靶点有显著的退行、变性、坏死及萎缩性改变。

究其原因，与组方中起功效作用的含鬼臼毒素的药材及鸦胆子成分有关。临床治疗与实验毒理发现完全不协调的原因在于：前者有长期的常规治疗经验，疗效、不良反应与剂量平衡在低风险水平上（包括用4天、停3天），是在临床宏观、经验上下的结论；后者立足于放大剂量（包括面积、浓度、周期及连续给药的方式），通过毒理学常规全面检测及系统病理彻查，以求必需的安全范围，是从微观、实验上下的结论。毒理的发生机制提示：严重的毒理后果是治疗剂量及药效（细胞毒）的延续，毒性的发生取决于鬼臼毒素结构，而治疗窗狭窄、安全范围狭小、剂量的"异常失控"是由于角质屏障被细胞抑制剂及腐蚀剂双重破坏，只有把实验剂量降至间歇给药的方式（使角质层有修复性）才能经受给药面积、浓度、周期的有限放大的考验。本例足以说明，局部用药的安全性同样是相对的，不能只看给药剂量（浓度），而必须从药物性质、皮损特征及给药方式三方面去综合考虑（动物实验还得考虑种类和系别）。角质层屏障实际上是经皮吸收的可变的阈门，是能影响剂量的另一个主要因素。这是局部给药非常重要但常被忽视的问题。

# 三、安全评价

药物安全性评价是一个系统的毒理学研究和检测程序，它回答的不仅是临床剂量下用药的安全程度，更主要的是研究药物超临床剂量下的剂量－毒性关系、毒性表现及毒性靶器官在哪里，从而了解该药的安全范围有多大。研究内容包括急性、长期、生殖毒性试验，致突变、致癌、依赖性试验，特殊安全性试验、毒代动力学试验及安全药理研究等。

这里仅讨论皮肤局部用药专门涉及的特殊安全性试验的部分内容，包括皮肤刺激性试验、皮肤接触过敏性试验、皮肤光毒性试验、皮肤光变态反应试验，以及皮肤局部给药途径的急性毒性试验和长期毒性试验。

1. 皮肤刺激性试验　原发性刺激一般表示药物透入皮内对皮肤上皮细胞等组织细胞直接的细胞毒性，临床上可见程度不等的炎症反应；在体外细胞培养中可定性及定量地测出；在动物体内实验中，动物种系、操作方法、药物性质及浓度是其定性及定量反应的决定因素。应当指出，由于体外和体内实验的条件有很大差异，特别是前者是一个封闭、孤立的静态系统，而后者是一个开放、整体的动态系统，所以体内、体外试验引起细胞毒性的定量浓度不可能完全相同；单纯靠体外系统的细胞半数毒性浓度（TC50）来定量并不完全可靠，但体外试验作为化合物的毒性预筛或不同化合物的毒性比较可能有用；出自动物保护、减少动物消耗、节约成本等原因，企图用体外试验取代体内试验，定量是个问题，即体外毒性效价与体内毒性浓度的关系以及体外和体内的条件差别造成的时间－浓度的差别，这是无法克服的。

通常用家兔预测药物对人皮肤的刺激反应，但结果要有条件地判断。应当指出，体外试验、动物体内试验与人体试验三者之间虽然有联系，但亦有区别，需要充分利用三方面的信息综合考虑；局部用药的刺激性的实际意义必须结合药学、药理学及临床资料去判断，不能孤立地去评价；刺激反应也并不都是负面的问题。例如，有些药物的结构在药效与刺激性上有平行的依赖关系，刺激作用减轻，药效作用也减弱（如地蒽酚及其衍生物）。研究认为，可能正是这种持续和低度的刺激下调了蛋白激酶 C 的活性，从而有利于地蒽酚对银屑病炎症和增殖的抑制；有些药物是通过诱导致炎因子来达到治疗目的的（如咪喹莫特），用降低浓度、改变辅料等措施在降低咪喹莫特的炎症反应的同时必然也降低药效；有的药物以其（光）毒性反应作为药效作用（如卟啉类药物），因而特定波长的光波辐射量与给药的剂量同时成为药效作用的双剂量指标；有的药物对大部分动物有异常的较人剧烈的刺激反应（如全反式维 A 酸），如果仅靠常规的动物实验结果去作局部用药安全性评价，可能很难通过临床前研究的审批关。另外，《新药毒理学研究指导原则》中对皮肤刺激反应结果判断与评价只涉及强度（分值），因此应当根据专业及具体的临床用途去评估、分析其具体的意义。

外用药物的皮肤刺激作用是临床上不受患者欢迎的常见主要因素，但有时实难避免或需要辩证地去考虑，全面权衡用药的利弊关系。但严重的刺激不但患者不能耐受，而且可能严重损伤表皮和角质层，引起表皮破溃和药物经皮吸收量增加，并进一步加剧局部刺激作用，甚至引起系统毒性反应，在动物实验中可观察到。

为了提高实验的精度，推荐使用斑试小室作斑贴法，应采用系列浓度，尤其是略高于临床制剂的浓度。封包法的水合作用能增强药物的经皮吸收，足够地"放大"了药物的刺激作用，斑贴 4~6 小时后即可获得结果，一般可作 24 小时斑贴试验，但必须在去除斑贴至少半小时后判断，并应设阳性对照（如 5%~10% 十二烷基硫酸钠溶液），以判断实验的可靠性。实践提示，药物潜在性的刺激反应有时要通过半个月甚至 2~3 个月的长期给药毒性试验才能揭示，所以既要利用某个试验的专长，也要利用其他试验（如皮肤长期毒性试验）的综合信息。

由于没有一种实验动物的结果完全适用于人，所以在用任何动物筛选之后，如果出现矛盾和疑问，应当在安全的前提下，通过知情同意书及伦理委员会批准，执行类似 I 期临床研究的人的斑贴试验作最终判断。

2. 皮肤接触过敏性试验　接触过敏反应是免疫学反应，实验程序包括致敏、潜伏及激发过程。临床表现为对抗原物质的非刺激性过敏反应或发疹反应。免疫反应是系统反应，因而应当准确预测和及时防范。

豚鼠接触过敏试验仍然是常规的预测临床皮肤接触过敏的方法，目前已有十多种可供选择的、分别适用于不同物理性状的药物、化妆品原料、制剂的实验方法。本试验受试物应是分子量低于 1 000 的化合物。作为半抗原，其致敏性与生物活性并无直接关系，而与刺激潜力、亲脂性、溶解性及浓度有关。致敏原诱导、激发过敏都有一个最适浓度，轻度皮肤刺激无碍且反而有利于诱导过敏，但激发反应时必须用无刺激浓度，以免混淆刺激与过敏的判断。因此，实际实验组数应当增多，应设阳性对照（常用 DNFB）。在诱导期用完全弗氏佐剂（FCA）处理动物，能使弱抗原转化为强抗原，提高过敏反应强度和致敏率，这对防止漏筛是有必要的。因为非佐剂试验阴性结果，不能完全除外物质致敏的可能性，但阳性结果则预示过敏的可能性很大。佐剂试验阴性，常表明在此浓度下应用该药物可能是安全的，不需要再做非佐剂试验；而佐剂试验若阳性，并不一定排除该药物有应用的可能，因为结果是被"夸大的"，有必要进一步做非佐剂量－效关系试验来确定一个阈浓度（安全浓度）。新药局部用药安全性评价中推荐豚鼠接触过敏试验还存在一个根本的局限性，即受试动物样本数（20 只豚鼠）完全不适应过敏反应的可能发生率。如某外用皮质激素皮肤接触过敏发生率为 0.4%，则样本数至少要 >250 才能检出。

3. 皮肤光毒性试验和光变态反应性试验　光毒性反应和光变态反应统称光敏反应，均由感光物质诱发，两者的关系与皮肤刺激反应和皮肤接触过敏反应的关系类似，但两者机制、实验方法、临床表现及意义不同，应当分别进行检测。光敏反应是光感物质透入皮肤或通过循环到达皮肤后与吸收的光线在表皮细胞层发生的反应，而不是在皮肤表面发生的反应，因而可由局部给药及系统给药诱发，且非限于给药局部。因此，原则上，所有给药途径的药物，只要有可疑光敏的化学结构及有皮肤分布都应做光敏试验的检测。

虽然光敏试验不强调角质层的完整性，但脱毛或剃毛对每天连续照射和（或）涂药程序有干扰，如表皮有机械或化学损伤及有炎症反应，可影响光敏反应定性定量判断。照光时试验组和对照组皮肤表面残留物均应除去，以免干扰光线照射，因为光敏反应发生在表皮内。

局部用药宜用临床浓度，系统用药宜用动物药效剂量，做光毒试验最好增加一个高剂量。制剂应与临床一致，应首先排除制剂辅料引起的刺激和接触过敏反应，皆宜用高纯度、优质的原料，通过赋形剂对照与药物光敏相区别。光源宜选用与太阳光谱相近的含 $280 \sim 400nm$ 波长的连续光谱光源。每个个体都应测定最低红斑量（MED），并以亚红斑量作光敏物质的光毒及光变态反应试验的反应指标。皮肤反应评定：可以以红斑定量，在光变态反应中，可能有其他皮损形态出现，也应定性记录。

光变态反应试验建议用完全弗氏佐剂（FCA）强化。佐剂强化后结果阴性，可确定为非光变态反应物质；如阳性，则进一步做非佐剂试验。非佐剂试验阳性，可确定为光变态反应物质；如阴性，仍要小心地排除光变态反应物质，在 I 期临床试验中小心地进一步确定。

应当指出，大多数接触过敏和光过敏物质在临床上发生率都不是很高，因此用动物实验方法检测其致敏性要注意样本数是否能满足其检出率及统计学要求。

4. 皮肤急性毒性试验 动物急性毒性试验通常采用与临床相同的途径给药，通过单次、大剂量给药或 24 小时内多次给药，揭示药物的毒性作用及其毒性等级（后者可分为超毒、极毒、很毒、中毒、微毒、基本无毒 6 级）；以及揭示药物的毒性靶器官，这些毒理信息对长期（重复）给药毒性试验的剂量设计和某些药物 I 期临床试验起始剂量的选择具有重要参考价值，并能提供一些与人类药物过量所致急性中毒相关的信息。

必须指出，皮肤局部给药与系统（如口服）给药药物的吸收及其生物利用度差别极大。口服给药，消化道黏膜是吸收膜，药物的结构及其理化性质是吸收率的主要影响和决定因素。皮肤给药，皮肤主要执行屏障功能，其经皮通透性极为有限，通常局部用药面积都不大，因而在一定的临床浓度下经皮吸收的量都很少，其药物总摄入量一般显著低于口服途径，其毒性反应通常都不可能大于系统（口服、腹腔）给药。皮肤作为肝外代谢器官之一，其中的药物代谢酶对异源性物质及局部药物虽有类似的代谢过程，但目前还没有例子和证据表明药物经过皮肤代谢毒性显著增高。因此，为系统给药急性毒性试验设计的一次大剂量给药或多剂量以求量－毒反应的设计完全不适用于局部给药，局部给药的急性毒性试验对预测系统毒性及长期给药毒性亦无任何意义。

皮肤急性毒性试验在新药毒理或实用毒理研究中的关键是，采用何种手段和方法去模拟临床发生的皮肤大面积破溃及屏障开放或丧失的状态以达到提高药物透过皮肤屏障的量。这包括人为地以机械或化学方式损伤皮肤屏障、扩大面积、提高制剂浓度等。因为没有一种人为损伤皮肤屏障的结果能相似疾病皮损的真实状态；相反，人为的机械或化学损伤可引起动物皮肤异常的刺激、炎症、继发感染以及不可控的药物吸收增加，从而引起系统毒性反应假象；并由于疼痛、拒食等原因，使其反应及死亡常不一定与药物毒性直接相关；其毒性反应亦不呈量－毒关系。因此，皮肤急性毒性试验几无价值，其中信息完全可以从长期毒性试验高剂量中获得。只有剧毒药、农药可以另论。

5. 皮肤重复给药长期毒性试验 是局部用药安全性评价中比较重要和有价值的试验，但也有显著局限性。后者是指它与临床实际最大差别除了动物与人的种系差别外，就是使用正常动物、正常皮肤。临床上由于皮肤损害改变了屏障完整性和药物通透性的状态，在本试验的实验动物中是无法模拟的，因为任何持续的模拟都可造成药物外的干扰因素而影响药物本身的安全性评价。因此，使用正常动物皮肤这个事实应当作为安全评价的主要的影响因素而加以考虑。有些分子量大的药物或生物制品外用于有屏障损害的皮损后可在皮内定量测出，但对正常动物和人皮肤可能极少穿透或根本不穿透，此时皮肤长期毒性试验就无实际意义，应当寻求替代方法。

可以穿透皮肤的药物则不同，由于推荐的动物的皮肤对药物的通透性一般都较人高，这种"放大"作用或可抵消一部分使用正常皮肤的缺陷，但有时也可以出现局部及系统显著毒性反应的情况，此时需要反过来分析其反应过高的原因和后果。因此，长期毒性试验的剂量设计的立足点就与系统给药有点不同了。通常，针对皮肤为靶器官的外用药物，不必去考虑动物与人系统药代动力学的差异，而应当首先考虑药物经皮穿透的差异。

值得指出的是，皮肤给药长期毒性试验还可能揭示在反复涂药后在后期才出现的，或时隐时现的药物对皮肤刺激性的信息，这与短期的皮肤刺激性试验相比，在反映皮肤刺激反应的发生和发展规律上，在时间–动态变化上，在接近人的实际用药情况上，都有很大的补充和参考价值。此外，在给药的不同时间采集血液进行血药浓度分析，可以了解药物经皮再吸收的信息，这种信息比短期、一次性给药实验价值大得多，对安全性特别是对外用药致突变和致生殖毒性可能性的定量分析很有用。若是微型猪长期毒性试验，其定性、定量价值就更大，结果对临床用药安全有较大启示作用。

6. 种属差异　皮肤外用药的动物体内药效和安全评价常用小鼠、大鼠、豚鼠和家兔，但由于皮肤结构和功能的种属差异，大多数药物或化合物对这类小动物皮肤的经皮穿透率都大于人皮肤，从相差数倍到数百倍不等，因而容易引起剂量反应过度的结果。例如，外用临床浓度维 A 酸，上述动物可引起与人显著不一致的异常的高反应性，用药皮肤可发生严重炎症反应，可使妊娠母体发生母体毒性以及胚胎毒性和致畸作用，雄性动物甚至可引起剂量依赖性的睾丸生精上皮萎缩。

7. 皮肤反应　上述几种毒理试验的皮肤终末反应主要是炎症反应，主要表现为红、肿、热、痛（或不适）及血管舒缩、血流动力的改变，常用目测、病理组织学及仪器测定来定量。镜下病理表现为非特异性，在确定性质及反应程度上有一些帮助，例如皮肤刺激反应表皮主要为水疱、脓疱、坏死及棘层松解，真皮除单核细胞浸润外，其他少见；接触过敏表皮有不同程度的白细胞浸润、海绵形成及水疱形成，无坏死及棘层松解，真皮见血管、淋巴管扩张，嗜酸粒细胞及单核细胞浸润。有报道在分子生物学水平上已找到了一些区别刺激与过敏两类反应的方法，如套膜蛋白表达的动力学差异等。应用非创伤性及可连续性方法是观察和检查皮肤毒性反应的基本原则。通常肉眼观察较简便和直观，仪器分析则客观、精确，后两者都为非损伤性检测法，可以连续进行且实用。

药物对皮肤的毒性作用及其后果还包括水疱、丘疹、丘疱疹、剥脱、糜烂、结痂、色素改变、毛细血管扩张、皮肤增生及萎缩等，后者在皮质类固醇激素外用中特别值得注意。

8. 小结　经过结合实际的改进，就可提高局部用药的安全性评价的实际应用价值。目前更需要提高它的预测能力，纠正可能的偏差，如种系差异、药物异常反应等；更多的考虑临床实际，使毒理试验设计对适应证有针对性；也需要提高评价的效果，如刺激反应的双重意义等。在全套局部用药安全性试验甚至药效试验中，应尽量使用不同的多种动物，尽量发挥不同动物、不同试验的特点和挖掘不同的信息。如多次刺激反应可以利用长期毒性来观察，皮肤刺激试验尽量用斑贴试验放大效应并求浓度刺激的量效关系及安全范围等。而皮肤长期毒性剂量设计要考虑正常皮肤与临床病变皮肤的差异及药物针对皮肤靶器官的特点。

对于开展光敏试验的标准化和常规化问题尚有待进一步完善。

（王桂冬）

## 第四节　研究方法学概述

药理学是一门实验性科学，它以生理、生化、病理、微生物、免疫、细胞生物及分子生物学等医学前期学科为基础，因此实验研究方法多采用上述学科的基本方法。区别仅仅是研究目的不同，药理学研究药物与机体间的相互作用，皮肤药理学则重点研究药物与皮肤器官的相互关系。在注意种系差异的基础上，整体实验能较全面及真实地反映药物的综合效应，但不易阐明药物作用的具体靶位及机制；体外离体实验可针对药物作用的分子靶位，但其结论不一定能全面推断药物的整体作用。因此，体内综合性实验必须与体外分析性实验结合进行。为了增强药效对疗效的预测作用，还必须以多项药效学试验进行组合才能获得较正确的结论。

皮肤器官全层厚不过 0.5~4.0mm，因而微观药理实验和微量药物及介质的含量测定是主要的研究手段。细胞及分子水平的实验较常用，但不能忽视动物和人之间的细胞生物学及各类因子表达间的质和量的差异。

在微量检测和分析方面，细胞培养、电子显微镜、免疫组织化学、荧光染色、酶联免疫吸附、聚合酶链反应、原位杂交、单克隆技术，酶、受体、蛋白、核酸及基因分析，放射免疫、放射标记示踪、放射自显影、同位素掺入，流式细胞分析，以及紫外、荧光分光法，层析及薄层扫描法、高效液相检测法、气－质联机或液－质联机检测法等均为常用的技术和方法。

高效检测基因图表及基因表达的基因芯片技术方法的发展，人类基因图谱的绘制成功，基因功能学与分子药理学的结合形成药物基因组学，把药物靶标筛选、药效学、毒理学、药物代谢和作用机制，药物的疗效和不良反应、指导临床用药等方面的研究推到崭新的阶段，从一个全新的角度评价药物的有效性和安全性。基因组学在皮肤科的应用研究目前仅有少量报道，但在皮肤科的实验、临床研究和药物研发方面提供了空前的条件和机遇。

在整体皮肤表面的实验生理或病理分析方面，检测皮肤温度、酸度、血流动力学、水分蒸发、血管舒缩、炎症红肿、皮脂分泌、色素变化等均有相应的仪器和方法，电脑图像分析更为定量、直观、数字化，提供有利条件。

皮肤病基础实验研究，皮肤病新药临床前药效学、药动学、毒理学研究都离不开整体动物实验。

对于在全身的皮肤病的发病机制及病理生理环节药物的给药途径和实验动物的选择与研究其他系统疾病没有区别，只考虑疾病模型的特殊要求和动物种系间的差异及动物与人的差异主要在体内代谢方面而不在吸收方面；但研究皮肤局部疾病或研究全身疾病的皮肤局部表现及进行局部给药试验时，则考虑完全不同。局部治疗，皮肤既是给药的途径，也是药物作用的靶点，此时的皮肤实际上是有着各种不同病理改变的皮损，对药物的透皮特性可与正常皮肤显著不同。因此，局部给药时，动物种系间的差异及动物与人的差异，以及正常皮肤与异常皮损间的差异主要在经皮吸收方面。这种差异的规律性比系统代谢差异更不易掌握，因而在经皮吸收动力学试验及在揭示皮肤长期给药后对系统、器官的可能毒性的皮肤长期毒性试验时，皮肤结构和功能的种系差异会给试验带来偏差；或者是在没有皮损及在不能形成皮损的正常皮肤上给药（如毒理试验），一方面，皮肤结构和功能的种系差异会给实验带来偏差；另一方面，在正常皮肤上给药（如毒理试验），或与临床适应证的皮损状态的差异较大的皮肤模型上给药，同样会带来误差和干扰。此外，动物皮肤局部用药的其他质量影响因素还包括：用何种去毛方式、如何保持与临床一致的开放给药状态、如何防止动物自舔及互舔习性（需要单笼饲养、固定措施）等特殊问题。

皮肤药理实验中常用的实验动物有各品系小鼠、大鼠、豚鼠、金黄地鼠、家兔、微型猪等。它们在免疫、移植、炎症、感染、创伤、肿瘤和皮肤器官本身疾病以及皮肤刺激、过敏、光敏等方面各有专用和选择。其中乳猪在实验动物中与人的皮肤组织结构最相似，已逐渐成为皮肤科外用制剂的药物透皮吸收研究、皮内药物浓度测定，以及生物利用度和生物等效性评估时的较理想的实验动物。皮肤局部用药长期毒性试验的首选动物是突变系微型猪。

人类皮肤疾病动物模型发展较滞后，但可能是最有潜力及发展前景的整体研究手段。按模型制备方式，一般可分成三类：一是实验诱发皮肤病模型，模型复制相对简单，但不能忽视致病原因和发病机制的内在的相关性，其可靠性常是相对的，与自发性动物模型及人类疾病有差异和距离，也不是所有人类疾病都可以用人工方法诱发。二是自发性动物模型，是基于动物染色体基因发生变异和遗传缺陷，形成与人类疾病相似的病变，现已形成皮肤表型的突变株包括：无毛、无皮脂腺、毛囊数减少、皮肤鱼鳞状、粗糙发硬等改变，有系统改变的胸腺皮质萎缩、细胞及体液免疫降低，以及与红斑狼疮、肾小球肾炎相似的自身免疫性小鼠等。这是有科学价值的模型动物，可供特殊研究之用，其缺点是迟发、个体差异大、实验难以控制。三是基因工程动物，又分为转基因、基因定位突变和基因化学或放射诱变三类动物模型。转基因动物将分子、细胞和整体水平的研究有机地联系起来，可以"真实"地体现目的基因的活动特征；基因定位突变（包括基因剔除、插入等技术）是在整体动物水平上研究特定基因功能的最佳方法；基因化学或放射诱变可以导致完全或部分基因功能缺失，以及整个基因组上的任何位置上诱发突变。由此可见，从比较医学和遗传学角度定向研究和培育与人类疾病相似的突变系动物，可以获得众多具有重要价值的人类疾病动物模型。基因工程技术提供了研究人类疾病动物模型的新途径，其优点是准确、经济、试验次数少和大大缩短实验时间，其理论和技术依赖于人类致病基因的研究进展。

（王桂冬）

# 第五节　理论和应用意义

## 一、皮肤药理学与基础医药学科的关系

本章起始部分已经指明，皮肤药理学与毒理学作为专业领域的桥梁学科，将会发挥其相应的作用，这是由于本学科的理论、知识、技术、应用与基础医药学科和临床皮肤病学科有着广泛、交融的关系。

前已述及，皮肤药理学是皮肤病学的亚学科和药理学的分支学科，其研究和研发项目的目标来源、构思设计、立论依据、目的意义、研究内容都围绕着皮肤病学和药理学，故名。

其方法学除了针对皮肤靶点的特殊技术和设备外，主要来源于基础医药学科，如生物化学、细胞生物学、分子生物学、病源生物学、免疫学、病理生理学、病理形态学、基础药理学、仪器分析、放射免疫和同位素等，并依赖于上述学科的进步而发展。

从事新药研究，则要与新药临床前研究涉及的药物化学、植物化学、药剂学、药物分析等学科去共同探讨化学结构、理化性质、制剂处方、剂型、含量、稳定性及质量分析等问题，因为这些环节的任何变动和不协调都会影响药效、药动和毒理指标的变化，进而影响临床的疗效和不良反应的结果；反过来，临床观察和发现的任何问题都是通过药效、药动和毒理环节去查问题，并在前期药学研制中找原因。

药效学研究的关键部件——药效模型和方法的确立和更新十分依赖于疾病发病机制的关键学科——病理生理学研究的进展；药动学研究依赖于新型、敏感、微量分析仪器，及能对皮肤执行无创、连续取样的技术的支持；实验动物的适用性，动物突变、诱变新品系和遗传育种的新进展，动物实验的规范化，都是皮肤药理、毒理发展所期待。

以治疗药物为中心的研究和研发工作，都要熟悉和掌握相关疾病的临床知识，从研究设计到方法学选择都应体现疾病发病原理与药物作用原理相互印证的关系。

这就是桥梁或咽喉作用。这决定着皮肤药理学与毒理学专业的客观地位和掌握应用这门学科必须具备的相应知识。

## 二、皮肤药理学与皮肤病药物治疗学的关系

皮肤药理学与皮肤病药物治疗学关系的实质即基础药理学与药物治疗学的关系。药物从进入人体开始到发挥其治疗作用共可分为四个阶段：①生物药剂学阶段，研究不同形式的药物制剂通过不同途径如何被机体吸收进入体内；②药代动力学阶段，研究药物进入体内后如何分布、代谢、维持和消除；③药效动力学阶段，研究药物到达靶组织或受体后如何发挥其药理作用；④临床治疗学阶段，药物的药理作用如何影响疾病的病理过程，从而产生临床疗效。

通常，临床医师最关心的是临床治疗学问题，而治疗效果的好坏，除了医师对疾病的发病机制、药物的作用原理及对患者间的个体差异因素的了解和掌握以决定处方外，客观上主要取决于前三个阶段的研究水平。

皮肤病治疗药物以皮肤作为靶器官，具有其自身的特点和专业化的理论和知识，因为其局部治疗药物的制剂、剂型和吸收动力学与系统给药药物有很大不同，药代动力学的研究目标和范围集中于皮肤，药效学研究多用微观方法，临床疗效的评价要兼顾局部和全身。

皮肤科有许多具有特色、传统、有效的处方，又有经验治疗的习惯。另一方面，皮肤病的病理生理、生化代谢、炎症免疫、遗传变异、肿瘤发生等基础理论近年来发生了飞跃的发展，如何选择治疗药物及制剂，解释治疗效应及其机制，变经验治疗为药理治疗，这些问题的解决显然都离不开皮肤科学中的专业的药理学——皮肤药理学的理论、知识和技术。

## 三、皮肤药理学与皮肤病药物临床药理学的关系

临床药理学是在药理学和药物治疗学的理论和实践的基础上发展起来的，它使临床用药更规范、更合理，并确切地评价专业药物的安全性及有效性，这就更需要借助于药理学的基础知识和方法。因此，皮肤药理学与临床药理学的关系，比与药物治疗学的关系更密切和更高一层次。值得注意的是，20世纪下半叶以来，药物的数量和品种发生了剧增，20世纪80年代初期研制出来的药物制剂已是20世纪上半叶研制的药物总数的10倍。药物治疗学已从此前的重诊断、轻治疗转变为对治疗药物选择的无所适从。皮肤科的药物和制剂包括专用的外用制剂及从其他临床学科移植的药物制剂，这些药物层出不穷，更新换代也很快，诸如局部或系统给药的抗细菌、抗真菌、抗病毒、抗性病病原体等抗菌药物，糖皮质激素、维A酸类、抗组胺药、抗炎免疫药、各类生物制剂等药物，以及五花八门的复方，可谓日新月异，令人目不暇接。更有甚者，由于商业竞争、广告宣传、名目繁多的商品名覆盖了药品的国际非专利通用名，以及药品销售过程的不规范行为等因素无疑极大地增加了临床医师对药物选择的难度和削弱了合理选择的程度。事实上，一些临床医师掌握的药理学及治疗学知识不仅不足，而且远跟不上掌握新药特性的要求，临床药理学专业知识普及面也很低，加之日常医疗任务繁重，无暇复习药物文献，以及地区、基层、农村条件的局限性，药物宣传的误导、药物市场的管理力度有限，必然会造成药物应用不当及药物治疗学的紊乱，假、伪、劣药物掺杂，以致出现另一种形式的药物灾难，即误用和滥用药物并引发严重后果。

另一方面，临床药理学对医师处方的四点原则要求是：①选用的药物能起到最大的疗效；②能起到最小的不良反应；③花去最低的费用；④处方应征得患者同意。这无疑是衡量临床药理原则贯彻与否及程度的重要标尺之一。临床药理学原则和GCP规范的推广和实施是在专业上医治上述弊病的根本措施，并可极大地促进药物治疗学的提高和发展。

皮肤病用药也同样存在着个体化治疗的问题，如何从经验处方、协定处方、常规处方中谋求发展，使经验治疗转变为药理治疗，从公式化治疗转变为个体化治疗达到大幅度地提高药物治疗学水平，正是皮肤药理学和临床药理学结合进行专业研究的重要命题。这都要建立在皮肤药理学的基础上。

## 四、皮肤药理学与皮肤病新药临床前研究的关系

皮肤药理学与皮肤病新药临床前研究可谓是鱼水关系。新药临床前研究已形成基本可操作的规范，但其中属皮肤病药专用的药效方法学、药代动力学、局部用药的Ⅰ期临床研究、生物利用度及生物等效性研究等评价方法或技术可谓环节薄弱或缺如，毒理学评价尚有不少需要深入研究和改进的问题，这些都是皮肤药理学要解决的应用问题。因此，可以说，皮肤药理学研究的进展决定着皮肤病药物研究的水平和进展，尤其是灵敏、特异、实用的药效学模型和方法的确立，将会大大加速筛选、开发新药的速度和用好用活老药的程度，并使皮肤病药物的研制起质的变化。这是当前皮肤病新药开发研究诸环节中的瓶颈问题。

（王桂冬）

# 第四章

# 皮肤病的物理治疗

皮肤病的物理治疗是利用声、光、电、热和水等各种物理因子来治疗皮肤疾病的方法。虽然物理因子固定不变，但是，近年来随着科学技术的不断发展，通过充分利用各种因子不同的特性以及迅猛发展的计算机技术和精巧的制作工艺等，研制出了许多新的理疗仪器，使得物理治疗得以迅速发展。本节主要介绍一些与皮肤科密切有关的治疗方法。

## 一、电疗

### （一）电解疗法

利用直流电对机体内电解质产生的电解作用，使电解产物蓄积到一定浓度，起到破坏组织的治疗方法称为电解治疗法。所用的电流可为交流电经整波和滤波而成，或以直流电作为电源（6~9伏）。治疗时以阴极作为作用极，阳极为非作用极，当直流电作用人体后，阴极下电解出 NaOH，并放出 $H_2$，前者具有强腐蚀作用而破坏组织，从而达到治疗目的，而阳极作为非作用极固定于患者体表。治疗时局部常规消毒，将由铂或不锈钢制成的针状电极（阴极）从一方向插入皮损内，缓慢增大输出电流至 0.5~1mA，当见到针孔处冒出气泡和白色黏稠液体后逐步调小电流，拔出针状电极，再从另一方向插入皮损，重复上述过程，直至皮损完全破坏为止。

虽然随着单极放电高频治疗仪以及各类激光治疗器的发展和广泛使用，电解治疗的适应证正日趋减少，但是其仍具特有的优点，包括：无明显痛苦，形成瘢痕较柔软，可准确掌握治疗的范围和深度，美容效果好，特别适合眼睑、口唇等处小皮损的治疗。临床常用于拔除毛发，去除色痣、蜘蛛痣、睑黄疣等。

### （二）直流电及电离子透入疗法

直流电疗法是应用电压平稳的直流电作用于组织而引起一系列生物效应，以达到治疗目的。

1. 作用机制　直流电引起的生物效应较为复杂，有以下几方面：

（1）电离子运动：组织内的离子在直流电电场的作用下可发生移动，正离子趋向负极，负离子趋向正极，$K^+$、$Na^+$ 的运动速度较快，$Ca^+$、$Mg^+$ 的运动速度较慢，因此，在阴极有较多的 $K^+$、$Na^+$ 离子聚集，引起细胞发生去极化作用，使组织处于兴奋状态；在阳极，则 $Ca^+$、$Mg^+$ 相对较多，故有镇静作用。

（2）血管扩张作用：在直流电作用下，可引起局部血管扩张。这主要是因为：①直流电促使肥大细胞脱颗粒，释放组胺；②使蛋白分解，形成活性肽；③刺激末梢神经，通过轴突反射引起血管扩张。

（3）改变细胞膜通透性：直流电通过以下诸方面的作用，可使细胞膜的通透性发生改变：①在阴极，膜蛋白的负电荷得到加强，分子间的排斥力加大，从而使膜蛋白密度降低，透过性增加；在阳极则与之相反，膜蛋白的负电荷降低，聚集性加强，以致更趋致密；②由于在阳极下形成盐酸和氧气，使 pH 更接近人体蛋白的等电点，蛋白分子趋于凝聚，使膜蛋白致密；而在阴极下因形成氢氧化钠和氢气，则使 pH 更偏离等电点，因而蛋白分子分散，膜蛋白变得疏松。

（4）电泳和电渗作用：在直流电的作用下发生电泳和电渗，蛋白分子移向阳极，水分子移向阴极，从而使阳极的蛋白密度增高，阴极的水分含量增加，从而影响组织结构和生理功能。

直流电离子导入疗法是借直流电的电场作用，将带有电荷的药物导入皮肤而起治疗作用，非电离性药物（如糖皮质激素等）则可借电泳进入皮肤，另外在直流电的作用下，使皮肤角质层的组成发生改变，从而增加药物渗透。因此，直流电离子导入可使药物在局部皮肤的浓度较系统给药高数倍到数十倍。导入的药物除发挥其固有的作用外，常与直流电的生物效应协同发挥治疗作用。药物导入的量与多种因素有关，如：药物的浓度、分子量大小、纯度、电离度以及电流大小和治疗时间长短等。药物进入皮肤的途径主要是汗腺管、毛囊，但有研究证明在直流电的电场作用下，皮肤角质层的 α - 螺旋状角蛋白多肽分子可改变呈平行排列，并偶极子化，由于极间的相互排斥形成的间隙也是药物进入皮肤的途径。导入的药物大部分存留于皮肤内，小部分随淋巴、血流到全身而引起系统作用，但由于剂量很小，系统作用常不明显。

2. 适应证

（1）手足多汗症：对于手足多汗症，特别是症状严重者，该疗法疗效明显。自来水离子导入疗法（TWI）治疗手足多汗症至今仍在临床应用，阴、阳两极具有同样疗效，治疗数次至十余次后，多汗情况可见明显改善，之后可为每周或更长时间维持治疗一次。如同时加用东莨菪碱、山莨菪碱等抗胆碱药物，起效更快，疗效更好且持久。亦有报道应用脉冲直流电治疗同样有效，且由于应用的电流较小而不引起皮肤刺激症状。停止治疗多汗症状可逐渐不同程度地加重，但重复治疗仍然有效。部分患者经数个疗程的重复治疗后，多汗情况可得到持久性改善，其作用机制尚不清楚，可能是直流电和药物作用于汗腺，影响或破坏其分泌功能。

（2）局限性硬皮病、皮肤硬性水肿、皮肤慢性炎症性浸润：应用碘离子透入，常有一定的疗效。碘本身具有消散炎症、软化组织的作用。它由阴极导入，与阴极有协同作用。也有应用透明质酸酶导入治疗有良好疗效的报道。

（3）慢性溃疡：常用锌离子导入治疗。直流电具有扩张血管、加强血循环、增加细胞膜通透性，促使细胞内外物质交换加强等作用，从而可改善局部营养，提高代谢过程，同时锌离子可促进肉芽组织新生，二者的协同作用促进溃疡愈合。也可用 1：10 000 组胺导入治疗，治疗时间 5 ~ 10 分钟。

（4）慢性前列腺炎：在一般常规治疗无效时，直流电离子导入是可选择的疗法，可用抗生素或碘离子导入。治疗时，将欲导入的药物溶液注入直肠内，根据药物离子的电荷，将直流电正负电极分别放置于骶部及阴阜部，导入阳离子药物（如四环素）时，将正极放于骶部，导入阴离子药物，反之，将负极放于骶部。一般每次治疗 20 ~ 30 分钟，每天 1 次。

（5）肿瘤：抗肿瘤药物通过离子导入疗法在治疗一些皮肤肿瘤时有着独特的优势。Smith 等报道，用长春花碱导入治疗艾滋病患者的 Kaposi 肉瘤取得较好疗效，每周治疗 1 次，治疗 2 ~ 3 次后瘤体开始缩小、消退。亦有用平阳霉素和顺铂离子导入治疗疣状癌和鳞状细胞癌的报道，该疗法治疗时不仅局部组织中药物浓度高，而且不易出现系统不良反应。近来有报道，有电离子导入 5 - 氨基酮戊酸光动力疗法治疗皮肤肿瘤的实验研究，结果显示可提高光动力疗法的疗效。

（6）局部麻醉：在 $CO_2$ 激光或高频电外科治疗较浅的皮损时，对疼痛敏感部位或皮损部位行浸润麻醉有困难时，应用直流电离子导入麻醉可大为减轻患者痛苦。一般用 1% ~ 2% 利多卡因由阳极导入 10 ~ 15 分钟，可获得满意的麻醉效果。于导入溶液中加入少量肾上腺素可以延长麻醉时间。

（7）其他：有报道用溴离子导入治疗瘙痒性皮肤病，用碘苷（IDU）导入治疗复发性单纯疱疹，用秋水仙碱或曲尼司特导入治疗瘢痕疙瘩和增生性瘢痕等。

3. 不良反应　在直流电离子导入治疗过程中，常见的不良反应有局部一过性红斑、皮肤灼伤、灼痛等，反复治疗后局部皮肤干燥、瘙痒。但是只要操作恰当，如治疗时逐渐加大电流、避免在有破损的皮肤上放置电极、治疗后使用润肤剂等，即可避免不良反应的发生。对于有心律失常或带有心脏起搏器的患者禁用该疗法。

### （三）高频电外科疗法

医学上将频率高于100kHz的电流称为高频电流。高频电外科疗法是应用高频振荡电流产生的电火花或组织内分子快速振荡产生的高热，以破坏、去除赘生物或病变组织。皮肤科常用的电流振荡频率为1~3MHz，可为等幅振荡或减幅振荡。等幅振荡电流是电流在传播过程中能量得到不断的补充，各质点振荡的能量保持不变，振荡的幅度不变，其具有良好的组织分离切割作用，但止血作用较差；而减幅振荡电流是电流在传播过程中能量不断地消耗，各质点振荡的能量逐渐减少，振荡的幅度逐渐变小，其具有较大的组织破坏作用和较好的止血作用，故更适合皮肤科治疗所用。

根据治疗作用的方式不同，高频电外科治疗可分为以下几种：

1. 电火花和电干燥疗法　该疗法使用的电压较高（2~3kV），电流较小（100~1 000mA），皮肤科一般常用针状单极电极治疗。治疗时，将电极接近皮损而并不直接与皮损接触，利用电热作用使组织脱水、干燥，从而达到破坏病变组织的目的。电干燥治疗是将电极接触或插入皮损，利用高频电流在病变组织中产生的高热，使之脱水、干枯，甚至炭化。但在治疗中由于电极周围组织干燥形成绝缘层时，也有火花产生。故在实际治疗中，两种治疗形式常是同时存在的。电火花和电干燥治疗的作用深度较为表浅。在治疗较深的皮损时，应将焦痂刮除后再行治疗，直到将病变组织完全去除为止。

2. 电凝固疗法　该疗法是应用高频、高压、大电流的中、短波的减幅或等幅振荡电流对组织的热效应而达到治疗目的的，即利用高频电流在组织内产生的热能使组织蛋白凝固，但又不产生炭化。与电火花和电干燥疗法相比，其所用电压较低（<200V），电流较大（2 500~4 000mA）。治疗可根据损害大小，用单极或双极治疗。单极治疗仅使作用电极周围组织发生凝固，凝固范围小而表浅，仅适用于较小或表浅皮损的治疗。治疗时将作用电极接触或插入病变组织，非作用极为面积较大的金属片，隔衣物固定于躯干或四肢。双极治疗时，将二个电极插于皮损的相对边缘，由于电流仅在极间流动，凝固范围限于两极间，故对组织破坏的局限性较单极治疗好，适用于范围较大、较深损害的治疗。

3. 高频电脱毛　是利用高频电产生的热能引起毛囊凝固性破坏，以达到永久性毛发不生长。治疗所用的电压较低，电流亦小。治疗时，将细的针状电极沿毛干方向由毛囊口插入2~3mm，然后开通电流。通电2~3秒钟后，用镊子轻拔毛发，如能轻易拔脱，表明毛囊已破坏。

高频电外科疗法在皮肤科有较为广泛的适应证，常用于治疗各种良性赘生物，如各类疣、色痣、皮赘、皮角、脂溢性角化等。也可用于治疗皮肤癌前损害和直径小于2cm的基底细胞瘤和鳞状细胞癌，治愈率可达90%以上。治疗恶性肿瘤，治疗范围必须超过边缘0.5cm，以免复发。但是，对于皮肤恶性肿瘤应以手术切除为首选，此疗法仅用于治疗不能接受手术的患者或手术治疗困难的部位。

注意事项：①应严格按无菌操作技术治疗及术后护理；②治疗紧靠骨、软骨和关节的损害时，应注意避免对这些组织的损伤；③有瘢痕疙瘩体质及使用心脏起搏器的患者禁用此种治疗；④遵守操作规程，注意用电安全。

4. 射频治疗　射频是介于调幅和调频无线电波之间的电磁波，而射频治疗是利用调制的射频电波，通过选择性电热作用对组织进行切割、切除、破坏、止血及电凝等，从而达到治疗疾病的方法。其作用机制是当高频率的射频电波通过组织时，组织对其产生阻力，而使组织内水分子和离子产生瞬间快速振荡，由于各种离子的大小、质量、电荷和移动速度不尽相同，在振动过程中互相摩擦，或与周围的介质相摩擦，产生热能而作用于靶组织，最终破坏细胞或使细胞汽化、或使组织收缩。具有选择性电热作用、微创、安全和操作方便等是射频治疗的特点。

在皮肤科临床，射频治疗几乎可以替代手术刀的操作，可用于换肤、去眼袋与重睑术、瘢痕整复、脱毛和毛发移植，以及血管瘤、毛细血管扩张、静脉曲张、痤疮、酒渣鼻及皮肤肿瘤等的治疗。

5. 微波疗法　是使用波长为1~1 000mm，频率为300~3 000MHz的电磁波治疗疾病的方法。皮肤科临床主要应用其热效应来破坏组织而达到治疗目的。治疗方法可根据皮损的部位和形态，分别采用接触式凝固、针刺式凝固和微波刀方式，选用不同的功率，对病变组织进行凝固或切割。其最大的优点是止血作用好，治疗过程中无烟尘。在使用微波治疗时，临床经验极为重要，由于微波穿透较$CO_2$激光深，且不形成炭化，因此必须根据治疗部位组织颜色的变化程度和范围来判断治疗的深度和广度，如治疗过深可致瘢痕形成，过浅则治疗不彻底。其适应证同 $CO_2$ 激光，可用于去除各种赘生物（包括疣和皮肤肿瘤）和色痣，治疗蜘蛛痣、毛细血管扩张症、化脓性肉芽肿等血管性病变，也可用于治疗腋臭等。

6. 音频电疗法　该疗法具有镇痛、消炎、消肿、促进结缔组织吸收、促使瘢痕粘连松解、改善微循环、促进神经功能障碍恢复等作用。每次治疗时间为 30 分钟，每天 1 次，10 天为一个疗程。

适应证包括：带状疱疹及后遗神经痛、斑秃、皮肤溃疡，局限性硬皮病、瘢痕和肥厚性瘢痕等。

7. 超声波疗法　当声波的频率超过 16kHz 而成为不能引起正常人听觉的机械振动波，称为超声波。利用超声波的物理能以各种方式作用于人体而治疗疾病的方法，称为超声波疗法。由于超声波的频率高、波长短，因此呈束带状传播而具有良好的方向性。当作用于人体时，频率愈低，穿透入体组织愈深。如超声波频率为 250kHz 时，透入人体组织约 17cm；频率高 3 倍时，深度减为 5.5cm；频率高 9 倍时，深度小于 $1.5 \sim 2cm$；如频率在 $3 \sim 5MHz$ 时，则超声能量几乎不影响皮下组织。另外，超声波的传导还与介质的密度、黏滞度、导热性等有关。

组织吸收超声波后，将声能转变为热能，加以超声本身的机械振荡作用，是该疗法的作用基础。在临床治疗中局部温度升高与血液循环、组织深度、治疗方法密切相关。在相同频率与强度的超声作用下，深部组织比浅部组织产热少，移动法比固定法产热少。治疗时可致局部血液循环旺盛，细胞吞噬作用增强，代谢增高，故可提高机体防御能力，加速炎症吸收，同时对组织营养、代谢有良好影响。适量的超声可致皮肤轻微充血，汗腺分泌增多，对结缔组织增生有消散作用，特别是对凝缩的纤维结缔组织更明显。

根据超声的作用机制，在皮肤科临床中，可用于治疗疖、痈、囊肿性痤疮和增生性瘢痕等；超声配合维生素 E 霜、积雪苷霜等药物治疗局限性硬皮病具有一定疗效；另外，利用超声导入药物及其机械按摩作用，可用于治疗炎症后色素沉着斑和黄褐斑等。

超声波治疗时，应在超声头与局部皮肤间涂上耦合剂（如石蜡油或凡士林等），使超声能量不被过多地反射，也可将所需导入的药物配制成霜剂或软膏作为耦合剂，这可使超声的机械作用与药物作用起协同效应。超声波疗法用于眼周皮损治疗时，应避免超声波方向指向眼球而致其损伤。

# 二、冷冻治疗

冷冻治疗是应用低温作用于病变组织使之发生坏死或诱发生物效应，以达到治疗目的的一种治疗方法。因其简便易行，故在皮肤科广泛应用。

## （一）作用机制

1. 组织坏死作用　低温可通过以下几个方面引起组织坏死：①机械损伤，低温可使细胞内外水分形成冰晶而致机械性甚至致死性损伤；②细胞中毒死亡，细胞内外冰晶形成，可使组织中电解质浓度增高和（或）酸碱度发生变化，导致细胞发生中毒而死亡；③细胞膜类脂蛋白复合物变性，冷冻可致细胞生物膜结构破坏，通透性增加，选择性改变，从而导致细胞代谢障碍，破裂，直至死亡；④血液循环障碍，低温引起血管收缩，血流减慢，并致血管内皮肿胀、坏死，血栓形成，最终致使组织、细胞缺血性坏死。

2. 冷冻免疫反应　冷冻杀伤组织细胞后，损伤的组织可成为抗原刺激物或释放抗原物质而诱导产生抗体，从而激发冷冻免疫反应。有研究证实，冷冻后患者总 T 细胞、T 辅助细胞、T 抑制细胞和 HLA - DR + 细胞明显增加。临床上冷冻治疗原发性肿瘤时，转移性肿瘤可随之消失，其机制是：冷冻后致使广泛组织损伤，产生多种细胞因子（IFN、IL - 2、IL - 6、IL - 4 和 TNF），从而促进 CTL 分化，并增加主要组织相容性复合体（MHC）和细胞间黏附分子在肿瘤细胞表面的表达；抗原递呈细胞吞噬肿瘤细胞碎片，在其表面可出现 MHC Ⅱ 类抗原；同时，冷冻还可使肿瘤细胞表面抗原释放；上述因素有利于机体识别并消除肿瘤细胞。

3. 麻醉作用　低温可降低末梢神经的敏感性，对于小而分散、浸润麻醉有困难的皮损，可行冷冻麻醉来配合其他疗法（如 $CO_2$ 激光等），这不仅利用冷冻的麻醉作用，同时也可体现其治疗作用。

## （二）冷冻疗效的影响因素

1. 制冷剂　制冷剂的种类较多，制冷温度越低，对组织细胞的损伤越大。目前在皮肤科临床以采用液氮为主，与其他制冷剂相比，其具有如下特点：①制冷温度低，沸点为 -196℃，对组织的破坏作用大；②化学性质稳定；③不易燃、易爆；④无毒性、刺激性和腐蚀性；⑤来源丰富，价格便宜；⑥储存、使用方便。有文献报道，冷氦气有可能成为不远的将来所使用的制冷剂，通过使用特制装置，调节冷氦气与常温氦气的混合比例，根据要求调节治疗所需的喷雾气体的温度（常温至 -185℃）。但是，由于其装置及操作过程复杂，且氦气价格昂贵，故尚难在临床推广。干冰是一种固态致冷剂，升华时可达到 -78.5℃ 的低温，但因其不易保存，制冷温度不如液氮低，故现已基本被淘汰。

2. 冷冻方式　由于温度骤降对组织的损伤大，因此同样使用液氮并治疗相同的时间，当采用喷射法达到快速冷冻时，与接触法相比不仅作用深度深，且对组织所致损伤亦大。

3. 冷冻时间　在一定范围内，冷冻时间的长短与冷冻强度呈正比。有实验证明，在 10mm 以内的组织冷冻曲线中，以 1 分钟内为最快，3 分钟时温度曲线趋于平坦。

4. 冻融次数　冷冻使组织结成冰块后，让其完全自然融解，称为一次冻融。多次冻融可加深冷冻的深度，减少活细胞的残存率，因此对组织具有更大的破坏作用。

5. 压力　冷冻时，施加一定压力，减少局部血流，减少温度的散失，可使局部的温度更低。

6. 组织特性　不同组织（或细胞）的类型、含水量、导热性及血管分布等，均可成为影响冷冻的因素。黑素细胞和上皮细胞对冷冻反应敏感，故冷冻疗法极易致色素脱色；神经纤维对冷冻有一定的抵抗力；软骨和骨组织对冷冻不敏感，因此冷冻疗法是耳郭和鼻翼等部的皮损的首选疗法之一。血管丰富的组织可使冷冻的效率降低，而缺血组织可提高疗效。

## （三）治疗方法

1. 棉签法　该法是最简便的方法，根据皮损的大小，准备相应的棉签并浸蘸液氮，迅速放置于皮损上并施加一定的压力。此种疗法适用于小的表在性损害的治疗，如扁平疣、脂溢性角化症或斑秃等。

2. 接触法　与棉签法相同，该法治疗时将治疗仪直接与皮损接触，可分为封闭式接触治疗法和浸冷式冷刀法两种。

（1）封闭式接触治疗：治疗时需要特制的冷冻治疗机，液氮由储存罐内通过导管喷于治疗头上而使之冷却达到治疗所需的温度，然后将治疗头放置于皮损上进行冷冻。由于治疗头不断接受液氮而保持恒定的温度，因此可根据需要进行长时间的治疗，并可根据皮损大小而选用合适的治疗头。本法适用于较为深在损害的治疗。

（2）浸冷式冷刀：是用能存储低温的金属圆柱，一端装有不同面积的治疗头，一端装有隔温手柄。应用时，将其浸入液氮中，待冷刀的温度与液氮相等时，取出冷刀套上保护套即可进行冷冻治疗，治疗时刀头与皮损紧密接触，必要时冷刀应重新浸泡。此方法使用方便，制冷剂损耗少。适用于各种范围不大的浅表和深在皮损的治疗。

当制冷剂作用于组织时，低温向深部和周围扩散，形成冰球并不断扩大。冰球向周围扩大的范围与深度大体上成一定的比例。如用液氮进行接触冷冻治疗时，从冷冻头边缘向周围扩展的宽度，与冷冻中心处向下扩展的深度约略相等。如用液氮不断地喷射于损害中心，则表面结冰范围的半径约 2 倍于中心处结冰的深度。因此，从冷冻表面结冻的范围，大致可以判断组织结冰的深度。在冰球内，各处的温度并不一致，在制冷剂接触处的温度最低，接近于制冷剂温度，由此向边缘，温度逐步升高，形成同心网状的不同温度的等温曲线。一般认为，细胞致死的温度线应低于 -20℃，而冰球边缘的温度接近 0℃。因此，在冷冻治疗时，冰球的大小必须超出病变组织一定范围，才能给予整个病变组织足够的低温，将病变完全去除。

（3）喷射法：装在密闭容器中的液氮由于蒸发而产生压力，可通过容器上的喷嘴直接喷射到皮损上，以行冷冻治疗。此法属于快速冷冻，故其冷冻作用最强，适合于面积较大、表面凹凸不平和深在损害的治疗。在喷射治疗时，应对周围正常皮肤进行保护。

冷冻治疗皮肤恶性肿瘤，必须采用快速冷冻，且应反复多次冻融，治疗时应使距肿瘤边缘和基底部5~10mm处的组织温度降到-40℃以下，这样才能有效地杀灭肿瘤细胞。

### （四）适应证

**1. 良性皮肤病**

（1）各类疣：对寻常疣的治愈率可达95%以上。掌跖疣的治愈率则较低（50%~60%），在治疗前尽可能削去表面的角质，以提高疗效。对甲周疣，冷冻治疗可作为首选，该方法不会因损伤甲母而影响甲的生长。另外，对其他疣如尖锐湿疣、扁平疣、传染性软疣，冷冻治疗均有良好疗效。但是，冷冻疗法无论治疗何种疣，多数需反复多次治疗。

（2）皮肤良性赘生性损害：如疣状痣、毛发上皮瘤、结节硬化症的面部皮脂腺瘤、汗孔角化症、脂溢性角化症等损害，冷冻治疗不仅有效，且可获得良好的美容效果。

对瘢痕疙瘩，冷冻治疗是首选疗法之一，特别是损害较小、散在、多发的患者。约半数以上损害在治疗后不再复发。但治疗本病，为提高疗效，减少复发，仍多采用联合疗法。

冷冻治疗血管瘤虽有一定疗效，但应持谨慎态度。对面积小而表浅的发展中损害，方可冷冻治疗。面积较大或较深在的损害，则不宜冷冻治疗。因冷冻常不能阻止损害的继续扩大，且易并发出血、感染。愈后遗留明显的瘢痕，影响美容。

（3）炎症性增生性疾病：如结节性痒疹、疥疮结节、肥厚性扁平苔藓、增殖性盘状红斑狼疮等，冷冻治疗均有良好疗效。对着色芽生菌，冷冻联合内服抗真菌药物治疗，可明显加速疾病的痊愈。

（4）色素性疾病：冷冻治疗雀斑有良好疗效，应用浸冷式冷刀治疗更为方便。冷冻也可用于老年性黑子、色痣等的治疗，但对面部色痣的治疗应持谨慎态度，因可致色素脱失斑而影响美容。

（5）其他：冷冻用于治疗斑秃、硬化萎缩性苔藓、囊肿性痤疮、黏液囊肿、结节病等皮肤病，均有一定疗效。

**2. 恶性皮肤肿瘤及癌前损害** 对损害小的非色素皮肤癌（基底细胞瘤或鳞状细胞癌）冷冻治疗有良好疗效，治愈率可达95%~98%。由于结缔组织、骨、软骨组织对低温有较好的耐受性，发生在耳郭、鼻翼的肿瘤，应用冷冻疗法可保留更多的正常组织，从而获得良好的美容效果。另外，Kaposi肉瘤的斑状和丘疹状损害、恶性黑素瘤、老年性恶性黑子等，冷冻是可供选择的疗法。对鲍恩病、光线性角化、黏膜白斑等癌前损害，由于病变表浅，冷冻更易进行，疗效也高。

### （五）不良反应及并发症

**1. 疼痛** 可有不同程度的疼痛，因人而异，多为暂时性，部分可持续数小时甚至数十小时。一般均能耐受而无需特殊处理，严重者可给予止痛剂。

**2. 水肿** 治疗后均有一定程度的水肿，治疗后即刻发生，在组织疏松的部位如眼睑、唇、舌、包皮和阴唇等可致严重水肿，一般在1~2天内可逐渐自然消退。

**3. 水疱与血疱** 疱的形成及严重程度与冷冻强度有关，一般在24小时内形成，轻者为水疱，重者可发生血疱。疱小者一般无需特殊处理，对于较大的水疱或血疱应在无菌条件下抽取疱液，这可明显减轻患者的肿痛感，同时应保护创面，避免感染。

**4. 皮下气肿** 当局部皮肤有破损时进行喷射治疗，可致皮下气肿发生，一般不需处理，1~2天可自行消退。

**5. 色素脱失** 因为黑素细胞对低温敏感，故此现象易发生于皮肤较黑的患者。程度轻者在数月内可消退，而重者则为永久性。

**6. 色素沉着** 是炎症后色素沉着，较常发生。冷冻后避免日晒或使用防晒用品可使其发生减少或程度减轻。一般数月内可逐渐消退。

**7. 继发感染** 在深度冷冻后，由于皮肤破溃或处理水疱和血疱后，未能有效地保护创面而易致感染发生，因此冷冻治疗时、处理水疱时以及术后的创面均应按要求操作、处理。

8. 出血　多发生于治疗肿瘤和血管瘤后的 7 天左右，其原因为结痂或血栓脱落，也可能是血管破裂而致。可采用压迫止血，必要时应手术结扎、缝合。

9. 感觉障碍和麻痹　这是由于冷冻损伤了神经末梢所致，故在治疗指侧、耳后等部位时，应注意避免损伤神经。由于神经纤维对冷冻有一定的耐受性，故此现象较少发生。

10. 附属器损害　由于冷冻易损害毛囊和汗腺，故常可致治疗局部毛发脱失和少汗。

11. 瘢痕形成　多为柔软的萎缩性瘢痕，极少发生增殖性瘢痕。

12. 系统性反应　部分患者接受冷冻治疗后，全身发生风团等急性荨麻疹样反应，极少数患者可出现休克现象，表现为头晕、心悸、血压下降、心脏传导阻滞等。因此，治疗时患者应采取卧位，如出现症状应及时处理。

### （六）注意事项

1. 治疗后尽量保持创面清洁和干燥　对结痂或处理水疱、血疱后可外用抗生素制剂以防感染。

2. 治疗时患者应取卧位　以免发生头晕、晕厥或休克等反应。

3. 慎用冷冻治疗的情况　对于冷球蛋白血症、冷纤维蛋白血症患者应控制治疗范围，不应采取大面积冷冻治疗。对糖尿病患者、长期使用糖皮质激素者、放射性损伤的皮损部位应慎用冷冻疗法。

4. 治疗后切勿将结痂强行剥离　应让其自然脱落。同时，治疗后应避免过度日晒，以免形成色素沉着。

5. 治疗后清洁　制冷剂是细菌、病毒和真菌极好的保存剂，因此治疗后应清洁、消毒治疗器械，以免引起交叉感染。

## 三、光疗法

### （一）光的基本特性

光是一种有着电磁波和粒子流二重性的物质，其具有波长、频率、反射、折射、干涉等电磁波的特性，又有能量、吸收、光电效应、光压等量子的特性。光谱是电磁波谱中的一部分，位于无线电波和 X 线之间，波长为 180nm ~ 1 000μm，光波的分类在各学科间稍有差异，在医学领域按照波长由短至长可分为：短波紫外线（180 ~ 290nm）、中波紫外线（290 ~ 320nm）、长波紫外线（320 ~ 400nm）、紫光（400 ~ 450nm）、蓝光（450 ~ 490nm）、青光（490 ~ 530nm）、绿光（530 ~ 560nm）、黄光（560 ~ 600nm）、橙光（600 ~ 650nm）、红光（650 ~ 760nm）、近红外线（760nm ~ 1.5μm）和远红外线（1.5 ~ 1 000μm）。

当光波照射至人体时，皮肤表面可引起反射和折射，同时也可被组织所吸收，并转化为热能、化学能和生物能而引起一系列的理化反应和生物学反应；光的吸收能力与其穿透力呈反比，吸收越多，穿透越浅；波长越短（频率越高），穿透越浅。

单位面积皮肤所接受光的能量称为照度，在点光源垂直照射时，皮肤表面的照度与距光源的距离平方成反比，而与光源投射到皮肤表面入射角的余弦成正比。

### （二）红外线疗法

红外线主要由热光源产生，为非可见光，用红外线治疗疾病的方法称为红外线疗法。红外线波长范围为 760nm ~ 1 000μm，其中 760nm 到 1.5μm 为短波红外线，对组织有较强的穿透性，可达 2 ~ 3cm；1.5μm ~ 1 000μm 为长波红外线，对组织穿透力较弱，仅为 0.5cm。

1. 生物效应　红外线被组织吸收后转变为热能，因此，红外线疗法对机体主要产生热效应，其生物效应如下：

（1）促进局部血管扩张，增加血液循环：使组织的营养和代谢改善，促进炎症吸收和加速组织再生。

（2）促进白细胞浸润：增强网状内皮系统吞噬功能，提高人体抗感染能力。

（3）降低末梢神经的兴奋性，松弛肌张力：从而起到解痉、止痛作用。

（4）促使局部温度升高，水分蒸发：使有渗出的皮损干燥、结痂。

2. 治疗方法　临床常用的红外线治疗包括碳丝红外线灯泡、频谱治疗仪等。照射剂量可根据患者感觉和皮肤红斑反应而定，以局部有舒适的温热感和皮肤出现淡红斑为度。照射强度可通过调节光源与皮肤间距离或治疗仪的输出功率来控制，治疗多为每天 1 次，每次 20 ~ 30 分钟。

3. 适应证　各种炎症感染，如疖、毛囊炎、汗腺炎、甲周炎等，应配合抗生素治疗；各种慢性溃疡，如淤积性溃疡、放射性溃疡，以及糖尿病性溃疡等；冻疮；带状疱疹及后遗神经痛等；急性外伤等。

4. 注意事项与不良反应　①治疗时应避免烫伤，特别对有感觉障碍者；②红外线可致眼睛损伤，因此治疗时应注意保护眼睛，避免直接照射眼部，在治疗颜面部或眼周围皮损时，应用湿纱布遮盖眼部；③长期红外线照射，可引起皮肤发生火激红斑。

## （三）紫外线疗法和光化学疗法

紫外线是波长短于紫光的非可见光，其波长为 180 ~ 400nm，用紫外线治疗皮肤疾患的方法称为紫外线疗法。根据生物学特性不同可分为长波紫外线（UVA），波长 320 ~ 400nm；中波紫外线（UVB），波长 290 ~ 320nm；短波紫外线（UVC），波长 180 ~ 290nm。近年来，国际照明学会和世界卫生组织等将长波与中波紫外线的分界定在 315nm。另外，根据皮肤红斑和黑素形成作用的不同，UVA 又可分为：UVA1（340 ~ 400nm）和 UVA2（320 ~ 340nm）。

紫外线穿透皮肤的深度与其波长相关，波长越长，穿透越深；波长短则穿透浅。UVC 多数被角质层反射和吸收，仅小部分（8%）可达棘细胞层，UVB 大部分为表皮吸收，UVA 大部分（56%）可透入真皮，最深可达真皮中部。然而，不同肤色对紫外线的反射也有差异，白种人皮肤可反射 30% ~ 40% 的 UVA，而黑种人对此波段仅反射 16%；而对 UVB，两种肤色的反射几乎相等。

医用紫外线多由人工光源获得，单纯照射时主要利用 UVB 或窄谱中波紫外线（NB - UVB）起治疗作用，但是，近年来 UVA1 在临床应用的适应证逐步增加。

1. 紫外线疗法

（1）治疗方法：临床上多用"最小红斑量"（MED）或"生物剂量"（BD）作为紫外线治疗时的剂量单位，其定义为：特定光源在一定距离照射后，皮肤产生刚可察觉红斑所需紫外线照射的剂量。可以功率为单位或以时间（秒）为单位。由于患者间对 UVB 的敏感性不同，或同一个体对不同治疗仪（各种灯管所辐射的 UVB 含量不同）的反应存在差异，故理论上每个患者在紫外线治疗前应测定 MED，可用 6 孔板或日光模拟器进行检测，临床上常于 24 小时观察结果；如因故不能测定 MED，可结合所用光源及患者的肤色、既往的治疗情况等，确定初次照射剂量，并根据照射过程中皮肤出现红斑的情况而调整照射剂量。常用照射剂量分为：亚红斑量（< 1MED）、红斑量（1 ~ 3MED）、超红斑量（> 3MED），亚红斑量照射不引起皮肤产生红斑，红斑量照射则引起轻到中度红斑反应，超红斑量照射则引起明显的红斑反应。

治疗时，按皮损范围，分为全身或局部照射。全身照射首次剂量为 70% MED，根据照射后皮肤反应情况，逐渐加量，一般较上次剂量增加 15% ~ 20%。局部照射应根据不同疾病，给予适当剂量，皮肤科临床常用红斑量或超红斑量。当患者因故中断治疗后，如欲再行治疗，则必须根据患者前次治疗剂量、间断时间长短和皮肤反应等情况确定治疗剂量。

（2）适应证：包括疖、痈、毛囊炎、甲沟炎、丹毒、带状疱疹、玫瑰糠疹、特应性皮炎、银屑病、白癜风、湿疹、慢性苔藓样糠疹、斑秃、皮肤慢性溃疡、光敏性皮炎（硬化疗法）、冻疮等。

（3）禁忌证：对紫外线可加重的疾病不采用该疗法，如着色干皮病、卟啉病、皮肌炎、红斑狼疮、Bloom 综合征、黑素瘤、种痘样水疱病等；对年幼者（< 10 岁）、妊娠、甲状腺功能亢进、活动性肺结核等患者也不主张使用紫外线照射。

（4）不良反应：UVB 治疗后可引起皮肤干燥、瘙痒、红斑、疼痛和色素沉着等近期反应，过度治疗有引起白内障、皮肤光老化甚至皮肤肿瘤的危险性。

（5）注意事项：①局部照射时应注意保护非照射区；②治疗期间应避免食用光敏的药物、食物等；

③治疗当天避免过度日晒，必要时使用防晒霜；④治疗时患者和医务人员应配戴防光眼镜；⑤应定期检查治疗仪，测定光辐射强度。

2. 窄谱中波紫外线（NB－UVB）疗法　1981 年，Pamsh 和 Jaenike 研究发现，311～313nm 波长的 UVB 治疗银屑病等，疗效优于宽谱 UVB 而与 PUVA 相当，且起效快，不良反应小。该疗法已成为治疗银屑病和特应性皮炎等的最主要方法之一。

（1）作用机制：NB－UVB 除有宽谱 UVB 的作用外，尚能够直接诱导 T 细胞凋亡，使表皮、真皮中 CD3＋细胞计数均减少；可诱导角质形成细胞产生具有抗炎或免疫调节作用的介质，如 IL－1、IL－6 和肿瘤坏死因子－α 等；抑制表皮朗格汉斯细胞的数量和功能，降低其活性，抑制免疫反应；抑制淋巴细胞的增殖，降低 IL－2、IL－10、IFN－γ 的产生；使反式尿刊酸转变为顺式尿刊酸，降低 NK 细胞的活性，从而达到治疗目的。

（2）治疗方法：与宽谱 UVB 相同，治疗前应测定患者的 MED，初始照射剂量为 0.5～0.7MED；或根据患者的皮肤类型及治疗经验决定初始剂量。每周治疗 3 次。根据患者照射后的红斑反应，递增 10%～20% 或固定剂量，有学者曾比较了不同加量法治疗银屑病，结果显示：每次按 20% 比率增加 NB－UVB 照射剂量与固定剂量加量法相比较，可明显提高有效率，缩短疗程，且未见明显不良反应。在治疗的加量过程中，如出现轻度红斑，暂不加量；出现中度红斑，减前次剂量的 10%～20%；出现痛性红斑或水疱，应暂停治疗，并做相应处理。在治疗斑块型银屑病时，Dawe 等比较每周 3 次和 5 次的疗法，结果总体疗效两者间无明显差异，且 3 次/周疗法累积剂量较小。当患者皮损消退 90% 以上后，延长治疗间隙期并进入维持治疗，一般需要 3 个月或更长时间。

（3）适应证：目前临床主要用于银屑病、特应性皮炎和白癜风的治疗，也可用于治疗角层下脓疱病、蕈样肉芽肿、急慢性移植物抗宿主病、环状肉芽肿、带状疱疹、掌跖脓疱病、毛发红糠疹、色素性荨麻疹等。

（4）安全性：①治疗过程中无需使用光敏剂，故无光敏剂引起的恶心、头昏、光毒反应等，治疗后不需要进行眼睛的特殊防护；②对孕妇、妇女、儿童相对较安全；③由于该疗法在临床治疗中的推广应用为时尚短，虽至今仍无远期发生皮肤肿瘤的报道，但是，动物试验并不排除其存在致癌性。

3. 光化学疗法　是应用光敏剂加紫外线照射引起光化学反应来治疗疾病的一种方法，于 1974 年由 Parrish 首先提出。PUVA 是补骨脂素（psoralen）与长波紫外线（UVA）相结合的一种疗法，是目前应用最广泛的光化学疗法；临床上亦有应用补骨脂素加中波紫外线（PUVB）治疗皮肤病并取得较好疗效的报道。

（1）作用机制：PUVA 的作用机制至今为止尚未完全明了，可能为：补骨脂素吸收紫外线光能后，与表皮细胞中 DNA 双螺旋结构上的胸腺嘧啶发生光化学反应，形成光加合物，因细胞需对其进行切割、修复，从而使 DNA 复制延缓，核分裂活动减少，表皮转换周期减慢。另外，PUVA 可促使皮肤色素加深，角质层增厚；对皮肤接触过敏反应和迟发型超敏反应具有明显抑制作用；可改变组织中和血液中淋巴细胞的组成、分布和功能；减少中性粒细胞的趋化性和抑制肥大细胞脱颗粒；补骨脂素还可以通过能量传递产生活性氧（单态氧、氧过氧化离子），引起细胞膜、细胞浆的损伤等。

（2）治疗方法

1）光敏剂：常用的光敏剂为甲氧沙林（8－MOP）、三甲基补骨脂素（TMP）和 5－甲氧补骨脂素（5－MOP），其中 5－MOP 引起的光毒反应相对较轻。目前我国以使用 8－MOP 为主。

光敏剂的给药方法有三种：

口服：对于全身 PUVA 治疗的患者可采用此法，于照光前 2 小时按 0.5～0.6mg/kg 服用 8－MOP。

外涂：于照光前 1 小时局部外涂 0.1%～0.2%8－MOP 酒精溶液。适用于局部 PUVA 治疗者。但应注意用药范围不可过大，以免形成超出皮损范围的色素沉着。

浸泡：按 0.5～1mg/L 用药，盆浴浸泡 20 分钟后行光疗，适用于全身 PUVA 疗法或手足部位治疗。虽然该疗法需要有一定的水疗设备，但其避免了药物所致胃肠道不良反应。

2）UVA 照射：最小光毒量（minimal phototoxicity dose，MPD）测定：由于个体间对 PUVA 的反应

存在差异，因此理论上每个患者在治疗前应测定 MPD，方法为：按 0.5mg/kg 口服 8 - MOP，2 小时后于腹部或背部用与治疗相同的光源测定生物剂量，48 小时后观察结果，以观察到最弱红斑所需的照射时间为一个 MPD，或以 $J/cm^2$ 计量。但是，由于此过程较为繁琐，临床上常可根据以往的治疗经验，确定一个首次照射剂量，并根据首次照射后的反应再进一步调整以后的照射剂量。

UVA 照射剂量：首次照射量用 80% MPD，以后根据照射后皮肤反应情况，每次增加前次照射剂量的 20%（或 $1/4 \sim 1/2$MPD，或 $0.5J/cm^2$），每周治疗 5 次，或隔天 1 次，最大剂量不应超过 $5J/cm^2$。

治疗过程中，如皮肤出现轻度红斑，应维持前次照射剂量；如红斑较为明显，则应减量或停止治疗，并给药适当处理。如两次治疗间隔达 1 周，应维持前次治疗剂量，达 2 周时应减去原剂量的 50%，如达 3 周则应重新开始治疗。

（3）适应证

1）银屑病：寻常性银屑病患者皮损完全消退率可达 90%，优于宽谱 UVB 治疗；对红皮病型、脓疱型银屑病也有一定疗效，但照射剂量应小，加量应缓慢。PUVA 与口服维甲酸联合应用（Re - PU-VA）是近十多年来临床用于治疗银屑病的有效方法之一，此法疗效优于 PUVA，且可缩短疗程，减少 UVA 照射的累积量。病情缓解后应维持治疗以免复发，当皮损基本消退（95%）后即可进入维持治疗阶段，每周 1 次连续 4 周维持原有剂量，以后每 2 周治疗 1 次共 4 周减量 25%，最后为每 4 周 1 次采用最高剂量的 50%。

2）特应性皮炎：PUVA 是可选择的治疗方法之一。尤其是对糖皮质激素依赖的患者，应用光疗可有助于用药量的减少。对病情较重或有渗出倾向的患者，初始剂量应小，加量应缓慢。80% 以上患者治疗后瘙痒及皮损明显改善，甚至完全缓解。停止治疗虽然复发难免，但缓解期可延长，且症状减轻。对儿童患者一般不主张采用该疗法。

3）白癜风：PUVA 适用于局限性皮损者的治疗，对皮损泛发及手足部皮损疗效欠佳。治疗常采用局部外涂 8 - MOP 后照光。对治疗停止后复发者，再次治疗仍然有效。近年来，NB - UVB 的推广使用，使得该疗法的应用逐渐减少。

4）掌跖脓疱病和手部湿疹：选用 PUVA 可取得较好疗效。光敏剂采用浸泡给药。由于掌跖部角质较厚，UVA 照射量应加大，一般由 $2 \sim 3J/cm^2$ 开始，每次增加 $0.5J/cm^2$，治疗 $20 \sim 30$ 次后，皮损可基本消退。复发后治疗仍有效。

5）蕈样肉芽肿（MF）：对红斑期或浸润较浅的浸润期 MF，可首选 PUVA 治疗，联合治疗（氮芥外擦、干扰素、维甲酸等）常可提高疗效，促进皮损消退。但对浸润较深的皮损，治疗后复发常较快。有人认为，皮损消退后的巩固治疗有利于延长缓解期。该疗法对肿瘤期皮损无效。

6）其他：PUVA 亦可用于光敏性皮炎的硬化治疗和毛发红糠疹、斑秃、慢性移植物抗宿主病等的治疗。

（4）不良反应

1）胃肠道反应：口服 8 - MOP 可有胃肠反应，部分患者可因症状严重而无法坚持治疗，饭后或分次服药有利减轻症状，盆浴浸泡可避免此反应。

2）白内障：PUVA 治疗有致白内障形成的可能，因此，对于口服给药的患者应于治疗中及治疗后 $18 \sim 24$ 小时内日间外出佩戴防光目镜，以防发生白内障。

3）光毒反应：照射过量或治疗后即进行户外活动，可能发生光毒性反应，故治疗当日应避免日晒或尽量减少户外活动，或使用宽谱防晒霜。

4）皮肤干燥和瘙痒：接受 PUVA 治疗者（特别是全身治疗者）大多可发生，故在治疗后应使用润肤剂。

5）皮肤癌：反复接受 PUVA 治疗者有发生皮肤癌的风险，特别是曾接受砷剂治疗或放疗的患者，多为基底细胞瘤或鳞状细胞癌。有报道 Re - PUVA 疗法不仅可以提高疗效，而且可减少皮肤癌的发生。

4. UVA1 光疗法　近年来，UVA1（波长为 $340 \sim 400$nm）光疗法在皮肤科临床的应用逐渐增多，其具有较深的穿透性，且无光敏剂所致的不良反应和光毒反应等特性。

（1）作用机制：关于 UVA1 治疗的作用机制尚未完全明了，研究证实 UVA1 照射可以诱导细胞凋亡，抑制真皮成纤维细胞的胶原合成，并可抑制淋巴细胞向表皮的迁移，减少真皮内与 IgE 相结合淋巴细胞和巨噬细胞数目等。

（2）治疗方法：由于该疗法在临床应用不久，因此其初次照射剂量和单次照射剂量尚无公认的标准，报道的单次照射剂量分别为 20、30、60、100 和 130J/cm² 不等。但是，作为正规治疗前仍主张测定患者的 MED，如 MED 低于上述单次照射剂量者，则采用 MED 为初次照射剂量，如 MED 值高于上述的单次照射剂量，应根据患者的情况而选用相应的照射剂量。每周连续治疗 5 天，共 2~6 周。当病情被控制后，改为小剂量 U－VA1 或 NB－UVB 照射，以维持疗效，避免病情复发。

（3）适应证：有研究证实，治疗特异性皮炎、硬皮病和蕈样肉芽肿等有较好的疗效。亦有用 UVA1 治疗瘢痕疙瘩和肥厚性瘢痕、斑块状副银屑病、泛发性肥大细胞增多症、慢性硬化性移植物抗宿主病等疾病取得一定疗效的报道。

（4）注意事项：由于该疗法仍处于临床探索阶段，故仅适用于 PUVA 和 UVB 等治疗无效或不耐受的患者。且禁用于 18 岁以下的青少年、对 UVA 和 UVB 高度敏感者、HIV 感染者、服用光敏药物者、皮肤肿瘤患者、孕妇和哺乳期妇女等。

# 四、光动力疗法

光动力疗法（photodynamic therapy，PDT）是利用光动力反应进行疾病诊断和治疗的一种新方法，其原理是病变处细胞摄入光敏剂后，在特定光源作用下发生反应，产生氧自由基、单态氧等物质，由此损伤细胞膜和血管内皮细胞，选择性地杀伤病变细胞而达到治疗目的。

## （一）作用机制

1. 光动力作用的基本要素

（1）光敏剂：是指能促使光与组织发生光敏作用的物质，它本身只起能量转换的作用，而不被消耗。理想的光敏剂应具有以下特点：①对人体安全无毒，无皮肤光毒作用；②能特异性被病变组织吸收，并很快达到高峰；③能产生高量子的单态氧；④有较好的组织穿透能力；⑤容易排泄，不易积累，不良反应少。

临床上常用的光敏剂分为三类。①卟啉类：血卟啉衍生物（hematoporphyrin derivative，HpD），5－氨基酮戊酸（ALA），16% 甲基氨基酮戊酸酯（MAL），苯卟啉衍生物；②二氢卟吩类：间四羟基苯二氢卟吩；③染料类：乙基初紫色素锡（SnETZ）。以上光敏剂除了 ALA、MAL 可以局部用药外，其他均为系统用药。系统用药所致的光敏反应时间较长，治疗结束后的一段时间内仍需要避光。

（2）光源：可以分为两大类：

1）普通光源：为非相干性光源，包括卤素灯、氙灯、汞灯等，由于其强度低、能量小，仅在体表使用。

2）激光及单色光源：具有单色性好、方向性强、能量大的特点，并可通过光导纤维传输，因此其不仅可以治疗体表皮损，也可用于治疗体腔内肿瘤等。目前多用氦氖激光、半导体激光（红光）和蓝光等。近来也有使用发光二极管（LED）发出的单色光（以红光为主）作为光动力治疗的光源。

（3）分子氧：光动力学的作用离不开氧的存在，包括 $O_2$、单态氧，它们能与多种生物大分子相互作用，通过细胞毒作用导致细胞受损乃至死亡，产生治疗作用。

2. 作用机制　系统或局部应用光敏剂后，在特定波长的光照射下，光敏剂吸收能量，产生了一系列的光化学和光生物学反应，将三重基态的氧分子 $^3O_2$ 激发为活泼的单态氧 $^1O_2$，并产生氧自由基。后两者是强氧化剂，与靶组织中的基质物质结合，使之强烈氧化，细胞失去代谢功能遭到破坏，细胞膜出现溶解、酶失活、蛋白质变性；同时还导致血管内皮细胞的损伤，血小板和白细胞的聚集；并释放大量的炎症介质和细胞因子、溶酶体酶和趋化因子等，导致靶组织的破坏而达到治疗目的。

近年来研究发现，引起细胞膜溶解的机制是通过线粒体依赖的 5－氨基酮戊酸介导的细胞凋亡，线粒体出现皱缩、胞膜空泡形成，导致膜通透性增加、细胞肿胀、死亡。

3. 临床特点

（1）选择性好：由于光敏剂能特异性地与靶组织结合，因此 PDT 仅作用于靶组织和（或）靶细胞，而对周围正常组织损伤极小，这是此法最突出的优点。

（2）一定的作用深度：由于人体组织的光透性较差，PDT 的作用深度仅有 10mm，因此，它主要用于浅表性皮肤病的治疗，如鲜红斑痣、日光性角化、鲍恩病及病毒疣等。

（3）对微血管组织损伤作用强：光动力反应中产生的 $^1O_2$ 除能直接作用于血管内皮细胞膜外，还可以破坏皮损内的血管，达到消除肿瘤或富含血管皮损的目的。因此，PDT 可用于治疗血管性疾病，如鲜红斑痣、血管角皮瘤、毛细血管扩张症等。

（4）创伤小、美容效果好：对一些颜面部的皮肤肿瘤来说，由于 PDT 治疗时仅局限于靶组织、作用表浅，因此不仅有效杀伤了肿瘤组织，而且对皮肤结构和胶原支架的影响很小，创面愈合后不影响容貌，保持了器官外形完整和正常的生理功能。

（5）可重复治疗和姑息治疗：由于癌细胞对光敏剂无耐药性，PDT 也无明显的毒性作用，因此可重复治疗。对一些晚期肿瘤患者，或因心、肝、肾等疾病不能耐受手术时，可以选择 PDT 作为姑息治疗，减轻痛苦、提高生活质量、延长生命。

## （二）治疗方法

1. 光敏剂的用法

（1）系统用药：常用的光敏剂是 HpD，需要先做皮肤划痕试验，如阴性，则可静脉滴注。按 5mg/kg 计算，加入 5% 葡萄糖溶液 250ml 中稀释后静脉滴注，也可缓慢推注。用于治疗肿瘤时给药后 48～72 小时照光，每次红光照射 100～150J/cm²；而用于治疗良性血管性病变时，则用药后即刻照光。

（2）局部用药：ALA 溶于注射用水配成 20% 的溶液，于皮损处湿敷封包；或直接将 MAL（为软膏剂型）涂抹于皮损处。给药后一定时间（如尖锐湿疣 3 小时）照光，每次红光照射 100～150J/cm²。

2. 照射方式

（1）直接照射：皮肤科主要采用直接照射，适用于体表浅表性皮肤病的治疗。照射前必须清理创面及坏死的组织和分泌物。根据疾病的种类选择合适的距离和激光能量。

（2）综合治疗：PDT 可配合手术、激光、冷冻等综合治疗。

## （三）临床应用

1. 肿瘤性皮肤病　由于光敏剂在正常组织和肿瘤组织中的分布和潴留时间有明显的差异性，因此用 PDT 治疗恶性肿瘤，不仅疗效较好，而且对正常组织影响较小。

（1）日光性角化：国外报道较多，对头面部皮损及各种原因不适宜手术的患者来说，PDT 是较好的替代治疗手段。治疗时采用 20%～30% ALA 溶液或 16% MAL 溶液，结合氦氖激光或红光照射，治愈率达 81%～100%，且不影响美观。对于面积较大的皮损需要多次治疗，太大者不适合用 PDT 治疗。2000 年，美国 FDA 正式批准 ALA 可用于治疗日光性角化病。2001 年 6 月起，美国、欧洲、新西兰和澳大利亚已经正式批准 MAL 用于治疗其他疗法无效的面部及头皮部的日光性角化病。

（2）基底细胞癌：BCC 是临床报道相对较多的疾病，通常用 20% ALA 溶液湿敷局部，光的能量密度在 30～540J/cm²。其疗效与 BCC 的类型有关，浅表型的治愈率为 79%～100%，结节型和溃疡型的治愈率为 10%～50%，硬化型效果较差。对部位较深的肿瘤，可以通过延长 ALA 的作用时间或增加治疗次数来提高治愈率。有报道随访用 PDT 治疗后 1～2 年的 BCC 患者，其复发率高达 10%，而外科手术只有 2%，因此认为，PDT 并不是治疗 BCC 的首选，只有对一些特殊部位、不适宜手术或其他疗法无效的 BCC 才选择其作为替代治疗。

（3）其他：ALA-PDT 还可用于增殖性红斑、蕈样肉芽肿、鲍恩病、阴茎上皮内鳞状细胞瘤样变、Kaposi 肉瘤和 T 细胞淋巴瘤等疾病的治疗。

2. 非肿瘤性皮肤病

（1）痤疮：由于毛囊皮脂腺可吸收 ALA，并将其代谢为原卟啉Ⅸ，通过杀菌、抗炎、免疫调节效应而达到治疗痤疮的目的。国外曾比较了 ALA、红光、ALA + 红光以及空白对照治疗痤疮的疗效，结果发现，ALA + 红光组能维持皮疹改善 10 周以上，疗效较好，但一过性痤疮样毛囊炎、局部不适感和色素沉着等不良反应比较明显。

（2）病毒疣：目前国内外报道较多的是治疗尖锐湿疣。被 HPV 感染的细胞处于增生期，能特异性地与光敏剂结合，在特定波长（氦 — 氖激光或半导体激光）、能量（100J/cm²）的光照射下，可有效杀灭靶细胞，达到治疗目的。治疗时一般用 20% ALA 湿敷，采用 100J/cm² 的光能量密度，一次治疗可使疣体缩小 75% ～100%。尤其是对尿道内尖锐湿疣，治愈率高达 95%，复发率仅 5%，疗效明确；而且患者痛苦小，依从性好。

（3）其他：国外陆续报道了用光动力疗法治疗银屑病、硬皮病、皮脂腺及汗腺疾病、毛囊角化病、慢性放射性皮炎、硬化萎缩性苔藓等疾病，均取得了一定的疗效，但还需要进一步观察及验证。

### （四）不良反应

1. 系统用药

（1）光敏剂过敏：不同的光敏剂可引起如皮疹、胸闷、心悸等表现，重者可发生过敏性休克。因此，系统应用光敏剂前必须进行药敏试验，结果阴性者才能进行 PDT 治疗。

（2）皮肤光毒反应：由于 HpD 代谢较慢，在日光照射后容易引起光毒反应，因此系统应用该类光敏剂后，应严格避光一段时间。

（3）皮肤色素沉着：如发生皮肤色素沉着一般可持续半年左右，但多可自行消退。必要时服用维生素 C、维生素 E。

（4）其他：少数患者可出现发热、出血等现象及肝功能受损。

2. 局部用药　根据报道，局部外用 ALA 或 MAL 引起的不良反应较小，少数患者治疗时可出现针刺样不适和皮肤烧灼感，局部出现红斑、水肿、结痂和剥脱等不良反应，但一般均可忍受。其疼痛可能与 ALA 通过 γ - 氨基丁酸受体进入周围神经末端有关。治疗时可对局部吹冷风，或尽量采用单一波长的光照射，或减少 ALA 封包的时间，可以减轻疼痛。

# 五、水疗法

水疗是皮肤科重要的辅助治疗方法之一，它是利用水的温度和清洁作用，以及水中加入药物的作用而起到治疗皮肤病的效用。

### （一）作用机制

1. 清洁作用　①清洁皮肤，提高机体抗菌能力；②在外用药物和光疗之前，去除皮屑和陈旧药物，可提高皮肤对新药物的吸收，增加紫外线穿透性；③具有收敛及清除渗出物的作用，对渗出性皮损可减少病菌的滋生，减少渗出液分解产物对皮肤的刺激作用，减少分解产物被吸收后作为抗原而引起过敏反应。

2. 温度作用　不同温度的水对皮肤均有刺激作用，两者的温差越大，刺激作用越强，如皮肤科常用的温水浴（36～38℃），则有镇静、安抚、止痒作用，而热水浴（38～40℃）则具有促进新陈代谢、改善皮肤血循环和促进浸润吸收等作用。

3. 药物作用　在水浴时加入化学药物或中药后，既有普通的水疗功效，又可发挥药物的作用。

4. 其他　水疗还能产生一定的机械性能，如水压、浮力或流动力等，可对人体产生相应的治疗作用。

### （二）皮肤科的水浴种类

在皮肤科的水浴可分为全身水浴和局部水浴。

1. 淀粉浴　具有镇静、安抚和止痒作用，适用于皮肤瘙痒症、泛发性神经性皮炎、痒疹、慢性湿疹等。采用温水浴，以全身水浴为主，可使温度和药物发挥协同作用，治疗时间 20 分钟。

2. 人工海水浴　具有改善皮肤血循环、提高代谢能力、增加对紫外线的光敏作用。用于治疗硬皮病、皮肤硬肿病和银屑病等。治疗时使用3%～5%的海盐浴水，水温38～40℃，时间20分钟。

3. 高锰酸钾浴　适用于有渗出的皮肤疾患，如天疱疮、药疹、剥脱性皮炎的辅助治疗，具有杀菌、去臭作用。一般用3～5g高锰酸钾溶于浴水中，水温37～38℃，时间以10分钟为宜。对皮损泛发者，多以全身水浴，而对皮损局限或手足部皮损的患者，可以采用局部水浴。

4. 补骨脂素浴　补骨脂素浴后行长波紫外线照射即PUVA，具体方法参见光化学疗法。

5. 矿泉浴　可使用天然温泉或麦饭石浴，多为全身水浴。

6. 中药浴　根据中医辨证施治的原则，选择适当药物，以治疗不同疾病。可选用全身或局部水浴。

## （三）注意事项

①不宜在空腹或饱餐后进行水浴，宜在餐后1小时左右进行；②年老体弱和有严重心脑血管疾病患者不宜用热水浴；③药浴后，不宜再用清水冲洗，以延长药物作用时间；④水浴后应及时外涂润肤剂（尤其是皮肤干燥者）或其他外用制剂；⑤治疗浴盆应严格消毒，以防交叉感染。

# 六、激光疗法

激光（light amplication by stimulatecl emission of racliation，laser），意为"受激辐射所产生的光放大"，"laser"是由上述英文单词第一个字母所组成。激光的本质是电磁波。1960年美国Maiman首先研制出第一台红宝石激光器。1963年，Golclman将其用于皮肤病的治疗。

## （一）激光的基本特性

激光的产生包括三个组成部分，即激光工作物质、激发能源和光学谐振腔。①激光工作物质可以是原子、分子、离子或化合物，可为气体、固体或液体，但其共同特点是能在一定条件下产生粒子数反转分布，这是产生激光的基本前提；②激发源可用电或光（包括另一种激光），它能激励工作物质产生高能级状态；③光学谐振腔由一块全反射镜（100%反射）和一块部分反射镜（97%～98%反射，而2%～3%可以穿出光子）组成，是能使工作物质产生在一定方向上的光子群不断放大并从一个方向上穿出的装置。在这一装置的作用下，大部分光子在其中来回振荡，不断放大，而一小部分光子从部分反射镜中穿出，形成激光束。

激光具有一般光线所没有的特性。首先，相干性强，在谐振中光波叠加而成为高能量的光。第二，方向性强，可聚焦成极细的光束用于切割。第三，光谱单一，多为单一波长的光，当其作用于组织时，可仅被细胞的某一分子或基团所吸收，因而有可能选择性地作用于与疾病发生有关的组织、细胞，使其发生破坏或机能改变而不影响周边组织。

## （二）激光的生物学效应

1. 光热效应　组织吸收激光光能后转化为热能，导致其温度的上升。包括：温热、凝固、汽化和炭化等效应，具有理疗、止血、融合、切割、汽化等作用。

激光进入组织后可被一定的靶色基优先吸收，从而产生热效应，热量又会向周围邻近组织弥散传递，这一过程称为热驰豫。热驰豫时间（thermal relaxation time，TRT）是指靶色基色靶组织吸收光能后将所产生的热能释放50%所需要的时间。现代激光机的开发、应用与发展，得益于1983年Anclerson和Pamsh提出的选择性光热分解作用（selective photothermolysis）理论，要取得选择性光热分解作用效应，必须具备三个基本条件：①适合的激光波长，既能穿透一定的深度，又为靶组织优先吸收；②恰当的脉冲时间，即所用激光的脉冲时间必须短于或等于靶组织的热驰豫时间；③足够的能量密度，以使靶组织达到损伤温度。当满足这三个基本条件后，光照就能精确地破坏靶组织而不引起邻近组织的损伤。

2. 光机械效应　当用激光（主要为脉冲激光）治疗时，光能可转换成声能，产生高冲击力的冲击波，可用来爆裂与粉碎组织。

3. 光化学效应　激光的能量可被组织吸收并转化为化学能，由此破坏组织间的化学联结，或激光激发这些分子进入生物化学活跃状态，产生受激的原子、分子和自由基，引起相应的化学变化，包括光分解、光氧化、光聚合、光敏异构和光敏化间接作用（光动力疗法）等。

4. 电磁场效应　激光的本质是电磁波，有导致强磁场的作用，在细胞水平引起激励、振动、热和自由基效应，从而破坏组织。

5. 生物刺激效应　包括刺激引起兴奋反应或抑制反应。如低功率激光照射局部具有消炎、止痛、扩张血管、提高非特异性免疫功能和促进伤口愈合等作用。

激光的波长和能量密度是影响激光生物学效应的主要参数，不同的靶组织有其特定的吸收光波，而不同波长的光波又决定其在组织中的穿透深度。黑素对各段光波均有吸收，在可见光波长范围内，随着波长的增加，黑素对光的吸收逐渐下降；而血管中的氧合血红蛋白有三个吸收峰，其中418nm是最大的吸收峰，但该波长的激光在皮肤中的穿透能力差，且表皮中的黑素能竞争性吸收该波长光能。因此，临床上常用532nm、585nm和595nm激光治疗血管性病变，这几个波长靠近血红蛋白的另外两个吸收峰，即542nm和577nm。可见光和红外波长的激光可以引起热效应，而紫外激光作用于人体主要引起的是光化学效应。

另外，由于不同的色基和组织结构的热驰豫时间均不相等，如黑素的热驰豫时间为$10ns \sim 1\mu s$，而血管性损害中根据血管直径的大小，其热驰豫时间为$0.05 \sim 10ms$不等。因此，在治疗不同的病变时，不仅要选择合适波长的激光，还必须选择恰当的脉冲时间。

能量密度是单位时间内通过单位面积激光能量的大小，其中时间的单位为秒（s），能量的单位为瓦或毫瓦（W或mW），单位面积的能量强度（辐照度）为$W/cm^2$或$mW/cm^2$，因此能量密度是辐照度乘以照射时间，其单位为焦耳（毫焦耳）/平方厘米（$J/cm^2$或$mj/cm^2$）。能量密度越高，对组织或细胞的影响也就越大。

连续激光和脉冲激光同样可以引起不同的生物学效应，前者激光的释放是连续而稳定，后者的能量释放则为断续（脉冲）性，且每一个脉冲宽度及两个脉冲之间的间隔时间的差异均可导致不同的生物学效应。目前多数激光器都采用脉冲光的发射模式。

## （三）临床应用

随着光热分解作用理论的提出，人们更好地掌握了激光对人体组织的作用，从而使激光光源、激光控制释放系统和操作系统得以迅速发展，在治疗时可根据病变的性质选择性地作用于靶组织，而很少或不损伤周边的正常组织。目前，激光已成为一种有效的治疗手段被广泛用于临床，使一些以往用药物、手术或其他物理治疗无法治愈的疾病（如文身、太田痣、鲜红斑痣等），取得了卓越的疗效。

1. 连续波$CO_2$激光和脉冲$CO_2$激光

（1）特性：$CO_2$激光波长为10 600nm，属远红外线，输出功率$3 \sim 60W$不等。光波通过关节臂输出。$CO_2$激光属于大功率激光，主要用原光束或聚焦后烧灼或切割病损组织。水是$CO_2$激光的主要靶色基，由于机体组织含水分70%以上，因此$CO_2$激光97%的能量被靶组织吸收，达到剥脱组织的作用，传导距离约为$200\mu m$，剥脱阈值$5J/cm^2$。传统连续波$CO_2$激光遗留的热损伤区域可达$600\mu m$，而激光以脉冲形式输出时（脉宽为$\leqslant 1ms$），穿透组织的深度仅为$20\mu m$，因而对组织的破坏仅限于照射局部，对邻近组织损伤甚小（热损伤区域$\leqslant 150\mu m$），但是，对含有大量水分的人体组织而言，其破坏性并无选择性。

（2）治疗方法：$CO_2$激光用于烧灼或切割时，应按无菌操作进行。术前一般都需采用局部麻醉，皮损极小或患者能耐受时也可不用麻醉。治疗有蒂或较大皮损可采用切割法，而对一般皮损则使用烧灼法，以炭化或汽化病变组织。治疗过程中应随时观察病变组织是否完全去除，以获得合适的治疗深度。治疗恶性病损时，范围应超过损害周边至少0.5cm；治疗病毒疣时治疗范围应超过损害基底$1 \sim 2mm$；而对一般良性皮损只去除病损即可。治疗后创面应外用抗生素制剂，直至创面愈合。

（3）临床应用：目前临床常用脉冲$CO_2$治疗各种良性皮损，如各类病毒疣、汗管瘤、软纤维瘤、睑黄瘤、脂溢性角化病、鼻赘型酒渣鼻、色素痣，还可以治疗各类型瘢痕和皱纹等。

（4）注意事项：①操作时术者和患者应佩戴特殊防护眼镜。治疗眼周围皮损时，应使用浸湿的纱布将眼遮盖。激光束不可照射于具有强反光面的器械上，以免反射光波对操作者和周围人员的损害。

②治疗中应及时排除烟尘，以保护周围人群免受污染。虽有报道大功率激光治疗尖锐湿疣的烟尘中未发现 HPV 颗粒，但此烟尘中的有机物对人体也会造成危害。③对瘢痕体质者禁用 $CO_2$ 激光治疗。

2. 掺铒钇铝石榴石（Er：YAG）激光/铒激光

（1）特性：铒激光波长为 2 940nm，属于电磁光谱的近红外部分。水是铒激光的靶色基，2 940nm 接近水的最大吸收波长，因此水对铒激光的吸收较 $CO_2$ 激光强 16 倍，组织剥脱阈值显著降低 （1.5J/cm²）。铒激光可实现对皮肤组织的精确剥脱，每脉冲汽化 2～3μm/（J/cm²），遗留很薄的热损伤区域（5μm）。

（2）临床应用：铒激光穿透较 $CO_2$ 激光更为表浅，对邻近组织的损伤更小，因此形成瘢痕和色素异常的风险低于后者。临床主要用于治疗汗管瘤、毛发上皮瘤、脂溢性角化、色痣、皮角、睑黄疣、扁平疣等良性增生性病变，也可用于治疗痤疮瘢痕、创伤或手术后瘢痕和光老化所致的浅表皱纹。

3. 氦氖激光

（1）特性：波长 632.8nm，为单色红光，输出功率最高可达 150mW，临床主要用于低功率照射。其对组织的穿透深度为 10～15mm。低剂量氦氖激光照射引起的生物效应很复杂，大致有以下几个方面：①促使扩张血管，加快血流，改善皮肤微循环；②促进组织新陈代谢，增加蛋白质、糖原的合成以及细胞有丝分裂；③增加巨噬细胞的吞噬作用，抑制白细胞移动，增加溶菌酶和淋巴因子，促进炎症吸收；④通过降低末梢神经兴奋性和减少炎症中形成的活性物质（如 5－羟色胺等）而起消炎止痛作用；⑤增加淋巴细胞转化率，增加血中免疫球蛋白和补体而影响机体免疫机能。与其他理疗因子相似，氦氖激光引起的生物效应在小剂量时为兴奋效应，并有累积作用，而当大剂量或长疗程照射时，则可导致抑制甚至有害作用。

（2）治疗方法：以皮损局部照射为主，功率密度为 2～4mW/cm²，每天或隔天 1 次，每次 10～15 分钟，20 次为一个疗程。也可当作光针采用穴位照射法。

（3）临床应用：用于治疗皮肤黏膜溃疡，如静脉曲张性溃疡、放射性溃疡和单纯疱疹病毒引起的口腔溃疡。亦可用于斑秃、寒冷性多形红斑和带状疱疹的治疗，后者常同时配合相应节段神经根照射。光针穴位照射常用于带状疱疹及后遗神经痛、皮肤瘙痒症、慢性荨麻疹等的治疗。

4. 闪光灯泵脉冲染料激光（flashlamp－pumped pulsed dye laser，FPDL）

（1）特性：输出波长为 585nm 或 595nm 的黄光，该波长位于氧合血红蛋白吸收光谱峰值区。595nm 脉冲染料激光组织穿透更深，脉冲时间 0.45～40ms 可调以针对不同直径的血管。脉冲染料激光治疗血管性皮损基于选择性光热作用理论，即血红蛋白吸收激光能量后温度迅速升高，热量传导至血管壁可引起血管内凝血、内皮细胞弥漫性损伤和坏死，达到封闭血管的目的，同时利用表皮冷却装置减少对黑素细胞和周围组织的热损伤，其穿透深度可达 1.2～1.5mm。

（2）治疗方法：治疗前局部常规清洁消毒，可外敷复方利多卡因乳膏麻醉。根据皮损的性质、部位及患者的年龄等因素而选择激光治疗参数。治疗终点根据不同的皮损性质决定：鲜红斑痣及血管瘤治疗即刻反应为血管变灰色，皮肤出现轻度紫癜；毛细血管扩张等其他疾病即刻反应为靶血管立刻消失或变灰、模糊，数十秒内出现紫癜，但不引起过度水肿和结痂。

（3）临床应用：1986 年，美国 FDA 批准脉冲染料激光用于血管性疾病的治疗。治疗鲜红斑痣一般数次后可使皮损明显变淡，甚至完全消退。另外，对浅表婴儿血管瘤（草莓状血管瘤）、各种类型的毛细血管扩张、静脉湖、蜘蛛痣、化脓性肉芽肿亦有较好的疗效，也可用于扁平疣、跖疣、Civatte 皮肤异色症、血管纤维瘤、膨胀纹和瘢痕的治疗。

此激光治疗后，瘢痕发生率小于 1%，可有暂时性色素沉着或色素减退。

5. 脉冲红宝石激光

（1）特性：用于皮肤科治疗的 Q 开关红宝石激光波长 694nm，脉冲时间为 20～40ns，长脉宽为 1～2ms，光斑直径 2～6mm，脉冲频率 1～2Hz。其光能被黑素高度吸收，而血红蛋白吸收很少。Q 开关红宝石激光常用于治疗良性色素性疾病，长脉宽红宝石激光可用于脱毛治疗。

（2）治疗方法：治疗前常规清洁消毒，治疗大范围皮损时建议外敷复方利多卡因乳膏麻醉以减轻疼痛，如用于脱毛应配合皮肤冷却。根据不同的病情选用不同的治疗剂量，但需多次治疗。治疗终点判定：治疗后即刻皮损呈灰白色。

（3）临床应用：治疗太田痣有较好疗效，一般治疗数次后（1～4次），色素可消退50%以上，甚至完全消失。对雀斑、雀斑样痣及文身等疗效较好；对咖啡斑和Becker痣有一定疗效，但治疗后可复发；治疗黄褐斑和炎症后色素沉着则无效。使用长脉宽激光可治疗多毛症。

6. 脉冲翠绿宝石激光（Alexandrite Laser）

（1）特性：波长为755nm，治疗剂量为4～10J/cm²，Q开关激光脉冲时间为100ns，长脉宽激光脉冲时间为0.5～300ms，光斑直径1.5～15mm，脉冲频率为1～15Hz。

（2）治疗方法：同红宝石激光。

（3）临床应用：主要用于治疗各种浅表性和深在性色素增加性疾病。文献报道治疗太田痣疗效较好。治疗数次后（2～5次）色素可部分或完全消退，且较少瘢痕和色素脱失等不良反应。目前临床主要用于治疗雀斑、咖啡斑、文身、太田痣、颧部褐青色痣、蓝痣、伊藤痣、异物色素沉着等。长脉宽翠绿宝石激光用于脱毛治疗。

7. 脉冲掺钕钇铝石榴石激光（Nd：YAG 1 064nm）和脉冲倍频掺钕钇铝石榴石激光（Nd：YAG 532nm）

（1）特性：Nd：YAG激光波长为1 064nm，属于近红外光谱，功率为10～80W。在组织中以热效应为主，可穿透组织3～6mm。而倍频Nd：YAG激光的波长为532nm，输出能量为1～22J/cm²，频率为1～10Hz，脉冲时间为4～10ns或2～30ms（长脉宽）。目前使用的此类激光治疗色素性皮肤疾病时大多采用安装了Q开关装置的设备，而治疗血管性疾病和脱毛时，采用长脉宽激光。

（2）治疗方法：根据不同的皮损性质及深度，选用相应条件的激光治疗：①浅表性色素性疾病，如雀斑或雀斑样痣可选用Q开关倍频Nd：YAG激光，设置能量密度2～5J/cm²，脉宽4～10ns，光斑1～3mm；②深在的色素性疾病（如太田痣等）则选用Q开关Nd：YAG激光，能量密度为5～8J/cm²，脉宽4～10ns，光斑2～4mm，治疗终点判定同Q开关红宝石激光和Q开关翠绿宝石激光；③毛细血管扩张症应选用长脉宽倍频Nd：YAG激光，设置能量密度9～18J/cm²，脉宽5～50ms，光斑2～4mm；④深在的血管性皮损应选用长脉宽Nd：YAG激光，治疗终点判断同脉冲染料激光。

（3）临床应用：Q开关Nd：YAG激光和倍频Nd：YAG激光可用于治疗皮肤色素性疾病咖啡斑、雀斑、雀斑样痣、Becker痣、文身、太田痣、颧部褐青色痣和伊藤痣等；大光斑（6～8mm）、低能量（2.0～4.0J/cm²）Q开关Nd：YAG激光可用于黄褐斑的治疗；长脉宽Nd：YAG激光和倍频Nd：YAG激光可用于治疗血管性疾病和多毛症，如毛细血管扩张症、海绵状血管瘤、浅表静脉曲张、血管角皮瘤和化脓性肉芽肿等。需要注意的是，长脉宽Nd：YAG激光治疗引起瘢痕的风险高于脉冲染料激光。

8. 半导体激光

（1）特性：砷化镓铝半导体阵列式，波长为800nm，输出能量为10～100J/cm²，脉宽为5～400ms，脉冲频率1～2Hz。

（2）临床应用：半导体激光是治疗毛发过多和多毛症的最安全、有效的手段之一，远期疗效显示去除黑色终毛，89%的患者达到永久性毛发减少。此外，亦可用于治疗Becker痣、雀斑、雀斑样痣和深在性血管性皮损。

9. 铜蒸气激光

（1）特性：用于皮肤科临床治疗的铜蒸气激光为高频（15kHz）脉冲激光，含有两个波长，即511nm（绿光）和578nm（黄光）。

（2）临床应用：铜蒸气脉冲激光治疗增殖性、暗红色的鲜红斑痣，疗效较可调染料脉冲激光更好。治疗早期和稍隆起的浅表性血管瘤，疗效优于其他黄色激光。另可用于静脉湖、血管角皮瘤、化脓性肉芽肿的治疗。国内有学者报道，血管内注射血卟啉后铜蒸气激光照射治疗鲜红斑痣疗效亦好。由于黑素颗粒对578波长的激光吸收较氩离子激光少30%，且此种激光主要为血红蛋白所吸收，故用于治疗血管性损害后很少遗留永久性脱色和瘢痕。有报道应用铜蒸气激光的511nm绿光治疗皮肤色素性损害如雀斑、雀斑样痣等有效。该激光也可用于光动力疗法。

10. 点阵激光/像素激光（Fractional lasers）

（1）特性：点阵光热分解作用（fractional photothermolysis，FP）的提出和应用是激光医学和美容皮肤病学领域的一个里程碑。Manstein 最早于 2004 年提出 FP，定义为治疗区皮肤只有部分接受激光照射形成热损伤，即形成微治疗治疗区（microtllernlal zolle，MTZ）。与传统剥脱性激光相比，点阵激光具有安全性高、不良反应少、停工期短和适用于各型皮肤等诸多优点，目前已经成为皮肤激光手术的一个重要手段而得以广泛应用。根据点阵激光的波长将其分为两大类：剥脱性点阵激光和非剥脱性点阵激光：前者波长处于中、远红外光谱，能被水强吸收，以 MTZ 一定程度的组织汽化和周围组织凝固性坏死为特点；而后者波长处于近红外光谱，仅表现为 MTZ 组织热凝固。剥脱性点阵激光主要包括以下三大类：①点阵 $CO_2$ 激光，波长 10 600nm，能量 10～70W，光斑 120～1 300μm/MTZ，能量密度 5～1 000mj/MTZ，脉宽 0.04～100ms；②点阵铒激光，波长 2 940nm，光斑 80～250μm/MTZ，能量密度 2～25mj/MTZ，脉宽 0.25～100ms；③点阵钇钪镓石榴石（Er：YSGG）激光，波长 2 790nm，光斑 300nm/MTZ，能量密度 60～320mj/MTZ，脉宽 0.6ms。非剥脱性点阵激光主要包括：①点阵铒玻璃激光（Er；Glass），波长 1 410/1 540/1 550nm，光斑 135～1 000μm/MTZ，能量密度 1～70mj/MTZ，脉宽 0.5～14ms；②点阵 Nd：YAG 激光，波长 1 320/1 440nm，光斑 100～150μm/MTZ，能量密度 0～4.1mj/MTZ，脉宽 1～2ms；③其他还有点阵 910nm 激光，点阵 Q 开关红宝石激光和点阵 Q 开关 1 064nm 激光等。

（2）作用机制：与传统激光的光斑释放模式不同，点阵激光器通过不同的方式产生微光柱（mi‐crobeams），作用于皮肤时形成筛孔状微治疗区（MTZ）。MTZ 出现一定程度的气化剥脱和周围局限性组织热凝固或仅仅是其本身热凝固。MTZ 之间的大片皮肤组织不受影响。这种组织损伤模式即点阵光热分解作用。点阵激光引起的组织反应包括两方面：一方面，由于组织损伤局限于 MTZ 及其周围，人体能够快速排出坏死组织，表皮常在 24 小时内恢复正常，实现组织的快速愈合；另一方面，光热损伤启动的组织修复机制在真皮层将持续数周，造成不同程度的胶原合成增加，表现为皮肤质地和紧致度改善。

（3）临床应用

1）光老化：剥脱性和非剥脱性点阵激光均可用于治疗光老化。2004 年，Manstein 等最早应用点阵激光治疗光老化。自此以后，多项研究证实，点阵激光可逆转光老化的皮肤表现：光老化相关的色素异常（日光性黑子、脂溢性角化）、毛细血管扩张和皱纹均获得改善。点阵激光的最大优势在于出现感染、瘢痕和持久性色素减退的风险较低；同时治疗面部以外部位皮肤安全性高于传统脉冲连续波 $CO_2$ 激光和铒激光。但是需要指出的是，点阵激光治疗面部皱纹的疗效持久性不如传统 $CO_2$ 激光，对色素异常的改善也不如强脉冲光和 Q 开关激光。

2）痤疮瘢痕：点阵激光是痤疮萎缩性瘢痕的理想治疗手段。剥脱性点阵激光与非剥脱性点阵激光治疗痤疮瘢痕的整体疗效相似，但后者需要更多的治疗次数。痤疮瘢痕形态多样。小的厢车型瘢痕（boxcarscar）和部分冰凿型瘢痕（iceprick sCar）对点阵激光反应差，需要结合传统 $CO_2$ 激光/铒激光磨削、手术切除、注射填充和自体成纤维细胞移植等多种手段联合达到最佳疗效。化学剥脱术（主要是三氯醋酸 TCA）可与点阵激光联合治疗局部冰凿型瘢痕，果酸也有助于减少点阵激光术后的色素沉着。

3）手术/外伤瘢痕：点阵激光可改善手术/外伤瘢痕皮肤的柔韧性，增加活动度，也有助于减少慢性溃疡的形成。

4）萎缩纹：剥脱性点阵激光和非剥脱性点阵激光均可有效。点阵 $CO_2$ 激光治疗萎缩纹时，60% 患者的皮损可获得 50% 以上的改善。Palomar 1 540nm 激光是目前唯一经美国 FDA 批准用于萎缩纹的非剥脱性点阵激光器，患者皮损经 2～4 次治疗 6 个月后仍能保持 50% 以上的改善。

5）汗管瘤：点阵 $CO_2$ 激光治疗可用于汗管瘤的治疗。Cho 等报道，应用点阵 $CO_2$ 激光治疗后，70% 汗管瘤患者获得 25%～75% 的整体改善。

6）黄褐斑：早期的点阵铒玻璃（1 540/1 550nm）激光显示了一定的疗效，但未得到广泛的临床应用。近有一项研究表明，1 927nm 点阵铥纤维激光有望用于黄褐斑的治疗，但长期疗效目前尚不确定。

7）其他临床应用：剥脱性点阵激光可作为文身、结节性硬化症面部皮损和稳定期白癜风的辅助治疗手段，非剥脱性点阵激光可用于治疗日光性角化等。近年来，点阵激光可促进外用药物透皮吸收这一特性日益受到重视，对于治疗多种皮肤病，尤其是癌前病变和肿瘤具有实用价值。

8）不良反应：点阵激光的不良反应包括持久性红斑、感染、瘢痕、色素异常和诱发痤疮等。

**11. 308nm 准分子激光**

（1）特性：308nm 紫外线激光是氯化氙准分子激光器发出的脉冲激光，通过硅纤维束传导到发射手柄，光斑大小为 $1.8cm \times 1.8cm$，每个脉冲能量可达 $3mj/cm^2$，频率为 200Hz。

（2）作用机制：其属于 UVB 的范畴，除 UVB 能产生的生物效应外，最主要的作用机制是诱导皮损内 T 细胞凋亡，且引起凋亡的能力比 NB-UVB 高数倍，因此，治疗银屑病和白癜风有一定的疗效。

（3）临床应用：由于其光斑较小，仅适合于局限性皮损的治疗，如一定范围的白癜风斑块型银屑病（直径 <2cm，总面积 <体表面积 10%），对其他治疗方法不适合的皱褶部位，如腋窝、乳房下、腹股沟、会阴部，也可用此法治疗。由于这是近年来发展的一种新疗法，尚无较固定的治疗方案。Trehan 等对 20 例局限型银屑病患者每周治疗 3 次，中等剂量（2~6MED），发现 95% 患者平均 10.6 次就能明显好转，累积剂量较低，不良反应也较少。而有作者认为，一般皮损可予 3MED，踝关节周围和皱褶部皮损则给予 2MED，对皮肤较黑者应加 1MED，每周治疗 2 次，根据治疗反应调整照射剂量。郭静等用该类激光治疗白癜风，初始剂量 $0.60~0.75J/cm^2$，每周 1 次，每次增加剂量为 15%~25%，至最大安全剂量维持治疗（头面颈为 $3J/cm^2$，四肢和手足为 $4.5J/cm^2$），平均治疗 18 次有 86.6% 皮损出现不同程度的色素恢复，治疗 24 次后总有效率为 71.0%。

不良反应主要是在治疗部位出现红斑、水疱，可能与剂量过高有关。理论上讲由于其累积量较小，致癌的危险性相应也小，但由于应用时间较短，还需要长期随访观察。

# 七、强光治疗

强光，也称强脉冲光（intense pulsed light，IPL）或脉冲强光，它属于非相干光，而不是激光。

## （一）产生原理和特性

强光是以一种高强度光源（多用氙灯）所产生的光线，经过聚焦和滤光后形成一种波长在 400~1 200nm 范围的光，再经过一种特制的滤光片将低于或高于某种治疗所需波长的光滤去，最后输出相应波段的强脉冲光。强光具有高能量、波长相对集中、脉宽可调的特点。与激光类似，同样遵循选择性光热分解作用对组织有选择性治疗作用。

## （二）临床应用

1. 治疗色素性皮肤疾病　选用 551nm、560nm 或 590nm 的光波治疗雀斑、雀斑样痣和咖啡斑等。

2. 治疗血管性皮肤疾病　根据血管管径的粗细选择相应波段的光波，可用于治疗鲜红斑痣、毛细血管扩张症等。

3. 光子嫩肤技术　选用特定波长的强光照射皮肤，可达到去除扩张的毛细血管和色斑、消除皮肤皱纹、紧缩毛孔的作用，但需多次治疗及维持治疗。

4. 脱毛　选用 700nm 左右的光波可较为理想地破坏毛囊。

5. 其他　强光也可用于治疗痤疮。

# 八、射频治疗

射频（racliofrequency，RF）是一种处于 3kHz 至 300MHz 的电磁波能量。射频通过电热作用进行烧灼、切割、消融和电凝，在皮肤病的治疗中广泛应用。在皮肤美容领域，该技术主要用于嫩肤和非侵袭性紧肤。

## （一）原理和特性

与多数激光不同，射频不依赖于特定的靶色基吸收光谱，而是通过皮肤对射频场形成的电子移动（电流）天然抵抗（即阻抗）产生的热量发挥作用。射频电热作用产生即刻反应和持续效应：前者为真皮胶原纤维受热收缩，表现为皮肤即刻紧致感；后者为电热作用激活机体损伤修复机制，促进真皮新胶原的合成，最终表现为皮肤紧致，皱纹减少和质地改善。根据电极设置模式和产生射频场方式的不同将射频仪器分为单极射频、双极射频。

## （二）临床应用

1. 单极射频　眶周皱纹、颈部皮肤松弛、面部法令纹、眉间纹、寻常型痤疮和痤疮萎缩性瘢痕等。

2. 双极射频　嫩肤、寻常型痤疮和毛孔粗大等。

# 九、放射疗法

随着激光和皮肤美容外科的不断发展，以及对放射性治疗不良反应（特别是远期不良反应）的认识，该疗法在皮肤科的应用范围已日渐缩小，尤其是对良性皮肤疾患的治疗控制更加严格。但对有些皮肤病，如血管瘤、瘢痕疙瘩、蕈样肉芽肿的肿瘤期等，放射线治疗仍是可选择的疗法之一。

## （一）X 线治疗

1. 治疗原则

（1）治疗前应明确诊断：确定该病确实有接受 X 线治疗的必要性。

（2）充分了解患者的病情和既往治疗史，特别是有关的放疗史（包括照射时间、部位、条件和总剂量等）：如果该患者以往曾用过较大剂量的放射治疗，或照射剂量不清楚、照射部位无法确定时，均不宜再行 X 线治疗。

（3）根据病变的部位、范围、深浅等制定恰当的放疗方案：包括所选 X 线的质、照射野的大小、皮肤焦点距离、单次剂量、总剂量以及照射间隔时间等。

（4）注意保护皮损周边的正常组织：要注意保护对放射线敏感性高的器官和组织，如睾丸、甲状腺及乳腺等。

2. X 线的特性　在皮肤病的 X 线治疗中，常用"组织半价层"来表示 X 线的质。所谓"组织半价层"是指吸收 X 线表面量 50% 所需皮肤组织的厚度。如"组织半价层"与病变组织厚度相当，则照射的 X 线大部分为病变组织所吸收，而皮损下的正常组织受到的照射量最小，这样既能达到治疗效果，又最大程度地避免了周围正常组织不必要的照射。因此，治疗时用"组织半价层"来表示 X 线的质，具有实践上的指导意义。影响 X 线的质有以下几个因素：

（1）管电压：即加于 X 线管两极间的千伏数值（kV）。皮肤病治疗常用的电压值为 10～120kV。管电压的数值越大，X 线质越硬，穿透越深；反之，数值：越低，质越软，穿透也较表浅。临床上根据电压的不同可分为超软 X 线（境界线）、低电压近距离 X 线、软 X 线、表层 X 线。

（2）滤过板：作为混合光谱的 X 线，当其穿过一定厚度的金属滤过板后，滤去了作用较为表浅的软 X 线，使剩余射线穿透力增加，作用加深。在皮肤病的 X 线治疗中，常根据病变的深浅，采用不同厚度的铝板作为滤过板。

（3）照射距离：增大焦点皮肤距离后，可增加深部组织的照射量，加深 X 线的作用。因此，在临床应用中应充分估计所要治疗皮损的厚度，以调节照射距离。

3. 照射剂量　目前国际上对放疗照射剂量已统一用组织吸收量表示，单位为格雷（gray，缩写为 Gy），1Gy 为 1kg 组织吸收 1J 的 X 线量。与过去的空气量伦琴（R）换算，1Gy = 100R。治疗时应根据疾病的种类、病情、发病部位和面积大小来确定单次和总照射剂量。同时也要考虑到"二次射线"的影响。照射面积越大，产生的二次射线也相应增多，组织接受的放射量也相应增大。因此，对面积较大的损害进行 X 线治疗时，应减少照射的总剂量。在治疗良性病变时，为使组织得到恢复的机会，两次治疗间应有适当的间隔时间。

由于 X 线对组织的作用是长期的，因此对某一部位的皮肤而言，一生中只能接受一定剂量的 X 线照射，超过此限度，即可出现放射性损害。其发生率与患者的年龄、部位及个体差异有关。有学者认为，对于皮肤良性病变的治疗，境界线照射总量宜控制在 60Gy 以内，而其他管电压高的 X 线照射总量在 12Gy 以下为安全剂量。因此，笔者在临床应用中，对良性皮肤病 X 线照射总量多在 10Gy 之内，治疗常采用小剂量分次照射的方法，以使组织有恢复的机会，从而减少损伤。如单次照射剂量偏大，则间隔时间应延长。对于恶性皮肤肿瘤照射总量可至 40~60Gy，以足够的剂量达到杀灭肿瘤细胞的目的。

4. 作用机制　X 线对皮肤组织的作用有以下几方面：①抑制和破坏增生的或分化程度低的组织或细胞；②抑制角质形成细胞的分化和增殖；③抑制或破坏皮肤附属器细胞的增生，从而影响分泌及毛发生长；④使血管内皮细胞肿胀、变性、坏死，致使管腔狭窄、血栓形成；⑤降低皮肤反应性，调节神经末梢兴奋性。

X 线对生物组织的作用随着照射剂量的不同而发生相应的变化，而不同的组织以及细胞分化程度对 X 线的敏感度也存在差异。如一次大剂量照射，可使细胞的 DNA 双螺旋结构破坏，细胞发生不可逆的损伤而死亡；如低剂量照射则可杀伤对 X 线敏感的病变组织或细胞，而对正常组织几乎不产生影响。增生快、分化程度低的组织或细胞对 X 线的敏感性高，而大多正常组织的敏感性相对较低，但是腺体组织则例外，如胸腺、性腺、甲状腺、腮腺等对放射线较为敏感，因此临床治疗时应尽量避免照射上述组织。

5. 适应证

（1）良性皮肤疾病

1）皮肤血管瘤：X 线只用于治疗进展期单纯性毛细血管瘤、海绵状血管瘤和混合性血管瘤，对于无扩大趋势的皮损不应再予治疗。治疗时应根据皮损的厚度，选用组织半价层与之相当的 X 线进行照射，每次 1~2Gy，每周 1~2 次，照射至总量 6~8Gy 后，进行随伴观察，如皮损仍继续扩大，可追加小剂量照射。有作者曾总结了应用低剂量 X 线治疗儿童皮肤血管瘤 1 008 例，治愈率为 95.04%，且证明 2 岁以前接受治疗者疗效更好，皮损消退时间最短 1 个月，最长 35 个月，平均 9.25 个月。随访 1~20 年，所有病例未发现放射性损害。

2）瘢痕疙瘩和增殖性瘢痕：对早期发展中的瘢痕疙瘩和增殖性瘢痕，X 线照射有一定疗效，可阻止皮损发展，减轻瘙痒和疼痛等主观症状；但对陈旧性损害，单用 X 线治疗无效。目前临床常联合外科手术切除或冷冻治疗，在切口缝线拆除后立即开始 X 线照射，一般选用表层 X 线或低电压 X 线治疗，中小剂量分次照射，联合疗法的治愈率在 50%~70%。

3）其他：对一些常规治疗无效或疗效较差的患者，可考虑选择 X 线治疗，如湿疹、神经性皮炎、扁平苔藓、化脓性汗腺炎、须疮、连续性肢端皮炎、掌跖脓疱病、慢性脓皮病、复发性单纯疱疹、寻常疣和掌跖疣等。

（2）恶性皮肤疾病

1）基底细胞瘤和鳞状细胞癌：近年来，随着皮肤美容外科的迅速发展，对发生于体表的这些恶性肿瘤大多采用手术切除，既能达到彻底去除皮损，同时又保持良好美容外观。但是，对发生在眼睑、鼻翼、口唇等特殊部位的损害，或年龄较大、身体衰弱、不能耐受手术等其他治疗的患者，可采用 X 线治疗。其优点是疗效高、无痛苦，对组织的破坏少而不影响功能，且基本保持容貌；缺点是治疗后形成萎缩性瘢痕，而且随着时间的延长，有可能在放射性瘢痕的基础上会再次发生恶性肿瘤，因此对于年龄小于 60 岁的患者，尽量不用 X 线治疗。

治疗时选用组织半价层与肿瘤累及深度相当的 X 线（侵袭性肿瘤较深一些）；将肿瘤周围 0.5~1cm 的正常皮肤包括于照射野之内，以减少复发的概率；照射必须达到足量，以便彻底破坏肿瘤组织。根据肿瘤的类型和范围决定治疗方法。一般每天治疗 1 次，每次 2~3Gy，总量 40~60Gy。疗效与损害范围的大小有关，范围小者疗效高，大者疗效差。照射时要注意尽可能减少肿瘤以下正常组织的损伤，特别是对 X 线吸收较大的骨组织和软骨组织。治疗后要长期注意对局部的保护，尽量避免日晒、温热、机械性和化学性刺激；如在照射部位出现溃疡和明显的角化，应密切随访有无恶变可能。

Thom 等分析了 1999—2001 年在澳大利亚接受浅层放射治疗的 259 例患者，绝大多数是头面部（尤其是眼睛和鼻）的恶性肿瘤，3 周内接受 36Gy 的总照射剂量，取得较好疗效，并认为目前电子束治疗还不能完全代替 X 线治疗。

2）蕈样肉芽肿（MF）：对较为深在的浸润性斑块和肿瘤性损害，可采用放射治疗。由于 MF 对 X 线的敏感性较高，故治疗时所需的剂量也较小。根据病情选用不同条件的 X 线和单次照射剂量进行治疗，一般选用表层 X 线照射，每次 1～2Gy，隔天一次，总量 10～20Gy，可使肿瘤迅速消退。但是，该病常为多部位反复发作，因此治疗过程中应严格标明每次的治疗部位，以免以后过多地重复照射。

3）其他：如红斑增生病、乳房外湿疹样癌、角化棘皮瘤和鲍恩病等，在对冷冻、$CO_2$ 激光和手术切除等治疗不能耐受或不适合时，才考虑 X 线治疗。

6. 注意事项　①严格掌握适应证，根据病情制定放疗方案，遵守操作规程，以免发生不必要的不良反应。对曾用同位素等其他放射疗法的患者，原则上不考虑再行 X 线治疗。②对特殊部位的皮肤病（如眼、睾丸、胸腺、甲状腺、乳腺等部位的周边），应对正常组织予以严格保护，并尽可能减少放射量，以免引起放射性损伤。③由于骨骺对放射线的敏感性很高，因此该部位应避免较大剂量照射。耳郭、手部等部位的皮损需要两侧照射时，应考虑到 X 线穿透组织时所致的重叠照射而适当减少单次及总照射量。④对范围较大或不在同一平面上的皮损，需进行分野照射，同时还应注意避免重叠照射。⑤治疗期间和治疗结束后的一段时间内，应避免各种物理因子和化学因子的刺激，如日晒、热水烫洗，避免使用煤焦油、水杨酸、碘酊等。⑥告知患者或其家属，X 线治疗后皮损消退的速度相对较缓慢，不要因此而急于改用或加用其他疗法。⑦从事 X 线治疗的工作人员，应严格遵守操作规程，并作好自身安全防护。

## （二）放射性同位素疗法

放射性同位素在皮肤科的应用已多为激光、新型有效的药物等其他疗法所替代。但是，对于一些受条件限制且又能很好掌握同位素治疗适应证，并能按要求规程操作的医疗单位，其仍可作为可选择的疗法之一。在皮肤病的放射性同位素治疗中，一般采取磷 32（$^{32}P$）和锶 90（$^{90}Sr$）的体外照射，两者均释放单纯的 β 射线，不仅对皮肤组织有一定的穿透性，而且半衰期相对较长，是较为理想的放射源。

$^{32}P$ 的半衰期为 14.3 天，每天平均衰变 4.8%，放射出 β 粒子最大能量达 1.7MeV，平均为 0.6MeV，在软组织中的半价层为 1mm，最大穿透深度为 8mm。临床治疗时一般制成敷贴器进行外照射，由于其半衰期为 14.3 天，故需经常更新敷贴器，而且随着剂量的衰减，需要反复计算敷贴器的放射剂量，使得临床治疗较为烦琐。

$^{90}Sr$ 的半衰期为 28.5 年，每年衰变 2.43%，在释放出 0.62MeV 的 β 粒子后，转变为放射性同位素 90 钇，后者的半衰期为 2 小时，可释放 2.16MeV 的 B 粒子，其组织半价层为 1mm，而最大穿透可达 11mm。治疗时采用成品的照射器。$^{90}Sr$ 属于高毒性放射性同位素，应严格遵守相关的使用和保管原则，以免造成不必要的人体伤害和环境污染。

由于 β 线的作用较为表浅，故临床上仅用于一些表在性皮肤病的治疗，如鲜红斑痣、慢性湿疹、神经性皮炎、酒渣鼻，以及浅表的恶性皮肤肿瘤（如表皮内鳞癌）等，常有一定的疗效。治疗前应充分估计皮损累及的深度是否在射线的有效作用范围，以免深部损害照射剂量不够，而致皮损继续发展或复发。在治疗剂量和方法上，各家报道不一，但总体原则是除皮肤恶性肿瘤外，尽可能采用小剂量、长间隔的方案，以免引起放射性损伤。

如同 X 线治疗，放射性同位素治疗必须严格掌握适应证，根据不同性质的皮损选择恰当的照射剂量，严格按照相关规程操作，并对放射源作妥善保管。

（田红霞）

# 第五章

# 皮肤病的心理治疗

## 一、心身疾病

过去人们习惯于把皮肤病看作是单纯南内外界与生物体相关联的因素（例如过敏因素、感染因素及遗传因素等）引起的皮肤组织损伤性疾病。其实不然，对于许多皮肤病如湿疹、银屑病和神经性皮炎等，精神与心理因素是不容忽视的重要因素。现代医学和心理学的研究证明，很多种疾病都能找到其致病的心理因素，而这些因素与人们熟知的上述内外因素一样也能引起躯体疾病。

所谓心身疾病，就是指那些心理—社会因素在疾病的发生和发展中起主导作用的躯体疾病。有人将心身疾病分为狭义和广义两种，狭义的心身疾病是指心理社会因素引起的躯体疾病；广义的心身疾病还包括由心理社会因素引起的表现为躯体症状的精神疾病。多数皮肤心理情况可以分为五个类别：心理生理混乱、主要精神混乱、次要精神混乱、皮肤知觉混乱和纯粹皮肤病（需要使用心理回归因素来分析）。对于从事临床工作的皮肤性病科医师来说，了解有关心身医学的知识以及皮肤病与性病的心理学治疗方法极为必要。

## 二、皮肤心身疾病发生的可能机制及易感人群

心理学家研究后指出，心理因素致病在于它使机体内分泌功能失调，作用于靶组织，促进血管壁或组织细胞释放缓激肽、组胺等介质增加，便可能诱发或加重原有皮肤病。例如有研究证实，40%的银屑病皮损出现于患者情绪焦虑时，且焦虑状态下病情加重。心理因素如紧张、焦虑等促使皮肤感觉神经释放 P 物质，刺激角质形成细胞增殖，同时通过免疫系统异常加重和诱发银屑病。而在瘙痒性皮肤病中心理应激、精神紧张和焦虑等心理活动的变化则可大大降低个体对痒的耐受阈限，使对痒的刺激变得较为敏感。

有学者研究认为，以下五种个性特征的人易以皮肤疾病的方式来表达心理上的矛盾冲突：①癔病型个性与人工皮炎关系密切；②强迫型个性与瘙痒症密切相关；③不安型个性与慢性荨麻疹、酒渣鼻关系密切；④自恋型个性与神经性皮炎关系密切；⑤A 型性格与银屑病关系密切。

## 三、皮肤心身疾病的临床分类

1. 表现为精神症状的皮肤病　　表现为精神症状的皮肤病是以行为障碍为特征的疾病，如咬甲癣、拔毛癣、自身皮肤残毁以及疑病性神经症等。

2. 精神及心理因素引起的皮肤病　　精神及心理因素引起的皮肤病即为典型的皮肤心身疾病，在疾病的发生、发展中，精神及心理因素起着主要作用。包括神经性皮炎、皮肤瘙痒症、银屑病、痤疮、酒渣鼻、脂溢性皮炎、扁平苔藓、湿疹、慢性荨麻疹、系统性红斑狼疮（SLE）、白癜风、斑秃等多种皮肤病。

## 四、皮肤科心身疾病的诊断

皮肤科心身疾病的诊断程序包括病史采集、体格检查、心理学检查及综合分析。其中心理因素的分析很重要，主要看是否存在以下一些因素：①在发病前存在明显的心理社会因素的诱因，如由于心理应激导致高度的紧张、焦虑等而直接引起的斑秃、非生理性白发等；②有时存在可以证实的心身因素促进或持续存在的皮肤疾病，如在情绪的应激状态下可导致多汗症的产生，并因过度排汗、瘙痒而引起搔抓，从而造成一些继发性的皮肤病；③发病过程中存在明显的情绪因素，情绪波动与疾病的发展变化明显相关，如过敏性湿疹、脂溢性皮炎、神经性皮炎等疾病；④还有可能存在一些遗传因素的疾病，在情绪的应激下而诱发疾病的发生。

## 五、主要心理治疗流派

主要心理治疗流派有精神分析治疗法、阿德勒学派治疗法、存在主义治疗法、个人中心治疗法、完形治疗法、现实治疗法、行为治疗法、认知行为治疗法和沟通分析治疗法。其中精神分析治疗法对于心理学的影响非常深远，几乎所有的心理治疗理论都与精神分析治疗法有关。

按心理学派分类为：①精神分析治疗，经典的精神分析因耗时太多而不再流行。现在以精神分析理论为基础的各种短程治疗较为普遍。②行为 - 认知治疗，主要以巴甫洛夫的经典条件反射和斯金纳的操作性条件作用学说为理论基础。③人本主义治疗，也称患者中心疗法。④系统治疗，特点是对系统整体、对人际关系系统中各种互动性联系的关注与其他疗法关系密切，有很好的兼容性，但又有其独到的理论与技术。⑤支持心理治疗。

据弗洛伊德（sigmuncl freud）的精神分析治疗法发展而来的有 Erikson 作为代表人物所提出的心理社会化发展阶段论，Jung 的集体潜意识，Klein，Wincott，Fairbairn 等人所提出的客体关系理论等。

## 六、心理治疗整合

"心理治疗整合"（psychotherapy integration）是指试图超越某单一心理治疗流派的局限，吸收和借鉴其他流派的优势。对各种不同的治疗理论和方法持包容和开放态度的一种当代心理治疗取向。心理治疗整合本身并不是一种治疗学派或理论实体，也不是一套具体的治疗方法。而是基于当代社会多元文化价值观而形成的一种新的心理治疗态度和理念。

## 七、常用的几种心理疗法

### （一）疏导疗法

本方法是对患者阻塞的病态心理状态进行疏通引导，使之畅通无阻，从而达到治疗和预防疾病的目的。

疏导疗法一般分为三个阶段：①疏通阶段，激发患者的求治意识和自信心，让患者真实讲出病态的心理感觉和异常的行为，逐渐认识自我；②矫正阶段，利用厌恶条件反射的手段，破坏其病态心理行为模式，并进行言语疏导，消除病态意念；③引导阶段，建立正常的心理与行为的良好条件反射，巩固正常健康的心理动力定型。

疏导疗法的适应证主要是心理疾病，如性变态、焦虑神经症、恐怖症、强迫症、抑郁性神经症等，也可应用于心因性精神障碍及心身疾病的治疗。

### （二）认知疗法

本方法是以纠正和改变患者适应不良性认知为重点的一类心理治疗的总称，此疗法主要包括：合理情绪疗法、贝克认识转变法、自我指导训练等。主要适应证为抑郁症、惊恐障碍、恐怖症、广泛性焦虑、海洛因成瘾、进食障碍等。

所谓不良认知是指歪曲的、不合理的、消极的信念或思想，它们往往会导致情绪障碍和非适应性行为。本疗法不仅重视适应不良性行为的矫正，更重视患者的认知方式改变和认知－情感－行为三者的有机结合。

### （三）行为治疗

主要训练患者学会和适应新的反应方式，消除或克服旧的病态的反应方式，以纠正、克服或消除病态症状。其着眼点是针对患者的非适应性行为，包括紧张不安、强迫行为、行为问题等症状。此疗法主要技术有系统脱敏疗法、厌恶疗法、暴露疗法、代币制、行为塑造法、示范法、综合行为疗法等。

主要适应证包括：①恐怖症、强迫症及焦虑症等；②神经性厌食症、神经性贪食症、神经性呕吐及其他进食障碍，烟酒及药物依赖等；③阳痿、早泄、性高潮缺乏等性功能障碍；④同性恋、恋物癖、异装癖、露阴癖等。

### （四）生物反馈治疗

本疗法是在行为治疗的基础上发展起来的。应用生物反馈装置，以躯体生理信息如骨骼肌的电活动、血压、心率等转变成易于理解的信号或计数。提示患者有意识地去控制病理过程，通过不断的反馈，促使功能恢复。

主要适应证：①睡眠障碍；②伴紧张、焦虑、恐惧的神经症，心因性精神障碍；③某些心身疾病如原发性高血压、支气管哮喘等；④儿童多动症，心身性皮肤病。

主要禁忌证：①各类急性期精神患者；②有自伤、自杀观念、冲动、毁物、兴奋不合作的患者。

### （五）暗示疗法

暗示是指人或环境以不明显的方式向个体发出某种信息，个体无意中受到这些信息的影响而出现响应行动的心理现象。

### （六）患者中心疗法

患者中心疗法，又称人本疗法，强调调动患者的主观能动性，发掘其潜能，注重整体状态分析。主要技术是采取倾听、接纳与理解，即以患者为中心或围绕患者的心理治疗。

主要适用于针对正常人群的普通心理咨询（如大学生、中学生心理咨询），即咨询对象无心理或精神障碍者，如果有较明显的心理或行为问题者，应主张医学心理咨询或专业心理治疗（如行为、认知治疗等）。

其他非药物的皮肤病心理疗法还包括针刺疗法、芳香疗法、催眠疗法等。

## 八、开展心理治疗的基本原则

### （一）和谐医患关系和换位思考

医生通过对患者尊重、同情、关心和支持，建立起患者对医生的信任感和权威感，为诊断、设计和修正治疗方案提供可靠的依据，使各种治疗得到认真执行。在心理治疗中，要从患者的处境、地位着想，不要主观决定和强加于患者。因心理治疗往往涉及个人隐私，需注意严格保密和回避亲友。

### （二）针对问题设计治疗程序

应根据具体问题（如心理问题、心身问题、行为问题或社会适应问题）以及心理医生本人的熟练程度、设备条件等，有针对性地选择一种或几种治疗。应根据事先收集到的患者的信息，设计治疗的程序，预测治疗过程中可能出现的各种变化和准备采取的对策。

### （三）综合手段和灵活应用

依据病情可同时结合其他能增加疗效的方法与手段，如药物或理疗等措施。在心理治疗过程中，根据新的情况灵活变更治疗程序。

# 九、心理治疗的适用范围

## （一）综合性医院有关的患者

1. 急性疾病的患者　病情较重，往往存在严重的焦虑、抑郁等心理反应。
2. 慢性疾病的患者　由于无法全面康复以及长期患病，往往存在较多的心理问题。
3. 心身疾病的患者　发病过程中有明显的心理社会因素参与。

## （二）精神科及相关的患者

包括各类神经症性障碍如神经衰弱、焦虑症、抑郁症等，以及其他精神科疾病如恢复期精神分裂症的患者等。

## （三）各类行为问题

各种不良行为的矫正，包括性行为障碍、人格障碍、口吃等。

## （四）社会适应不良

出现自卑、自责、自伤等心理或行为和躯体症状。可使用支持疗法、应对技巧训练、环境控制、松弛训练等方法。

# 十、心身疾病治疗药物

研究表明，引起心身疾病不良情绪的物质基础可能与其脑内某些神经递质尤其是5-羟色胺水平降低有关，因此临床药物治疗是取得持续稳定疗效的重要手段。主要药物有以下几种：①单胺氧化酶抑制剂（MAO），由于该类药物不良反应较多，目前临床已很少使用；②环类抗抑郁剂，三环类（如多虑平、阿米替林）、四环类（如麦普替林及咪嗪类药物），这类药物都有较好的抗焦虑和抗抑郁作用，但多有嗜睡、口干、便秘等不良反应，大剂量可诱发心律失常；③5-羟色胺重吸收抑制剂（SSRI），如氟西汀（百优解）、舍曲林（佐乐复）、帕罗西汀（塞乐特）等，这类药物能有效地抑制中枢神经系统对突触前5-羟色胺的重吸收，由于其选择性强，疗效好，不良反应小，广泛应用于临床。

特别值得注意的是，临床治疗中，无论使用哪种药物，脑内5-羟色胺等神经递质水平的恢复均需2～4周，因此要防止中断治疗，有明确社会心理因素诱发的心身疾病，疗程应超过诱因消除后2～3个月。

中药治疗心身疾病以"舒情解郁、调理脏腑"为基本法则，有学者总结了历代医家治疗心身疾病的方剂。有汉代张仲景治疗梅核气的半夏厚朴汤、妇人脏躁的甘麦大枣汤、奔豚气的奔豚汤、百合病的百合地黄汤，唐代孙思邈的温胆汤、磁朱丸，王焘的紫雪散，金元时期朱丹溪的越鞠丸，严用和的归脾丸，陈师文的逍遥丸等。

# 十一、常见皮肤病的心理治疗

## （一）皮肤瘙痒症

皮肤瘙痒症是一种无原发性皮损，仅有皮肤瘙痒及继发性抓痕、皮肤肥厚、苔藓样变等皮损的常见皮肤病。常与下列因素有关：①心理负担与精神应激因素；②情绪因素；③个性特征，患者多具有敏感、压抑、易焦虑和紧张的个性特点；④不同的理化刺激及其他内分泌因素、药物因素、饮食、季节变化等因素。本病可泛发于全身，亦可局限于肢体一部分。表现为阵发性瘙痒，往往以夜间为重，难以遏制，故而致失眠或夜寐不安，白天无精打采，精神不振。常因精神紧张、情绪波动等因素诱发或加重皮肤症状。

其心理治疗一般从以下几方面进行：①一般性心理治疗，解释病症发生原因，给患者以充分的理解和支持；②心理疏导疗法；③精神分析疗法；④松弛疗法；⑤认知疗法；⑥家庭心理治疗等。对于焦虑、抑郁、失眠的患者，可给予抗焦虑剂、抗抑郁剂及镇静催眠药物等。

### （二）神经性皮炎

是一种比较典型的皮肤科心身疾病，也是 Alexander、French 等（1968 年）最早提出的心身疾病之一。本病以阵发性剧痒和皮肤苔藓样变为特征，是多种不良刺激综合作用的结果，其中精神刺激、情绪因素是一个重要的原因。另外个性心理特征起主导作用，好强、精力充沛、不善言辞和表达的个体发病率高。心理治疗在本病中的运用，有助于非心理治疗的巩固和患者的康复。也可采用心理疏导疗法、精神分析疗法、松弛疗法等。同时指导患者注意生活规律，避免负面情绪，避免搔抓。其药物治疗方面可服用抗组胺药物如氯苯那敏、抗焦虑药物地西泮及抗抑郁药马普替林。

### （三）慢性荨麻疹

荨麻疹是皮肤、黏膜小血管扩张及渗透性增强而出现的一种局限性水肿反应，俗称"风疹块"。许多研究结果证实，情绪因素、心理应激、个性特征等是某些荨麻疹发病的主要原因或促发因素。例如，Kohnslamn 曾在催眠中用语言暗示，使受试者的皮肤上发生了荨麻疹。也有学者，比如 Graham 在实验中发现一些人，用小棒接触皮肤即可产生小的荨麻疹。当消退后，与受试者谈论紧张的冲突事件时又可重新再现。

慢性荨麻疹多数找不到过敏原，久治不愈，这会给患者带来很大的心理压力，所以心理治疗常成为慢性荨麻疹治疗的主要手段。可采用心理疏导疗法、精神分析疗法、松弛疗法，缓解患者的负面情绪，培养积极的生活态度，打破疾病的恶性循环，使各种症状减轻或消失。

### （四）斑秃

是一种突然发生的局限性秃发，无自觉症状。病程急慢、长短不一，有的可以多次复发。一般认为，本病与心理因素有密切的关系，如经常性的睡眠不足，紧张的工作、学习可以造成过重的心理压力，精神紧张、焦虑、情绪抑郁，以及用眼过度等因素均可能导致斑秃。如果能够消除这些不良的心理应激因素，一般不用药物斑秃即可治愈。

因为斑秃的发生与精神因素密切相关，因此对斑秃的治疗应重视解除患者不良的精神刺激因素，改变不良生活习惯。常见心理治疗方法有心理疏导疗法、精神分析疗法、松弛疗法、认知疗法等。

### （五）银屑病

俗称牛皮癣，是常见的慢性、复发性、炎症性的皮肤病。银屑病发病原因尚未完全明了，现在社会心理因素与银屑病之间的关系逐渐得到重视，大多数学者认为，银屑病的发生、加重、缓解与患者的精神紧张和心理压力有密切关系。负性情绪因素对银屑病发病有促进作用，好胜 A 型性格与银屑病发病有关。可根据病情和负面情绪特点采用综合心理治疗法，如解释、支持、疏导患者；也可采用松弛疗法、认知疗法、生物反馈疗法等进行治疗。

## 十二、性病患者的心理治疗

如今性病的广泛传播和蔓延，特别是艾滋病的出现在引起一系列社会问题的同时也给患者及其家庭带来了巨大的心理压力。性病患者很容易产生强烈的自责心理，甚至有些人会萌发轻生的念头，所以对性病患者的心理治疗就显得格外重要。

首先要对患者加强性健康教育，说明其危害性，并逐渐矫正患者的不良性观念和不良性行为。其次要尽量打消患者的思想顾虑，使其主动配合治疗。再次对性病患者不能歧视冷落，而要给予关爱并给予积极治疗，如梅毒、淋病等均应早期诊断、规范治疗、跟踪随访等。对艾滋病患者在积极增强免疫及抗病毒治疗的同时更应注意长期的心理咨询和心理治疗，后者包括支持性心理治疗、疏导治疗等。

艾滋病患者和感染者所引起的心理应激是相当强烈的，他们既想了解自己本身疾病的治疗与预后，又对医务人员的解释常抱怀疑，并担心别人知道后自己再也无法在社会上立足，甚至产生轻生的想法。一项研究表明，C 型行为可加剧 HIV 感染的发展。对 HIV/AIDS 患者的心理社会支持干预和治疗显得尤为重要，目前研究和临床上，方法主要集中于支持性心理治疗、人际关系治疗、认知行为应激管理、应对训练与增强自我效能、团体（小组）治疗等。研究发现，心理干预治疗缓和了 HIV 阳性 CD4 细胞的降低。团体治疗组成员可减少总的精神症状和焦虑，并可减少违法药物的应用。运用团体形式鼓励人际相互作用和共享人际经验，对于 HIV 阳性的患者的情绪、症状出现时间，甚至减缓 CD4 细胞的降低都有一定作用。

生殖器疱疹的心理治疗更为重要，因为它是一个具有终身复发倾向的病毒性感染性性传播疾病，患者常会有很重的思想负担。心理放松的治疗可以减少复发，心理社会干预已被证实可以收到良好的治疗效果。有关研究表明，接受放松治疗的患者精神状态好转，免疫功能增强，疱疹复发减少，HSV 特异性抗体滴度下降。而对于其药物治疗，目前治疗有系统性和局部性两种，药物治疗以抗病毒药为主，常用有阿昔洛韦、伐昔洛韦、泛昔洛韦及免疫增强剂。

尖锐湿疣患者恐惧、焦虑、抑郁心理往往很严重，因此对于尖锐湿疣的治疗仅仅靠药物、物理和手术治疗是不够的，心理治疗显得至关重要。临床上主要从以下几个方面着手：①接待患者应热情，从而解除患者的心理障碍，使患者在完全放松的状态下积极配合治疗，促使疾病早日康复；②解释患者的疑问应耐心，医务人员应向患者讲明，尖锐湿疣必须经正规的治疗，才能达到预期的治愈效果，并向患者讲明配偶应同查同治的重要性，要洁身自好，以免重复感染；③做好保护性医疗工作，从而增加患者的信任感，减轻患者的自卑感；④加强宣传教育工作，及时对患者及其家属进行必要的健康教育指导工作。对于本病可采用药物治疗、物理治疗、手术治疗及局部免疫增强治疗等。

## 十三、恐怖性神经症

恐怖性神经症是以恐怖症状为主要临床表现的神经症。性病恐怖症是其中一种。恐怖性神经症是以患者极力回避所害怕的客体或处境为特征的一组神经症。其发病机制有精神分析理论、条件反射理论、生化变化和遗传因素等的作用。

恐怖性神经症常见的有三种：场所恐怖症、社交恐怖症、单一性恐怖症。单一性恐怖症是指患者对某一具体的物件、动物等有不合理的恐惧。其症状恒定，只对某一特殊现象，如疾病恐怖的对象常为放射病、性病。如对 SARS（严重急性呼吸综合征）恐怖，而对艾滋病、梅毒等恐怖称为性病恐怖症（venereophobias）。性病恐怖症含梅毒恐怖症（syphilophobia）、艾滋病恐怖症（AIDS phobias）。

其临床表现有：①强烈恐怖，如害怕性病、艾滋病；②自主神经紊乱，如出汗、心悸、面红或白、气短或气促、头晕（甚至晕倒）、战栗，甚至有濒死感等；③患者明知其恐怖是不应该的、不合理的或是太过分的，但无法自控；④回避客体，为了避免恐怖发作，患者畏惧或回避一切可能有性病、艾滋病风险的场所和人群。

诊断主要以恐怖性病为主要临床表现，符合以下各点：①对某些客体或处境，如性病或艾滋病、SARS 有强烈的恐怖，程度与实际危险不相称；②发作时伴有自主神经症状；③有回避行为；④知道恐怖过分，不合理、不必要，但无法控制。

心理治疗以支持心理治疗和行为治疗法为主，对恐怖症有较好的疗效。在建立良好医患关系的基础上，鼓励患者面对恐怖的对象，如性病、艾滋病及 SARS，认识其传染和防范的知识。疾病并不可怕，可以预防和治疗。配合其他心理治疗，如催眠疗法、领悟疗法等，如应用得当均可奏效。

药物治疗如三环类抗抑郁剂米帕明和氯米帕明对恐怖症有一定疗效，并能减轻焦虑和抑郁症状。SSRIs 类的氟西汀、氟伏沙明和舍曲林也可部分缓解恐怖症状。苯二氮革类与普萘洛尔也可缓解患者的焦虑，尤其是可增强患者接受行为的信心。

## 十四、疑病性神经症

疑病性神经症简称疑病症。患者对自身健康或某一部分功能过分关注，怀疑自己患了某种严重疾病，虽经医生解释及多方面检查均不能证实其所怀疑的疾病，但无法消除患者对疾病的观念。常伴有焦虑及抑郁情绪。其发病机制有：心理社会因素，人格缺陷，自主神经不稳定，知觉和认知障碍。

临床表现有：①过分担心健康；②自我疑病解释；③牢固的疑病观念；④患者反复求医或反复要求医学检查，但对阴性的检查结果和医生的合理解释不能接受，不能因此而打消其对患病的疑虑。

疑病症的心理治疗有以下几种：①建立医患信赖关系，当疑病症可以确定后，应停止各种不必要的检查，逐步建立与患者相互信任的关系是治疗的基础；②告知患病性质，以肯定的态度说明患者的患病性质，应该耐心和反复以科学常识进行讲解，指导患者正确对待疾病；③转移注意力，逐步引导患者从对自身关注转移到外界。通过参加各种社交和娱乐活动，使之逐步摆脱疑病观念。

（宋国刚）

# 第六章

# 杆菌性皮肤病

## 第一节　麻风（大麻风）

麻风是由麻风杆菌引起的一种慢性接触性传染病，主要侵犯周围神经、皮肤及黏膜。与祖国医学的"大麻风"、"疠风"等相类似。本病以皮肤麻木不仁、闭汗、起红紫块、易毁容、致垂手吊足为特征。患者以青壮年为多，潜伏期平均2～5年，最长可达10年。早期常因症状不明显，易被忽略而耽误治疗，应引起重视。本病早在《内经》中就有记载，如《素问·风论》中说："疠者，有荣气热附，其气不清，故使其鼻柱坏而色败，皮肤溃疡，风寒客于脉而不去，名曰疠风。"隋代《诸病源候论·恶风须眉堕落候》中记载："大风病，须眉堕落者皆从风湿冷得之……风皆为邪，邪客于经络，久而不去，与气血相干，则使荣卫不和，淫邪散溢，故面色败，皮肤伤，鼻柱坏，须眉落。"清代《医宗金鉴·外科心法要诀·大麻风》更指出本病具有传染性，如说"一因传染或遇生麻风之人，或父母夫妻家人递相传染。"明李时珍《本草纲目》是世界上应用大枫子油治疗麻风的最早记载，以后出现了《疠疡机要》、《解围之薮》等麻风专著。

### 一、病因病机

中医认为麻风为风邪疠毒内侵血脉、经络、脏腑，导致皮肤、经脉、筋骨为患。

### 二、临床表现

目前各国普遍采用五级分类法。

1. 结核样型麻风（TT）　本型患者的免疫力较强，麻风杆菌被局限于皮肤和神经。皮肤损害有斑疹、斑块，数目少，边缘清楚，常有明显的感觉障碍。分布不对称，损害处毳毛脱落，好发于四肢、面部、肩部、臀部等易摩擦部位。颜色呈浅色或淡红色、暗红色、紫红色，损害部位的附近可触及粗大的皮神经。附近的淋巴结可肿大，但眉毛一般不脱落。周围神经受累后，耳大神经、尺神经、腓总神经等变粗变大呈梭形、结节状、串珠状，质硬有触痛，多为单侧性，严重者可能有脓疡、瘘管形成。部分患者只有神经症状而无皮肤损害者称为纯神经炎型。严重者可出现大小鱼际肌、骨间肌萎缩，形成"爪手"（尺神经受累）、"猿手"（正中神经受累）、"垂腕"（桡神经受累）、"兔眼"（面神经受累）、"指（趾）骨吸收"，此型患者畸形发生比较早。查菌一般为阴性，麻风菌素试验为强阳性，细胞免疫功能正常或接近正常，组织病理改变为结核样肉芽肿，可见朗罕氏巨细胞，表皮下没有"无浸润带"，抗酸杆菌检查阴性。一般预后良好。

2. 界线类偏结核样型麻风（BT）　本型的皮损数目比TT多，呈淡红、紫红、祸黄色，边界清楚，表面较粗糙，分布倾向不对称。神经粗大较硬或稍呈不规则、不对称。黏膜、淋巴结、睾丸、眼、内脏受累较少而轻。查菌一般阴性至弱阳性。麻风杆菌试验为弱阳性、可疑或阴性。细胞免疫功能试验较正常人低下。组织病理改变与TT相似，但上皮样细胞周围的淋巴细胞较少、较松散，表皮下可见一个狭窄的"无浸润带"，抗酸杆菌阴性或少许。预后一般较好。

3. 中间界线类麻风（BB）　本型位于 TT 与 LL 两极型的交界处故名。其特点是同一患者的不同部位，甚至同一损害的不同侧，既有 TT 的表现，又有 LL 的特征。皮损可呈多样化，有时呈蛇行状或不规则形，一侧境界清楚而另一侧边缘浸润模糊不清；有时皮损呈红白相间的环状或多环状，称"靶形斑"；有时中央为较大而边缘清楚的红色浸润性斑块，其四周散在分布有较小的境界不清的浸润性损害，称"卫星状"皮疹。损害数目较多，大小不一，分布广泛，多不对称。神经受累后，麻木感比 TT 轻，比 LL 重。眉睫常不脱落。黏膜、淋巴结、眼、睾丸、内脏可受累。查菌阳性。麻风菌素试验阴性。细胞免疫功能试验介于 TT 与 LL 之间。组织病理改变为组织细胞肉芽肿，表皮下"无浸润带"大部分存在。抗酸杆菌较多。预后介于 TT 与 LL 之间。本型最不稳定。

4. 界线类偏瘤型麻风（BL）　本型皮疹较小而多，倾向对称分布，多呈黄褐色、茶褐色，较平滑光亮，边缘多数弥漫不清，眉、睫、发可脱落。在晚期，面部的深在性弥漫性浸润亦可形成"狮子面"。中晚期患者黏膜充血、浸润、肿胀、淋巴结和睾丸肿大有触痛。神经粗大均匀一致，质较软，呈对称性。畸形出现较晚。查菌中等阳性以上。麻风菌素试验阴性，细胞免疫功能试验显示有缺陷。组织病理显示肉芽肿性质倾向于泡沫细胞肉芽肿，有的组织细胞发展为不典型的上皮样细胞，有的发展为泡沫细胞。淋巴细胞常呈灶状，存在于泡沫细胞浸润之间。抗酸杆菌多量。预后比 LL 好，比 TT 差，但不稳定。

5. 瘤型麻风（LL）　本型患者对麻风杆菌缺乏免疫力，麻风杆菌经淋巴、血液散布全身。因此组织器官受累较广泛，皮损数目多、对称、边缘模糊不清、倾向融合，表面油腻光滑，颜色大多由红向红黄、棕黄发展，感觉障碍轻。查菌强阳性。麻风菌素试验阴性。细胞免疫功能显示有明显缺陷。组织病理为典型的麻风肉芽肿改变，可见泡沫细胞，表皮下有"无浸润带"，抗酸杆菌强阳性。早期治疗预后良好，畸型较少，晚期可致残。可分早、中、晚三期。

（1）早期瘤型：初发损害为浅色、淡黄色或淡红色斑，边缘不清。多见于四肢伸侧、面部、躯干等部位。浅感觉稍迟钝或正常，有蚁行感或微痒。周围神经干无明显变化。眉毛外 1/3 稀疏。鼻黏膜可充血、肿胀或糜烂，淋巴结或内脏受累不明显。

（2）中期瘤型：损害分布更广泛，浸润更明显，有的形成结节。浅感觉障碍，四肢呈套型麻木。眉、发脱落明显。鼻、咽部黏膜损害不明显。周围神经普遍累及，除浅感觉外，可产生运动障碍和畸形，足底可见营养性溃疡。淋巴结、肝、脾等肿大。睾丸亦可累及。

（3）晚期瘤型：皮损呈弥漫性、深在性浸润，常伴暗红色结节。在面部多数结节或斑块融合成大片凹凸不平的损害，称"狮面"。双唇肥厚，耳垂肥大。部分患者鼻梁塌陷，鼻中隔穿孔。眉毛脱落，头发部分或大部分脱落。有的皮损广泛萎缩，伴明显浅感觉和出汗障碍。周围神经受累可出现面瘫、手足运动障碍和畸形、骨质吸收及足底溃疡等。淋巴结、睾丸、眼和内脏器官受累严重，睾丸可萎缩，常引起阳痿、乳房胀大、不育等。

6. 未定类　是原发的早期麻风表现，未列入五级分类中，性质不稳定，可自行消退，亦可向其他类型转变。演变为哪一类型则依患者免疫力的强弱而定。皮损表现为淡红斑或浅色斑，边缘清楚或不清楚，数目一片或数片。有不同程度的浅感觉障碍。

7. 麻风反应　是机体对麻风杆菌抗原的一种变态反应。药物、气候、精神因素、预防注射、外伤、酗酒、过度疲劳、月经不调、妊娠等因素可诱发。分Ⅰ型和Ⅱ型。Ⅰ型麻风反应为细胞免疫型变态反应，表现为部分或全部皮损红肿、浸润、局部发热，但无全身症状。受累的神经干粗大，有疼痛和触痛。主要见于 TT、BB 及 BL 型。Ⅱ型麻风反应为免疫复合物型变态反应，表现为发热、头痛、麻风性结节红斑反应，重型可出现多形红斑或坏死性红斑。神经干肿大并有压痛。无论哪一型均应积极处理，否则可引起畸形加重等不良后果。

## 三、类病鉴别

1. 单纯糠疹　少年儿童多见，春夏多发，好发于面部，自觉症状轻微，无感觉障碍。

2. 丹毒　Ⅰ型麻风反应易误诊为丹毒，不同点为丹毒全身症状明显，白细胞增多，周围浅神经不粗大。

3. 寻常狼疮　破坏性较强，易破溃而形成瘢痕，在瘢痕上可有结节发生，压诊可有苹果酱色结节。

4. 股外侧皮神经炎　大腿外侧感觉异常，时轻时重，时愈时发，无皮损，无肌萎缩，无运动障碍，浅神经不粗大。

5. 脊髓空洞症　伴脊柱侧凸或畸形，呈节段性分离性感觉障碍（温痛觉丧失而触觉存在），上肢麻痹，可伴颈交感神经麻痹综合征——瞳孔缩小、眼球后陷、眼裂狭窄。影响锥体束可出现病理反射。侵及延髓，可发生延髓麻痹，浅神经不粗大。

6. 周围神经炎　常同时发生感觉、运动、营养等障碍。麻风感觉障碍为先发，运动、营养障碍后发，浅神经不粗大。

7. 环状肉芽肿　多见于儿童，好发于手、腕伸侧及足背，慢性经过，有的可自愈。无自觉症状，感觉正常。

# 四、辨证施治

## （一）内治法

1. 实证型（相当于结核样型及界线类偏结核样型麻风）　主症：面色灰暗，臀部、腰部或下肢有不规则非对称性斑状损害，淡红色，境界清楚，感觉减退或消失，汗闭，颈旁神经及尺神经均高、粗、硬，舌瘦干，舌边有瘀斑，脉象浮数，洪大有力。

治法：解毒杀虫，活血化瘀。

方药：苦参15g，苍耳子15g，百部10g，蛇床子10g，夏枯草15g，鸡血藤30g，丹参20g，红花15g，三棱10g，莪术10g，伸筋草15g，生黄芪15g。

方解：苦参、苍耳子、百部、蛇床子解毒杀虫，夏枯草软坚散结，鸡血藤、丹参、红花、三棱、莪术、伸筋草活血通络，黄芪扶正益气。

2. 虚证型（相当于瘤型麻风）　主症：皮肤颜色灰暗无光，表面粗糙、干燥，颜面有大小不等结节、斑块，晚期可形成"狮面"外观，手如"鹰爪"，皮肤割切不知痛痒，颈旁神经及尺神经等粗大。乏力，口干，唇燥，舌质肥、润、嫩，苔灰黄腻，脉沉迟或细弱无力。

治法：扶正祛邪，解毒祛风，活血通络。

方药：黄芪30g，党参15g，黑元参10g，石斛10g，苦参15g，苍耳子15g，大风子15g，白花蛇舌草30g，赤芍10g，红花15g，鸡血藤30g，丹参20g，伸筋草15g。

方解：黄芪、党参、元参、石斛益气养阴扶正，苦参、苍耳子、大风子、白花蛇舌草解毒杀虫祛风，赤芍、红花、鸡血藤、丹参、伸筋草活血通络。

3. 虚实夹杂型（相当于未定型及界线类麻风）　主症：皮损形态多样，可有红色斑块，数目不定，多不对称，有感觉障碍，周围神经粗硬不定，脉象浮、洪无力或沉细有力，舌质呈部分干，或部分润嫩。

治法：扶正祛邪，驱风，解毒杀虫，活血通络。

方药：黄芪15g，党参10g，沙参10g，当归10g，黄精15g，苦参15g，苍耳子15g，大风子15g，白花蛇10g，乌梢蛇10g，鸡血藤30g，丹参20g。

方解：黄芪、党参、沙参、当归、黄精扶正驱邪；苦参、苍耳子、大风子、白花蛇、乌梢蛇驱风解毒杀虫；鸡血藤、丹参活血通络。

## （二）外治法

1. 局部溃疡　可用苦参汤洗涤患处，并用狼毒制成糊剂涂于患处。或用三七丹、红油膏外敷，待腐脱新生后，改用生肌膏外敷。

2. 神经粗大触痛者　外用二味拔毒散：雄黄、枯矾各等量为末，茶叶、生姜适量。用法：先将生姜捣烂，用纱布包裹，涂搽患部皮肤，待局部皮肤充血潮红，患者有灼热感时，再将浓茶煎开冲二味拔毒散为糊状，摊于 5~6 层纱布上，敷于患部，包扎。

## （三）其他疗法

针灸疗法：

（1）口眼㖞斜，取颊车、地仓、攒竹、阳白、四白等穴。

（2）手指卷曲，状如鸡爪，取合谷、中渚、阳池、腕骨、神门、劳宫、鱼际等穴。

（3）肘间刺痛取极泉、小海、支正、养老。

（4）下肢刺痛取委中、承山、扶阳、昆仑、阳陵泉、中封、风市、绝骨。方法：施泻法，1~2d 针刺 1 次，留针 30min，期间行针 5~6 次。

# 五、预后与转归

麻风病的病程是慢性的，患病 30 年、40 年至终身的并不少见，但也有早期麻风患者抵抗力增强而自愈或通过得当的治疗 3 年、5 年后治愈。一般认为，在实施联合化疗之前，一个瘤型麻风患者从确诊到治愈的平均时间估计在 10 年左右，实施联合化疗以后麻风的治愈时间仅需 6 个月或 2 年，麻风本病对患者的影响并不很大，影响患者最大的是其并发症，特别是晚期麻风可造成畸形、残废、丧失劳动力。

# 六、预防与调护

（1）开展有关麻风防治的宣传教育，消除群众对麻风患者的恐惧心理和厌恶及仇视麻风患者等旧社会遗留下来的不良习俗。

（2）有传染性者，应隔离治疗。

（3）加强营养，禁止饮酒（药引用酒例外），忌房事，居室须注意保持通风及充足阳光。

（4）养成合理生活习惯。

（5）参加适当劳动，防止和纠正手足的挛缩和畸形。

（6）发现患者有多种方法：常规性的工作发现患者（门诊检查、入学体检、定期检查患者家属等）和突击调查工作发现患者（即指专业性普查、过滤性普查、线索调查）等相结合。由于麻风的潜伏期长，早期症状多不明显，故在反复进行上述调查方法的同时要强调对医护人员普及麻风防治知识，才能达到最大限度地早期发现患者。由于旧社会的影响很深，在群众中仍然比较普遍存在对麻风患者的歧视、恐惧心理，致使一些患者讳疾忌医，隐瞒病情，躲避检查，因而耽误了早期发现、早期治疗的时机，这样既不利于患者本身，亦不利于预防工作。因此，在麻风流行地区很有必要深入广泛地宣传麻风的科学常识和各项防治措施，以纠正错误认识，消除顾虑，主动配合，积极防治。

1）隔离管理：由于麻风患者（主要是查菌阳性者）是构成麻风传染与流行的传染源。目前各地多采用麻风院（村）的形式，将现症患者（特别是查菌阳性者）集中隔离，以保证正规的治疗和有组织的学习、生活或参加力所能及的集体生产劳动，这样既有利于患者治病，早日治愈出院（村），又对患者家属、周围人群消除了传染的威胁。对于查菌阴性（亦称"非传染性"）麻风患者，一般可以接受门诊治疗或送药上门，坚持治疗，定期复查、追踪观察的做法。

2）预防性治疗：一般认为有一定的预防效果，可以降低发病率。具体作法：氨苯砜口服，按常规治疗量的半量，即成人每天 50mg 或按每天 1mg/kg 计算，预防性服药，期限为 2~3 年；二乙酰氨苯砜肌内注射，每 75d 注射 1 次，6 岁及 6 岁以上每次注射 225mg，6 个月至 5 岁者每次注射 150mg，共计 15 次。

3）卡介苗接种：虽然预防麻风的作用结果尚不一致，但鉴于卡介苗接种预防结核病已有肯定的效果，因此在麻风流行区有条件时，可以对麻风菌素及结核菌素反应均为阴性的密切接触者，特别是儿童与青年，给予卡介苗接种，并注意观察效果，总结经验。

## 七、临证提要

本病中医称之为麻风，认为本病皆因风、寒、湿邪侵袭，风邪客于经络，久而不去，与气血相干，使荣卫不和，淫邪散溢所致。临床主要表现为浅色斑或红斑、黯红斑或结节，鼻梁塌陷，毛发脱落。

西医认为麻风病原体为麻风分枝杆菌。麻风患者为本病的唯一传染源。麻风杆菌主要通过破损的皮肤、黏膜进入人体，和具有传染性的麻风患者经常直接接触是主要的传染方式。通过患者咳嗽、喷嚏射出的飞沫也是重要的传播方式。实验室检查包括麻风杆菌检查（皮肤查菌法和鼻黏膜查菌法）、病理组织检查、麻风菌素试验、组胺试验、毛果芸香碱出汗试验、立毛肌功能试验等。治疗应采取早期、及时、足量、足程、规则治疗、及时正确处理麻风反应。防治耐药，缩短疗程。现在多主张采用数种有效的抗麻风化学药物联合治疗，药物选择利福平、氯苯吩嗪、氨苯砜。麻风反应首选皮质激素，亦可选用沙立度胺、氯苯吩嗪。

麻风是一种由麻风杆菌引起的慢性传染病，在我国已被控制。若患者局部有麻木性斑片、浅神经粗大、长期不愈合的足底溃疡、脱眉毛、皮肤有蚁行感等症状，应进一步检查是否患本病，以早期发现，早期治疗。早期及时治疗则预后良好，可以减少畸残的发生，防止疾病传播。

近年来随着性病的增多，麻风病也有增多的趋势，应引起高度重视。对流行区儿童、患者家属及密切接触者应定期查体，必要时接种卡介苗，并注意观察效果，总结经验。

## 八、临证效验

张族祥用中西医结合治疗麻风结节性红斑反应 15 例，1 周后 15 例结节性红斑全部消退。辨证分 3 型。血瘀型 6 例（发热、神经痛、结节质地较硬，色黯红或紫黯，疼痛或触痛明显，肌肤甲错，或伴有淋巴结肿大，或有血尿，舌质黯红或有瘀点，苔薄，脉弦或沉细），方用桃红四物汤合失笑散加减（桃仁、当归、生地各 12g，红花、川芎、赤芍、五灵脂、蒲黄各 10g，乳香、没药各 7g）；湿热型 6 例（寒战高热，神经或关节酸痛，结节高出皮面，色鲜红或有破溃，灼热疼痛，或伴有睾丸炎、淋巴结炎、虹膜睫状体炎，纳呆或便秘，舌质红，苔黄腻，脉滑数），方用四妙勇安汤加味（金银花 24g，元参、当归、炒甲珠、泽泻、木通各 10g，牛膝 12g，蒲公英、栀子、紫草各 20g）；寒湿型 3 例（结节暗红或正常肤色，轻微发热，关节酸痛或不痛，畏寒肢冷，腹胀便溏，神疲乏力，舌质暗淡，苔白腻或薄白，脉缓或细弱），方用阳和汤加减（鹿角胶、党参、茯苓各 15g，肉桂 6g，麻黄 9g，干姜、白芥子、陈皮、白术各 10g，牛膝 12g，薏苡仁 30g，砂仁 7g，炙甘草 5g）。另用消炎痛口服，每天 3 次，每次 25mg。

贾文生用黄芪、党参、丹参、当归、淫羊藿、莪术、生地、甘草，每日服 1 剂，治疗 7 例对氨苯砜高度耐药者，5 例有中、重度Ⅱ型麻风反应者，6 个月后 4 例浸润基本消退，2 例皮疹基本消退，5 例Ⅱ型反应基本控制，BI 下降。

颜冒贤用"醉鱼草油膏"（醉鱼草鲜叶，晒干研细末，加适量菜籽油调膏）治疗麻风足底溃疡 6 处（5 人），每日涂敷 1 次，1 个月为 1 个疗程。结果：4 处浅溃疡均在 3 个疗程内愈合，平均 52d；2 处深化复杂溃疡缩小 1/2 以上。

（郑　莉）

## 第二节　炭疽（疫疔）

中医称炭疽为"疫疔"，是由革兰阳性荚膜粗大杆菌感染所致。临床上以丘疹、水疱、溃烂、结黑痂为特征。多见于畜牧业、屠宰工人，或皮毛制革者，偶在兽医中发生。本病因接触疫畜染毒而生疔，是一种特殊的急性传染病，与一般疔疮不同，故称为"疫疔"；又因疮形如脐凹陷，中医文献中称为"鱼脐疔"。如隋代《诸病源候论·疔疮病诸候·鱼脐疔疮候》中说："此疮头黑深，破之黄水出，四畔浮浆起。狭长似鱼脐，故谓之鱼脐疔疮。"《疡医大全·卷三十四·疔疮门主论》引胡公弼曰："鱼脐疔如鱼之肚脐，多生月乞膊肚，小腿肚上。"

# 一、病因病机

《证治准绳·疔疮》中说："疔疮者……或感疫死牛、马、猪、羊之毒……皆生疔疮。"即指明了本病的发生原因。中医认为炭疽发病总由感染疫畜之毒，致使气血凝滞，毒邪蕴结所致，阻于肌肤则为皮肤炭疽，内攻脏腑则可为肺及肠炭疽。

1. 热毒蕴结　由疫畜之毒乘隙而入，热毒蕴结而致。
2. 湿热化火　机体湿热蕴结，疫毒外袭，湿热与疫毒互结熏蒸肌肤所致。
3. 阴虚火旺　疫疔日久，损阴耗津，以致阴虚火旺。

# 二、临床表现

多见于皮毛加工厂、屠宰场、畜牧场的工人、饲养员、兽医。潜伏期为 12h 至 12d，一般为 1~3d。通常发生于面、颈、手和前臂等暴露部位的皮肤，数目为单个，但亦有多发者。初起为红色炎性丘疹，局部红肿，迅速演变为水疱，周围组织显著肿胀。水疱可以很快化脓、溢血和破溃，形成浅表性溃疡。在病灶的中央形成明显凹陷的含有血样分泌物的黑色干痂（焦痂），发病 1 周左右即可产生焦痂，焦痂的周围皮肤红肿，范围可达 5~20cm，其上有水疱和脓疱。发生在面部的损害皮肤红肿更加明显，局部肿胀透明，迅速扩大，可至大片坏死，称恶性水肿，以眼睑和颈部为主。皮损有痒感，但不痛。局部淋巴结肿大，且有压痛。患者常有发热、呕吐、头痛、关节痛及全身不适等症状。大部分病例症状较轻，经 1~2 周后黑痂脱落而成溃疡，再经 1~2 周愈合留下瘢痕。少数严重病例有高热和严重的全身中毒症状，可在几天或几周内死亡。

肺炭疽发病急骤，有寒战高热、呼吸困难、咳嗽、胸痛、痰中带血，可因呼吸、循环衰竭而死亡。肠炭疽可见突然发生高热，持续性呕吐、腹泻、血便等严重胃肠症状，但无里急后重，可因毒血症或衰竭而死亡。皮肤、肺和肠炭疽均有继发败血症和炭疽性脑膜炎的可能，炭疽性脑膜炎的症状和体征与其他化脓性脑膜炎相似，脑脊液大都带血，病情往往十分凶险。

# 三、类病鉴别

1. 颜面疔毒　疮形如粟、高突，红肿热痛，坚硬根深。
2. 丹毒　皮色鲜红，边缘清楚，锨热疼痛，发展期无疱形脐凹，常有反复发作史。
3. 痈　好发于颈后、背部和肩部，炎性斑块基础上有蜂窝状脓头，细菌培养为金黄色葡萄球菌，而炭疽为单个脓头。

# 四、辨证施治

根据皮肤炭疽的病因病机，本病总的治法：清热解毒。结合临床辨证分型配合利湿、养阴或合营等法。在治疗方法上应内治和外治相结合，标本兼顾。及时采用中西医结合治疗，可以提高治愈率。

# 五、疗法

## （一）内治法

1. 热毒　起病初期，局部作痒，见红斑丘疹或有黄色水疱，伴全身发热不适，舌质红苔黄，脉滑数。

治法：清热、解毒、和营。

方药：五味消毒饮加减。

金银花 12g，蒲公英 30g，野菊花 30g，紫花地丁 10g，连翘 15g，丹皮 15g，赤芍 15g，紫草 10g，甘草 6g。

方解：本方以五味消毒饮的金银花、蒲公英、野菊花、紫花地丁清热解毒，连翘疏散热邪，丹皮、赤芍、紫草凉血和营，甘草调和诸药。合方以清热、解毒、和营。

加减：可加滑石20g、灯心草10g除湿以使热有出路，加防风疏风除表。

中成药：蟾酥丸或玉枢丸或清热消炎宁。

2. 湿热　皮肤见有水疱或大疱，色紫黯，或色黑似炭，疱形凹陷，形似鱼脐，周围肿胀，破流黄水，伴有发热、头痛、身体酸痛乏力、呕吐，舌质红，苔黄腻，脉滑数。

治法：清热利湿，解毒消肿。

方药：龙胆泻肝汤加减。

龙胆草6g，山栀子10g，黄芩12g，通草10g，连翘15g，黄柏6g，淡竹叶15g，泽泻12g，甘草6g。

方解：龙胆草泻肝胆湿热，黄芩、山栀子清肝胆实火，通草、泽泻、淡竹叶清热利湿，甘草和中解毒，连翘散热于外，黄柏泻热于下。合方以清热利湿，解毒消肿。

加减：可加防风10g以消肿，宣木瓜12g舒筋活络，砂仁6g（后下）、厚朴10g以降逆。

中成药：龙胆泻肝口服液。

3. 虚火　病之后期，腐肉分离，渐而脱落，疮面色红，肿胀减退，伴低热、乏力、口干、便秘，舌质红少苔，脉细数。

治法：养阴清热。

方药：知柏地黄汤加减。

知母12g，黄柏6g，生地20g，丹皮15g，山萸肉10g，茯苓12g，麦冬10g，天花粉15g，黄芪15g，甘草6g。

方解：方中以生地、丹皮、山萸肉、麦冬、天花粉知母滋养阴分，以黄柏降相火，茯苓健脾护中，黄芪益气托毒外出，甘草调和诸药。合方以养阴清热。

加减：可加强健脾药，如怀山药12g，陈皮6g。呕吐口渴加竹茹、法半夏；大便泄泻加地榆、马齿苋；大便下血加槐花、地榆、黄芩炭；咳吐痰血加白及、鱼腥草、桑白皮；壮热不退加生石膏、竹叶；阴液损伤、舌红少津加玄参、鲜石斛、麦冬。

中成药：知柏地黄丸。

## （二）外治法

1. 初期　用金银花、野菊花、苦参、黄柏各30g，白矾15g，煎汤洗净疮面，再用黄连素软膏外敷，或用磺胺嘧啶银凡士林纱布外敷。

2. 中期　用黄连6g，黄柏9g，枯矾3g，冰片1g，氧化锌24g，共研细末，加凡士林45g调成软膏，外涂患处，每天2~3次。

3. 后期　腐尽肌生时，用生肌膏外敷。

4. 疮周　用梅花点舌丹研末或金黄散、芙蓉散等，水调或马齿苋鲜汁调外敷。

5. 紫疱　白降丹少许点其上，外敷化毒散软膏。

6. 疮面　白降丹0.5g及蟾酥丸2~3粒研细水调外敷。若疮面凹陷，表示毒邪消退，用化毒散软膏，待疮面清洁时用生肌玉红膏或甘乳膏。

# 六、名医经验

李伯纯治疗炭疽分两型。

中国中医研究院广安门医院李伯纯认为本疔病因病机为体肤破损，腠理失密，卫外不固，染着疫畜之毒，蕴于肌肤，与正气相搏，经络阻隔，气血凝滞，皮肉腐坏，或疫毒流注，入侵营血，波及脏腑，皆能致病。

凡初起疮如蚊迹，肤起粟疹，如豆如黍，旋即演为水疱，四围略肿胀，伴发热头痛、恶心呕吐、周身违和，舌红苔白，脉象洪数者，为体肤破损，外染疫毒。治宜清解疫毒，行气和营法。方选仙方活命饮化裁。药用：银花15g，连翘15g，防风10g，白芷10g，生甘草6g，赤芍10g，陈皮10g，大贝母10g，当归尾10g，水煎服。外用六神丸研涂。若继发水疱，疹色紫黯，形似鱼脐，结痂炭黑，四围肿胀，伴壮热头痛、便结溲赤，苔黄脉数者，为疫毒之邪，侵蚀皮肉。治宜清热解毒，消肿散结法。方选五味消毒饮化裁。药用：野菊花15g，熟川军10g，银花20g，蒲公英10g，紫花地丁20g，赤芍10g，龙葵12g，土茯苓30g，生甘草12g，水煎服。外用梅花点舌丹。

## 七、预后与转归

及时、正确治疗，可望治愈，大部分愈后遗留轻微瘢痕。若出现走黄重症，宜采用中西医结合疗法抢救。皮肤炭疽若不经治疗可引起严重的并发症，死亡率高达20%。炭疽脓疱的进展不受抗生素治疗的影响，因感染早期即有毒素形成。

## 八、预防与调护

（1）本病流行地区，从事畜产品加工的工人，应经常性做好必要的消毒隔离，对其牛、马、羊、猪等家畜进行预防注射。

（2）制革、毛纺工人，畜产品收购、搬运人员，工作时要穿好工作服、戴口罩和橡皮手套。

（3）患者应隔离治疗，其所用敷料，应予焚毁；所用医疗器械，必须严格消毒。

（4）患处严禁切开引流或切除，也不可挤压，以防病毒扩散而引起走黄。

## 九、临证提要

本病一经临床初步诊断后应立即治疗，如强调细菌学检查可能会延误病情。青霉素为首选和最有效的抗生素。对青霉素过敏的可用四环素治疗。如中毒症状严重，或出现喉头水肿、颈部水肿导致呼吸困难，在用抗生素的同时，可予氢化可的松每天200～300mg，静脉滴注。同时肌内注射抗炭疽血清，第一天至少用80ml，第二天后每天20～30ml 病情严重者给予支持疗法。

## 十、临证效验

任清峻用中西医结合治疗50例皮肤炭疽，有效率90%，平均住院天数为12.3d。方法：入院时立即用青霉素G钠800万～1 200万U，一次静脉滴注；中药抗疽1号（金银花40g，蒲公英50g，黄芩、连翘各15g，黄柏、黄连各12g，土茯苓、败酱草各30g，大黄、芒硝各6g，甘草9g）煎服。当时和次日用中药抗疽2号（金银花、野菊花、败酱草各30g，山栀、连翘、丹参、赤芍各15g，黄芩10g，土茯苓25g，车前子9g）煎服。体质虚弱者加党参、黄芪各15g。

（郑　莉）

# 第三节　红癣（丹癣）

中医称红癣为"丹癣"，是一种由微细棒状杆菌侵犯皮肤角质层所引起的慢性感染性皮肤病。本病以腹股沟、腋窝或其他皮肤皱褶出现边界清楚、带红棕色、稍有鳞屑的斑片为临床特征。多发于炎热潮湿的夏季，尤以多汗的男性青年多患。丹癣病名，是今人依据棕红色的斑片而命名。

## 一、病因病机

多由机体被风湿虫邪所侵袭，留于腠理而成；亦有因汗衣湿渍，淹浙皮肤，湿热浸滞毛窍所致；或由接触传染而生。

## 二、临床表现

本病可发生于任何年龄，但常见于成人。好发部位为腹股沟部、阴囊、臀沟、腋窝、乳房下、第4、第5趾间和第3、第4趾间等皱褶多汗和易受浸渍的部位。损害为红色或褐色的斑片，境界清楚，边缘不规则状。开始呈红色，以后变成褐色。新的损害表面光滑，陈旧损害表面起皱或有较多鳞屑。一般无自觉症状，但在腹股沟部易受摩擦刺激，可引起瘙痒及苔藓样变。若损害累及肛门周围皮肤，可引起肛门瘙痒。趾间皮损有鳞屑、裂隙和浸渍。体质衰弱和糖尿病患者可表现为泛发性红癣，广泛分布于躯干和四肢，皮损为境界清楚的带有鳞屑的板层状斑片。滤过紫外线光检查有珊瑚红色荧光，刮取鳞屑油镜下检查可见 Gram 阳性的细微棒状杆菌。

## 三、类病鉴别

1. 花斑癣 好发于肩、躯干上部，皮损小而广泛，为浅色斑片，不发生红斑。皮损在 Wood 灯下显棕黄色荧光。

2. 股癣 炎症反应较明显，有丘疹和水疱形成，半环状边缘隆起，真菌检查阳性。

## 四、辨证施治

根据红癣的病因病机，本病中医治疗总的法则是清热解毒利湿。

## 五、疗法

### （一）内治法

主症：在腋窝、腹股沟等皱褶或摩擦部位出现慢性、非炎症性而边缘清楚的细小鳞屑性色素斑。

治法：清热解毒利湿。

方药：二妙散加味。

苍术 10g，黄柏 10g，薏苡仁 20g，藿香 10g，绵茵陈 15g，土茯苓 20g。

方解：方中以二妙散为基础，加薏苡仁、藿香、绵茵陈、土茯苓，以清暑湿，解热毒。

加减：热偏重者加金银花 10g、野菊花 30g，大便干结者加大黄 10g（后下），汗多加糯稻根 15g。

中成药：六神丸、牛黄解毒片、龙胆泻肝胶囊等可任选一种。

### （二）外治法

（1）土槿皮酊外搽皮损：每天 2 次。

（2）15% 硫黄霜外搽皮损：每天 2 次。

（3）双柏散冲水外洗皮损：每天 1 次。

（4）火炭母 30g，羊蹄草 30g，三桠苦 20g，大飞扬 30g，穿心莲 20g，九里明 30g 煎水洗患处，每天 1 次。

## 六、名医经验

顾筱岩认为丹癣致病多经年不愈，愈发愈甚，不痒不痛，殊为淹缠，皆为湿邪黏滞缠绵的特性所致，其色红，故为湿热交阻皮肤之证。治当以清热除湿为法。常用药物有：带皮茯苓、白鲜皮、绿豆衣、生薏苡仁、炒生地、丝瓜络、丹皮、稀莶草、晚蚕砂、鲜荷梗等。

## 七、预后与转归

本病治疗中要常进行滤过紫外光检查，病损处只要有珊瑚红色荧光，应继续治疗，直至消失为止。

## 八、预防与调护

本病治愈后，还要坚持外搽药物 1~2 周；为预防复发，要注意个人卫生，衬衣、内裤须经常煮沸、日晒消毒。

## 九、临证提要

现代医学认为，微细棒状杆菌为人体皮肤的正常菌群之一，皮肤的湿度和温度的增高是微细棒状杆菌异常增殖而致病的重要影响因素之一。中医认为该病多为湿热交阻皮肤所致，采用清热利湿法予以治疗，往往取得较好疗效，可见中西医对丹癣的认识有共同之处。

## 十、临证效验

张国军认为红癣皮损表现为褐红色斑片，上覆细小鳞屑。经伍德氏灯检查可见珊瑚红色荧光，鳞屑涂片可见革兰染色阳性微细棒状杆菌。经红霉素口服，每次 0.25g，每日 4 次，4 周后皮损消退，涂片未见细菌。

（郑　莉）

# 第四节　瘰疬性皮肤结核

本病中医称之为"鼠疮"，是一种液化性皮肤结核，常由淋巴结、骨结核或关节结核等病灶直接侵犯皮肤或经淋巴管蔓延至附近皮肤而发病。临床以初起为皮下数个结节，数月后缓慢增大，成脓溃破，最后形成瘘管或窦道为特征。历代中医对本病记载颇多，如瘰疬、鼠疮等。《证治准绳·瘰疬》记载："瘰疬之病皆血气壅，结根在脏腑，多结于颈项之间，累累大小不定，发作寒热，脓血溃烂，或此没彼起……其匝颈者俗名蟠蛇疬。"《外科证治全书》中记载："生如鼠形，名鼠疫，又名鼠疮，累累如串珠，名老鼠串。"

## 一、病因病机

1. 禀赋不足　先天禀赋不足，脾失健运，湿热内生，结聚成痰，遂致颈项结核累累。
2. 外感六淫　外感风寒、暑热、四时不正杀厉之毒，寻由皮毛肌腠而入，与体内痰湿搏结，凝于脉络而发。
3. 内伤情志　忧思郁怒，肝气郁结，气机失于疏泄，郁而化火，煎熬津液，灼为痰水，结于颈项而发；肝气郁结，脾失健运，不能运化水湿，生湿生痰，结于颈项而发。

## 二、临床表现

本病好发于青少年和儿童，以青年女性最为多见。皮损主要累及颈周和上胸部，其次为腋窝和腹股沟。由淋巴结结核向皮肤穿破而形成的瘰疬性皮肤结核以青少年为主，由骨关节结核引起的瘰疬性皮肤结核多见于儿童，且以臀部为主。此外，结核性淋巴管炎和瘘管性皮下结核多见于 40 岁左右成人。

开始皮损为单个或数个皮下结节，黄豆至花生粒大小，结节活动不黏连，质地较硬，表面为正常肤色，无压痛。结节不会自然消退，且会逐渐增多增大，融合成块，突出表面，表面颜色呈淡红色、青红或黯红色，融合的结节表面软化、破溃，形成溃疡，其下有深在性的瘘管。溃疡表面不断有稀薄的干酪样脓液溢出，溃疡边缘呈紫红色、潜行性，溃疡基底部较深，高低不平，溃疡周边的皮肤呈青红色，溃疡数目可不断增加，其下形成多发性的瘘管，瘘管之间可相互连通。溃疡愈合后形成不规则的条索状瘢痕。

（1）结核性淋巴管炎：先有手足结核，然后导致上肢或下肢受累的淋巴管增粗，出现连串的皮下结节，结节可软化溃破，形成溃疡和干酪样脓液。

（2）瘘管性皮下结核：在肛周形成瘘管，经久不愈。

# 三、类病鉴别

1. **放线菌病** 好发于一侧下颌部，浸润较深，呈木板样硬度，结节溃破流出硫黄色颗粒样脓液，压碎检查见多数放线菌丝。

2. **孢子丝菌病** 孤立的结节或溃疡沿淋巴管成串状排列，脓液培养为孢子丝菌。

3. **寻常狼疮** 有特殊狼疮结节，溃疡较表浅，多不形成瘘管，发病部位不同。

4. **硬红斑** 结节发生于小腿屈面，可穿破形成瘘管。组织病理虽有结核样浸润，但无血管改变。

# 四、辨证施治

## （一）内治法

1. **风热痰毒（结节初期）**

主症：青红色或深红色结节孤立散在或融合成块，灼热疼痛或伴寒热。舌质红，脉浮数。

治法：解毒杀虫，化痰散结。

方药：芩部丹加减。

黄芩 15g，百部 15g，连翘 15g，夏枯草 30g，萆草 10g，丹参 20g，五灵脂 10g，半夏 10g，柴胡 10g，海藻 10g，元参 10g。

方解：黄芩、百部解毒杀虫，连翘、夏枯草清火解毒散结，半夏、海藻化痰散结，萆草、元参清热解毒，丹参、五灵脂活血止痛，柴胡散热解郁。

加减：潮热加知母、地骨皮各 10g。

2. **痰毒化腐（结节中期）**

主症：结节软化或溃破，或瘘管形成，排出豆腐渣样物质。伴潮热颧红，五心烦热。

治法：解毒杀虫，托毒透脓。

方药：芩部丹合海藻玉壶汤加减。

黄芩 15g，百部 15g，夏枯草 30g，连翘 15g，海藻 10g，昆布 10g，萆草 10g，丹参 20g，五灵脂 10g，白芷 10g，生黄芪 10g，穿山甲 10g，皂角刺 10g。

方解：黄芩、百部解毒杀虫，夏枯草、连翘、萆草清火解毒散结，海藻、昆布化痰散结，丹参、五灵脂活血，白芷、生黄芪、穿山甲、皂角刺托毒透脓。

3. **气血两虚（溃后期）**

主症：窦道、瘘管、结节与瘢痕交错，或形成较大溃疡，久不愈合。伴乏力、头晕等。

治法：解毒杀虫，益气养阴。

方药：黄芩 15g，百部 15g，夏枯草 35g，连翘 15g，半夏 10g，五灵脂 10g，丹参 30g，海藻 10g，生黄芪 20g，元参 20g。

方解：黄芩、百部解毒杀虫，夏枯草、连翘解毒散结，半夏、海藻化痰散结，丹参、五灵脂活血化瘀，生黄芪、元参益气养阴。

加减：结节为主加皂刺 10g，全虫 6g；窦道、瘘管为主加蜈蚣 3 条，白芷 10g。

## （二）外治法

1. **未形成瘘管时** 法同寻常狼疮，或用挑刺方法、火针疗法。

2. **形成瘘管时** 可用八二丹、七三丹等药捻放入窦道内引脓外出，脓尽后再用纱布条蘸蛋黄油放入窦道，或用甲字提毒药捻蘸紫色疸疮膏插入窦道内，并外盖生肌白玉膏。

## （三）其他疗法

1. **针刺疗法** 直接刺入肿大的结块，配肝俞，每日 1 次，中等刺激；对已化脓的不宜应用。

2. **拔核疗法** 本病日久不能内消，肿核较小而表浅，体质尚好者，可用白降丹少许掺于太乙膏上，盖贴于结核处，每 3 天 1 次，结核小的 7 天左右脱落，大的 10 天左右可将结核拔去，待结核脱落后，可外用生肌散、白玉膏。因所用药物有很大的刺激性，严格掌握适应证。对瘰疬较大而深在的，或与周围组织粘连的，或年老体弱的，均不宜使用本法。

## 五、名医经验

北京中医药大学东方医院老中医金起凤教授经验：治疗瘘管窦道的药捻中多含汞、砷等元素，对汞过敏者禁用。此外有毒化学元素吸收过多，也可导致低热及淋巴管炎等中毒症状，因此需间断用药，中间可插用其他药物如抗痨药物纱条。

由于本病为结核杆菌感染致病，所以西医抗痨药物治疗，如联合用药内服加局部外用，是必要举措。

## 六、预后与转归

本病的病程较长，可多年不愈。瘢痕形成后可造成局部畸形和功能受限。瘘管性皮下结核最终可造成肛门狭窄。

## 七、预防与调护

（1）心情舒畅，勿忧思恼怒。
（2）适当休息，避免劳累或房事过度。
（3）加强饮食营养，勿食生痰助火及辛辣之品。

## 八、临证提要

本病中医称"鼠疮"，多认为系外感风寒暑热，内有七情所伤，痰湿搏结，肝气郁结，复因先天禀赋不足，脾失健运，三焦气化不利，凝于脉络而成。临床主要表现为初起皮下数个结节，数月后增大，成脓溃破，最后形成瘘管和窦道。本病中医证型分为风热痰毒证、痰毒化腐证、气血两虚证；总的治法是解毒杀虫，养阴清热，益气养血，托毒排脓。

西医已知为结核杆菌感染，患者先患有淋巴结或骨关节结核，经淋巴结或直接蔓延到附近的皮肤引起本病。实验室检查包括：

1. 结核菌素试验　常为阳性。
2. 结核杆菌检查　在溃疡或瘘管中的干酪样坏死物中可培养出结核杆菌。
3. 组织病理　可见有结核性浸润，中央有干酪样坏死，浸润细胞主要为上皮样细胞和巨细胞，外周有淋巴细胞和浆细胞。

## 九、临证效验

有学者采用中西医结合治疗皮肤结核，西药口服异烟肼、利福平、吡嗪酰胺及护肝药如肝泰乐、维生素 B、维生素 C、肌苷等。疮面的处理：每日用蛋黄油（鸡蛋煮熟后取出蛋白，将蛋黄置铁勺内炒焦，用汤匙挤压取油装瓶备用）涂擦疮面 2~3 次。同时口服自拟抗痨散中药粉剂，以化痰祛湿、攻毒散结、活血祛瘀、扶正祛邪。组成：元参、生牡蛎、夏枯草、海藻、浙贝、蜈蚣、全蝎、土鳖虫、白芥子、川芎、丹参、黄芪。上药共研细末，开水冲服，每次 10g，每日 2 次。

（郑　莉）

# 第五节　寻常狼疮

寻常狼疮是结核杆菌所致的慢性皮肤病，是皮肤结核中最常见的一种，具有损害呈果酱色，溃疡愈合后形成萎缩性瘢痕，瘢痕上可生新结节等临床特征。本病首见于《疮疡经验全书》："鸦口疳者，久中邪热，脏腑虚寒，血气衰少，腠理不密，发于皮肤上，相生如钱窍，后烂似鸦口疳，日久将来损伤难治，小儿同前。"清代《外科大成》亦说："补生如黍，次烂如鸦口舀之状。"现代医家赵炳南从临床经过的特征出发，肤生紫红硬结，溃烂结疤，毁坏面容等，将其称之为"流皮漏"。

## 一、病因病机

本病多因素体虚弱，肺肾阴虚、阴虚内热或积热伤脾，脾虚湿盛，气血两亏，腠理不密，复受外邪；湿热邪毒凝聚成痰，痰热瘀阻血脉进而生瘀，痰瘀互结而成本病。

## 二、临床表现

本病多发于青少年和儿童，好发于面部，尤以鼻与颊部最常见，其次为颈部和四肢。原发损害为针头至黄豆大的小结节，质柔软。玻片压迫不退色，呈苹果酱色。此结节用探针稍加用力即可刺入，容易贯通、出血。邻近结节可融合成片，境界明显，部分逐渐吸收，可残留下菲薄光滑的萎缩性瘢痕，在瘢痕上又可以发生新的结节，结节亦可破溃，形成溃疡，呈不规则形，边缘不整齐，基底呈紫红或深红色，表面有少许浆液或脓液。自觉症状缺如，或有轻度痒感。附近淋巴结可肿大。亦可累及口腔、鼻、咽喉等黏膜，破坏骨质，形成软腭穿孔，鼻中隔破坏等毁形现象。

## 三、类病鉴别

1. 盘状红斑狼疮　面部红斑常以鼻脊为中心呈蝶状排列，对称分布于两颊、耳翼、眉弓、口唇，表面有菲薄鳞屑，毛囊口扩大，内有角栓，无狼疮结节。

2. 麻风　部分亦可有成群结节，但玻片压迫无苹果酱色，且患处麻木不仁，伴有勾手吊足，周围浅神经粗大。

3. 结节性梅毒疹　发展快，呈匍匐性排列，质硬如软骨，铜红色，常溃破呈凿孔状，愈后结疤，梅毒血清反应阳性，病理变化主要为浆细胞浸润及血管变化。

4. 结节病　结节较狼疮结节坚实，有浸润，一般不溃破，结核菌素实验阴性。

## 四、辨证施治

根据寻常狼疮的病因病机，本病中医治疗总的法则是养阴清热，化痰软坚散结，益气养血。在治疗上应内治和外治相结合，内外合治，标本兼顾，才能达到较好的治疗效果。

### （一）内治法

1. 阴虚内热

主症：颜面有紫红色浸润明显的斑块，伴潮热、盗汗、心烦失眠，舌红少苔或光剥，脉细数。

治法：养阴清热，化痰软坚。

方药：生地麦冬汤。

生地 20g，玄参、麦冬各 9g，山药、茯苓各 12g，炙百部 12g，葎草 15g，夏枯草 10g，海藻、浙贝母各 12g。

方解：生地、玄参、麦冬养阴清热；山药、茯苓补脾益阴；炙百部杀虫润燥；葎草、夏枯草清热解毒；海藻、浙贝母化痰软坚、散结。

加减：骨蒸潮热宜加龟板 10g（先煎），鳖甲 10g（先煎），地骨皮 12g，胡黄连 9g；盗汗者加浮小麦 9g，五倍子 6g，煅牡蛎 30（先煎）；失眠多梦者加酸枣仁 15g，夜交藤 15g；腰酸痛者加桑寄生 15g，女贞子、旱莲草各 12g。

中成药：内消连翘膏。

2. 痰瘀互结

主症：皮疹为黯红色小结节，较硬，病程较长，反复发作，舌淡紫，脉细涩。

治法：理气活血，化痰散结。

方药：海藻玉壶汤。

海藻 12g，陈皮 9g，浙贝母 12g，连翘 15g，昆布 9g，制半夏 6g，青皮 12g，独活 9g，川芎 15g，当归 15g，甘草 6g。

方解：海藻、昆布软坚散结，连翘清火散结，半夏、浙贝母、陈皮化痰散结，青皮、当归、川芎理气活血，独活通经活络，甘草调和诸药。

中成药：内消瘰疬丸、散结灵。

3. 气血亏虚

主症：皮肤可见黯红色结节，溃后脓水稀薄，伴神疲乏力，便溏，纳呆，舌淡苔薄白，脉沉细。

治法：益气养血，软坚化痰。

方药：黄芪、党参各 20g，黄精 15g，当归 12g，白术、茯苓各 9g，鸡血藤 15g，阿胶 10g（烊化），丹参 15g，浙贝母 9g，陈皮 6g，熟地 12g。

方解：黄芪、黄精、党参、白术、茯苓补中益气；当归、熟地、阿胶补血养血，鸡血藤、丹参活血祛瘀；陈皮、浙贝母化痰软坚。

中成药：人参养荣丸、八珍丸。

## （二）外治法

1. 未溃时　外洗：芫花 30g，百部 30g，雄黄 10g，铁包金 30g，莪术 15g 煎水外洗，或葎草、白及各 20g，百部 60g 煎水外洗。每日 3 次。外敷：紫色消肿膏，或用山豆根、五味子等量研末，麻油调敷；也可用、20% 百部酊湿敷患处，每日 1 次。

2. 溃疡时　可用紫色疽疮膏外贴，脓尽时改用甘乳膏或生肌白玉膏。

3. 形成潜行性疮口时　做扩疮术，术后再用上药外贴。

## （三）其他疗法

1. 针刺疗法　虚证取合谷、曲池、迎香、四白；实证取灵台。虚者补法，实者泻法。留针 30 分钟，1~2 日 1 次。15 次为 1 个疗程。

2. 穴位注射　用葎草注射液或鱼腥草注射液，分别选双肺俞和双足三里，针刺得气后，每穴推注 1~1.5ml，2 日 1 次，10 次为 1 个疗程。

3. 隔蒜灸法　用大蒜捣泥覆于患处，将艾条点燃，悬垂灸，以能耐受为度，每日 1 次，10 次为 1 个疗程。

# 五、名医经验

北京中医药大学东方医院老中医金起凤经验：寻常狼疮是结核杆菌感染致病。为提高疗效，治疗需配合抗结核药物，或联合化疗，并辅助日光浴和紫外线照射疗法。

# 六、预后与转归

寻常狼疮对组织破坏大，形成瘢痕后可造成局部畸形和功能障碍。在面部可造成眼睑外翻、兔眼和鸟嘴状鼻，四肢和颈部的损害可造成局部挛缩畸形和活动受限。四肢损害侵犯淋巴管可导致象皮病。约 1%~2% 的病人由于损害长期不愈可转化为鳞癌。

# 七、预防与调护

（1）广泛宣传教育，普及有关预防知识，加强锻炼，增强体质。

（2）定期体格检查，及早发现，有效及时治疗结核病。

（3）卡介苗接种。

（4）注意营养，适当休息，增加日光浴。

（5）忌食辛辣食品。

## 八、临证提要

本病中医称之为"流皮漏",认为本病主要由于素体虚弱,肺肾阴虚,阴虚生内热,灼津为痰,痰火郁结,阻于肌肤而发,或气血不足,复外感毒邪,致湿痰凝滞血脉而成。临床损害呈果酱色,溃疡愈合后形成萎缩性瘢痕,瘢痕上可生新结节。中医主要分阴虚内热、痰瘀互结、气血亏虚三个证型进行治疗;总的治法是养阴清热,化痰软坚散结;益气养血。

西医认为本病属于继发性皮肤结核,患者既往有结核感染史。结核杆菌感染的途径主要为外界直接感染,经皮肤破损处引起本病;其次为淋巴结结核和骨关节结核破溃后感染附近皮肤或经淋巴管蔓延引起本病。少数患者有活动性内脏结核,经血液循环波及皮肤。实验室检查包括:①结核菌素实验:阳性;②结核杆菌检查:病灶中虽有结核杆菌存在,但常较难发现;③组织病理:主要在真皮浅层有结核样结节,早期以淋巴细胞和上皮样细胞浸润为主,后期以上皮样细胞和朗罕巨细胞为主。西医治疗主要是抗结核治疗,药物应用异烟肼、利福平、链霉素、乙胺丁醇、对氨基水杨酸等。

## 九、临证效验

有学者从加强狼疮护理方面促进疾病愈合,主要从局部皮肤的药物护理、饮食等方面着手,同时加强与患者的沟通,使其充分了解病情、治疗过程及治疗结果,使患者树立信心,坚持治疗。

有学者用卡介苗多糖核酸治疗寻常狼疮。方法为:皮损局部外用鱼肝油软膏,加强营养、注意休息,卡介苗多糖核酸隔日1次,每次2支肌内注射,经治疗6周后,卡介苗多糖核酸改为局部封闭注射,每周1次,每次1支。

另有学者用抗结核药物治疗4例寻常狼疮。方法:异烟肼0.3g/d,利福平0.45g/d和吡嗪酰胺0.75g/d口服,1个月后皮疹略变平缩小,颜色转淡。2个月后皮疹进一步变平缩小,部分结节消退见淡红色萎缩性瘢痕。3个月后皮疹完全消退,可见褐色萎缩性瘢痕。继续服药巩固治疗至6个月后停药。

(郑　莉)

# 第六节　颜面粟粒性狼疮

颜面粟粒性狼疮,又称颜面播散性粟粒性狼疮。本病是发生在颜面部的慢性皮肤病。主要表现为粟粒至绿豆大红色结节,愈后留有凹状萎缩性瘢痕。因其组织学有结核样浸润,过去曾被认为系血行播散性皮肤结核,但由于本病不伴有其他部位结核,结核菌素试验常阴性,病损中找不到结核菌,而某些细胞免疫检查异常,故又被认为与结核无关。在古代中医文献中尚无相应病名。根据临床表现拟命名"面百疮"为中医病名。

## 一、病因病机

肝胆湿热,或外邪入侵,郁久化火,灼津为痰,痰热上蒸颜面,痰热瘀阻而成红色硬结。

## 二、临床表现

本病好发于青年与成年人,主要累及颜面部的面颊、眼睑、鼻旁等部位,对称分布,极少数病人可发生在颈部、肩部和四肢。本病特征性损害为粟粒至绿豆大半球形或略带扁平的坚实丘疹、结节,呈淡红色或红褐色,或紫红色,质地柔软,有的表面光滑呈半透明状,用玻片压诊可呈苹果酱色。孤立散在或数个互相融合,特别在下眼睑处可形成堤状。有的损害顶端有针头大黄色脓点、痂屑。愈合后留有色素性凹陷性萎缩性瘢痕。一般无任何自觉症状,或有轻微灼热感。组织病理检查为真皮中下层结核性浸润,但结核菌素试验常为阴性。病程慢性,一般经数月或数年渐渐消失,有自愈倾向。

# 三、类病鉴别

1. 寻常痤疮　好发于青春期，有多种形态皮疹如红丘疹、粉刺、脓疱等，眼周一般无皮疹。

2. 酒渣鼻　鼻部及周围可见红斑、毛细血管扩张、毛孔扩张和局部增生，无萎缩性瘢痕，玻片压诊无苹果酱色改变。

# 四、辨证施治

根据皮肤结核的病因病机，本病中医总的治法：清热解毒，化痰散结，活血化瘀，滋阴降火。在治疗方法上应内外结合，以内治为主。

## （一）内治法

### 1. 热毒瘀结

主症：见于发病早期，症见粟粒至绿豆大丘疹，疹色淡红或紫红，表面光滑或透明，或见顶端有脓点，伴轻微灼热痒痛，或心烦口渴，舌质红，脉数。

治法：清热解毒，化瘀散结。

方药：仙方活命饮合五味消毒饮加减。

金银花15g，蒲公英15g，野菊花15g，连翘15g，穿山甲10g，皂角刺10g，白芷10g，浙贝母10g，陈皮10g，生地15g，赤芍15g，丹参30g，夏枯草10g。

方解：金银花、蒲公英、野菊花、连翘清热解毒，白芷排脓消肿，生地、赤芍、丹参凉血活血散瘀，浙贝母、夏枯草清热散结，陈皮理气和胃，穿山甲、皂角刺活血通络以散结。

中成药：连翘败毒丸。

### 2. 阴虚痰瘀

主症：病程较长，疹色黯红或溃破，或相互融合成结节，可伴有潮热盗汗，舌红苔少，脉细数。

治法：清热养阴，活血软坚。

方药：生地30g，元参15g，地骨皮12g，鳖甲15g，海藻10g，昆布10g，连翘15g，浙贝母10g，青皮6g，当归10g，赤芍15g，丹参30g，生牡蛎30g。

方解：生地、元参、地骨皮养阴清热；鳖甲滋阴退蒸、软坚散结；海藻、昆布、浙贝母化痰散结；青皮破气散结；连翘清热散结；当归、赤芍、丹参活血化瘀；牡蛎收敛固涩，软坚散结。

加减：脾虚者可加白术6g，怀山药10g，炒薏苡仁10g；有痰瘀阻遏、阳气不足者，可加炙黄芪15g，升麻6g，鹿角胶12g。

中成药：内消瘰疬丸、知柏地黄丸。

## （二）外治法

（1）鲜山药、蓖麻仁各30g，捣烂成糊状外贴患处，每日1次。

（2）成脓时外涂利福平软膏。

（3）溃疡期可用生肌膏外敷。

## （三）其他疗法

针刺疗法：针刺穴位：合谷、曲池、曲泽、迎香、四白等。

# 五、名医经验

目前病因尚不明确，有人认为本病系皮脂腺脂质的一种肉芽肿样反应。临床治疗除内服中药等方法外，可辅以抗炎治疗，如给予雷公藤多甙和小剂量四环素内服，不但可抑菌，还具有双向免疫调节作用，可获一定疗效。

## 六、预后与转归

一般预后良好。但皮损愈合后常遗留萎缩性瘢痕，影响颜面美观。个别患者有自愈倾向。

## 七、预防与调护

（1）讲究卫生，养成良好的卫生习惯。
（2）忌食辛辣煎炸食物。
（3）锻炼身体，增强体质，提高抗病能力。

## 八、临证提要

本多由素体虚弱，外邪入侵，或肝胆湿热，郁久化火，灼津为痰，痰热上蒸颜面，痰热瘀阻而成红色硬结。临床表现为粟粒至绿豆大小结节，对称性特发于面部，特别是眼睑、颊部、鼻两侧等处。临床主要分热毒瘀结与阴虚痰瘀两个证型，总的治法为清热解毒，活血化瘀，滋阴降火，软坚散结。

西医病因不明，近年来越来越多的学者认为本病与结核杆菌感染无关，因为皮损内并无结核杆菌存在，结核菌素实验常为阴性，抗结核药物治疗无效。可能是与酒渣鼻、痤疮相似的对皮脂腺脂质的一种不寻常的肉芽肿样反应。目前西医尚无特效疗法，四环素类抗生素、氨苯砜、氯喹、维甲酸及中、小剂量皮质类固醇激素可以选用。

## 九、临证效验

蔡陶分两型治疗，即湿地毒化火、血脉瘀阻型，治宜清热利湿解毒、活血化瘀，药用羚羊角粉、蒲公英、败酱草、野菊花、龙胆草、夏枯草、连翘、薏苡仁、白茅根、鬼箭羽、凌霄花。

黄祖银采用中西医结合治疗颜面播散性粟粒性狼疮。方法：①口服四环素片，第 1 周，每次 0.5g，每日 4 次，以后每周递至每日维持 0.25g。②口服强的松片，第 1 周每次 10mg，每天 3 次，以后每周递减至每日维持 5mg。③服维生素 C，每次 0.2g，每日 3 次。④中药生大黄，每次 10～15g 加水 150ml，煎沸后，再煎 5 分钟将药渣滤出后，煎出液分 2 次服，使大便为稀软便，每日 1～2 次为宜，大便次数多时减量或停服。

（郑　莉）

# 第七章

# 真菌性皮肤病

## 第一节　手足癣和体股癣

### 一、概述

　　手足癣是指发生在手足皮肤且除其背面以外部位的皮肤癣菌感染。体股癣是指光滑皮肤表皮的皮肤癣菌感染，股癣系专指发生于腹股沟、会阴、肛周和臀部的体癣。因二者本质上为皮肤癣菌病在不同部位的同一表现，且临床诊治视为等同，故已习惯统称为体股癣。

　　手足癣尤其是足癣是十分常见的皮肤真菌病，人群患病率可高达30%～70%，在世界范围内流行。其发病率的高低与环境因素和个体特征关系密切，气候湿热和足部多汗少脂以及局部欠透气（穿鞋，尤其是胶鞋、皮鞋和塑料鞋）是足癣的重要易感因素，那些系统免疫功能低下，如糖尿病患者、HIV感染者等是足癣的高危患者。有年龄愈大愈罹患的趋势，青春期前发病少见。足癣还是其他皮肤癣病的"蓄菌池"。病原菌主要为红色毛癣菌，其次为须癣毛癣菌和絮状表皮癣菌。

　　体股癣在世界各地均为常见病多发病，其发病率的高低受地域气候条件、患者职业或生活习惯、卫生状况、机体抵抗力、个体易感性、是否伴有甲癣及手足癣等诸多因素的影响。如在我国，该病南方多于北方；就性别而言，男性多于女性；从年龄来看，儿童更易患体癣，因有更多机会接触宠物；从职业的角度，股癣更多见于司机；另外，肥胖、易出汗、糖尿病等也是体股癣，特别是皱褶部位癣病的易感因素。患者自身的其他癣病，如甲癣、足癣等常是体股癣的原发灶。病原菌也以红色毛癣菌为优势致病菌。

### 二、诊断思路

#### （一）临床特点

1. 手足癣　　足癣在临床上可明确分为三型，即浸渍糜烂型、水疱型和角化增生型。

　　浸渍糜烂型也称间擦型，慢性进程。临床特征主要为多汗、瘙痒、异臭味，4、5趾间的浸渍、糜烂，有时可继发细菌感染，严重者可导致淋巴管炎、蜂窝织炎或丹毒。

　　水疱型的病程是在一慢性轻症的基础上的亚急性过程，临床表现为瘙痒、继发感染、水疱、脓疱，有时见裂隙，损害可由趾间区向周围扩展，疱液初起清亮，后可因伴发淋巴结炎、淋巴管炎或蜂窝织炎而浑浊，此型易激发癣菌疹。

　　角化增生型的临床表现以糠状鳞屑、角化过度为主要特点，常与甲癣伴发。病程缓慢，常见弥漫于整个足底及侧缘的增厚红斑基底上的片状白色鳞屑，冬季常有皲裂。

　　手癣临床上主要为水疱型和角化过度型。足癣多累及双脚，手癣常见单侧发病，如患者手足均被侵及，则可见到所谓"两足一手"现象，有提示癣病诊断的意义。手癣好发于大拇指区域及手掌，泛发者可累及腕部，此时有较明显的边缘性。

2. 体股癣 初起为红丘疹或小水疱，继之形成鳞屑，然后再向周围逐渐扩展为边缘隆起、界限清楚的环形损害，在边缘不断外展的同时皮损中央趋于消退。股癣的下缘往往显著，上缘并不清晰，阴囊受累少见。环形损害有时单发，有时则可见多环形皮损，可重叠，也可散在。伴有不同程度的瘙痒。此外，还有丘疹型、湿疹样型、疱疹样型、斑片型、结节型、肉芽肿型等多种表现。尤其是当患者使用了外用激素或不规范治疗，可使皮损很不典型，称"难辨认癣"，不做真菌学检查容易误诊。

## （二）检查要点

1. 手足癣 ①发生于手足掌心、侧缘以及趾间的皮损。②夏天皮损多呈活动性，可见水疱、浸渍、糜烂；冬天多干燥、脱屑甚至皲裂。③皮损多呈外延扩展型，边缘往往是新发和较重的皮损。④如手足均被累及往往表现为"两足一手"型。⑤病程较长的手足癣常可见临近指/趾甲单个或多个受累，变形变色。⑥部分患者有家庭成员发病史，呈家族聚集性。⑦有水疱者常伴有瘙痒。

2. 体股癣 ①发生于除手足癣部位以外的其他任何光滑皮肤的皮损；②典型皮损多呈外延扩展的环形或类圆形，边缘往往是新发和较重的皮损；③股癣常表现为下缘较重；④成人体股癣患者常伴发足癣或甲癣；⑤皮损多以脱屑性斑疹为主，有时也可见丘疹、水疱甚至结节（肉芽肿）；⑥皮损炎症反应明显者常有瘙痒。

## （三）辅助检查

真菌学检查是该病确诊的实验室依据。可刮取皮损活动性边缘的皮屑用10%或20%的KOH制片进行直接镜检。对不典型者有时需多点取材。有时可能遇到镜检"假阴性"的结果，如患者就诊前不规则用过抗真菌药物，取材不当，观察遗漏等等，此时仍需医生结合病史和临床表现去判断。对顽固或泛发性的患者建议做真菌培养，因为镜下有时无法区分皮肤癣菌和真菌及念珠菌。所以即使镜检阳性也应做真菌培养，目的是明确是皮肤癣菌感染还是真菌或念珠菌感染，因为这关系到选择敏感抗真菌药物的问题。

## （四）鉴别诊断

1. 手足癣 注意与那些能在手足部位引起脱屑、水疱、脓疱等症状的皮肤疾患鉴别，如接触性皮炎、念珠菌病、红癣和汗疱疹。其他也应考虑在内的有脓疱性银屑病、连续性肢端皮炎、掌跖脓疱病、脓皮病以及二期梅毒等。

2. 体股癣 主要与皮炎湿疹类和红斑鳞屑类皮肤病相区分，如慢性湿疹、神经性皮炎、玫瑰糠疹、单纯糠疹、银屑病等。股癣还需特别注意和红癣的鉴别，后者是由一种微小棒状杆菌所致，侵犯阴股部时常在靠近阴囊的部位发生对称性的淡黄色或淡红褐色的鳞屑斑，边界清楚，中间无自愈倾向，无自觉症状，也无传染性。

诊断和鉴别诊断的主要依据仍为真菌学检查。

# 三、治疗措施

## （一）手足癣

原则是应依据手足癣的临床类型和病情严重程度选择药物和疗法。选择药物和剂型除了必须考虑其疗效外，患者的依从性对治疗成功与否关系也很大。对渗液明显者先进行湿敷收干，若渗液减轻以及有糜烂浸渍者可用依沙吖啶或甲紫糊剂，无明显糜烂只表现红斑鳞屑或丘疹的可选用各种丙烯胺类、唑类、吗啉类和吡啶酮类霜剂或凝胶，也可选用市售或医院自制的癣药水；角化增生型可加用魏氏膏、维A酸软膏等角质剥脱剂或加以封包。对有真菌感染湿疹化倾向的患者可用含糖皮质激素的复方制剂，这样既可减轻炎症反应，也能加强抗真菌效应。有细菌感染发生或有感染倾向者应及时应用抗生素治疗，包括局部处理和系统用药。对泛发型或慢性迁延型应给予口服抗真菌药物，如特比萘芬250mg/d、伊曲康唑200mg/d或氟康唑50mg/d，疗程1~4周。

## （二）体股癣

治疗以外用药为主。各类抗真菌药物，包括唑类、丙烯胺类、环比酮胺、阿莫罗芬等均可运用，剂型包括水剂、霜剂、凝胶和软膏，应根据临床表现和感染部位选用。对那些难以确定或炎症反应明显的皮损可先选用复方制剂。但复方制剂不可滥用，也不能代替真菌检查，以免导致激素副反应发生或诱导耐药。如用杀真菌类药物，如特比萘芬等，可短程治疗，1~2周即可，而用抑真菌制剂，如咪康唑等应适当延长疗程，如3~4周。对儿童面癣、腹股沟部股癣和皮肤皱褶处的真菌感染，要注意外用治疗的刺激问题，应选用温和的不含酒精等溶媒的制剂。一旦发生刺激反应，应嘱患者立即停用正在使用的抗真菌药物，并对症进行抗过敏和抗炎治疗，同时改用含弱效或中效激素的复方制剂。对泛发性或炎症较重的皮损可口服用药，如特比萘芬，250mg/d，7~14d，或伊曲康唑，200mg/d，1~2周，亦有人用氟康唑，效果尚可。有一项研究表明单剂400mg酮康唑口服的疗效相当于200mg连服10d的效果，该方法良好的性价比和安全性值得在基层推荐。对侵及皮肤深层的皮肤癣菌肉芽肿，可用灰黄霉素，500mg，每日2次，共30d，效果不错；也有人推荐伊曲康唑，因为该药有很好的脂溶性，特别利于穿入毛囊。一般100mg/d，疗程20~30d；或可选用特比萘芬，250mg/d，治疗3~4周。

# 四、预后评价

1. **手足癣** 预防对从根本上治愈手足癣意义重大，因为手足癣还常是体股癣和甲癣的感染源，又因局部的特殊解剖学特点，很容易再次感染。建议医生要告诫患者：平时足汗多者，要注意保持干燥，可经常在局部撒些抗真菌粉剂；要多备鞋子经常换穿，换下的鞋子在通风处风干或用吹风机吹干。手癣患者还要特别注意避免不良的理化因素刺激。慢性增生型足癣在治愈后要长期间断外用抗真菌药物。另外，在公共泳池/浴池等可能传染皮肤癣菌的场所要注意防护。

2. **体股癣** 自身有其他部位癣病的患者应一并治疗，特别要检查足部是否有足癣存在，无此情况者应注意家庭成员间或公共浴/泳池传染的可能性。股癣患者要注意局部的透气、干燥；儿童孤立的面癣和体癣要询问宠物接触史。有国外专家特别提醒，长期不适当地使用含强效糖皮质激素和抗真菌药物的复方制剂是引发皮肤癣菌肉芽肿的重要原因。预防是最好的治疗。

# 五、最新进展和展望

目前相关研究集中于皮肤癣菌致病机制和遗传易感性等方面。

1. **致病机制** 在皮肤癣菌感染过程中，机体与致病菌之间相互作用，导致了疾病的发生、发展和转归。近年来，对于皮肤癣菌病的致病机制研究取得了较多进展。

致病过程大致如下：皮肤癣菌与角质层接触后，与表皮上聚居的正常菌群相竞争，黏附、定植（colonization）并穿透（penetration）角质层细胞，侵入、播散，或被清除，或处于静止状态，或局限化形成脓肿或肉芽肿。

皮肤癣菌的毒力因素包括：

（1）黏附。

（2）菌丝形成。

（3）生成和分泌细胞外蛋白酶。

（4）影响免疫反应：①逃避宿主免疫反应；②引起炎症反应；③影响迟发型超敏反应（DTH）。

（5）抑制角质形成细胞增生等。

机体方面的影响因素：

（1）有利于皮肤癣菌生长的因素：①角质层细胞远离机体防御机制；②角质层的高度水合状态；③角质层为皮肤癣菌生长提供营养；④皮肤一些特殊解剖结构易于真菌聚集。

（2）机体抗皮肤癣菌感染的机制：①皮肤的机械屏障作用；②皮肤的湿度、温度、pH；③皮肤上正常菌群抑制病原微生物的生长；④成人皮肤、毛发饱和脂肪酸和鞘氨醇的抗真菌活性；⑤皮肤深层的转铁蛋白与真菌竞争铁离子；⑥角质层的更新；⑦非特异免疫反应阻止致病菌向深部侵袭，有利于吞噬杀灭；⑧机体激素孕酮及其类似化合物可抑制皮肤癣菌的菌丝生长；⑨特异性免疫反应等。

**2. 遗传易感性** 不断有流行病学资料表明，由红色毛癣菌引起的角化增生型手足癣有家庭聚集性，且仅在有血缘关系的亲属间发病，呈常染色体显性遗传模式。目前，国内外有学者开始收集这方面的家系，试图进行易感基因/致病基因的定位和克隆。

（辛德辉）

# 第二节 甲真菌病

## 一、概述

甲真菌病（onychomycosis）是由皮肤癣菌、酵母菌及真菌引起的甲板和甲下组织的真菌感染。该病是一种常见病，多发病，世界各地均有分布。年龄愈大，对本病愈易感，这与年长者甲生长力缓慢、甲营养差和免疫力低下不无关系。那些易患足癣的特定人群，如煤矿工人、士兵、运动员、在校学生、经常游泳者等感染甲真菌病的概率要高于一般人群。在甲真菌病的易感因素中，除了上述原因，肥胖和糖尿病也十分重要。另外，HIV 感染、滥用抗生素和皮质类固醇激素以及肾功能受损的患者亦容易发生此病。

国内各地报道的致病菌的分离频率差异不小，但总的趋势是皮肤癣菌最为多见，其中以红色毛癣菌分离频率最高，其次是酵母菌，其中以白念珠菌更常见；真菌引起的甲的原发感染则较少见。有报道马拉色菌也可感染甲板。

## 二、诊断思路

### （一）临床特点

甲真菌病临床可分为 5 型，即远端侧缘甲下型、近端甲下型、白色浅表型、甲板内型和全甲毁损型。

**1. 远端侧缘甲下型（DLSO）** 临床最多见，足部更易感。感染始于甲的前缘和（或）侧缘，常伴有邻近皮肤的感染（足癣）。甲板的破坏以角化增生为主，表现为甲的色泽改变、质地松软和厚度增加，有时见甲板与甲床的分离。常是单甲先受累，随后由于忽视不治可累及其他健甲。

**2. 近端甲下型（PSO）** 感染从甲板近端开始，多发于手指，可合并甲沟炎，甲板无明显角化过度，可表现为白斑和表面不平，呈营养不良样甲外观。

**3. 白色浅表型（WSO）** 病甲表现为白色斑，边界清，表面较平滑，日久色泽变黄，质地松脆易破裂。此型由于真菌只侵及甲板上层，故外用药治疗可望能收到良效。

**4. 甲板内型（EO）** 真菌侵犯甲板全层，但不再向下发展，病甲表面呈浅黄或灰白色，高低不平但很少缺失。此型很罕见。

**5. 全甲毁损型（TDO）** 又称全甲营养不良，实为上述几种类型发展而来。依病原菌的不同可表现为不同的病甲外观，或全甲增厚粗糙变色，或全甲残缺不全。此型多见于年长者或具易感因素者，治疗较困难。有时可见同一患者兼有不同的甲真菌病类型的情况。

### （二）检查要点

（1）发生于指/趾甲甲板、甲沟和甲下组织的损害。

（2）甲损害多表现为甲板的变形和（或）变色或缺损，一个至数个不等。

（3）甲癣常在病甲周边邻近皮肤见到脱屑性斑疹，尤其是足部趾甲受累时。

（4）念珠菌性甲病常可见到甲沟受累，表现为红肿。

（5）几乎任何年龄均可发病，但更多见于老年人；无明显性别差异。

（6）受累频率一般为趾甲大于指甲，拇指/趾甲大于其他指/趾甲。

### （三）辅助检查

真菌学检查仍主要借助镜检和培养，只要在取下的病甲碎屑中找到菌丝和（或）孢子，诊断即成立。取材十分关键，关系到准确性和可靠性的高低，应借助工具深入到感染部位取材。取下的甲屑要用20% KOH 充分消化，然后再制片观察。

培养应使用两种沙氏培养基，即一种只含氯霉素，另一种即含氯霉素也含放线菌酮，这样既可分离出皮肤癣菌，也可查出非皮肤癣菌真菌。甲真菌病真菌检查的阳性率常低于皮肤癣病，有条件者可开展甲的组织病理检查或共聚焦显微镜检查，可提高阳性率。对于培养出的非皮肤癣菌，其临床意义的解释要慎重。

### （四）鉴别诊断

甲真菌病约占所有甲疾患的50%，和本病需要鉴别的其他甲病有：各种原因导致的甲营养不良、银屑病、湿疹、扁平苔藓、毛发红糠疹等皮肤疾患的甲受累、甲下黑素瘤、白甲病、甲分离症等。这类非真菌感染性甲病的共同特征就是常多甲受累，对称发病，表现相似，借助真菌实验室检查，鉴别不难。

## 三、治疗措施

新近提倡的治疗甲真菌病新观念一是个体化治疗，二是联合治疗。个体化治疗的主要依据就是病情严重度和甲生长力的快慢。病情严重度的两个指标一是受累甲面积，另一个是角化过度的程度，它们直接关系到治疗成功率和所需疗程的长短。再者，因为甲真菌病治愈的临床标准是新甲完全长出，而新甲长出的时间除了与病甲受累面积有关外，还取决于患者本身甲生长力的快慢，所以甲生长力也决定了疗效判别的终点时间。一般说来，年龄越大甲生长越慢，六七十岁老人的甲生长速度仅相当于年轻时的25%；就部位而言，手指甲生长速度快于足趾甲，拇指/趾甲要慢于其他指/趾甲，这就解释了为什么年老且病甲在足部跚趾的患者治疗十分困难需要长疗程的原因了。国外有学者依据以上影响甲真菌病疗效的因素设计了一套评估甲真菌病病情严重度的体系（SCIO），包含病甲的临床分型、病甲的受累深度、病甲的厚度、病甲的部位、患者的年龄等，可据此积分的多少选择临床用药方案。如 SCIO 积分较低，即意味着病情较轻，可单用甲搽剂（如阿莫罗芬或环比酮胺），外用3~6个月；如 SCIO 积分居中，可口服抗真菌药物（如特比奈芬、伊曲康唑或氟康唑）；如 SCIO 积分较高，则可考虑口服抗真菌药物合并甲搽剂；如病情十分严重，受累甲角化过度明显，厚度超过3mm 则要考虑外科拔甲，然后再口服药物治疗。

特比奈芬治疗甲真菌病常采用250mg 每日1次的连续疗法，而伊曲康唑则更多用200mg 每日2次，每月1周的冲击疗法。根据已发表的国内外文献和我们自己的临床经验，建议治疗单纯手部的甲真菌病或足部轻中度的甲真菌病且患者年龄较轻者，使用特比奈芬4~9周，或伊曲康唑2个冲击的短疗程方案；对足部中重度甲真菌病且年龄较大者患者采用特比奈芬9~12周，或伊曲康唑3~4个冲击的长疗程方案。这两个药物均有很好的后效应，停药后3~9个月内（服用越多后效应期越长）仍有高于 MIC 浓度的药物停留在靶位，因此在治疗刚结束时新甲很可能未能完全长出，应告知患者耐心等待。氟康唑治疗甲真菌病的方法是150mg，每周1次日服，连用12~18周。

联合治疗的重要性近几年被强调，主要是因为即使是足疗程口服抗真菌药物，治疗也有20%以上的失败率。如果能从药物不同作用靶点、药物不同渗入途径来联合治疗，可以产生满意的协同或相加作用。如国外学者采用口服抗真菌药物伊曲康唑或特比奈芬联合外用阿莫罗芬或环吡酮胺，已显示有超过单用同剂量同疗程日服药物的满意疗效。在我国，更符合国情的联合方案应该是减半系统用药的剂量再加用甲搽剂，以期在不增加患者经济负担的前提下增进疗效并减少副反应。5% 阿莫罗芬的用法是每周1~2次，8% 环比酮胺则采用321方法，即前1/3疗程每周3次，中间1/3每周2次，后1/3疗程每周1次。除用于联合治疗和预防性治疗外，这两种甲搽剂在甲真菌病损害局限在远端1/2处且受累甲数较少，或单纯白色浅表型，可独自外用且疗效不差。

在我国，传统治疗甲真菌病的药物和方法尚在一些地区使用，如外科拔甲、高浓度尿素剥甲、外涂冰醋酸或碘酊、魏氏膏封包等等。这些药物和疗法并非绝对无效，但需长疗程并且只对未累及甲根的白色浅表性、甲板内型以及轻症远端侧缘甲下型有疗效。

由于甲真菌病治疗需要较长的疗程，系统用药要充分考虑安全性问题，一是药物本身的不良反应，二是药物间相互作用。对老年或儿童患者、肝肾功能不佳患者、正在长期服用其他不能停服的药物的患者、有肝炎史或家族史者、有长期大量酗酒史者、有充血性心力衰竭发作史者等均必须慎重处方并定期监控有关化验指标。

## 四、预后评价

临床上有时会见到甲真菌病治疗后复发或再感染，患者又来就诊的情况。如何判断是复发还是再感染？一是靠菌种鉴别，二是靠推论。如果经培养鉴定，甚至是经过分子指纹分析技术证实新分离的病原菌与前次治疗所分离的菌株并非同一株菌，那么可断定此例是再度感染；如果两次鉴定示同一克隆来源，则很可能是复发，但也不能排除系同一感染源所致的再感染。在不能进行菌种分离鉴定的情况下，可以从药物的后效应期来推论。如果患者症状反复的情形出现在药物的后效应期内，则应判定是复发，否则为再感染。对发生在药物后效应期并来复诊的患者，可以在原治疗方案的基础上继续治疗，追加疗程，如伊曲康唑再用 1~2 个疗程冲击，特比奈芬再服 4~8 周；如果在距上次治疗一年后再次就诊的患者，则不管是复发还是再感染，均需重新治疗。医生有责任对复发或再感染的原因进行排查、分析。可能影响甲真菌病治疗效果的因素有遗传易感性、药物剂量或疗程不足、患者有影响药物吸收的疾患、患者依从性差、药物间相互作用影响了抗真菌药物的生物利用度、感染菌株对抗真菌药物不敏感、患者合并有免疫缺陷性疾病、病原菌在甲板内形成诸如皮肤癣菌球等特殊结构、患者甲生长力十分缓慢或患有甲周血管病变，等等。

治愈后要积极预防，首先要避免再次发生足癣。保持足部通风、干燥。切忌用修剪病甲的工具再修剪健甲。避免甲受外伤。对有复发倾向者可建议每月涂 2 次抗真菌性甲搽剂。一旦发生皮肤癣病要尽早治愈。

## 五、最新进展与展望

致病菌仍以皮肤癣菌为优势菌。有一些国家和地区报告酵母菌或某种（些）真菌占很大比例，但缺乏证据，即缺乏区分污染、寄居、暂住、共生和致病之间的诊断方法来予以证实，因为病甲本身是开放于环境的。

甲真菌病的实验室检查除外传统的镜检、培养和病理外，近年有研究报道采用分子生物学的方法可提高阳性率并缩短诊断的时间，特别是定量扩增病甲内的真菌 RNA 可判断疗效指导治疗。今后需要进行多中心大样本的验证，可在有条件的医院推广应用。

治疗方面强调循证医学证据和临床个体化特点相结合，并对疑难或重症甲真菌病采用内外结合的联合疗法。后者尚缺乏好的临床随机对照试验。

（辛德辉）

## 第三节　癣菌疹

## 一、概述

癣菌疹（dermatophytid）是患者机体对真菌或真菌代谢产物发生的变态反应在皮肤上出现的皮疹，其实质是一种继发性变应性炎症反应，与身体其他部位的皮肤癣菌病并发。人体感染皮肤癣菌后，大多数情况下病灶局限在富含角质的表皮、毛发或甲板，但在特定条件下可产生感染向皮肤深部侵及或其抗原物质/代谢产物释放入血的情形。在后一种情形，就可见到在真菌感染活动病灶以外的正常皮肤产生炎症性皮疹的临床表现。癣菌疹的发生与局部皮肤癣菌病的炎症程度密切相关，局部炎症愈重，发生的可能性愈大。另外，对癣病治疗不当，产生刺激反应，也可能导致癣菌疹的发生。

## 二、诊断思路

### （一）临床特点

由于存在个体差异，癣菌疹的临床表现不尽相同，一般可分为汗疱疹型、丹毒样型和湿疹型。

1. 汗疱疹型　最为多见，起病较急。常位于手指侧缘或（和）掌心，为针头至绿豆大小的张力性水疱，疱液清亮，分布对称，不易破溃，瘙痒剧烈，常由足癣诱发，病灶不愈时可反复发作。

2. 丹毒样型　主要见于严重足癣的患者，为分布于下肢的单侧丹毒样红斑，也可见双侧受累。红斑可散在数片，亦可融合成大片。和丹毒有区别的是该红斑不发硬，水肿不明显，疼痛轻，一般无全身症状。

3. 湿疹型　多分布于双侧下肢，也可见于上肢、躯干，呈多形性，有融合倾向。自觉瘙痒，部分患者伴有发热等全身不适。此型常由头癣引起。

此外，临床尚可见到猩红热样红斑、多形红斑、结节性红斑、苔藓样疹、荨麻疹、银屑病样皮损等多样性损害。

### （二）检查要点

（1）患者有活动性急性炎症性皮肤癣菌感染的病灶。

（2）原发病灶处皮肤癣菌镜检和（或）培养阳性，而发疹处真菌检查阴性。

（3）癣菌素试验多为阳性（必要时才做）。

（4）起病较急，当原发病灶消退后皮疹也随之消退。

### （三）辅助检查

1. 真菌学检查　取自原发病灶处的皮损进行真菌镜检和培养，可得到阳性结果。

2. 癣菌素试验　在原发病灶处真菌检查阴性且基本排除了其他皮肤疾患时，可做此项检查，有商品化试剂出售。

### （四）鉴别诊断

许多感染性皮肤病和炎症性皮肤病均可列入鉴别诊断的考虑范围，但突然起病，有明确的原发真菌感染灶近期呈活动性等是鉴别要点。

## 三、治疗措施

### （一）局部治疗

原发癣菌病灶应进行病因治疗和对症处理，如对糜烂型病灶可先用1/8 000高锰酸钾溶液或0.02%呋喃西林溶液或碘伏湿敷，待渗液减少时选用联苯苄唑霜、特比奈芬霜、奈替芬霜、布替奈芬霜、阿莫罗芬霜均可；亦可选用复方制剂，如复方益康唑霜等，但应避免应用刺激性强的制剂以免加重反应；对癣菌疹本身可外用酚炉甘石洗剂、糖皮质激素霜剂等。

### （二）系统治疗

头癣、脓癣和顽固复发性足癣可口服抗真菌药物，灰黄霉素（对前二者）、特比奈芬和伊曲康唑均有不错的疗效和安全性，剂量和用法参照相应部位癣病的治疗方法；对较严重的癣菌疹可口服抗组胺药物，如赛庚啶、酮替芬、氯雷他定、西替利嗪等，疗程视治疗反应而定。如必要，可酌情加用小剂量糖皮质激素。但要注意不要将伊曲康唑与特非那丁或阿斯咪唑等抗组胺药物同服，以免加大引起心脏副反应的风险。

## 四、预后评价

在明确诊断、积极治疗原发病灶和合理处理炎症反应后，癣菌疹预后良好。但应对患者告知有再次发生的可能，嘱其采取正确的预防措施，特别是原发病灶处。

## 五、最新进展与展望

癣菌疹发生的主因是宿主对皮肤癣菌抗原或代谢产物发生的排斥性变应反应。皮肤癣菌按生态学分类可分为三大类：亲人性、亲动物性和亲土性，代表菌种分别为红色毛癣菌、犬小孢子菌和石膏样小孢子菌。而引发癣菌疹的多半由亲动物性或亲土性的菌种引起。

（辛德辉）

# 第四节　花斑糠疹

## 一、概述

花斑糠疹（pityriasis versicolor），亦称汗斑或花斑癣，是由马拉色菌引起的常见的轻微的易反复发作的角质层感染，表现为细碎脱屑的斑片，伴色素沉着和（或）色素减退。

本病为全球分布，但较多流行于热带和亚热带地区，发病率在不同地区差异很大，在温带为1%左右，而在某些热带地区可有高达50%人群感染本病。本病好发于15～35岁的青中年人，但儿童甚或婴儿也有发病的报道。

花斑糠疹的病原菌为一类双形态性、嗜脂酵母样真菌，称为马拉色菌属（异名包括圆形糠秕孢子菌和卵圆形糠秕孢子菌）。本属现今已被分为7个种，除了仍保留有原先的糠秕马拉色菌外，还分出厚皮马拉色菌、合轴马拉色菌、限制马拉色菌、球形马拉色菌、斯洛菲马拉色菌和钝形马拉色菌。

## 二、诊断思路

### （一）临床特点

特征性皮损主要在躯干上部、颈、上臂和腹部的细碎棕色鳞屑斑；泛发感染的皮损和不常见部位如阴茎、腹股沟、肛周以及掌跖的局部损害也可见到；皮肤白皙患者皮损比正常色暗，皮损初起为淡红色，渐转色深，后变为淡棕色，在黑色皮肤或棕黄色皮肤的患者，皮损色淡，可变为色素脱失；同一患者皮损色调不一，颜色变化取决于鳞屑厚薄、感染严重程度及真皮的炎症反应，特别取决于日光的暴晒量，可导致皮损色泽的不同变化；部分色沉型患者可有轻度瘙痒；也有部分患者就诊时皮损表现为色素减退斑，大部分患者的皮损在 Wood 灯下呈现出淡黄色荧光，可以据此判定皮损范围。

### （二）检查要点

（1）发生于脂溢区或易出汗区的色素异常性斑疹。

（2）季节以夏季高发，年龄以青壮年为主，职业多见于体力劳动者和学生。

（3）色沉型其皮损表面常见到微细糠屑，色减型则几乎没有脱屑。

（4）皮损呈多发或泛发，但大小不一，形状各异。

（5）面颈、肩背和胸部为高发区，但其余部位也可受累。

（6）患者一般不觉瘙痒，有部分色沉型患者可有轻度痒感。

### （三）辅助检查

真菌学检查：①镜检：取皮损处鳞屑直接镜检可作出诊断，镜检可见成簇的圆形和卵圆形芽生孢子及短菌丝，罕见分枝菌丝。②培养：除厚皮马拉色菌外其他马拉色菌不能从常规培养基中分离出来，需在含油培养基上分离。可取鳞屑接种于葡萄糖蛋白胨琼脂表面，再覆以一层消毒的橄榄油，培养于32～

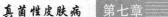

34℃，一周后可见小的奶酪样菌落。其他特殊培养基也可应用。

### （四）鉴别诊断

色素沉着的皮损需和很多疾病鉴别，如红癣、痣、脂溢性皮炎、玫瑰糠疹、体癣、二期梅毒等；色素减退的汗斑需与白色糠疹及白癜风等区别。

## 三、治疗措施

若不治疗，汗斑可长期持续存在。大部分患者局部治疗有效，但50%患者在12个月内又复发。内服药治疗适用于泛发及顽固难治患者。从体外 MIC 测试结果来看，酮康唑治疗马拉色菌属引起的感染仍有较明显的优势，加之价格相对便宜，故有较好的性价比。

治疗方案主要有三种：洗浴、外涂和内服。可以单用，亦可联合应用。

1. 洗浴　多在夏季并具备洗浴条件时运用。酮康唑香波每日1次，持续7～10d。取香波5ml左右涂于皮肤上，摩擦起泡沫，滞留3～5分钟后洗掉。2%硫化硒香波用于晚间，应于次晨洗掉，治疗需持续2～6周以上。注意该制剂的颜色可能污染衣物。注意同时用香波洗头，因为头皮部位很可能是马拉色菌的藏身之处。

2. 外涂　咪唑类药物如酮康唑、联苯苄唑、克霉唑、益康唑、咪康唑、硫康唑等，用其霜剂或凝胶或溶液剂，早晚各外用1次，持续2～4周。特比奈芬、布替奈芬以及奈替芬等丙烯胺类制剂局部治疗也有效，外用需每日早晚各1次，持续2周。环比酮胺和阿莫罗芬作为广谱抗真菌药也有效，可尝试用于汗斑的治疗。汗斑常难治愈，局部外用药需间歇重复应用以保证感染的根除。对泛发或复发者可结合药物洗浴和外涂，即洗后涂药，疗效可提高。

3. 口服　口服灰黄霉素和特比奈芬效差。口服酮康唑每日400mg，连续2d，然后每2周重复一次，共3个月；伊曲康唑200mg/d，共5d，或100mg/d，共10d；氟康唑150mg，每周1次，连续4周，均有良效。有人用单剂量氟康唑400mg获得74%的治愈率。

## 四、预后评价

该病是限于表皮浅层的轻微感染，容易诊治。但其发病和复发尤其自身的易感素质，如想预防再度感染，可在好发季节每月口服1次酮康唑或伊曲康唑，剂量为400mg。但国外有的专家不主张预防性治疗，认为弊大于利。如遇复发或再感染，再次治疗同样有效。另外，在夏季出汗后及时洗浴和更衣也对预防复发有积极意义。

## 五、最新进展与展望

1. 分类学　2002年及以后，日本学者通过对 rDNA 测序的方法发现了4个不同于上述7种的马拉色菌新菌种。由于新的马拉色菌种在理化特性上缺乏特异性，目前尚未得到其他实验室的验证和公认。今后，表型结合基因型的分类方法代表了今后真菌分类学和系统发生学的发展方向。

2. 致病机制　皮损中包括典型芽生酵母细胞和很多小的不分枝菌丝，此菌丝被认为仅发生于真菌致病期，未见于非皮损部位及培养基中。导致汗斑发生的最确切原因至今尚不清楚，但可肯定宿主和环境因素均非常重要。有人发现并报道了汗斑家系，而且流行病学研究显示极少见到夫妻同患本病，提示本病的发生可能存在遗传背景。汗斑可引起皮肤色素改变，超微结构研究显示，色素沉着型皮损角质层增厚，内含较多的致病微生物，伴有外周血管浸润的倾向，而色素减退型则显示较正常皮肤和黑素体数量减少体积变小，该变化据认为与马拉色菌产生的二羧酸有关，后者通过抑制酪氨酸酶活性来影响黑色素的合成，并能抑制黑素细胞的 DNA 合成。

（辛德辉）

## 第五节 马拉色菌毛囊炎

### 一、概述

马拉色菌毛囊炎又称糠秕孢子菌毛囊炎（pityrosporum folliculitis），是由马拉色菌感染引起的痤疮样丘疹。该病世界范围均见报道，但热带地区更为常见。发病无性别差异，年龄分布以青少年为主，16～40 岁为高发年龄。人体上半部毛囊皮脂腺丰富，因而为本病的好发部位。

发病机制是因为皮脂腺开口于毛囊，其脂质不断分泌进入毛囊，使毛囊的局部环境似一个微小型的含脂质培养基，有利于嗜脂性的马拉色菌生长繁殖；同时该菌分泌的酯酶可分解脂质，产生游离脂肪酸，后者可刺激毛囊及其周围组织发生炎症反应。人体上半部毛囊皮脂腺丰富，因而为本病的好发部位。

### 二、诊断思路

#### （一）临床特点

临床表现为成批出现的毛囊性半球状红色丘疹，直径 2～6mm，有光泽，周围可见红晕间或有脓疱。主要分布在胸背部，但颈、面、肩、上臂等处也可见到。部分患者有瘙痒感。皮疹数目多少不等且不融合，但大小和炎症程度趋于一致。因此，临床上凡遇到典型的成批出现的毛囊性丘疹且分布在好发部位，其病史有日晒或口服大量抗生素或皮质激素者均应怀疑本病。

#### （二）检查要点

（1）发生于脂溢区皮肤上的群集性丘疹。
（2）丘疹的颜色、大小、炎症程度趋于一致。
（3）皮损区内很少有其他性质的损害，如粉刺、脓疱等。
（4）丘疹尽管密集但极少融合。
（5）面颈、肩背和胸部为高发区，但其余部位也可受累。
（6）部分患者有瘙痒。

#### （三）辅助检查

真菌学检查：在皮疹毛囊角栓中直接镜检发现成簇的圆形或卵圆形厚壁宽颈的酵母样孢子时，则可建立马拉色菌毛囊炎的诊断。取材时应挑取或刮取一个完整丘疹及内容物。有时单取一个丘疹检查难以获得阳性结果，可多取几个，并兼顾中心区和边缘区。

#### （四）鉴别诊断

需与本病相鉴别的主要疾病是寻常痤疮，但后者皮损呈多样性，不仅有毛囊性丘疹，而且还间杂有黑头、白头粉刺，脓疱，甚至结节、瘢痕等，且皮疹的大小、出现时间和炎症程度彼此也有差别，加之询问病史没有明显的上述诱因，据此不难鉴别。必要时可做真菌学检查，但有时可从痤疮皮疹中检出有马拉色菌，此时应综合判断。另外，还应鉴别的疾病有多发性细菌性毛囊炎、激素痤疮、痤疮样药疹等。

### 三、治疗措施

首先应纠正诱发因素，然后选用唑类或丙烯胺类或吗啉类药物外用，剂型以霜剂、凝胶或溶液为宜，如能配合抗真菌香波局部洗浴效果更好。推荐使用环吡酮胺外用制剂，因为该药有较强的穿透性。由于马拉色菌深藏在毛囊内，治疗时间宜长，至少 4 周以上。对炎症反应较重或皮疹数目较多的患者应予以口服用药，如酮康唑或伊曲康唑，200mg/d，连服 14 至 21d，同时配合外用治疗。也可考虑用伊曲康唑的冲击疗法，即 200mg，每日 2 次，共 1 周，停药 3 周，为一疗程，需 2 个疗程。亦可尝试用氟康唑，50mg 每日 1 次，共 7~14d，或 150mg，每 3 天 1 次，连服 4 次。

## 四、预后评价

本病可能复发或再感染，可在痊愈期每月口服酮康唑或伊曲康唑 400mg，1 次，直至天气转冷。在天热季节外出要注意防晒，因其他疾患必需长期口服抗生素或糖皮质激素者须注重防护。

## 五、最新进展与展望

最近研究发现，马拉色菌还具有激活补体的能力，进而参与毛囊炎皮损的炎症反应。但有研究表明生理浓度的游离脂肪酸不足以引起炎症，因此也有人提出毛囊堵塞为该病的首要原因，而马拉色菌感染为次要因素。马拉色菌引起毛囊炎的确切作用机制有待进一步阐明。在一些临床试验的基础上，人们近些年对该病的治疗已渐达成共识，以口服治疗为主，局部治疗为辅，否则单用外用制剂极易造成复发。

（辛德辉）

# 第六节 念珠菌病

## 一、概述

念珠菌病（candidosis，candidiasis）是指念珠菌属所引起的感染。这些条件致病菌能够导致体质衰弱或免疫受损者急性或慢性的深部感染，但更为常见的是引起黏膜、皮肤和甲的感染。

念珠菌病在全球广泛分布。人群流行病学调查结果表明，相当大比例（30%~50%）的正常人的口腔和消化道中可以分离出念珠菌。正常妇女生殖道念珠菌带菌率也高达 20%，说明念珠菌是人体正常菌群之一。念珠菌属中能引起疾病的约 10 余种，其中白念珠菌是引起各种念珠菌病最主要的病原菌。近年来不断有新的念珠菌致病的报道，如都柏林念珠菌、解脂念珠菌等。

白念珠菌栖居于正常人口腔或肠道，但平时并不致病，这有赖于机体具有多种复杂的常常是相互依赖的机制，能防止念珠菌侵入引起感染。这些有效的防御机制既包括体液免疫也包括细胞免疫。同时，非特异性的防御机制也发挥了重要作用。如果这些机制即使受到轻微的损伤，也足以促使白念珠菌引起皮肤或黏膜或系统的感染，若宿主损伤严重，则能引发危及生命的机会性深部感染。

## 二、诊断思路

### （一）临床特点

1. 阴道念珠菌病（vaginal candidosis） 该病常起病突然，非妊娠期妇女多在行经的前一周发病。多数患者主诉阴道和外阴剧烈瘙痒或有烧灼感，伴有或不伴有阴道分泌物增多。有些妇女自觉每次经前复发或症状加重。沐浴或上床就寝时遇热可使瘙痒更为剧烈。患者常有尿痛和性交痛。外阴检查常发现红斑，多位于阴道口皮肤和黏膜交界处，可累及大阴唇。会阴红斑擦烂，可伴水疱或脓疱。典型阴道念珠菌病还表现为外阴、阴道和宫颈表面覆盖有厚的白色黏着性斑块。白带通常白而黏稠，含有豆腐渣样颗粒。

2. 念珠菌性包皮龟头炎（penile candidosis） 男性的生殖器念珠菌病多表现为龟头炎或龟头包皮炎。患者常有龟头黏膜破溃或刺激感，有时可见包皮下有渗出。龟头常见大片红斑伴有斑丘疹，偶见包皮有水肿和裂隙。有时阴茎包皮和腹股沟可见瘙痒性脱屑性损害。其不应仅根据临床症状，因为有许多其他原因也可引起龟头炎或龟头包皮炎。应从冠状沟或包皮下囊处采取标本作真菌检查。同时应检查患者有无糖尿病。

3. 皮肤念珠菌病（cutaneous candidosis） 损害好发于皮肤皱褶部位如腹股沟和臀沟以及乳房下等。这些部位通气不良和浸渍，使局部温暖、湿润，利于念珠菌的生长。损害亦易发生于小的皱褶部位，如指间。

浅表皮肤念珠菌病（间擦疹）通常开始表现局部的水疱或脓疱。摩擦导致疱壁破裂形成红色损害，具有不规则的边缘。主要损害周围常有许多小的丘疹、脓疱疹，称卫星状损害。指间念珠菌病表现为指间皮肤白色裂隙，外围有红斑。患者自觉不适并可能有疼痛，常在同一手部患有甲床炎和甲沟炎。

患病新生儿出生时或出生后不久皮肤上出现损害，为孤立的水疱或脓疱，基底红色。损害最常见于面部和躯干，并可能在 24 小时内迅速扩展至全身。这种先天性皮肤念珠菌病被认为源于宫内或分娩时感染。超过 50% 的患病新生儿的母亲患有阴道念珠菌病。

有些使用尿布的新生儿臀部和肛周出现红斑损害，尽管能分离出白念珠菌，但其所起的作用仍不清楚，但不应视为原发性念珠菌感染，因为患儿已先有刺激性皮炎的表现。

其他类型皮肤念珠菌病还包括大的红色结节性损害。约 10% 的患有播散性深部念珠菌病的粒细胞减少患者有此类表现。

4. 甲念珠菌感染（caudida nailinfection） 甲念珠菌感染占甲真菌病的 5% ~10%，分为三种类型：念珠菌性甲沟炎、甲板远端念珠菌感染和慢性黏膜皮肤念珠菌病的甲板累及。念珠菌性甲沟炎常从甲沟近端皱襞开始发生，表现为甲皱襞肿胀、红斑伴疼痛。肿胀常使甲小皮与甲板分离。以后病菌由近端侵犯甲板，在甲板近端和侧面出现白色、绿色或黑色色斑，以后逐渐侵犯甲板远端。甲板渐变混浊，出现横沟或纵嵴或点状凹陷。甲板变脆并与甲床分离。

5. 慢性黏膜皮肤念珠菌病（chronic mucocutaneous candidosis） 该病是描述一种罕见的，患有先天性免疫学或内分泌学异常，出现持续性或复发性黏膜、皮肤和甲板的白念珠菌感染。多在 3 岁内发病。一般口腔最先累及，随后扩展至头皮、躯干和手足。甲板有时甚至整个指尖可被累及。本病虽广泛累及皮肤和赫膜，但很少出现深部感染。

6. 深部念珠菌病（deep candidosis） 深部念珠菌病与其他系统真菌病一样，临床表现并无特征性，唯一的提示线索就是在机体较为严重的基础病变或免疫（尤其是细胞免疫）严重受损的基础上出现的病情加重或感染征象，或出现受累系统或器官病变的临床表现。

## （二）检查要点

（1）发生在黏膜的损害多有典型的损害特征。
（2）发生于皮肤的损害多位于皱褶处或间擦处。
（3）念珠菌喜好潮湿环境，故红斑性皮损表而多湿润。
（4）伴甲沟受累的甲真菌病多由念珠菌引起。
（5）深部念珠菌病大多为机会性，患者有不同原因引起的免疫受损。
（6）浅部念珠菌病的损害具特征性，而深部念珠菌感染不具特征性。
（7）念珠菌病的发生多和个人遗传素质、人口学特征、伴发疾患以及免疫状态有关。

## （三）辅助检查

实验室检查：念珠菌病的诊断必须结合典型症状、体征和镜检或培养。后者的敏感性和可靠性约为 90%，前者仅约为 40%。阴道拭子标本应取自于阴道侧壁或后穹隆，拭子应滞留 30 秒后再拿出，再置于转运培养基中送至实验室。间擦部位念珠菌病损害不典型，诊断常很困难。用拭子和刮屑分离培养出白念珠菌有时并无临床意义，因为白念珠菌可常常暂时栖居在这些部位。若用显微镜在采取的标本中找到假菌丝则更有诊断意义。甲沟念珠菌病的诊断依赖受累甲沟的特殊临床表现，但更要依赖直接镜检和培养的证实。采取标本可使用一次性微生物环或浸湿的拭子，应从肿胀的甲沟壁或甲沟下采取标本。有时轻压甲沟可获取脓液。近端甲板损害的直接镜检或培养有时十分困难，但取之于甲板远端、侧缘损害和甲下碎屑标本则常可确定诊断。

诊断探部念珠菌感染需在无菌体液（如血液、脑脊液、支气管肺泡灌洗液、腹腔液等）中培养出念珠菌，在开放部位的取材除非见到大量的孢子和或假菌丝，否则无诊断意义。

当在培养基上有酵母样菌落生长时，可先做芽管试验，阳性为白念珠菌的可能较大，阴性则继续做生化试验，以鉴定至种的水平。也可用快速显色培养基或生化鉴定试剂盒，均有成品供应。血清学实验和分子生物学实验可用作快速的辅助诊断。

### （四）鉴别诊断

阴道念珠菌病仅为引起白带增多的许多原因之一，所以应与一些疾病如细菌性阴道炎、滴虫病、衣原体、淋球菌感染等作鉴别，也应包括排除其他原因如疱疹、接触性皮炎、银屑病和过敏（包括局部使用抗真菌制剂）等所引起的黏膜瘙痒。

皮肤和甲板的念珠菌感染也要注意和相应部位的非念珠菌真菌感染以及皮炎湿疹类、变态反应类和营养不良性疾患相鉴别。真菌培养是鉴别的最重要的依据。

## 三、治疗措施

### （一）阴道念珠菌病

多数初发阴道念珠菌病患者局部使用制真菌素或咪唑类药物如克霉唑泡腾片或咪康唑栓剂可治愈。现有多种咪唑类药物制成的外用抗真菌制剂可供临床治疗阴道念珠菌病应用，包括霜剂和栓剂。这些药物与制真菌素相比有更高的治愈率，疗程更短，且具有很低的复发率，安全，局部外用副反应很少。使用的时间为 1~6 个晚上。短疗程可得到患者好的依从性，但对首次发病患者不应少于 6 个晚上。

伊曲康唑和氟康唑可用来短程口服治疗阴道念珠菌病。口服疗法虽比局部外用治疗昂贵却更受患者欢迎。对初发患者，氟康唑为单剂 150mg 口服，而伊曲康唑为 200mg 服用 2 次，中间间隔 8 小时，与食物同服。对再次发作者可酌情增加剂量，如氟康唑 150mg/d，隔日 1 次，连续 3 次，或伊曲康唑 200mg/d，连用 4d。国内有医生尝试用特比奈芬口服，150mg/d，共 7d，疗效尚可。

复发性阴道念珠菌病（1 年中发作 4 次以上）治疗困难。这些患者常因病情反复发作而精神忧郁甚至引起心理障碍。重要的是诊断正确，要尽可能去除各种可能的诱发因素，但有时这些因素并不明显。患者如果有症状出现而又未经治疗，要尽可能进行真菌检查和体格检查等，包括排除糖尿病。性传播在阴道念珠菌感染中所起的作用尚不明确。局部外用或口服药物治疗男方性伴侣，似乎并不能阻止女方阴道念珠菌病的复发。多数患者症状的重新出现，考虑是前次发作时的治疗不充分所致。许多复发性阴道念珠菌病的患者可使用单次或多次局部外用或口服抗真菌制剂进行间歇性的预防治疗以防止症状的重新出现。每隔 2~4 周局部使用唑类制剂，虽不能取得真菌学痊愈却能控制症状的出现。间歇性单次口服氟康唑（150mg）也有效。症状控制 3~6 个月后可停止治疗，以观后效。很多患者会停止复发。

虽然对抗真菌药物的耐药性确实有时导致治疗失败，但其他一些原因如过敏反应或依从性差等却是更为常见的治疗失败的原因。患有复发性阴道念珠菌病妇女的病原菌若不是白念珠菌而是其他念珠菌，就更应考虑具有耐药性。克柔念珠菌和光滑念珠菌比白念珠菌对氟康唑和其他咪唑类药更不敏感甚至耐药。对患有复发性光滑念珠菌感染的妇女可换用制真菌素或硼酸治疗。

### （二）念珠菌性包皮龟头炎

治疗男性生殖道念珠菌病应使用生理盐水局部冲洗或局部外用抗真菌霜剂。制真菌素外用，早晚各 1 次，至少连续 2 周。克霉唑、益康唑、咪康唑或联苯苄唑霜剂外用，早晚各 1 次，至少 1 周。女方性伴侣也应予以检查。男性若治疗无效，应考虑是否可能是其他感染或非感染性原因所致。口服氟康唑或伊曲康唑也有良效，剂量要稍大于女性患者。

### （三）皮肤念珠菌病

多数皮肤念珠菌病患者局部外用制真菌素、咪唑类或丙烯胺类药物治疗有效。如感染与其他一些疾病如糖尿病等有关，也必须进行治疗。抗真菌制剂联合皮糖质激素甚至抗生素局部外用常能取得更好的疗效，如复方克霉唑、复方益康唑等。

患有尿布皮炎伴发念珠菌感染的婴儿也应使用复方制剂。推荐使用制剂中的激素应为氢化可的松等弱效激素而不是其他较强的激素，以避免吸收和局部不良反应。还应指导患儿的母亲去除引发疾病的刺激因素。先天性皮肤念珠菌病的预后良好，数周后常能自愈。局部外用抗真菌药物如制真菌素或咪唑类能加速痊愈。

## （四）甲念珠菌感染

念珠菌性甲沟炎若仅局限甲皱襞，外用咪唑类或特比萘芬常能治愈。患者务必采取措施避免甲沟的浸渍。如果近端甲板累及，多需口服药物治疗。局限性的甲板远端感染（受累面积小于全甲面积的2/3）可用5%阿莫罗芬搽剂（每周1次）或28%噻康唑溶液（早晚各1次）或8%环吡酮胺局部（开始每周3次，3个月后每周2次，再3个月后每周1次）外用治疗，疗程6个月以上。

严重的甲板感染，仅局部外用药物就很难奏效。口服伊曲康唑对此类患者是一线选择。方法为短程冲击疗法，每日400mg连续1周，停3周，连续2~3个疗程，能治愈多数指甲甲板的感染。特比萘芬（250mg/d）亦可应用，常需连续治疗9~12周。氟康唑每周150mg，连续12~16周也有效。

## （五）慢性黏膜皮肤念珠菌病

多数患者经短程抗真菌治疗后，其口腔和皮肤的损害会消退，但治愈甲板感染所需的时间要长得多。除非患者的免疫缺陷得到纠正，否则感染会再次复发，皮损的消退只是暂时的。伊曲康唑和氟康唑虽不一定比以前的咪唑类药物更有效但长期使用却更为安全。合用免疫增强剂会有利于病患的好转或恢复。

## （六）深部念珠菌病

与其他深部机会性真菌感染一样，深部念珠菌病一旦确诊要及时救治，因为预后的好坏与能否早期诊治关系很大。目前的一线用药仍是两性霉素B，念珠菌一般对其高度敏感（MIC < 0.1μg/ml）。开始剂量为0.5~1mg/（kg·d），加到5%葡萄糖液中静脉滴注，根据机体耐受情况逐渐增大到3~4mg/（kg·d），最大不超过5mg/（kg·d）。为了克服该药较为严重的不良反应，尤其是肾脏毒性，近年来新上市两性霉素B脂质体，具有提高疗效和降低毒性的显著特点，但价格十分昂贵。用法为以0.1mg/（kg·d）开始逐渐增大到3~5mg/（kg·d）。专家建议同时合用5-FC（5-氟胞嘧啶），剂量为150mg/（kg·d），口服或静脉滴注，这样可以产生协同作用并有效防止耐药的发生。如此治疗6~8周后，待患者症状明显消退并真菌检查阴性后，可改用氟康唑维持治疗，200~400mg/d。对一开始就因肾功能不全或不能耐受小剂量两性霉素B的患者可用氟康唑或伊曲康唑溶液静脉给药，如用前者可采用400~800mg/d，播散性病例可增至1000~1200mg，后者也可用至400~800mg/d。对有严重细胞免疫缺陷的患者可合用免疫增强剂或免疫调节剂，如IL-2、TNF等。

# 四、预后评价

浅部念珠菌病一般预后良好，但积极纠正诱发因素对有效防止复发很有帮助。如念珠菌性阴道炎患者慎用抗生素、激素、避孕药对维持阴道内微生态菌群的平衡十分重要，手部皮肤和甲的念珠菌感染往往与长期或密切接触水有关，偏胖的年轻女性尽量不穿牛仔裤等紧身裤，等等。深部念珠菌病则危害较大，预后很大程度取决于能否获得早期诊断和正确治疗。对那些严重免疫低下的住院高危患者建议预防性服用小剂量抗真菌药物，如氟康唑和伊曲康唑，剂量为100~200mg/d，以保持一定的血药浓度，一则能有效降低体内寄居真菌的数量，二可抵御刚入侵的少量真菌。但要注意有诱导耐药的隐患。

# 五、最新进展与展望

现已明确白念珠菌的毒力因子至少包括4种：①形态转换，即由寄生状态的酵母相转变为具侵袭能力的菌丝相。表型转换在白念珠菌致病中起着毒力作用，容易入侵和逃避宿主的防御。②黏附因子，是念珠菌黏附于宿主细胞的生物分子，使念珠菌具有黏附宿主上皮细胞的能力，是其致病的首要条件。白念珠菌黏附上皮主要依靠其表面类似于哺乳类动物细胞蛋白受体的成分完成。③分泌型蛋白水解酶，使机体细胞之间连接破坏并产生组织损伤，其中最重要的两种酶是分泌型天冬氨酸酶（Saps）和磷脂酶（PL）。④免疫下调，研究发现白念珠菌胞壁抗原具有下调宿主细胞免疫的作用。其他念珠菌的毒力不及白念珠菌强，感染频率也较低，但致病机制基本一致。

念珠菌对唑类和其他抗真菌药物产生耐药是当前临床抗真菌治疗面临的严峻问题，其耐药机制已成为研究热点，已明确的有唑类药物靶酶编码基因的突变或表达上调，药物流出泵蛋白活性增强等。另外，念珠菌在体内生成生物膜也是其耐药的重要原因。

（辛德辉）

# 第七节 放线菌病

## 一、概述

放线菌病（actinomycosis）为一种进行性、慢性、化脓肉芽肿性疾病，常表现为脓肿、结节，溃破形成瘘管、窦道，脓液中可找到硫磺颗粒。放线菌属于原核生物，但其能产生与真菌类似的菌丝和孢子，其引起的疾病表现也与真菌病难以鉴别，所以习惯上将放线菌病并入真菌病中论述。放线菌分为需氧性和厌氧性两大类，前者中最常见为人型放线菌（以色列放线菌），其次牛型放线菌，多感染动物，还有赖斯兰德放线菌、龋齿放线菌等。后者主要是奴卡菌和马杜拉放线菌。放线菌为人类口腔、牙垢、扁桃体上正常菌群。易感因素为机体免疫降低、局部外伤等。

## 二、诊断思路

### （一）临床特点

1. 部位 放线菌感染最好发于面颈部（60%~63%），依次为腹部（18%~28%）、胸部（10%~15%）、其他部位（8%左右）。

2. 颈面垄放线菌病 最常见，好发于颈面交界处及下颌角、牙槽嵴；初发为局部轻度水肿和疼痛或无痛性皮下肿块，逐渐变硬、增大，继而软化形成脓肿，破溃后出现窦道，排出物中可见淡黄色"硫磺颗粒"，脓肿周围可形成肉芽肿。

3. 皮肤型放线菌病 皮肤正常结构破坏易造成感染，局部皮下结节，后软化、破溃，形成窦道，排出物中可见"硫磺颗粒"。

4. 胸部型放线菌病 从口腔吸入，也可从其他部位播散感染，多见肺门和肺底，为急、慢性肺部炎症，感染波及胸壁后，穿透出现窦道，可见含"硫磺颗粒"排出物。

5. 腹型放线菌病 最常见为肠道感染，好发回盲部，表现类似急性、亚急性、慢性阑尾炎，继而出现不规则肿块，与腹壁粘连，穿破形成窦道，排出脓液中可见"硫磺颗粒"。

6. 脑型放线菌病 较少见，临床表现与细菌性脑部感染类似。局限性脑脓肿型，临床表现为占位性病变体征；弥漫型，出现脑膜炎，类似细菌性脑膜炎的症状、体征。

### （二）检查要点

（1）好发于面颈部，尤其是颈面交界处及下颌角、牙槽嵴。

（2）典型皮损呈先硬后软再破溃的肿块。

（3）肿块破溃后形成窦道并排出"硫磺颗粒"。

（4）部分患者有明确的局部外伤史。

（5）除皮肤型外，累及胸部和腹部的炎症也可形成窦道并见"硫磺颗粒"。

### （三）辅助检查

1. 真菌学检查 关键是从送检标本查找"硫磺颗粒"。直接镜检：颗粒用 KOH 或生理盐水制片，低倍镜下呈圆形或弯盘形，周边放射状排列透明的棒状体。革兰染色油镜下可见革兰阳性纤细缠绕的菌丝体和圆形、杆状菌体。抗酸染色阴性。培养：脑心浸液血琼脂培养基，$CO_2$ 厌氧环境，菌落呈白色或淡黄色粗糙而不规则节结状，紧贴于培养基表面。

2. 病理学检查 广泛炎性浸润；炎性坏死及脓肿；炎性肉芽组织增生；紫红色云雾状放线菌菌落团；革兰染色有放线菌。

## （四）鉴别诊断

临床上表现为面颈部硬性肿块不能确定为肿瘤者、持续肺部慢性感染或肺脓疡、胸腔积液疗效不佳者，腹部硬性包块或术后切口形成接管者，均应考虑放线菌病。该病应注意与结核病、奴卡菌病、深部真菌病、细菌性或阿米巴肝脓疡、恶性肿瘤、阑尾炎、细菌性骨髓炎等鉴别。

# 三、治疗措施

放线菌病：强调早期治疗、合理用药、疗程足。

## （一）药物治疗

首选青霉素，200 万 ~ 2 400 万 U/d 静脉滴注，连用 2 ~ 6 周或更长，后改为青霉素或阿莫西林口服半年至 1 年，近年主张个性化治疗。磺胺类可加强青霉素疗效，常用复方新诺明口服 1 ~ 2g/d。青霉素过敏者可选用红霉素、四环素、利福平、克林霉素或头孢类抗生素，但剂量宜大，疗程稍长。

## （二）手术切除

病灶局限者可手术切除，尽量清除病灶并配合药物治疗，不能切除者应切开引流，使其充分透气，改变厌氧环境，不利放线菌生长。

## （三）其他

对颈面部浅在病灶，在药物治疗的同时可配合 X 线局部照射；亦可充分开放伤口，用过氧化氢溶液冲洗，以 2% 普鲁卡因稀释青霉素于病灶周围浸润及窦道内灌注。

# 四、预后评价

如能做到早期诊治，合理用药，疗程足够，则本病预后良好。发生在深部的放线菌感染其良好预后的获得还取决于综合措施的科学实施，包括脓液引流等。

# 五、最新进展与展望

病原菌常通过龋齿、牙周脓肿、拔牙后黏膜破损处、扁桃体化脓灶、扁桃体摘除术后侵入黏膜下组织，或经唾液腺、泪腺导管进入腺体引起面颈部放线菌病。含放线菌的脓液吸入支气管内，可致胸部放线菌病。放线菌吞服后沿消化道破损处或经腹壁外伤伤口感染可引起腹部放线菌病。因此，皮肤或内脏黏膜的破损，是使放线菌能深入组织内致病的重要条件。损害中如合并细菌感染，则造成厌氧环境更有利于放线菌生长致病。极少数免疫缺陷者感染致病性较强的菌株时可引起血行播散，甚或出现中枢神经系统放线菌病。病原菌通常是由局部通过窦道向周围蔓延侵犯皮肤、皮下组织、肌肉、筋膜、骨骼及内脏，而并非经淋巴管播散。

（辛德辉）

# 第八节　孢子丝菌病

# 一、概述

孢子丝菌病（sporotrichosis）是由双相型真菌申克孢子丝菌所致的亚急性或慢性感染。此种真菌随外伤植入后引起皮肤或皮下感染，通常表现为淋巴管性传播，在易感个体偶可引起肺、关节、骨或其他部位的感染。孢子丝菌病为世界范围性分布，但最常见于温带及热带地区。发病无明显的性别、年龄或种族倾向，孢子丝菌病在成人比儿童更为常见，尤其在经常接触土壤、植物或植物性物质的职业个体中更为普遍，如园林工人、造纸厂工人、花匠、矿工及木匠。在我国，大多数病例为散发，但也有区域性流行的研究报告，如东北吉林地区的流行，据专家研究认为和当地大量种植的芦苇有关，患者也多从事与芦苇有关的产业。

## 二、诊断思路

### （一）临床特点

孢子丝菌病临床表现呈多样性。

1. 皮肤孢子丝菌病　是孢子丝菌病最常见的临床类型，好侵犯暴露部位，如四肢，特别是手和手指。右手较左手更易被侵犯。最初的皮疹常发生在外伤后 1~4 周，为一小的、坚硬的、无痛性结节，开始时可以移动，以后与周围组织粘连，局部皮肤发红变紫，结节变软破溃形成一个持久性溃疡，排除浆液性或脓性液体。溃疡边缘不规则并可有水肿及结痂。在随后的数周和数月，沿着淋巴管的走向产生更多的结节，这些结节同样进一步发展为溃疡。但约有 25% 的皮肤感染者，其原发疹保持固定状态而不沿淋巴管传播，这类患者多见于儿童，面部皮疹也常常表现为这种类型，即所谓固定型孢子丝菌病。

2. 皮肤外孢子丝菌病　最常见于伴有基础性疾病或易感素质的个体，如糖尿病患者、酗酒者及 AIDS 患者。最常累及的部位是肺、关节和骨，但偶有内眼炎和脑膜炎的病例报道。外伤后发生于四肢的皮肤损害提示应考虑本病，假如患者居住在地方流行区，沿淋巴管发生的多发性溃疡更值得怀疑。

### （二）检查要点

（1）好发于暴露部位，特别是手部。

（2）典型皮损为一个至数个结节，后期形成溃疡。

（3）儿童患者多发于面部，成人患者多见于四肢。

（4）固定型在儿童多发于面部，淋巴管型则多见于四肢。

（5）本病不具传染性，未见家庭聚集性。

（6）不少患者有皮损部位的外伤史。

（7）系统性或播散性孢子丝菌病患者往往合并有免疫受损性基础病。

### （三）辅助检查

1. 真菌学检查　如下所述。

（1）镜检：临床材料如脓液或组织的直接镜检常由于菌数稀少而失败。但若查到孢子丝菌典型的卵圆形或雪茄形小分生孢子或发现星状体则可确诊。免疫荧光染色在显示单个真菌细胞方面有时很有帮助。

（2）培养：孢子丝菌病的确诊依靠分离到病原菌。应将临床材料接种到几种培养基上，包括葡萄糖蛋白胨琼脂，在 25~30℃下孵育，3~5 天内可见到丝状菌落。随着时间的推移，菌落颜色通常由奶油色逐渐转变为亮棕色到暗棕色或黑色。菌种鉴定应依靠其菌丝型的形态学特征及其在 37℃下在血琼脂上转化为酵母型。

2. 血清学试验　在孢子丝菌病的诊断中无明显意义。免疫扩散和凝集试验可用于检测申克孢子丝菌抗体，尤其对诊断不常见的皮外型孢子丝菌病更有帮助。

3. 病理检查　可作为重要的辅助检查，如在组织中发现孢子丝菌特征性的星状体以及典型的"三区结构"可有力支持诊断。"三区"指中央为"化脓层"，外为"结核样层"，周围则为"梅毒样层"。化脓层主要为中性粒细胞，结核样层，为多数上皮样细胞及多少不等的多核巨细胞，梅毒样层为浆细胞及淋巴细胞的浸润。

### （四）鉴别诊断

皮肤型孢子丝菌病需与许多感染性疾病鉴别如芽生菌病、着色芽生菌病、奴卡菌病、副球孢子菌病、利什曼病和皮肤结核病，鉴别依据就是致病菌种的分离、培养和鉴定。

## 三、治疗措施

### （一）皮肤及皮肤淋巴管型孢子丝菌病

伊曲康唑，100～200mg/d，连续3～6个月，治疗应持续到皮疹消失后数月。或特比奈芬，250mg/d，连续3～6个月，效果亦佳。饱和碘化钾溶液因其疗效肯定、易于吸收且便宜，对于皮肤淋巴管型孢子丝菌病患者仍不失为一种有效的治疗方法。起始剂量为每天3次，每次1ml，并逐渐加量到每次4～6ml。治疗应至少持续到临床治愈后1个月，通常需要2～4个月。变态反应及胃肠道反应是碘化钾治疗常见的并发症。碘化钾联合伊曲康唑或特比奈芬可增进疗效缩短疗程。

### （二）皮外型孢子丝菌病

治疗较为困难。伊曲康唑（400mg/d）是治疗骨关节孢子丝菌病的首选药物，治疗应至少持续12个月，疗程偏短可导致复发。肺孢子丝菌病治疗亦困难，且易复发。急性期患者应使用两性霉素B[1.0mg/（kg·d）]治疗，当病情改善后应用伊曲康唑（400mg/d）进行替代维持；对于那些病情不十分严重的患者，可从一开始就应用伊曲康唑。播散性孢子丝菌病患者更需要两性霉素B治疗，总给药量应达到1～2g。患有AIDS的孢子丝菌病患者需要持续终身的伊曲康唑维持治疗以预防复发。对于那些不能耐受药物治疗的皮肤或皮肤淋巴管型孢子丝菌病患者，局部的温热疗法是一个有效的变通治疗方法。

## 四、预后评价

限于皮肤的孢子丝菌感染预后不错。发生于面部的皮损若损害较重溃疡较深，愈后会留有瘢痕，可以美容手段修复。对于那些不能耐受药物治疗如碘过敏或有肺结核的皮肤或皮肤淋巴管型孢子丝菌病患者，局部的温热疗法是一个有效的辅助治疗方法。

注意避免外伤及与带菌材料直接接触。若皮肤有破伤，立即涂碘酒，如外伤后不久有结节性损害出现，应考虑本病的可能。患者换下的敷料应烧毁，真菌室工作人员注意防止实验室感染。

（辛德辉）

# 第九节　着色芽生菌病

## 一、概述

着色芽生菌病或称着色真菌病是由多种棕色（暗色）真菌引起的一组皮肤和皮下组织的慢性局灶性感染，最常见的累及部位是四肢，其特征为逐渐增多的疣状增生和结痂性损害。

该病最常见于热带和亚热带地区。我国迄今已报道500余例，大多为20世纪70年代后所见，以山东、河南和广东等省报道为多，其中山东章丘的流行病学调查显示其发病率高达0.23‰，属世界罕见。在我国北方地区最多见的是卡氏枝孢霉，而南方地区和散发病例则以裴式着色霉为主。着色真菌病的病原体广泛存在于环境中，可见于土壤、树木和其他植物中。因创伤时将病原体接种于皮肤而发生感染，细微损伤，棘刺、木屑的扎伤或创伤，常足以造成病原体的侵入，故该病常见于户外活动的人群及赤足者。

## 二、诊断思路

### （一）临床特点

感染继发于创伤时病原体侵入皮肤和支下组织。最常见的感染部位为小腿和足部，其他还有手、上肢、面颈部、肩部和臀部等，多数患者的病灶为单侧性。初发病灶为在真菌侵入部位出现的单个粉红色无痛性丘疹，然而多数患者在此阶段不会就诊。初发病灶增大后形成一个大的角化斑块，其表面粗糙，边缘高起，若沿淋巴管播散（或自体接种），常在原发病灶周围形成一些卫星状病灶；无痛，但常有痒感；典型损害呈疣状或菜花状境界清楚的斑块或结节。即使病灶广泛、累及整个肢体，患者的全身健康状况也不至于受影响；疾病后期一些病灶呈有蒂状损害，表面可继发细菌双重性感染，形成溃疡并有恶臭物排出，双重感染也被认为是病期较长患者的淋巴回流淤滞、形成象皮肿的原因；罕有患者出现淋巴结、肝、脑或血行播散，仅见于裴氏着色霉所致，考虑与该菌亦可引起暗色丝孢霉病不无关系；和其他表面增殖性病变一样，该病亦能致癌。

### （二）检查要点

（1）好发于小腿和足部，多数皮损为单侧性。

（2）典型皮损呈疣状或菜花状境界清楚的斑块或结节。

（3）该病常见于户外活动的人群及赤足者，并常有外伤史。

（4）疾病后期一些病灶呈有蒂状损害，表面可继发细菌双重性感染，形成溃疡并有恶臭物排出。

（5）本病不具传染性，未见家庭聚集性。

（6）病例为散发，以前国内曾报告山东章丘地区成流行区，但近年已无该特征。

（7）罕见引起深部或系统感染。

根据病史及典型的临床表现以及典型的组织病理改变并见到厚壁孢子即可初步诊断，而真菌学阳性结果是诊断的金标准。

### （三）辅助检查

1. 真菌学检查　如下所述。

（1）镜检：对组织切片或损害处脓液、刮屑或活检物作显微镜检查，若发现成簇的特征性小而圆、厚壁、棕色硬壳小体，则着色芽生菌病的诊断可以成立。这些细胞常沿长轴和横向分隔。

（2）培养：着色芽生菌病的确诊依靠病原体的分离培养。25~30℃培养1~2周后，可见卵圆形灰黑色或墨黑色丝状菌落。但培养物必须保留4周方可丢弃。鉴定致病菌种颇为困难，需依据小培养中分生孢子梗的形态。

2. 组织病理检查　组织切片中除可见到感染性组织相外，还可见到呈暗色的菌丝或孢子，特别是见到厚壁的硬壳细胞（小体）有确诊意义。

### （四）鉴别诊断

着色芽生菌病应与其他真菌感染性疾病，包括芽生菌病、罗伯菌病、副球孢子菌病、暗色丝孢霉病、鼻孢子菌病和孢子丝菌病等相鉴别，也需要与原藻病、利什曼病、皮肤结核及某些麻风损害、梅毒、银屑病和亚急性或盘状红斑狼疮进行鉴别。

## 三、治疗措施

该病治疗困难。对于小病灶应予手术切除。但此举有较大的危险性，易导致局部播散，只有在联合应用抗真菌药物时方可尝试手术治疗，如在术前口服伊曲康唑200mg/d，1~2周，术后继续用2周左右。

至今尚无治疗着色芽生菌病的十分理想的药物。据报道，长疗程口服伊曲康唑（200~600mg/d，12~36个月）对相当比率的南美患者有显著改善。我国医生的临床经验似乎不需要如此长的疗程，约半年左右，但不同患者的个体差异和病情严重度不同决定了其疗程应该个体化。

在伊曲康唑问世之前，氟胞嘧啶100~200mg/（kg·d），分4次，是治疗着色芽生菌病的首选药物，但常出现耐药性。氟胞嘧啶与两性霉素B［0.5~1.0mg/（kg·d）］或噻苯达唑25mg/（kg·d）联合口服时，可以获得更好的疗效。在达到临床治愈后仍应持续治疗至少1个月。国内有医生尝试用特比奈芬治疗也有良效，用法是250mg/d，连续口服3个月到半年以上，停药指征是真菌学转阴1个月以上。也有人用500mg/d，服用1个月左右换成250mg剂量持续治疗。还有内用10%碘化钾溶液、酮康唑、5-FC、两性霉素B、氟康唑等药物有效或治愈的报道。

最近，有人采用伊曲康唑和特比奈芬每周交替或两药联合的方法治疗4例单用抗真菌药物口服效差的着色芽生菌病患者获得成功。有的专家推崇5-FC与伊曲康唑联合。也有研究显示泊沙康唑在治疗着色真菌病方面比伊曲康唑更具优势。

病损局部应用热疗有时也有效，因本病的病原菌均不耐受42℃以上的高温。局部加热至45~50℃，每次30~60分钟，每天1~2次。热疗可采用远红外治疗器、灯泡照烤、热水袋热敷等办法，还可以冷冻。这些办法只适用于早期、小面积、增殖程度轻、无播散倾向者。

## 四、预后评价

局限性的皮肤和皮下着色芽生菌病预后良好，可根据皮损位置、大小、多少、患者健康和免疫状态以及经济状况选择不同的治疗方法和方案，多采用联合治疗的方法。要积极合理治疗，防止出现细菌的双重感染和自身的播散性感染。一旦出现严重的播散性感染并累及重要器官，则预后不佳。

（辛德辉）

# 第十节　暗色丝孢霉病

## 一、概述

暗色丝孢霉病是指由多种条件致病性棕色（暗色）真菌引起的皮肤皮下和深部组织感染。这是一类不断被发现的引起多种临床感染的相关真菌种属所致的疾病，与引起皮肤着色真菌病的病原菌不完全相同。这些真菌的特征性表现为在组织中形成有隔菌丝相。

暗色丝孢霉病广泛分布于世界各地。发病与地区环境、种族、性别等无明显关系，但其中的皮下感染最常见于中、南美洲热带地区的农村人群，而多数脑部、鼻旁窦感染的报道则多见于北美。我国近几年已报道10余例，并有逐年增加的趋势。

人类的感染源经吸入或经皮肤创口植入病原体。有的患者可并发结核病、糖尿病、手术及一些消耗性疾病，长期服用肾上腺皮质激素也可诱发本病。此类病原真菌的共同特点是：培养物中或多数病例的组织中生长的真菌细胞壁中有色素形成。

## 二、诊断思路

### （一）临床特点

该病可分为不同临床类型，包括皮肤皮下组织、鼻旁窦和脑部感染等。

1. 皮肤及皮下组织　是暗色丝孢霉病最为常见的类型。临床主要表现为孤立的皮下囊肿或脓肿，该类感染多继发于外伤，因此以四肢暴露部位居多。其他常见部位包括臀部、颈面部等。初发皮损为一坚实有时柔软的无痛性皮下结节，若不进行治疗，则缓慢增大，颜色加深，形成一囊性脓肿，表面黏着褐黑色的筋壳样厚痂，干燥，不易剥离；多数患者的病灶范围局限，表面皮肤常不受累，成熟的囊中可以引流出脓性液体，在免疫受损的皮下组织暗色丝孢霉病患者，有时可形成窦道。如果皮损主要位于表皮和真皮层时，可形成肉芽肿性、隆起性斑块。

2. 鼻旁窦　近年有增多趋势，可见于免疫力正常或免疫抑制的患者，是一种进展缓慢的破坏性疾病，可限于鼻窦或播散至眼眶与脑部。其临床表现与曲霉性鼻窦炎相似，通常患者的主诉为长期有过敏性鼻炎的表现、鼻息肉或间歇性鼻窦疼痛；患者就诊时有鼻阻塞和面部疼痛，伴或不伴有突眼症，鼻窦中充满稠厚、黑色黏液。据报道有些暗色真菌可引起白血病或AIDS患者鼻黏膜的黑色坏死性损害。

3. 脑部　少见但常可致命，可继发于肺部感染的血行播散，亦可由鼻窦感染灶直接波及。多数患者由班替枝孢霉引起。脑脓肿可发生于免疫力正常的人群而无明显易感性，男性患者常多于女性。该病起病隐匿，脑的前叶是最常见的发病部位。最常见表现为持续性头痛，还可有局灶性神经系统体征、偏侧麻痹和癫痫发作；发热少见或缺如；胸部放射学检查常正常。在病灶被切除之前罕有能确诊的患者。

## （二）检查要点

（1）皮肤型主要表现为孤立的皮下囊肿或脓肿，该类感染多继发于外伤，因此以四肢暴露部位居多。

（2）皮肤型囊肿性皮损后期其表面黏着褐黑色的蛎壳样厚痂，干燥，不易剥离。

（3）多数患者的病灶范围局限，表面皮肤常不受累，成熟的囊中可以引流出脓性液体。

（4）鼻旁窦型患者就诊时有鼻阻塞和面部疼痛，伴或不伴有突眼症，鼻窦中充满稠厚、黑色黏液。

（5）脑型最常见表现为持续性头痛，还可有局灶性神经系统体征、偏侧麻痹和癫痫发作。

（6）该病均为散发，无人际间传染的报告。

根据临床特殊表现，尤其对长期不愈的皮下组织损害，以脓肿、囊肿为特征的患者要高度怀疑本病。取材进行真菌镜检、培养和组织病理检查可确立诊断。

## （三）辅助检查

1. 真菌学检查　如下所述。

（1）镜检：取临床标本如病灶处脓液，皮屑或活检组织制成染色切片或湿片作显微镜检查，若找到偶有分枝的棕色有隔菌丝，则可作出诊断。

（2）培养：致病菌的鉴定对于正确治疗至关重要，这依赖于分离培养的成功。30℃培养1～3周后，可形成能鉴定的丝状菌落。

2. 组织病理学检查　除可见脓肿或囊肿的细胞相外，组织内可发现肿胀、扭曲的棕色菌丝和酵母样芽生孢子或假菌丝，但无厚壁孢子（硬壳小体），此为与皮肤着色真菌病组织病理的主要区别点。

3. 其他检查　对于鼻旁窦和脑部的感染，CT扫描有助于确定感染范围和病灶定位，常显示出一边界清晰、反差显著的损害。脑部感染者其脑脊液（CSF）检查变化有压力增高、蛋白浓度可增加、葡萄糖浓度可减少，并出现淋巴细胞增多，但很少能发现真菌。

## （四）鉴别诊断

皮下组织型暗色丝孢霉病的病灶可与着色芽生菌病、孢子丝菌病、球孢子菌病和副球孢子菌病以及皮肤利什曼病的小的初发病灶混淆。但孢子丝菌病可出现淋巴系统播散，其他几种疾病均可出现疣状皮损，因此鉴别不难。

对于免疫力正常的患者，暗色丝孢霉性鼻窦炎的临床表现与曲霉感染难以鉴别。在免疫抑制患者，曲霉性鼻窦炎是一种暴发性且常为致死性的疾病，这一点与暗色丝孢霉病不同。然而，在白血病或AIDS患者的鼻中隔部位，两种病原体均引起黑色坏死性损害。脑部暗色丝孢霉病的症状与未经治疗的细菌性脑脓肿类似，但前者起病更为隐匿。部分病例要先排除隐球菌病、球孢子菌病或孢子丝菌病。

# 三、治疗措施

皮下组织暗色丝孢霉病需要手术切除，因为对皮下组织切开引流极少成功。两性霉素B可治愈或改善不宜切除的病例，但以后常有复发。鼻旁窦感染应进行手术完全切除病灶，而合并使用两性霉素B是阻止暗色丝孢霉性鼻窦炎进展的重要措施，即使如此，复发者依然并不少见，此时应进一步实施手术治疗。口服伊曲康唑（100～400mg/d）有效，但最适剂量与疗程仍需摸索。坏死性鼻中隔病灶可用外科切除的方式治疗。

脑暗色丝孢霉病需同时以手术和药物治疗，因两性霉素B单用无效，外科切除孤立性病灶可获长期治愈；然而，未能完全切除的病灶常为致命性的。多发性病灶的患者预后不良。

对皮肤暗色丝孢霉病可用外科手术清创皮肤损害，同时合并使用两性霉素B，此为最有效的治疗方法。获得控制后改用伊曲康唑小剂量长期维持一段时间。局部抗真菌药物无效。还有应用10%碘化钾、酮康唑、氟康唑和5－FC等治疗本病的报道，但效果不定。

## 四、预后评价

限于皮肤的损害预后尚可。皮下组织暗色丝孢霉病其预后要看感染部位和大小，因为这取决于能否手术干预。脑部感染患者其预后也取决于能否实施手术并将病灶切除干净。另外，不同种属的真菌对抗真菌药物的敏感性存在差异，遇到对常用抗真菌药物不敏感甚或耐药的菌株，其疗程会延长且预后不佳。

（辛德辉）

# 第十一节　足菌肿

## 一、概述

足菌肿（mycetoma）又称"马杜拉足"（Madura foot），是一种由真菌（真菌和皮肤癣菌）、放线菌及细菌引起的皮肤、皮下组织和骨骼的一种慢性限局性的感染。通常累及手足，其特征性表现是在被感染组织中产生颗粒并通过窦道排出。

足菌肿最常见于非洲、中美洲和南美洲的一些干旱的热带、亚热带地区。我国也有本病的发生，迄今已报道10余例。足菌肿可累及各个年龄组，而最常见的是20～50岁。大多数患者从事户外工作，接触土壤，并有轻微的穿刺损伤史。未见人与人、动物与人之间的互相传染。

## 二、诊断思路

### （一）临床特点

足菌肿最常见于足部（占病例的70%以上），特别是习惯赤足行走的人，其次是手部（大约占10%）以及在工作和坐卧时与土壤或腐生物相接触的身体其他部位。另外一些易受感染的部位包括背部、颈部和枕后。

最初的皮损出现在外伤的几个月之后，表现为一个小的坚实的无痛性皮下结节，其在皮下可以活动，也可与皮肤相粘连。真菌性足菌肿一般较放线菌性足菌肿进展慢、破坏性小，而且病变趋于局限性，随着病情发展到晚期，病变肿胀而且对相邻的解剖结构造成不太明显的破坏。在放线菌性足菌肿，其皮损边界不清，并有与周围组织相融合的趋势。进展常较迅速，累及骨骼早且较广泛。足菌肿的皮损表现为色素减退或色素沉着性的皮肤肿胀，进而病变发展形成单个或多个窦道，向皮肤表面排出含有特异性颗粒的脓液。随着旧的窦道的愈合，新的窦道又出现。到了一定时期，感染向邻近组织扩散，并累及骨骼。

### （二）检查要点

（1）最常发于足部，特别是习惯赤足行走者。

（2）皮损常在外伤后数月发生。

（3）一般为慢性渐进性过程。

（4）皮损表现为色素减退或色素沉着性的皮肤肿胀，进而病变发展形成单个或多个窦道，向皮肤表面排出含有特异性颗粒的脓液。

（5）真菌性较放线菌性进展慢损害范围小。

（6）晚期其骨骼可受累。

大多数情况下，有足部典型损害表现时，诊断足菌肿没有问题，如果身体的其他部位受累，特别是检查见不到颗粒排出时，可能难以诊断。

## （三）辅助检查

1. 颗粒的采集和分析　用注射器对柔软而尚未溃烂的结节进行穿刺来获得颗粒，如果失败，也可以用解剖针或通过吸取窦道中流出的分泌物来得到颗粒。若病变不流脓，收集20~30个颗粒，用70%的乙醇洗涤，然后用生理盐水冲洗，进行培养。肉眼观察这些颗粒可提供病原学方面的线索。黑色颗粒提示真菌感染；小的白色颗粒常表明诺卡菌感染；针头大小的白色颗粒既可以来自真菌，也可以来自放线菌。小的红色颗粒对白乐杰放线马杜拉菌具有特征性，而黄白色的颗粒可源于放线菌或真菌。

2. 镜检　显微镜直接检查可以对足菌肿进行确诊，同时还可以区分病原菌是真菌还是放线菌。放线菌的颗粒有非常细的菌丝（直径 <1μm），而真菌的颗粒含有短菌丝（直径在2~4μm），有时具有色素。直接镜检观察经氢氧化钾处理过的压碎颗粒可以见到这些菌丝，而在染色后的组织切片中更容易观察到。

3. 培养　将若干颗粒（用分泌物或组织块）接种到琼脂平板上，在25~30℃和37℃进行孵育。最常用的培养基是葡萄糖蛋白胨琼脂，不加氯霉素而加放线菌酮（cycloheximid）以分离放线菌，加氯霉素而不加放线菌酮以分离真菌。分离放线菌的选择性培养基中还包括脑–心浸汁或血琼脂。

4. 放射学检查　有助于确定骨骼受累的程度。最常见的而且是特征性的表现为局灶性的骨质破坏，伴有空洞的形成。在放线菌性足菌肿中，骨骼的损害范围小而数量多，在真菌性足菌肿中正相反。CT扫描也可以帮助明确病变的范围。

## （四）鉴别诊断

足菌肿的特征性表现是窦道中存在着含有放线菌或真菌菌丝的颗粒。据此可与着色芽生菌病、暗色丝孢霉病、皮肤结核以及其他疾病相鉴别。

# 三、治疗措施

首先应区分是真菌性足菌肿还是放线菌性足菌肿，因为它们的治疗完全不一样，而且用于治疗其中一种病的药物对于另外一种病通常是无效的。放线菌性足菌肿可用多种抗生素联合治疗，如硫酸链霉素联合复方新诺明或氨苯砜或利福平，治愈率较高，其平均疗程约为9个月。治疗应持续进行直到疼痛和肿胀消失，分泌物和颗粒排出停止以及窦道闭合。真菌性足菌肿应以抗真菌治疗为主，如出现骨损害或严重组织破坏时，可考虑外科清创，但应与内用药结合。因为真菌性足菌肿的感染较局限，扩散慢，手术切除效果很好，特别是病变较小并且没有骨骼受累者。然而，如果不除掉所有的感染灶，复发是不可避免的。外科治疗为足菌肿的康复提供了很好的机会。如果已经累及骨骼，施行截肢术是根治的唯一希望。足菌肿常扩展至邻近的组织，但极少扩散至局部淋巴结和深部器官。反复手术对这两种足菌肿似乎都是一个加速恶化的因素。在初发的足菌肿病变中，细菌的双重感染很普遍，这是局部淋巴结增大的常见原因，而且对患者的全身情况产生损害。

1. 真菌性足菌肿　如下所述。

（1）酮康唑：对波氏假性阿利什霉所致的感染有效，300~400mg/d，连续8个月。但要注意监测肝功能。

（2）伊曲康唑：有若干长期治疗获得成功的报道。开始每天200~400mg，显效后改为100~200mg，连续用药1年以上。也有人用200mg，每日3次，疗程6个月，治愈由波氏假性阿利什霉所致的足菌肿。

（3）两性霉素B：对顽固的足菌肿病例，目前该药仍为最好的选择。使用方法与治疗其他深部感染相同，但疗程要长。病灶局部可用1~2mg/ml进行局封。

（4）5–FC：对暗色真菌引起的感染有一定疗效，可每日3~4g口服，并与两性霉素B或酮康唑合用。

（5）氨苯砜和碘化钾也有一定疗效。

2. 奴卡菌性足菌肿　如下所述。

（1）磺胺：为首选药物，应用最广泛的是磺胺甲异恶唑－甲氧苄啶联合治疗。用量为磺胺甲异恶唑 800～1 250mg，甲氧苄啶 160～200mg，每日 2 次口服，疗程 1 年左右。

（2）氨苯砜：对巴西奴卡菌有效，推荐 200～300mg，每日 1～2 次，持续 6～24 个月。要注意溶血性贫血等不良反应。可与磺胺联合应用。

3. 治疗流程　对严重且已播散的病例，可用阿米卡星。

## 四、预后评价

预后取决于是否早期诊治，还取决于病灶能否被完全清除，否则难免复发。要警惕细菌的双重感染。一般地，真菌引起的足菌肿其预后要好于放线菌及细菌所致的感染。

（辛德辉）

# 第八章

# 病毒感染性皮肤病

## 一、病毒的基本概念

病毒是一种体积微小、结构简单、完全依靠寄生在宿主细胞内才可以复制、增殖的微生物。病毒能通过细菌所不能通过的滤器，不同的病毒大小相差极为悬殊，最大的病毒如痘苗病毒直径 240～300nm，最小的病毒如口蹄疫病毒只有 10nm。病毒的形状有蝌蚪状、球状、砖状和杆状。具有传染性的完整病毒颗粒称为病毒体（virion），主要由核酸及结构蛋白组成。核酸分为 DNA 和 RNA，是病毒的基因组（genome），其外包以蛋白性衣壳（capsid）。核酸与衣壳组成核衣壳（nucleocapsid）。大多数小型病毒就是裸露的核衣壳，称为无包膜病毒（non-enveloped virus）。少部分病毒核衣壳外包以脂蛋白性包膜，称为包膜病毒（enveloped virus）。病毒的衣壳和包膜都有抗原性，可诱导免疫应答。衣壳还具有以下作用：诱导机体产生特异性的血清学反应，保护病毒核酸免受生物环境中酶等降解，以及增加病毒感染的效率等。包膜对病毒黏附和侵入宿主细胞具有重要的作用。

## 二、病毒的分类及相关疾病

病毒的分类方法有传统分类法和现代分类法。传统分类法是按病毒对宿主或宿主某一器官的"嗜性"，结合如主要的传播途径、侵袭部位、临床特征等临床流行病学，分为呼吸道病毒、肠道病毒、嗜肝病毒、虫媒病毒等，但有些病毒因传播途径多样性以及组织感染的泛嗜性，如 EB 病毒、巨细胞病毒、人类免疫缺陷病毒（HIV）等，传统分类法显然存在明显的缺陷。

## 三、病毒感染的发病机制

### （一）病毒的感染过程

病毒的感染过程就是病毒通过某种途径进入机体后，在易感者宿主细胞内复制增殖的过程。引起皮肤损害的病毒可以由全身血行播散而来，如麻疹病毒、风疹病毒等；也可以直接通过皮肤侵入，如人乳头瘤病毒、单纯疱疹病毒等。完整的皮肤屏障可以有效阻止病毒的侵入，只有当皮肤屏障受到破坏时，如外伤、搔抓、性交等，病毒才可能通过皮肤进入机体。有些病毒只有在特定的宿主细胞内才能复制增殖，反映这些病毒具有嗜组织性，如脊髓灰质炎病毒能选择性感染神经元，称为嗜神经性病毒；有些病毒如人乳头瘤病毒只在感染的上皮细胞内复制，称为嗜上皮病毒。

病毒进入机体后，与宿主细胞作用，通过吸附、穿入、脱壳、转录、翻译、装配和成熟释放完成病毒的复制过程，并在活细胞之间传播。病毒无论在侵入的局部组织内复制，或播散至靶器官组织均可能引起细胞和组织病理性改变和机体的免疫应答并致组织损害，通常最终的结局是病毒被机体清除或形成病毒持续感染。

### （二）病毒对宿主细胞的致病作用

①杀细胞效应：病毒在宿主细胞内复制，引起被感染的细胞裂解死亡，如单纯疱疹病毒和带状疱疹病毒；②稳定性感染：病毒感染宿主细胞后不引起细胞裂解、死亡，其过程缓慢，不阻碍细胞的代谢，不形成杀细胞效应，如疱疹病毒在神经元形成的潜伏感染；③诱导细胞凋亡：病毒感染后，直接或由病毒编码蛋白间接诱发细胞凋亡，如腺病毒感染；④基因整合与细胞转化：某些病毒在感染后可将基因整合到宿主基因中，或病毒蛋白直接作为诱导因子，可导致细胞转化、增殖加快，甚至参与肿瘤的发生发展，如人乳头瘤病毒。

### （三）病毒感染的免疫病理作用

病毒具有很强的抗原性，可以在感染过程中通过与宿主免疫系统相互作用，诱发免疫反应，导致机体受损，这是病毒性疾病重要的致病机制之一。免疫损害可以通过特应性细胞或体液免疫途径，也可以因病毒直接诱发的非特异性免疫因子所致。表现为：①抗体介导的免疫病理损害：病毒的衣壳蛋白可以诱导机体产生抗体，抗体与病毒抗原结合后可以阻止病毒扩散的同时，也可以与吸附于宿主细胞表面的抗原结合，再激活补体，导致宿主细胞破坏，即Ⅲ型变态反应，如病毒感染后引起的皮肤血管炎。②细胞介导的免疫病理损害：特异性细胞免疫是宿主清除胞内病毒的重要机制，但在清除病毒的同时也损伤宿主细胞。如部分扁平疣患者，在皮损消退前有局部瘙痒、发红的现象，这就是建立了有效的特异性细胞免疫现象。③致炎症因子的病理损害：病毒感染后可令非特异性诱导细胞因子大量产生，引起组织损害。如EB病毒感染后引起发热、皮疹等，主要与病毒诱发的炎症因子产生有关。

### （四）机体的抗病毒免疫

1. 非特异性免疫　是机体抵抗病毒感染的第一道防线，在阻止病毒感染性皮肤病发生中起重要作用。天然免疫中的单核吞噬细胞系统、自然杀伤（NK）细胞等细胞，干扰素等细胞因子及其宿主细胞表面的受体如Toll样受体（TLR）等均成为针对病毒进入体内迅速发生效应的防御系统，并可以有效启动特应性免疫应答。目前临床上应用的药物如咪喹莫特，就是通过刺激TLR提升皮肤局部抗病毒的免疫应答。

2. 特异性体液免疫　病毒感染后形成的特异性体液免疫，主要是指存在于黏膜表面的中和抗体（SIgA）或血中的中和抗体（IgG和IgM）产生，这些中和抗体可以中和游离的病毒体，对再次入侵的病毒体有预防保护作用，但对细胞内病毒体无作用。

3. 特异性细胞免疫　病毒蛋白及其少数DNA聚合酶可以活化T细胞，诱导相应的细胞免疫形成。细胞免疫在清除细胞内感染的病毒过程中起关键作用。细胞免疫中的细胞毒性T细胞（CTL）能杀伤病毒感染的靶细胞，阻断病毒在细胞内复制，是阻止病毒感染的主要免疫机制。

4. 抗病毒免疫持续的时间　病毒感染后机体建立有效的抗病毒免疫持续时间受以下因素影响：①感染的类型：如存在病毒血症的感染，病毒与免疫系统广泛接触，建立的免疫反应往往持续时间较长。相反，如果感染局限于皮肤或黏膜，这种免疫反应持续时间就短暂，特别是局限于皮肤的病毒感染，如人乳头瘤病毒感染等。单纯疱疹病毒由于潜伏在神经根中，且发病过程很少进入血液，因此很难通过建立有效的特异性免疫阻止病毒感染的反复发作。②病毒的血清型：通常只有一个血清型如麻疹病毒、水痘病毒，感染后可以获得牢固性免疫，甚至终身免疫。相反，如果病毒型别较多如肠道病毒，则机体很难建立对所有病毒类型的免疫，因此容易反复感染。③病毒的变异：易发生抗原变异的病毒感染后通常产生短暂的免疫，如流感病毒。

## 四、病毒感染的皮肤表现

不同病毒感染后皮疹的发生率差别较大，疹型差别也较大，同一疹型也可由多种病毒引起。有病毒血症的病毒感染如麻疹、水痘、幼儿急疹等，通常发生皮损前有发热、乏力等前驱症状，且皮疹多呈播散性。由病毒感染引起的皮疹可以是病毒对皮肤组织的直接作用，也可以是通过机体的免疫反应包括抗原抗体复合物沉积的变态反应或T细胞诱导的迟发型变态反应所致。有些病毒如出血热病毒可以直接作用于毛细血管，引起出血性皮疹等。

# 五、病毒性皮肤病的诊断

## （一）病毒性皮肤病的临床诊断

主要依赖病史的询问和详细的体格检查。病史询问中需关注发病季节、发病年龄、生活史（如患者或动物接触史、旅游史、居住环境等）、全身中毒症状（如发热、乏力、食欲下降）、其他系统表现（如腹泻、咳嗽等）以及既往传染病病史，特别是注意发热与发疹之间的先后关系，要了解发疹的时间、部位、顺序、皮疹的演变及瘙痒程度。体格检查时需注意皮疹的分布、疹型，同时需细致的体格检查包括发现其他伴随的体征（如浅表淋巴结肿大、咽部充血、肺部啰音等），不能仅仅关注皮疹，特别是诊断发疹性传染病尤为重要。对局限于皮肤感染患者，需询问外伤史或性接触等病史。

## （二）病毒性皮肤病的病原诊断

病原诊断是确诊病毒性皮肤病的重要手段。病毒感染的实验室诊断需要简便、快速、特异的检测方法。通常可选择的方法有：

1. 病毒的分离培养及形态学鉴定

（1）病毒的分离培养与鉴定：病毒分离培养特异性强、假阳性低，是诊断病毒感染的"金标准"。通常有动物接种、鸡胚接种、组织细胞培养等，其中细胞培养技术日趋成熟，逐渐取代动物接种或鸡胚接种，成为主要的病毒分离手段，如单纯疱疹病毒的分离。缺点是要求条件较高，培养时间长，不能用于快速诊断。

（2）光镜检查：用光学显微镜直接观察细胞中的包涵体，如单纯疱疹病毒的感染时疱液涂片可见到细胞核内嗜伊红包涵体等，可以快速诊断。

（3）电子显微镜及免疫电子显微镜检查：电子显微镜检查是诊断病毒性皮肤病重要的形态学技术，可以直接观察到病毒颗粒，也可以通过免疫电子显微镜技术明确病毒的类型，达到快速、早期诊断的目的。缺点是要求条件较高，花费较贵，不能常规用于临床诊断。

2. 病毒性皮肤病的血清学诊断

（1）病毒抗原的检测：可以用 ELISA、免疫荧光等方法检测血液、分泌物或组织中的病毒抗原，有较高的特异性，对病毒感染的早期诊断有一定的价值。

（2）病毒抗体的检测：通过 ELISA 及其他类似的方法，检测病毒感染后血清中的特异性抗体，是一个技术成熟、方法稳定、结果可靠和操作简单的检测方法。通过检测血中的抗体滴度，或特异性抗体来推测病毒感染的存在。由于部分病毒感染后体内可以持续存在特异性抗体，因此分析结果时，需要判断抗体的阳性是现症感染，还是既往感染，有时并不能成为确诊的依据。如单纯疱疹病毒感染时特异性抗体阳性不能成为现症感染的确诊依据，需结合临床分析。动态观察感染后体内抗体滴度的变化（通常滴度升高 4 倍以上）或检测特异性抗体 IgM 有助于提高病毒抗体检测的诊断价值。新生儿体内特异性抗体阳性可能来自母体内抗体经胎盘进入胎儿所致，不能作为先天性感染诊断的依据。

3. 病毒核酸的检测　病毒核酸检测可以用核酸分子杂交技术、PCR、基因序列分析等方法，可以快速、灵敏、特异检测病毒的核酸，特别是对分离培养困难的病毒如 HPV 等有较重要的价值。检测中需要防止污染引起的假阳性。

## （三）病毒性皮肤病的鉴别诊断

病毒感染后引起的皮疹主要与非感染性皮肤病相鉴别，一般通过病史、体格检查及皮疹特征，通常鉴别并不困难，必要时结合病原检查技术可以明确区别开来。对病毒感染发疹性疾病如麻疹、风疹、肠道病毒感染、呼吸道病毒感染等，有时与药疹鉴别较为困难，需仔细分析。

# 六、病毒性皮肤病的预防与治疗

## （一）病毒性皮肤病的预防

病毒性皮肤病的控制在于预防。疫苗接种是预防病毒性皮肤病最重要的手段，对于麻疹、水痘、风疹等疾病，疫苗注射可以取得良好的预防效果。对发生病毒性皮肤病患者有效隔离，减少各种途径的接触也是预防的重要手段。预防外伤、加强劳动保护、维持皮肤屏障的完整性，对预防经皮肤接触感染如HPV同样十分重要。

## （二）病毒性皮肤病的治疗

1. 一般治疗　多数急性病毒性皮肤病病程呈自限性，仅需对症治疗，包括降低体温、适当输液等。局限于皮肤的病毒性皮肤病如各种疣，可以通过物理或局部药物治疗获得满意的效果。

2. 抗病毒治疗　抗病毒治疗仍然是治疗病毒性皮肤病重要的治疗手段，但有些病毒感染如HPV仍然缺乏有效的抗病毒治疗药物。根据药物的结构不同，可将抗病毒药分为7类，不同的病毒感染其选择的药物也不一样。

# 第一节　疱疹病毒性皮肤病

疱疹病毒是一组相对较大的有包膜的DNA病毒，有嗜皮肤性和嗜神经性，只能在细胞核内复制，形成细胞核内包涵体，在形态学上都很相似；根据病毒基因的不同可分为α、β及γ三个亚组，有8种疱疹病毒可感染人类，它们是：α组病毒的单纯疱疹病毒Ⅰ型和单纯疱疹Ⅱ型；β组病毒的水痘－带状疱疹病毒、巨细胞病毒、人类疱疹病毒Ⅵ型及Ⅶ型；γ组病毒的Epstein Barr（EB）病毒以及人类疱疹病毒Ⅷ型。疱疹病毒引起的疾病有单纯疱疹、Kaposi水痘样疹、水痘、带状疱疹、巨细胞包涵体病、传染性单核细胞增多症、慢性EB病引起的环状肉芽肿样皮疹、幼儿急疹、B病毒病等。疱疹病毒感染后的共同特征是临床感染恢复后，病毒在细胞核内仍然不能被清除，形成潜伏感染。在机体免疫功能降低的情况下，病毒会再次活化、复制、繁殖，产生新的病毒颗粒，造成细胞损伤而再次出现临床症状。

# 一、单纯疱疹

## （一）病因及发病机制

本病系由人类单纯疱疹病毒（herpes vlrushomiiiis，HSV）所致。HSV是双链DNA病毒，四周包以立体对称的蛋白质衣壳，其外围再包以类脂质的囊膜，直径为150～200nm，在电子显微镜下呈砖形。根据其抗原性质的不同，HSV可分为Ⅰ、Ⅱ型（简称HSV－Ⅰ及HSV－Ⅱ）。HSV－Ⅰ与大多数面部感染有关，感染后常不出现临床症状，但机体可产生相应的中和抗体，有临床表现的占10%左右；HSV－Ⅱ通常发生于青春期以后，损害多发生在生殖器部位，可通过性交传播，然而HSV－Ⅰ感染也可发生在生殖器部位，反之HSV－Ⅱ感染也可发生在面部。尽管在宫颈癌组织中发现HSV－Ⅱ抗原及病毒DNA的存在，且流行病学调查显示宫颈癌患者血清中的抗HSV阳性率较高，但癌组织中并没有发现完整病毒，有关HSV－Ⅱ感染与宫颈癌发生并无直接证据，其协同致癌作用也没有得到肯定。HSV－Ⅰ可能与唇癌有关。另外，一些研究者用聚合酶链反应（PCR）方法，在多形红斑患者的石蜡包埋组织中回顾性检测HSV－DNA，其阳性率为35%～72%，说明HSV感染可能是多形红斑的病因，且多与HSV－Ⅰ型有关。

人是HSV唯一的自然宿主，70%～90%的成人皆曾感染过HSV－Ⅰ。原发性HSV－Ⅰ的感染，主要发生于5岁以内的幼儿，大多为亚临床感染，少数出现疼痛性疱疹性口炎，但很少发病于6个月以内的婴儿，此乃因其体内有从母体所获得的抗体，而使之免于感染。HSV－Ⅱ感染大多发生在青春期后，原发性HSV－Ⅱ感染大多有临床症状，主要通过性接触感染。

在原发性感染消退后，病毒可长期潜伏在局部感觉神经节细胞中，当某些诱发因素如发热、受凉、曝晒、情绪激动、消化不良、月经或机械刺激等，使机体的细胞免疫功能暂时低下时，则可使处于潜伏状态的病毒再次被激活，沿神经纤维迁移至皮肤、黏膜组织，在上皮细胞中复制、增殖产生新的病毒，导致疾病的复发。

HSV 可存在于患者、恢复期患者或无症状带病毒者的水疱疱液、唾液及生殖道分泌物中，其传染方式主要是通过直接接触传染，亦可通过间接接触传染。直接接触传染可以是内源性自身接种，如单纯疱疹病毒感染时有咬指甲或吸拇指习惯者可引起手指感染，也可以是外源性接种，如医护人员接触皮损造成手部感染，哺乳期妇女给疱疹性口炎婴儿哺乳造成乳头感染，体育运动员面部相互接触造成感染等。间接接触传染主要通过唾液、生殖道分泌物，虽然在无症状带病毒者的唾液及分泌物中病毒含量远低于活动性损害处病毒含量，但无症状带病毒者是间接接触的主要传染源。损伤的皮肤、黏膜更容易被感染，病毒经鼻、咽、眼结膜及生殖器等黏膜或皮肤破损处而进入人体，在入口处病毒复制、繁殖，形成局部皮损，或经血行或神经通路播散至其他部位。

在原发性感染后 4 ~ 5 天，体内产生体液免疫和细胞免疫反应，中和性抗体和补体结合抗体可使复发性单纯疱疹的临床症状减轻及不发生病毒血症，但不能防止单纯疱疹的复发。许多研究证明，单纯疱疹的控制及复发与细胞免疫功能有很大关系，如先天性免疫缺陷的 Wiskott Alclrich 综合征、胸腺发育不全或不发育、淋巴瘤以及接受免疫抑制疗法的患者，易发生单纯疱疹，且病情严重、病程较长。局部皮肤的屏障功能受损也容易诱发疱疹病毒的感染，如特应性皮炎患者疱疹病毒感染率明显升高，甚至出现严重的感染，诱发多形红斑的发生。单纯疱疹可发生在某些大疱性皮肤病患者，如天疱疮患者口腔感染使黏膜病变复杂化，当患者接受免疫抑制剂治疗时可出现严重感染，家族性慢性良性天疱疮感染 HSV 可导致皮损糜烂；有报道称，慢性淋巴细胞性白血病患者合并坏疽性脓皮病感染 HSV 可使病情加重。

孕妇产褥期生殖道原发性 HSV 感染，有 50% 的几率造成新生儿经产道出生时感染，而且此时由于新生儿从母体获得的免疫防御作用尚未起作用，新生儿的原发性 HSV 感染往往是严重的、致死性的。孕妇妊娠 3 个月内原发性 HSV 感染，可造成胎儿生长发育迟缓、成熟障碍。当然，如果孕期或产褥期发生非原发性感染或出现复发性感染，此时由于胎儿受到母体体内产生的抗体保护，新生儿出现严重疾病的可能性极小。

## （二）临床表现

临床上 HSV 感染可分为原发性感染与复发性感染两型。

"原发性感染" 指最初 HSV 感染发生于原先体内缺乏 HSV 抗体的个体，而 "复发性感染" 则为 HSV 经过潜伏感染后再被激活。大多数原发性感染缺乏临床症状，当第一次出现临床损害时常常是一次复发。鉴于最初的临床表现与原发性感染无关，现多主张将第一次发作称为初发性感染。初发性感染可能是实际意义上的原发感染，但更常见的是一次复发，尤其见于成人的第一次 HSV 感染发作。

单纯疱疹容易复发，且具有在同一部位或区域多次复发的倾向，称为复发性单纯疱疹。复发发生率在口唇为 30% ~ 50%，在生殖器可高达 95%。HSV - Ⅱ 复发率比 HSV - Ⅰ 高。复发性单纯疱疹共同特征是：①可发生任何部位；②多发生同一区域，但不一定是同一部位；③水疱较小且较簇集，持续时间短，容易发生糜烂、渗液、干燥、结痂；④病程较短，7 ~ 10 天；⑤通常无全身症状，部分可以合并局部淋巴结肿痛或淋巴管炎。

1. 皮肤黏膜型 HSV 感染

（1）口唇疱疹（orolabial herpes）：是临床最常见的一型，绝大多数为复发性感染。95% 以上由 HSV - Ⅰ 感染所致。初起局部往往先有灼热、瘙痒及潮红，一般无全身症状，1 ~ 2 小时后局部出现密集成群或数群针头大小水疱，破溃后糜烂、渗液，逐渐干燥结痂，不合并感染情况下病程 7 ~ 10 天，愈后局部可留有暂时性色素沉着。皮损好发于皮肤黏膜交界处，如口角、唇缘。偶可在口腔内复发，常固定于齿龈或硬腭黏膜部位。口唇疱疹常常发生于感冒或发热后，又称感冒疮（cold sore）或 "热病性疱疹"（fever blister），此外，紫外线辐射常也是口唇疱疹复发的诱因。

（2）颜面疱疹（herpes facialis）：HSV 复发除口唇以外，可以发生在颊部、眼睑、耳垂等部位，表现同口唇疱疹，但通常皮损面积较大，可固定于同一部位，也可不固定于同一部位，容易误诊为蜂窝织炎或大疱性脓疱疮等。

（3）疱疹性齿龈口腔炎（herpetic gingivostomatitis）：是原发性单纯疱疹最常见的一型，大多为HSV-Ⅰ感染，也不排除HSV-Ⅱ感染。本病多发于1~5岁的儿童，成人少见。潜伏期5天左右，初起出现口炎伴有发热甚至高热、不适、倦怠伴有大量流涎，因口腔、咽喉部疼痛哭闹不止，进食或饮水时疼痛加重而影响进食。最初在颊、舌、腭及咽部黏膜发生水疱，此水痘易破溃而形成白色斑块，继而转变为溃疡，上覆以淡黄色伪膜，齿龈潮红、肿胀而易出血。在唇红部和口周围亦常发生水疱，局部淋巴结肿大且有压痛，经3~5天后热退，溃疡逐渐愈合，整个病程约2周。

（4）生殖器疱疹（herpes genitalis）：大多由HSV-Ⅱ感染所致，由性接触传染，近年来HSV-Ⅰ感染引起的生殖器疱疹也有所增加。男性大多开始时表现为局部红肿，继而出现小水疱，很快转变为浅表溃疡，好发于龟头、包皮，常伴有全身不适，自觉局部肿胀、疼痛；不予治疗病程持续2~3周。男性同性恋患者可感染HSV-Ⅱ引起男性肛门直肠炎，临床表现为肛门、直肠疼痛，其程度较其他原因引起直肠感染严重，其他症状有便秘、直肠分泌物、里急后重和发热等，部分患者肛周有水疱或溃疡，直肠分泌物涂片中有许多中性粒细胞，乙状结肠镜检查常见直肠下段黏膜充血和出血，偶见小溃疡；在HIV感染患者，HSV感染后常表现为慢性溃疡。

女性感染后出现的症状与男性基本相同，初起有局部疼痛及排尿困难，阴道分泌物增多，外阴、阴道及宫颈等处黏膜红肿，有白色斑块，继而形成溃疡，上覆有灰黄色假膜，以宫颈部出现溃疡时最严重，在外阴附近的皮肤可有散在性水疱，腹股沟淋巴结肿大并有压痛。

复发性生殖器疱疹通常皮损范围较为局限，水疱较小，局部症状较轻，病程1周左右。此外一种由HSV-Ⅱ型感染发生于成人的复发性疱疹。好发于臀部及下肢，偶可发生于眼睑、躯干等部位，女性多于男性，曾经称为疱疹病毒Ⅱ型感染症，实际上是发生在生殖器外的复发性生殖器疱疹，又称为生殖器外疱疹（extragenital herpes）。皮损表现为红斑基础上，发生细小的群集性水疱，易形成脓疱，容易在同一部位或相邻部位反复发作。少部分皮损呈带状分布，容易误诊为"复发性带状疱疹"。发作时或发作间歇期生殖道分泌物可检出HSV-Ⅱ型。

（5）疱疹性角膜结膜炎：眼部的原发性HSV感染常引起严重的甚至化脓性结膜炎，伴有晶状体浑浊、视力下降、角膜溃疡、眼睑水肿，眼睑周围皮肤可出现小水疱，耳前淋巴结肿大、压痛。

（6）接种性单纯疱疹（inoculation herpes simples）：此乃由于单纯疱疹病毒直接接种于擦伤或正常皮肤内所致。接种后经过5~7天的潜伏期，先在接种处发生一硬性丘疹，而后形成大疱或不规则的散在性水疱，局部淋巴结肿大，但发热等全身症状轻微。若接种于指尖，则发生深在性疼痛性水疱，呈蜂窝状外观或水疱融合后转变为大疱，此称为疱疹性瘰疽（herpeticwhitlow），易误诊为化脓性感染，多见于牙科医生、护士等。疱疹性瘰疽也可复发，且多见于有复发性生殖器疱疹的女性HSV-Ⅱ感染者。接种性单纯疱疹也可见于摔跤运动员，在面部、头皮、躯干出现成簇的水疱、脓疱，局部皮肤潮红、肿胀，一般持续10~12天。面部的皮损类似毛囊炎，容易误诊，但皮损周围的卫星病灶具有典型的脐凹样水疱有助于接种性单纯疱疹的诊断。类似情况也可见于橄榄球运动员，通常称之为"争球痘"。

（7）疱疹性咽炎：大多发生在面、口原发性单纯疱疹患者，但10%的生殖器原发性单纯疱疹患者和1%的生殖器复发性单纯疱疹患者亦可发生疱疹性咽炎，表现为咽部疼痛、声音嘶哑、吞咽困难，咽喉镜检查见局部浅表性溃疡，上覆以淡黄色假膜，周围有散在性浅表性小溃疡。

（8）疱疹性须疮（herpetic sycosis）：为HSV（以HSV-Ⅰ为主）原发或初发感染侵袭毛囊所致。临床表现为数个糜烂性毛囊性丘疹到累及整个胡须区的广泛性损害，使用刀片刮胡须可引起更广泛的损害，病程2~3周。发展可以急性，或亚急性甚至慢性，后两种情况容易误诊。诊断线索包括易发糜烂和病程自限性。尽管感染发生在毛囊，但糜烂表面可以分离出HSV。

**2. 系统性HSV感染**

（1）新生儿疱疹（neonatal herpes）：70%新生儿疱疹由HSV-Ⅱ引起的，主要是患有生殖器疱疹的母亲致新生儿出生时经由产道被HSV感染，且大多数母亲处在无症状时期。母亲为原发性感染，或早产儿及缺乏获得性母体特异性抗HSV IgG抗体的新生儿，感染的风险显著增加。临床表现为3型：①

皮肤、眼睛和口的局限性感染；②中枢神经系统感染；③播散性感染，包括脑炎、肝炎、肺炎、凝血障碍等。2/3 新生儿首发体征为水疱。其他可表现为喂养困难、高热、肝大、黄疸等，病情严重者易致死亡，恢复后可以留下神经系统等后遗症。

（2）疱疹性肝炎（hepetic hepatitis）：HSV 引起的病毒性肝炎较为少见，大多发生于全身播散性感染者。临床表现有发热、腹痛，常在皮肤黏膜疱疹（尤其是疱疹性齿龈口腔炎）后发生黄疸、肝大，胆红素及氨基转移酶升高，粒细胞增多或减少，出现非典型淋巴细胞、弥散性血管内凝血（DIC）及胸部 X 线检查异常，大多在 1 周内因循环衰竭和严重出血而死亡，确诊有赖于肝活检组织的病毒分离、细胞学检查或 HSV – DNA 检测。

（3）无菌性脑膜炎（aseptic meningitis）：HSV 感染中枢神经系统，可以表现为无菌性脑膜炎、横断性脊髓炎（transverse myelitis）、骶骨神经病变，以无菌性脑膜炎最常见。研究报道，发生原发性生殖道 HSV 感染时，有 36% 女性和 13% 男性感染后出现头痛、颈项强直、畏光等症状。脑脊液检查细胞数增多，以淋巴细胞为主，并可检出 HSV – DNA。通常病情呈自限性良性经过，无神经系统后遗症发生。

（4）骶骨神经根病变（sacral racliculopathy）：分罕见，主要见于同性恋患者发生肛周原发性 HSV 感染，表现为骶部感觉异常、尿潴留、便秘和男性阳痿等，一般为一过性，数天到数周可以自然恢复。

（5）Bell 麻痹（Bellparalysis）：即面神经瘫痪，现认为是机体对疱疹病毒感染的反应，支持这一推断的重要依据是患者面神经神经内膜液和耳后肌肉中可检测到 HSV – Ⅰ 基因，因此有人建议在 Bell 麻痹早期处理时，应考虑适当的抗病毒治疗。

（6）复发性淋巴细胞性脑膜炎（recurrent lymp – hocytic meningitis）：为一种良性无菌性脑膜炎，与 HSV 感染有关，表现为周期性发作，持续 3 ~ 14 天，间歇为数月到数年。有研究表明，13 例复发性淋巴细胞性脑膜炎患者中，有 12 例脑脊液中检测到抗 HSV – Ⅱ 抗体，其中 10 例 PCR 检测出 HSV – Ⅱ DNA，1 例同时检测出 HSV – Ⅰ DNA 和抗体；另一研究发现，27 例原发性 HSV – Ⅱ 脑膜炎患者中，有 5 例出现复发症状。有报道对疱疹病毒感染患者进行预防性或发疹前阿昔洛韦干预治疗，可防止脑膜炎的复发。

（7）播散性单纯疱疹（clisseminated herpes simplex）：又称为系统性单纯疱疹，本症多发于营养不良、淋巴肉瘤、Wiskott – Alclrich 综合征、特应性皮炎、严重灼伤以及使用免疫抑制剂等免疫功能低下的患者及未从母体获得抗疱疹病毒抗体的新生儿，偶尔也可发生于正常人。播散性单纯疱疹可出现全身皮肤广泛性水疱，也可无广泛性皮损，临床上表现为严重性疱疹性齿龈口腔炎或生殖器疱疹伴有高热，甚至惊厥，继而全身皮肤发生水疱，水疱顶部可有脐窝状凹陷，也可无严重的皮肤损害，但因发生病毒血症，引起内脏受累，如引起疱疹性肝炎、脑炎、胃肠炎以及肾上腺功能障碍等；出现疱疹性脑炎时，如不及时治疗，病死率相当高，即便幸存，也会出现较高的致残率；新生儿播散性 HSV – Ⅱ 感染者，即使进行有效的抗病毒治疗，预后比播散性 HSV – Ⅰ 感染更差；HSV 感染出现肝功能损害并不罕见，在成人出现疱疹性肝炎并不多见，但一旦出现严重的肝功能损害常常是致死性的；免疫功能低下者、烧伤及气管插管患者和新生儿还可出现严重的下呼吸道感染；播散性单纯疱疹患者偶尔可出现单发性关节炎。

单纯疱疹一般预后良好，有一定的自限性，播散性单纯疱疹、新生儿疱疹有一定的致残率和致死率，特别是发生疱疹性肝炎、疱疹性脑膜脑炎时，死亡率较高。

## （三）组织病理

原发性单纯疱疹与复发性者的病理变化相同。表皮细胞发生水肿、气球样变性、网状变性和凝固性坏死，表皮棘细胞内、细胞间水肿，导致表皮内厚壁水疱的形成，由于气球样变性比较明显，且多发生于疱底部，故水疱常为单房性，在水疱的上部及周围可见网状变性，早期表皮内、后期真皮中有中性粒细胞浸润。特征性的改变为气球样变性细胞的胞核中，且在同一切片中，常可见到不同阶段的细胞核内病毒包涵体（Lipschutz 小体），此包涵体早期呈嗜碱性，Feulgen 反应阳性，但后期则变为嗜酸性，Feulgen 反应阴性。另外在感染的表皮及角膜上皮中，几乎都可发现 2 ~ 15 个核甚至更多核的多核巨细胞。陈旧的水疱内可见有红细胞及中性粒细胞。真皮乳头层有轻度水肿，有数量不等的中性粒细胞浸润，在反应严重时，真皮有严重的血管炎，表现在血管壁内及其周围有纤维蛋白样物质沉淀及致密的中性粒细胞为主的炎性浸润。此外，可有红细胞外渗，中性粒细胞的核碎裂，偶尔有纤维蛋白样血栓形成而致坏死。

### （四）诊断及鉴别诊断

常见的单纯疱疹多为复发型，根据其临床特点，如成群的水疱，好侵犯皮肤与黏膜交界处，多见于发热及消化障碍的疾病中，自觉有灼热及痒感等，即可诊断。

实验室检查方法有：

1. 疱液涂片检查　取新鲜水疱疱底的疱液作涂片，用 Giemsa 染色，一般可见许多棘刺松解、一个或数个核的气球样细胞以及嗜伊红性核内包涵体。有条件时，可用电子显微镜直接寻找疱液中的病毒颗粒。

2. 疱液病毒培养与接种　取材时用醋酮（不能用酒精）消毒水疱，然后用干燥的细针吸取疱液置于消毒的试管内，立即送往实验室进行培养和接种。若将疱液接种于家兔的角膜，能引起树枝状角膜炎。

3. 免疫荧光检查　刮取疱底部疱液置于玻璃片上，再加上 2 滴磷酸缓冲液的生理盐水，混合，空气中干燥，固定，用兔抗疱疹病毒血清及荧光素标记的抗兔球蛋白染色，则可见阳性荧光。其敏感性较高且迅速，但只适用于早期损害。

4. 血清抗体测定　对原发性单纯疱疹的患者，测定其血清中中和抗体的效价，对诊断有帮助，在血清中发现 IgM 型抗体更有诊断价值。

5. 聚合酶链式反应（PCR）法检测　用钻孔或手术方法取皮损放入离心管中，－20℃冰箱保存、待检测，PCR 检测可扩增到 HSV 特异性 DNA 片段。有研究证实，用 HSV 共同引物可从皮肤及石蜡组织标本中迅速、简单、敏感和特异地检测出皮肤和黏膜 HSV 感染，并且已经证实该引物对 HSV 的扩增是特异的。

对某些少见的原发性感染者，如疱疹性齿龈口腔炎，鉴别诊断需考虑链球菌感染、白喉、鹅口疮、阿弗他口炎、柯萨奇病毒感染、白塞病及 Stevens－Johnson 综合征，有时需配合特殊的实验室检查以助诊断。实验室检查包括疱液病毒接种与培养（需 1～5 天）、血清抗体滴度测定，快速诊断方法有免疫荧光抗原检测、电子显微镜观察病毒颗粒、PCR 检测 HSV－DNA 等，后者对疱疹性脑炎和复发性淋巴细胞性脑膜炎的诊断尤为重要。

### （五）治疗

1. 抗病毒治疗　无并发症的轻度单纯疱疹无需特殊治疗，局部应用抗生素可减少继发性细菌感染。严重的原发性单纯疱疹和反复发作的复发性单纯疱疹可考虑抗病毒治疗。既往文献上曾报道很多防治单纯疱疹的方法，如左旋咪唑、疫苗（牛痘苗、脊髓灰质炎疫苗、卡介苗和热灭活的 HSV）、碘苷（疱疹净）、冷冻疗法、硫酸锌、补骨脂素加紫外线、聚烯吡酮碘溶液、α－脱氧右旋葡萄糖和 L－赖氨酸等，但均无肯定的临床效果，目前对治疗疱疹病毒唯一肯定有效的药物是阿昔洛韦及其衍生物，包括伐昔洛韦（valaciclovir）、泛昔洛韦（famciclovir）和喷昔洛韦（penciclovir）等。

（1）原发性单纯疱疹：疹阿昔洛韦系统用药适用于严重的或潜在严重的原发性单纯疱疹感染，治疗越早越好，通常剂量为 5mg/kg 静脉滴注，每 8 小时 1 次，有报道新生儿原发性单纯疱疹和疱疹性脑炎使用双倍剂量。阿昔洛韦进入体内后通过肾脏排泄，因此有肾功能不全者需根据肾功能调节剂量；大剂量静脉滴注可引起一过性血尿素氮和肌酐升高，因此建议使用本药时缓慢静脉内滴注，最好不短于 1 小时，同时适当补充水分。口服给药通常剂量为每次 200mg，每天 5 次，也有报道每次 800mg，每天 2 次治疗有效。系统用药一般要 5～10 天。

（2）复发性单纯疱疹：复发性口唇疱疹如果发作不严重或发作不频繁，可不予治疗。如果治疗，应在临床症状出现时尽快开始治疗，阿昔洛韦治疗可缩短病程、减轻发作的严重程度。如果复发性单纯疱疹频繁发作，需进行长疗程预防性阿昔洛韦治疗，口服治疗剂量每次 200～400mg，每天 2 次，维持

4~6个月，可延长发作间隙。免疫功能受损的患者，皮肤黏膜单纯疱疹对静脉滴注阿昔洛韦有良好的疗效，治疗需要在免疫抑制剂使用前几天开始，口服或静脉滴注均有效，可预防单纯疱疹的感染，治疗时间需度过患者的危险期，如需长期预防治疗，阿昔洛韦仍然有效。有报道面部美容激光治疗后，引起面部单纯疱疹播散泛发，因此在激光治疗前，可进行预防性治疗，以防止单纯疱疹病毒的激活和泛发播散。

阿昔洛韦对疱疹性湿疹、新生儿疱疹有效，可降低单纯疱疹性脑炎的发生率和死亡率。阿昔洛韦对生殖器原发性单纯疱疹的疗效优于对复发性单纯疱疹的疗效，尽管如此，对严重的复发性单纯疱疹，阿昔洛韦治疗是值得的，而且治疗要尽早开始，最好患者能自备药片，感觉有复发症状时即自行开始治疗；反复发作的复发性单纯疱疹及单纯疱疹与多形红斑相关者，可进行长疗程预防性阿昔洛韦治疗，虽然有报道停止治疗后，甚至数年以后仍有单纯疱疹复发的可能，长疗程预防性阿昔洛韦治疗的剂量为200~1 000mg/d，一般推荐剂量为400mg，每天2次，以后逐渐减少用量，根据个体差异，摸索出最小有效维持量。伐昔洛韦250mg，每天2次，或1g，每天1次；或泛昔洛韦250mg，每天2次，或125mg，每天3次，均可有效地抑制单纯疱疹复发。

阿昔洛韦外用对疱疹性角膜炎有效，对复发性口唇、生殖器单纯疱疹及第一次复发的单纯疱疹，外用阿昔洛韦对改善症状有一定的效果，但不如口服治疗明显，也有报道无效。目前无明确的证据表明，阿昔洛韦外用可影响皮肤黏膜复发性单纯疱疹的疾病过程，而喷昔洛韦外用疗效优于阿昔洛韦外用，与安慰剂相比较，喷昔洛韦外用可缩短疼痛和皮损的病程。

HSV对阿昔洛韦的耐药情况尚不严重，至少在免疫功能正常的人群是如此，而在免疫功能受损、需要长期或反复治疗的患者，由于耐药病毒株的出现，导致了难治性皮损的存在。病毒耐药的机制有：①病毒胸腺嘧啶激酶的改变；②病毒胸腺嘧啶激酶的缺失；③病毒DNA聚合酶的转变，这种变化比较罕见。耐药病毒株可选择膦甲酸钠（foscarnet）和西多福韦（ciclofovir）。

产妇有外阴-阴道原发性单纯疱疹者，经阴道产新生儿感染疱疹病毒的危险性较大，需剖宫产，且新生儿需考虑阿昔洛韦治疗。

（3）其他治疗：严重的单纯疱疹对阿昔洛韦耐药的患者，可考虑系统应用膦甲酸钠治疗，本药通过阻断DNA复制而达到抗病毒作用，除系统应用外，膦甲酸钠外用也有效。小部分对常规治疗无效的严重HSV感染患者，对西多福韦治疗可能有效。提高机体抗HSV免疫力可减少单纯疱疹的复发率，单纯疱疹病毒疫苗正在研制中，但尚未在临床上推广应用。

2. 外用药物治疗　局部治疗忌用糖皮质激素软膏，应以收敛、干燥和预防感染的药物为主，可外用2%硫酸锌溶液或1%醋酸铝溶液湿敷，氧化锌软膏、5%阿昔洛韦霜、3%酞丁胺霜外涂，继发感染时可用0.5%新霉素霜、莫匹罗星软膏等。对原发性齿龈口腔炎应保持口腔清洁，可用中药金银花、连翘煎水含漱，以减少继发感染的发生；对疱疹性角膜炎可用0.1%~0.5%疱疹净溶液滴眼；对生殖器疱疹可用2%~3%过氧化氢溶液清洗患部，然后涂以甲紫溶液，或用1/5 000高锰酸钾溶液浸泡。

咪喹莫特（imiquimod）和雷西莫特（resiquimod）外用，可诱导局部细胞因子的释放、增强抗病毒作用，对治疗生殖器复发性单纯疱疹有一定疗效。锌离子可抑制HSV特异性DNA聚合酶的活力，复发局部外用可防止单纯疱疹复发，但也有报道无效，具体方法有：0.025%~0.05%硫酸锌溶液局部湿敷，每次10分钟，每天2~4次，或局部硫酸锌凝胶外涂。局部防晒霜应用可防治口唇单纯疱疹的复发或减轻复发的严重程度。

3. 中医疗法　中医认为，本症发病系体内蕴热，外感时邪，热毒相结，阻于肺胃，上蒸头面或下注二阴而致。故发于头面部者，一般以清解肺胃热毒而治，用辛夷清肺饮加减；若发于外阴者，则以清热利湿解毒论治，方用龙胆泻肝汤加减。

目前尚没有理想的防止单纯疱疹复发的方法，有人用单纯疱疹Ⅰ型和Ⅱ型灭活疫苗皮下注射来预防同型单纯疱疹的复发，但临床上尚未得到推广应用。

# 二、卡波西水痘样疹

## （一）病因及发病机制

本病首由卡波西（Kaposi）于1854年所描述，其特点为在特应性皮炎或其他某种皮肤病损害的基础上，突然发生脐窝状水疱性皮疹，当时未能明确病因。后来发现感染单纯疱疹病毒、牛痘病毒、天花病毒及柯萨奇A16病毒皆可引起此种皮疹，以HSV－Ⅰ感染最常见，通常命名为疱疹性湿疹，其他尚有种痘性湿疹及柯萨奇湿疹等名称。

本症的基础皮肤病大多是特应性皮炎（包括新近痊愈的患者），偶尔可发生于脂溢性皮炎、脓疱疮、疥疮、落叶性天疱疮、玫瑰痤疮家族性慢性良性天疱疮、鱼鳞病样红皮症、Darier病、蕈样肉芽肿、Sezary综合征、银屑病、变态反应性接触性皮炎或其他炎症性皮肤病等。局限性皮肤损害可能由病毒局部播散引起，广泛性皮肤损害病毒则可能由损伤的皮肤进入体内，通过血行播散全身。皮肤的损伤可由外伤引起，也可由美容治疗如皮肤消磨、激光治疗等引起，原发部位的自体接种，可能不是一个重要的因素。

患者免疫功能基本正常，但也有免疫功能不全的报道，如IgG2缺乏症，免疫功能异常与疾病的发生关系尚不明了；局部或系统应用糖皮质激素或免疫抑制剂与疾病的发生也有一定关系。有报道，长期外用钙调神经磷酸酶抑制剂可以诱发本病。

## （二）临床表现

本病可发生于任何年龄，多见于3岁以内的儿童及20~30岁的青年人。严重的广泛性皮肤损害患者，感染病毒后，经过约10天（5~19天）的潜伏期，可出现高热、全身不适、嗜睡等中毒症状。发热第二天就开始发疹，突然发生大量群集的水疱，迅速变为脓疱，也可先发生小的红色丘疹，而后很快变为水疱、脓疱，基底明显红肿，部分疱顶有脐窝状凹陷。2~3天后损害可互相融合成片，但其附近仍有散在性典型皮疹，有的皮疹可为出血性。皮疹多局限于面部、肩部或臀部等原有皮肤病部位，也有少数可发生于正常皮肤上，甚至为全身性。附近淋巴结常肿大疼痛。发病后5~10天内，皮疹相继成批出现。经8~14天机体产生足够的抗体，皮疹渐渐干燥结痂，留有色素沉着及浅表性瘢痕而愈，全身症状也逐渐减轻消失。少数病例病情继续加重，出现致死性、系统性感染。并发症可有结膜炎、角膜炎或角膜溃疡、脑炎、中耳炎、肺炎、便血、尿闭或婴儿坏疽性皮炎等。

局限性感染者皮损局限在原有皮肤病处，易误诊为继发性细菌感染，但典型的脐窝状凹陷性水疱，以及继而出现糜烂是本病的特点，且常常对抗生素治疗无效。患者常有低热、附近淋巴结肿大。病情有自限性。

血象变化，常有白细胞减少，合并感染时略见增高。

本病易反复发作，但复发者一般较初次发作时轻，也有复发时加重者。

## （三）组织病理

在表皮内或表皮下可见水疱或脓疱，并有网状和气球状变性，疱疹性湿疹常有多核的上皮细胞，而牛痘性湿疹则无。在真皮有大量炎细胞浸润，其中以中性粒细胞较多。由于原来有炎症性皮肤病的基础，加上病毒感染后，其炎症复杂化，故常难以发现包涵体。

## （四）诊断及鉴别诊断

在原有炎症性皮肤病的基础上，突然发生数目较多的脐窝状水疱和脓疱，有HSV等病毒接触史，并伴有全身症状，可以诊断。

鉴别诊断主要需与原有炎症性皮肤病继发感染相鉴别，后者表现为原有皮损加重，出现脓疱，无典型的脐窝状凹陷性水疱，抗生素治疗有效。

### （五）预防与治疗

1. **加强宣传教育** 有特应性皮炎等炎症性皮肤病的患者，应避免与单纯疱疹患者接触。本症患者应当隔离，以免传染他人。

2. **加强护理** 积极进行支持疗法及对症治疗；在有效的抗病毒治疗基础上，原发病治疗可按原治疗方法进行，糖皮质激素的治疗要在皮损愈合后施行。

3. **抗病毒治疗** 本病一经确定诊断，应尽快给予抗病毒治疗，病情严重者予静脉内输注阿昔洛韦，病情相对较轻者也可口服阿昔洛韦或其衍生物，如伐昔洛韦、泛昔洛韦，用法和剂量同单纯疱疹治疗。也可用丙种球蛋白肌内注射，每天或隔天 1 次，每次 3~6ml。亦有人认为美替沙腙（methisazone）对牛痘性湿疹有较好的疗效。

4. **局部疗法** 以消炎、收敛、抗菌、防止混合感染为原则，可用 0.1% 依沙吖啶溶液湿敷或 1% 新霉素霜、莫匹罗星软膏、夫西地酸软膏等抗生素外用。

# 三、水痘

## （一）病因及发病机制

水痘和带状疱疹是由同一种病毒即通常称之为水痘带状疱疹病毒（varicella zoster virus，VZV）引起的原发感染。VZV 呈砖形，直径为 150~200nm，核酸为 DNA，有立体对称的衣壳，外包以类脂及蛋白质组成的球状囊膜，在细胞核内繁殖。水痘是 VZV 的原发性感染，感染后产生病毒血症并出现皮疹。易感人群绝大多数在接触后发病，很少发生隐匿性感染。感染后病毒持续潜伏在神经节细胞中，通常潜伏在感觉神经元细胞中。

水痘在全球范围内发病，该病毒通过患者的鼻咽部分泌物飞沫传染，其传染性很强，传染期从发疹前 2 天到发疹后 5 天，患者的呼吸道分泌物、疱液和血液中均存在病毒，疱液中病毒含量很高，经直接接触疱液也可传染，但直接接触疱液传染的流行病学意义尚不清楚，干燥结痂的皮疹无传染性。在城市中水痘呈不规则间隙流行，最高的发病年龄为 2~10 岁，大多数为亚临床感染，据统计在 15 岁以内的正常人群中，约 70% 均有曾被感染的证据。水痘发生后机体产生持久的免疫力，再次感染的机会很小，特别是免疫功能正常的人群，二次感染十分罕见，但临床上轻微水痘样发病的再感染病例也偶有发生。水痘发疹后 2~5 天，机体产生 IgG、IgM 和 IgA 抗体，发疹后第 2~3 周达到高峰，以后抗体滴度逐渐下降，而 IgG 抗体滴度维持在低水平，但以后发生带状疱疹时，IgG 抗体水平迅速升高，超过水痘感染时的水平。抗 VZV 抗体具有不全保护作用，母体或外源性注入的抗体可降低疾病的严重程度，但不能预防 VZV 的感染。细胞介导的免疫反应对水痘的防御十分重要，如果机体细胞介导的免疫功能受损，如器官移植病人发生 VZV 原发性感染，水痘的病情可能很严重，甚至可能是致死性的。

在妊娠 20 周内孕妇发生水痘，胎儿受损的概率大约为 2%，这些损伤包括中枢神经系统和眼部缺陷、四肢发育不良、新生儿死亡等；产妇生产前 4 天到产后 2 天发生水痘，由于新生儿未能从母体获得抗体，所以新生儿有发生严重水痘的危险，如不予治疗病死率高达 30%。

## （二）临床表现

1. **症状** 水痘潜伏期 9~23 天，一般 14~17 天。起病较急，可有发热、全身倦怠等前驱症状，儿童前驱症状轻微或无。在前驱症状出现后 1~2 天出现皮疹，首先发生于躯干，逐渐延及头面部和四肢，呈向心性分布，以躯干部为多，面部和四肢较少，掌跖更少。起初为针尖大小红色斑疹，后迅速变成丘疹，数小时后即变成绿豆大小单房性水疱，呈椭圆形，中央有脐凹，周围绕以红晕。水疱初呈清澈的水珠状，疱壁薄易破，常有瘙痒，部分数小时后疱液浑浊形成脓疱。经过 2~4 天水疱干燥结痂，以后很快痂脱留有粉红色凹陷而愈，如不发生继发感染，不留瘢痕。在发病 2~4 天内，皮疹陆续分批发生，故在同一部位同时可见丘疹、水疱、结痂等不同时期的皮疹，病程约 2 周。口腔黏膜特别是上腭部也容易发生水疱，而其他黏膜处偶可发生损害，包括眼结合膜，早期为红色小丘疹，迅速变成水疱，肛周、外阴处易破溃而形成浅表性、疼痛性溃疡。艾滋病患者，其发疹可为慢性，呈深脓疱疮样甚至疣状。

发热的程度和时间变化很大，从轻微发热到高热不等，皮损范围越广，热度越高；体温越高，全身症状越重，有些患者瘙痒难忍。

2. 水痘异型

（1）大疱型水痘：较少见，通常只见于 2 岁以下的儿童，为成批发生的 2～7cm 大小的大疱，是由单个水疱发展而成，疱膜破裂后，形成糜烂面，很快痊愈，愈后不留瘢痕。

（2）出血性水痘：在既往体健的人群罕有发生，好发于营养不良和恶性淋巴瘤、白血病等使用免疫抑制剂及糖皮质激素治疗的患者，患者有高热及严重的全身症状，全身有泛发性出血性水疱。

（3）新生儿水痘：少见，通常是在分娩时由母体传染而来，若孕妇在生产前 1～16 天患水痘，则约有 25% 的新生儿在出生后 10 天内发生水痘；在出生后 5～10 天内发生水痘者，如不治疗，死亡率约 30%。

（4）先天性水痘综合征（congenital varicellasyndrome）：为宫内感染所致，表现为低体重儿、眼缺陷、肢体发育不全（常为单侧和下肢）、皮肤瘢痕、脑脊髓膜炎、肺炎等。母亲在妊娠 13～20 周患水痘，胎儿患先天性水痘综合征的风险率最大，约为 2%。女性胎儿更易受到影响。口服阿昔洛韦在妊娠期使用是安全的，但是否能预防宫内感染无明确的证据。

（5）成人水痘：较儿童水痘症状为重，前驱期长、高热、全身症状显著、皮疹数较多，并发症也更常见。

（6）轻型水痘样综合征（modified varicella－likesyndrome，MVLS）：接受过减毒活疫苗接种的儿童在接触自然水痘后，可发生症状轻微的水痘，称为 MVLS。接触后平均 15 天发病，皮损主要表现为斑疹和丘疹，水疱很少。皮损数目 35～50 个。大多数患者不发热，平均病程少于 5 天。本病容易漏诊或误诊。

3. 并发症　水痘的并发症并不多见，主要是皮肤、黏膜的继发感染，可发生皮肤坏疽，严重者可致败血症或脓毒血症，偶可发生下列一些并发症：

（1）水痘性肺炎：主要发生于成人、新生儿及免疫功能障碍者，吸烟者的发生率是不吸烟者的 15 倍，轻者只有轻度咳嗽，重者可有高热、恶寒、胸痛、咳嗽、咯血、呼吸困难及发绀。胸部听诊常有啰音及哮鸣音，X 线检查可见两肺野弥散性 2～20mm 大小的结节性阴影。一般在 1～2 周内痊愈，极少数可因肺功能衰竭而死亡。

（2）水痘性脑炎：发病率在 1/1 000，80% 的患者可能完全恢复。其临床表现与其他病毒性脑炎相似，但以小脑功能障碍为其特征。

（3）急性脑病及内脏脂肪变性：[罗伊综合征（Reyesyndrome）]　主要发生于儿童，其发生与服用阿司匹林有关，10% 的患者伴发水痘，表现有发热、头痛、呕吐、感觉障碍、痉挛及眩晕、轻度或中度肝大，氨基转移酶增高，血氨浓度亦上升，胆红素正常或轻度升高，常有低血糖，多数死亡，尸检时见肝、肾及其他内脏有脂肪浸润。

（4）血小板减少性紫癜：多在发疹后 5～10 天出现，持续 3～4 个月才恢复。此外，亦有报道可发生肾炎、心肌炎、暴发性紫癜。

（5）继发感染：水痘继发感染少见，但病情严重，甚至会并发败血症，也可产生水痘性皮肤坏疽。

（6）多形红斑：水痘发生前或发生过程中可出现多形红斑，表现为典型水痘皮损外出现多形红斑样损害或大疱。

### （三）组织病理

水疱处棘细胞发生细胞内水肿而呈气球状变性，其形成网状变性的倾向较小；特征性的棘细胞核改变是核内嗜酸性包涵体形成，染色质分布在其周围；有时细胞核被核膜分割、包裹，形成细小的碎片；多核巨细胞（细胞核可多达 15 个）是 VZV 和 HSV 感染的另一特征之一，系细胞融合所致；细胞内水肿和细胞间水肿共同导致了水疱的形成，疱顶由上部棘细胞和角质层组成，早期真皮内轻度炎细胞浸润，以后逐渐浸润入表皮，局部发生溃疡时，浸润炎症细胞中中性细胞比例增高。水疱疱液的涂片中可见有单核或多核气球状细胞。

## （四）诊断与鉴别诊断

1. 鉴别　根据有发热，皮肤分批出现斑疹、丘疹、水疱、结痂以及向心性分布，黏膜也可受累等特点，一般诊断不难。重症及并发细菌感染的病例，需与下列疾病鉴别：

（1）天花：虽然天花已经消灭，重型水痘可与轻型天花相似，但天花全身症状严重，发病3~4天出疹，皮疹为离心性，多见于头面、四肢，皮疹较密较大，多为圆形，中央微凹陷，大多为脓疱，同一部位皮疹大多为同一类型，愈后留有瘢痕。

（2）丘疹性荨麻疹：初为风团，很快风团消退，呈现坚实的水肿性红色丘疹，中心可有丘疱疹或水疱，黏膜、头皮不受累，剧痒，无全身中毒症状。

（3）脓疱病：好发于面部、四肢等暴露部位，初起为水疱，继而成脓疱，结痂较厚。

2. 检查　在不典型病例或继发感染的病例，可进行以下检查以确定诊断：

（1）抗体检测：在水痘发疹后7~10天血清中即可发现有中和抗体及补体结合抗体，约在14天达最高峰，持续数周后再逐渐下降，补体结合抗体下降得比中和抗体快，经一年后就不能测出，而中和抗体可持续数年，甚至终身，因此补体结合抗体的滴度检测可辅助诊断。

（2）电子显微镜：观察疱液电子显微镜观察VZV呈砖形，直径为150~200nm，有立体对称的衣壳。

（3）组织培养：疱液组织培养也可确定VZV，但耗时长，可靠性差，一般不用。

（4）VZV抗原检测：刮取疱底组织涂片，免疫荧光染色可确定VZV抗原。

（5）PCR检查：疱液、疱底组织刮取物、脑脊液等PCR扩增检测VZV－DNA，具有快速、方便的优点，特别适用于VZV性脑膜脑炎的快速诊断。

## （五）预防及治疗

1. 预防

（1）接触水痘前预防：可进行水痘灭毒疫苗接种，分2次进行，每次间隔3个月，大约90%能预防水痘发生，亦可使症状缓解，但不能防止带状疱疹的发生。

（2）接触水痘后预防：易感儿童接触患者后，应留察3周。对体弱者和新生儿，可在接触后10天内注射特异性免疫球蛋白，以减轻水痘的严重程度。特异性免疫球蛋白也可考虑给予下列接触水痘的患者：免疫抑制患者如器官移植接受者、3个月内口服糖皮质激素超过14天且没有生过水痘者、对水痘无免疫的孕妇（不但可以减轻水痘的严重程度，也可减少宫内胎儿感染的危险）。

（3）抗病毒药物预防：在免疫功能不全或免疫抑制患者，接触水痘后9天内予阿昔洛韦1周，可减轻疾病的严重程度，减少带状疱疹发生的机会。也有人主张孕妇产前或新生儿产后感染水痘者，给予静脉滴注阿昔洛韦。

2. 治疗　水痘的治疗主要是预防继发感染和加强护理。发热期应卧床休息，给予易消化的饮食和充足的水分。热度较高者可给予退热剂，但禁用阿司匹林治疗。皮肤瘙痒较著者可口服抗组胺药，亦可外用炉甘石洗剂止痒。有继发感染时，局部可应用新霉素软膏或莫匹罗星软膏。对患者需隔离至全部皮疹干燥结痂为止。患者的病室、衣被和用具，可采用紫外线照射、通风、曝晒和煮沸等措施进行消毒。

若有弥漫性脓疱病、蜂窝织炎或急性淋巴结炎等并发症时，则需全身使用抗生素。重症患者，可肌内注射特异性免疫球蛋白3~6ml。

阿昔洛韦可减轻水痘的严重程度、缩短病程、防止水痘播散。成人水痘和任何年龄的严重水痘患者，特别是免疫抑制患者，应早期使用阿昔洛韦，每次剂量为10mg/kg或500mg/m$^2$静脉滴注，每8小时1次，连续使用5~10天，也有人主张静脉滴注48小时后改为口服。

原发性水痘性肺炎主要是对症及支持治疗。可全身使用抗生素，以控制其继发感染，但不能改变其病程。对Reye综合征主要是针对急性肝功能衰竭的治疗。对乙酰氨基酚（acetaminophen）虽可有效地控制发热、头痛及肌肉痛，但易诱发Reye综合征。

水痘性角膜炎可用0.1%阿昔洛韦眼药水滴眼。

中医中药治疗以透表、清热、解毒为主，佐以利湿，可用银翘散加减。

# 四、带状疱疹

## （一）病因及发病机制

中医称为"缠腰火丹"，俗称"蜘蛛疮"。

带状疱疹与水痘为同一种水痘-带状疱疹病毒（VZV）所引起，在免疫力低下的人群（多数为儿童）初次感染此病毒后，临床上表现为水痘或呈隐匿性感染，以后此病毒进入皮肤的感觉神经末梢，且沿着脊髓后根或三叉神经节的神经纤维向中心移动，持久地潜伏于脊髓后根神经节的神经元中。在各种诱发刺激的作用下，潜伏的病毒再次被激活，生长繁殖，使受侵犯的神经节发炎及坏死，产生神经痛。同时，被激活的病毒可沿着周围神经纤维而移动到皮肤，在皮肤上产生带状疱疹所特有的节段性水疱疹。偶尔，病毒散布到脊髓前角细胞及运动神经根，引起肌无力或相应区域的皮肤发生麻痹。

带状疱疹发生的原因目前尚未完全弄清。特异性细胞免疫抑制可能是病毒再激活和发生播散的主要原因，细胞免疫功能受损者带状疱疹的发病率和严重程度均上升，而且容易发生播散型带状疱疹，并发系统受累，常见的如肺炎、肝炎或脑炎。据报道，带状疱疹发病常见的因素是恶性肿瘤，其中最常见的是淋巴瘤；在接受细胞毒药物化疗或免疫抑制治疗患者中，一年内带状疱疹的发生率在30%左右，约1/3发生播散；接受大剂量的糖皮质激素治疗的患者，也有增加VZV感染的危险性；HIV感染者带状疱疹的发生率是正常人群的10倍，而且容易发生播散型和病程较长的带状疱疹，且易复发；此外，带状疱疹亦可因外伤、过劳、各种感染及应用砷、锑等重金属药物等而诱发。带状疱疹可以引起神经病理性疼痛，其发生机制主要是神经敏化及传入神经阻滞。局部受到损害后，伤害性感受器（感觉神经介导性疼痛）变得更敏感，导致不断发生的神经冲动发放和过度兴奋，称为周围感觉敏化。伤害性感受器长期发放冲动，增加了脊髓背角神经元的传入刺激，扩大了背角神经元的接收区域，形成中枢敏化，表现为痛觉异常（allodynia）和痛觉敏感（hyperalgesia）。此外，在传入神经阻滞的情况下，中枢神经引发自发性活动，产生持续性疼痛。中枢性敏化通常是自限性的，但也可以是永久性。

通过直接接触带状疱疹的疱液，理论上讲可以被感染而发生水痘，但因水痘主要通过呼吸道飞沫传播，因此带状疱疹患者不是水痘主要的传染源。水痘或带状疱疹患者不能直接使其他人患带状疱疹，因为带状疱疹源于潜伏的VZV激活。

妊娠期带状疱疹与胎儿宫内感染无关，除非发生播散性感染。母亲在妊娠25~36周发生水痘时，可导致胎儿宫内感染，并在生后2年内可发生带状疱疹。

## （二）临床表现

本病多好发于春秋季节，成人多见。一般先有轻度发热，疲倦无力，全身不适，食欲不振以及患部皮肤灼热感或神经痛等前驱症状，但亦有无前驱症状即发疹者。经1~3天后，在一定神经分布区域发生不规则的红斑，继而出现多数或群集的粟粒至绿豆大的丘疱疹，迅速变为水疱，内容透明澄清，疱壁紧张发亮。一般在发病后2~5天内不断有新的皮疹陆续出现。数天后水疱内容可浑浊化脓，或部分破裂，形成糜烂面，最后干燥结痂，痂脱而愈，可留有暂时性淡红色斑或色素沉着，不留瘢痕。个别病例，仅出现红斑、丘疹，不发生典型水疱，称为不全性或顿挫性带状疱疹；亦有形成大疱，称为大疱性带状疱疹；有时疱内容为血性，称为出血性带状疱疹；老年人或营养不良的患者，皮损可有坏死，愈后可留有瘢痕，称为坏疽性带状疱疹；在恶性淋巴瘤或年老体弱的患者，在局部发疹后数天内，全身发生类似水痘样皮疹，常伴有高热，可并发肺、脑损害，病情严重，可致死亡，称为泛发性（播散性）带状疱疹。HIV感染者发生带状疱疹，病程可旷日持久，部分皮损可发展成疣样或伴有结痂的结节性损害。

皮疹多沿某一周围神经分布，侵犯1~2个神经节分布区，偶尔多个连续的神经节分布区排列成带状，发生于身体的一侧，不超过中线，有时在中线的对侧，可有少数皮疹，是由于横过对侧的神经小分支受累所致。好发部位为肋间神经区（占53%）、颈神经区（常为第2、3、4颈椎，占20%）、三叉神经区（包括眼，占15%）及腰骶部神经区（占11%）。一般只侵犯单侧感觉神经节，累及双侧者极为少见。局部引流淋巴结常肿大疼痛。

神经痛为本病特征之一，一般在有神经痛的同时或稍后即发生皮疹，但亦有在神经痛4~5天之后才发生皮疹，因而易误诊为心绞痛、溃疡病、胆道或肾绞痛、阑尾炎、肋肌痛或早期青光眼等。疼痛程度轻重不等，且与皮疹严重程度无一定的关系。通常儿童带状疱疹患者没有疼痛，或疼痛很轻，而年老体弱者疼痛剧烈，甚至难以忍受。某些患者在皮损完全消退后，仍遗留有神经痛，此种后遗神经痛可持续数月之久。儿童及青年人的全病程一般为2~3周，老年人3~4周。由于病毒侵犯后根神经节的部位、程度，以及运动根及前角细胞发生炎症变化范围的不同，尚有下列一些较特殊的类型：

（1）三叉神经带状疱疹（trigeminal nerve zoster）：可侵犯三叉神经眼支、上颌支和下颌支。眼支带状疱疹多见于老年人，症状严重，疼痛剧烈，可累及角膜，水疱可迅速破溃而形成溃疡性角膜炎，以后可因瘢痕形成而失明，严重者可发生全眼球炎、脑炎，甚至死亡。当眼有损害时，其鼻尖常有水疱（Hutchinson征），是由于侵犯眼支的鼻分支所致。上颌支带状疱疹常常在上颌黏膜、腭垂、扁桃腺出现水疱。下颌支带状疱疹水疱则出现在舌前部、口底部和颊黏膜。三叉神经带状疱疹可以以牙痛为首发症状。

（2）耳带状疱疹（herpes zoster oticus）：是由于病毒侵犯面神经及听神经，导致局部炎症水肿、压迫神经所致。表现在外耳道或鼓膜有疱疹，患侧面瘫及轻重不等的耳鸣、耳聋等听觉症状。此外尚有舌前2/3处味觉消失、流泪、鼻腭部水疱、眩晕、恶心、呕吐及眼球震颤等症状。当膝状神经节受累，影响面神经的运动和感觉纤维时，产生面瘫、耳痛及外耳道疱疹三联征，称为拉姆齐-亨特综合征（Ramsy-Hunt synclrome）。

（3）带状疱疹性脑膜脑炎（zoster meningoenceph-alitis）：为病毒本身直接从脊髓神经前、后根向上侵犯到中枢神经系统或发生变态反应所致。多发生于发疹时或发疹后3~14天，但亦可发生于发疹以前，大多见于脑神经或颈、上胸脊髓神经节段受侵的患者。表现有头痛、呕吐、惊厥或其他进行性感觉障碍，尚可有共济失调及其他小脑症状等。

（4）运动性麻痹（motor paralysis）：发生率为5%，以眼、面麻痹多见，三叉神经眼支运动神经受累时为眼麻痹、面神经受累时产生面麻痹，脊髓神经根运动性麻痹则较少见，胸10、11运动神经根受累时可出现腹壁疝，肛周外阴部受侵犯可引起排便、排尿困难。运动性麻痹常发生于疼痛后、发疹期或稍后，麻痹的肌肉与支配皮肤的神经一般相一致。此种麻痹能持续几周到几个月，但大部分皆可以恢复。

（5）内脏带状疱疹（visceral zoster）：病毒由脊髓后根神经节侵及交感神经及副交感神经的内脏神经纤维，引起胃肠道及泌尿道症状，亦可发生节段性胃肠炎及单侧性膀胱黏膜溃疡，当侵犯腹膜、胸膜时，则可在这些部位发生刺激性甚至积液等症状。

（6）带状疱疹的并发症：包括带状疱疹后遗神经痛（post-herpetic neuralgia）、肉样瘤样瘢痕或肉芽肿性瘢痕形成、细菌感染导致皮肤坏死、急性视网膜坏死综合征（多发生在三叉神经眼支带状疱疹时）、吉兰-巴雷综合征和脊髓炎，以带状疱疹后遗神经痛最常见而难于控制。

带状疱疹后遗神经痛通常定义为带状疱疹皮损愈合后3个月仍有神经痛或复发性疼痛。由于不同性质的皮损愈合时间可长可短，包括瘢痕、色素沉着是否完全消退，故很难界定皮损愈合。因此，国际上主张将带状疱疹引起的疼痛定义为带状疱疹相关性疼痛（zoster-associated pain，ZAP），并分为急性疼痛（发病30天内）、亚急性疼痛（发病在30~120天）和慢性疼痛（持续120天以上），这样的分类临床上容易掌握和统一。慢性疼痛近似于既往的带状疱疹后遗神经痛，主要发生在50岁以上患者，发生率在30%以上，以三叉神经受累时最为常见。皮损越重、年龄越大、出疹时疼痛剧烈者，发生慢性疼痛的概率更高。ZAP疼痛的性质包括3种基本类型：①持续性、单一烧灼痛或深在性疼痛；②放射性、撕裂性的疼痛；③异常疼痛和痛觉异常，前者指正常的非疼痛刺激如轻触引发疼痛，后者指轻度的疼痛刺激引发严重疼痛。急性、亚急性和慢性疼痛引发疼痛因素有差别，但疼痛的特点和性质基本一致。带状疱疹疼痛的自然消退率报道范围很大，通常持续时间与年龄呈正相关，40岁以下的患者仅2%超过1

个月，但60岁以上和70岁以上患者分别达到50%和75%。

### （三）组织病理

带状疱疹其皮损的病理变化与水痘相似，唯皮肤深部毛囊的表皮细胞亦有气球状变性，而水痘无毛囊变化。与皮疹相应的神经节内亦有病变，表现为：①脊髓神经后根与后根神经节有剧烈炎性反应；②单发性周围神经炎；③脊髓后柱之单侧节段性脊髓灰白质炎；④局限性软脑膜炎。皮疹处真皮内感觉神经纤维之变性要在皮疹出现后第1~4天才逐渐明显。

### （四）诊断与鉴别诊断

根据成簇水疱，沿神经分布，排列成带状，单侧性及有明显的神经痛等特点，诊断不难。当疱疹尚未出现之前或表现为顿挫性带状疱疹时，可能将神经痛疑为其他疾病，需加以注意。有时需和单纯疱疹鉴别，后者好发生于皮肤黏膜交界处，多见于发热性疾病的过程中，且常有反复发作史。对特殊类型或发生并发症的带状疱疹，诊断有困难时，可通过实验室检查确诊。

实验室检查：进行组织培养可发现带状疱疹病毒，免疫荧光检测在血清中补体结合抗体和水疱中VZV抗原，疱液涂片检查可见多核气球状细胞，电子显微镜观察检查可迅速确定VZV，PCR检查可检测VZVDNA。

带状疱疹诊断时需关注基础疾病或诱因的因素。对皮损较为严重，或表现为出血性、坏疽性或播散性皮损时，特别发生在50岁以下的患者时，需要排除肿瘤、艾滋病等疾病，但不主张常规筛查肿瘤标志物。

### （五）治疗

对于一般患者，以休息、止痛、缩短病程、防止继发感染和后遗神经痛为原则。

1. 抗病毒治疗　有效的抗病毒治疗是治疗带状疱疹的关键，可缩短带状疱疹相关性疼痛的持续时间，通常在水疱发生后72小时以内使用，治疗越早，效果越好。对发病早期疼痛显著，或发生严重的带状疱疹、眼带状疱疹、Ramsay-Hunt综合征、免疫抑制的患者，不受年龄限制，均应及早进行抗病毒治疗。对于免疫功能正常的患者，每次口服伐昔洛韦1000mg，或泛昔洛韦500mg，每天3次，疗程7~10天。对肾功能不全的患者或年龄较大的患者，需要调整泛昔洛韦和伐昔洛韦的剂量。对于肾功能衰竭的患者，可以考虑口服阿昔洛韦更安全，每次600mg，每天5次。对于眼带状疱疹、播散性带状疱疹、Ranlsay-Hunt综合征合并免疫抑制的患者，静脉给予阿昔洛韦，剂量为10mg/kg，每天3次，疗程10~14天。

2. 止痛治疗　多种方法用于带状疱疹疼痛的治疗。三环类抗抑郁药如阿米替林（amitriptyline）、地昔帕明（desipramine）和多赛平（doxepin）是治疗ZAP各个时期疼痛的重要选择。阿米替林开始每晚口服25mg，逐渐增加剂量，直至疼痛控制或达到最大剂量，即每晚单次口服剂量为100mg，60岁以上需注意减少剂量。在发病后的前6个月，早期使用阿米替林能有效缩短带状疱疹相关性疼痛的持续时间，提示早期干预的重要性。抗癫痫药加巴喷丁（gabapentin）和普瑞巴林（pregabalin）可以协同三环类抗抑郁药的止痛效果，是慢性疼痛治疗的基础用药。加巴喷丁开始剂量为100mg，每天3次口服，逐渐增加至900~1800mg，最高可用至3600mg/d。普瑞巴林为75~150mg，每天2~3次，口服。对于不能耐受三环类抗抑郁药的患者，可以试用文拉法辛（welafaxine），开始剂量25mg，每晚服用，必要时可逐步增加剂量。不推荐使用抗惊厥药如苯妥英钠（diphenylhydantoin）、卡马西平（carbamazepine）和丙戊酸盐（valproate），神经镇静剂如氯普噻吨（chlorprothixene）和吩噻嗪（phenothiazine），以及H2受体阻滞剂如西咪替丁（cimeti（line），因疗效不肯定，或老年人难以耐受，或部分患者会出现严重的不良反应。局部外用复方利多卡因乳膏或0.025%辣椒辣素（capsaicin）乳膏对慢性疼痛可能有效。

3. 糖皮质激素　目前观点尚不一致，有报道若无明显禁忌证时，早期给予泼尼松龙40mg/d，3周内逐渐减量至停药，合并使用阿昔洛韦，可以减轻炎症，阻止对神经节和神经纤维的毒性和破坏作用，减少带状疱疹后遗神经痛，且不影响其特异免疫球蛋白IgG的形成；但亦有报道应用泼尼松龙治疗，仅能轻微加快愈合、减轻疼痛，但增加了泼尼松龙应用的不良反应，如不合并应用抗病毒治疗，有严重播散性感染的危险。耳带状疱疹出现 Ramsay – Hunt 综合征时，糖皮质激素治疗疗效肯定，可能与减轻炎症、水肿有关，治疗剂量是泼尼松龙 60mg/d，连续 2 周，第 3 周逐渐减量，联合阿昔洛韦治疗疗效更好。

4. 针刺疗法　有明显的消炎止痛作用，对后遗性神经痛亦有疗效。按损害发生部位取穴或针刺阿是穴。亦可用耳针，在相应部位找刺痛点，间歇留捻 20 分钟。

5. 音频电疗法、激光照射或磁穴疗法　可消炎止痛。

6. 中医中药治疗　热盛者清火利湿，用龙胆泻肝汤加减；湿盛者健脾除湿，用除湿胃苓汤加减；若皮疹消退后局部疼痛不止者，则宜疏肝理气，活血止痛，方以柴胡疏肝饮或金铃子散（金铃子、延胡索）加减。还可用大青叶或板蓝根 15g，煎水代茶。另可用板蓝根注射液 2ml 肌内注射，每天 1～2次，10 次为一个疗程。高热患者，尤其三叉神经受累有角膜疱疹时，可用羚羊角粉 0.1～0.5g 冲服。

7. 局部治疗　以消炎、干燥、收敛、防止继发感染为原则。可外用 2% 甲紫溶液，或复方地榆氧化锌油（生地榆 10g，紫草 5g，冰片 2g，氧化锌油 83g，共 100g）外涂。若有继发感染，可用新霉素、莫匹罗星或夫西地酸软膏外擦。有坏疽性溃疡时，可用 0.1% 新霉素溶液或 0.1% 依沙吖啶溶液湿敷。对眼带状疱疹可用 0.1%～0.5% 阿昔洛韦溶液滴眼，有人用 0.1% 磷酰乙酸（phosphonoacetic acicl，PPA）霜外用，有减轻疼痛，缩短病程的效果。

# 五、传染性单核细胞增多症

本病又称腺性热（glandular fever），其特点为发热、咽痛、淋巴结肿大、脾大、淋巴细胞增多及出现非典型淋巴细胞，有异嗜性抗体。

## （一）病因及发病机制

本病由 EB 病毒（Epstein – Barr virus，EBV）所引起。该病毒形态上很似疱疹病毒，最初发现于 Burkitt 淋巴瘤细胞中，且只能在淋巴瘤细胞或末梢血液中的淋巴样细胞培养中生长繁殖。EB 病毒选择性感染细胞表面表达 CD21 分子（补体 C3d 受体）的细胞，只有通过与该受体结合，EB 病毒才能进入细胞，因此 EB 病毒具有嗜 B 淋巴细胞性，偶尔也感染鳞状上皮细胞。原发性 EB 病毒感染常常无症状，也可表现为传染性单核细胞增多症，本病呈散发性，多发生于儿童及青壮年，可能通过直接接触或飞沫传染。原发感染后病毒在长期存活的休止性 B 淋巴细胞中呈潜伏状态。在一定的条件下，当休止性 B淋巴细胞活化向终末分化或凋亡时，病毒复制、繁殖，最终被感染的细胞死亡。在上皮细胞中无潜伏感染的病毒，但持续感染状态可从上皮细胞中排出病毒，咽喉部感染的病毒源自局部分化的 B 淋巴细胞，病毒可被释放进入唾液，导致人与人之间的传染。

EB 病毒感染除引起传染性单核细胞增多症，还与鼻咽癌和各种 B 淋巴细胞增殖性疾病相关，包括多种 B 细胞淋巴瘤。

## （二）临床表现

潜伏期成人通常为 4～7 周，儿童 5～15 天。起病缓慢，可有头痛、倦怠等前驱症状。大多有中度发热，有时亦可高热至 39℃，常持续 5～10 天，重病患者亦可持续 2 周或更长。发病几天后出现渗出性咽峡炎，为最常见的症状。其他特点为弥漫性膜性扁桃体炎，硬腭、软腭连合部可出现多个小出血点，此症具有特征性，一般在发热后 2～3 天出现。偶在腭或扁桃体上有白色斑块，此是咽峡淋巴样组织的增生，自诉有吞咽困难。患者早期即有淋巴结肿大，常为全身性，以颈淋巴结（尤其左侧颈后组）最为常见，腋下、腹股沟部次之，无明显压痛，肿大的淋巴结大多在热退后几周内消失，但偶有持续肿大数月，甚至数年。约 50% 的患者有中度脾大。肝脏亦常受累，其血清氨基转移酶增高，但临床上出现黄疸者少见，少数患者可发生肺炎及神经系统症状。

约 1/3 的患者可在发病后 4～6 天出现皮疹。常见的眼睑水肿、斑疹或麻疹样发疹，主要发生于躯干及上肢，少见的亦可发生猩红热样、疱疹样、多形性红斑样或 Gianott – Crosti 样发疹，以及寒冷性荨麻疹及紫癜。皮疹多在几天内消退。传染性单核细胞增多症患者若使用氨苄西林治疗后可发生超敏反应性皮疹，称为传染性单核细胞增多症——氨苄西林综合征（Infectiousmononucleosis - ampicillin syndrome）。表现为使用抗生素后 7 ~ 10 天，出现瘙痒性、铜红色猩红热样斑疹，先发生于四肢伸侧，随后向躯干及肢端扩散并融合，一周后皮疹消退。其他半合成的抗生素如阿莫西林、头孢菌素等也可引起，但相对少见。本病发生的机制并不清楚，非 IgE 介导的过敏反应。若患者之前对使用的抗生素不过敏，在传染性单核细胞增多症恢复后仍可使用这些药物。

传染性单核细胞增多症可引起严重的并发症。约 0.2% 的成人感染者可发生外伤后脾脏破裂。口咽部淋巴样组织显著增生可导致气道阻塞。其他少见的并发症有血小板减少性紫癜、脑膜脑炎、心肌炎、自身免疫性溶血性贫血、肾小球肾炎等。

外周血白细胞总数升高可达（10 ~ 40）× $10^9$/L，淋巴细胞及单核细胞绝对数增多，且常有异形淋巴细胞，此细胞为嗜碱性，含有泡沫样厚浆及有孔的核，异形细胞可占白细胞总数的 10%。在感染后不久或稍后，血清中可出现抗病毒衣壳抗原的 IgM 及 IgG 抗体。患者常常冷凝集素试验阳性。

### （三）组织病理

在全身单核吞噬细胞系统及其他器官有广泛性淋巴组织增生及局灶性单核细胞浸润。

### （四）诊断与鉴别诊断

当临床上出现咽炎、发热伴有全身淋巴节肿大的三联征时，应考虑本病，腭部瘀点也有诊断价值。异嗜性凝集试验（Paul - Bunnell 试验）在发病第 1 ~ 2 周异嗜性抗体（对羊或马红血球的凝集素）滴度可为 1：160 或更高，其阳性率可达 90%，持续至第 4 ~ 6 周，有时可更长，偶尔可出现假阳性，在儿童更不可靠。鼻咽部拭沫培养可培养出 EB 病毒。抗病毒衣壳抗原的抗体，首先出现 IgM 型抗体，而后出现 IgG 型抗体，IgM 型抗体可持续数月，IgG 型抗体可持续终身。

### （五）治疗

大多数传染性单核细胞增多症为自限性疾病. 治疗主要是对症支持为主，目前缺乏特效治疗手段。急性期需卧床休息，减少活动。脾脏肿大的患者在肿大恢复前严格限制活动，防止外伤。虽然阿昔洛韦对 EBV 有抑制作用，但研究发现，口服阿昔洛韦或合并应用糖皮质激素对改善病情无肯定的效果。因此，考虑到糖皮质激素的不良反应，仅用于有严重并发症如血小板减少、自身免疫性溶血性贫血、脑膜脑炎等的患者。发病期间避免使用氨苄西林等半合成的青霉素，以免加重病情或使病情复杂化。

## 六、EB 病毒感染引起的皮肤病

EB 病毒在成年人感染率可高达 95%，可引起急性原发感染，也可引起周期性 EBV 再激活，引发淋巴细胞增生反应。除引起传染性单核细胞增多症外，还可以引起其他皮肤或黏膜损害。

1. EBV 感染相关的淋巴增生性疾病　该病可以表现为良性或恶性的淋巴增生性疾病（LPD）。EBV 相关的 B 淋巴细胞 LPD 包括伯基特（Burkitts）淋巴瘤、移植后 LPD、AIDS 相关的 LPD、X 联淋巴增殖综合征（XLP）、脓胸相关的淋巴瘤（PAL）和霍奇金淋巴瘤。EBV 相关的 T/NK 细胞 LPD 包括慢性活动性 EBV 感染（CAEBV），EBV 相关的噬血细胞性淋巴组织细胞增生症（EBV associated hemophagocytic lynlphohistiocytosis，EBV - HLH），外周 T 细胞淋巴瘤，蚊咬过敏反应（hypersensitivity to mosquito bites，HMB），种痘样水疱症（hydroa vaccinifonne，HV），慢性颗粒性 LPD，侵袭性 NK 细胞白血病和鼻/鼻型 NK 细胞淋巴瘤。这些疾病可以伴发红斑、丘疹、水疱或溃疡，皮损反复迁延。血清抗 EBV IgM 检测可以阳性，反映 EBV 活动性感染。

2. 口腔毛状黏膜白斑（oral hair leukoplakia，OHL）　OHL 是与 EBV 感染显著相关的一种独特性疾病。EBV 不能在口腔上皮的基底细胞层形成感染，但可以在免疫抑制宿主中反复直接感染上皮细胞，可以在口腔分泌物中检出完整的病毒，因此，OHL 主要见于免疫抑制人群，其中 1/3 以上的患者合并 HIV 感染。表现为舌的侧缘边界欠清的、有皱纹的白色斑块。斑块不能用力刮去，凭此可以与鹅口疮鉴别。诊断上除典型的临床表现外，活检组织切片中检出 EBV DNA 或抗原，或分离出完整病毒，可以确诊。确诊的患者需进一步明确免疫抑制的原因。治疗上局部使用足叶草脂（podophyllin）30 秒至 1 分钟，每月 1 次，可以获得一定的疗效，或外用他扎罗丁凝胶，每天 2 次。据报道，口服阿昔洛韦，每次 400mg，每天 5 次，可以获得一定的效果。

3. Lipschtitz 溃疡（Lipschutz ulcer） 本病因原发 EBV 感染所致，表现为成年人首次感染 EBV 后出现生殖器部位的痛性溃疡，溃疡呈多灶性，伴有明显的疼痛和腹股沟淋巴结肿大，可伴有乏力、发热等全身症状。溃疡可以缓慢自愈。诊断需注意与其他引起的生殖器溃疡疾病如梅毒、生殖器疱疹等鉴别。血清抗 HBV 阳性，局部分离出 EBV 或检出 EBV DNA 对诊断有帮助。治疗可口服阿昔洛韦，每次 400mg，每天 5 次，疗程 7~10 天。

4. 慢性 EBV 感染引起环状肉芽肿样皮疹 本皮疹表现为环状肉芽肿样损害，多为散在性，也可相互融合，边缘呈红色，稍隆起。主要发生在面部、前臂，也可发生其他部位。病理表现为肉芽肿性炎症，真皮全层有淋巴细胞和组织细胞浸润，伴有较多的上皮样细胞和少量中性粒细胞。诊断需与亚急性皮肤型红斑狼疮、日光性肉芽肿、环状肉芽肿等鉴别。口服皮质激素可以使病情缓解。

5. 其他 据报道，EBV 可以引起 Kikuchi 坏死性淋巴结炎、多形红斑、结节性红斑、离心性环状红斑、急性痘疮样苔藓样糠疹等。

# 七、巨细胞病毒感染

巨细胞病毒可以先天性或获得性感染人体，引起不同表现的症候群。在发现巨细胞病毒之前，此病病理上表现为特征性巨细胞和核内包涵体而被命名为巨细胞包涵体病（cytomegalic inclusion disease），现统称为巨细胞病毒感染。

## （一）病因及发病机制

巨细胞病毒（cytomegalovirus，CMV）又称涎腺病毒（salivary gland virus），或人类疱疹病毒Ⅳ型，为 DNA 病毒，形态上与单纯疱疹病毒及水痘带状疱疹病毒非常相似，故不易区别，但它只能在成纤维细胞的组织培养中生长，且生长很慢。

人类对巨细胞病毒有广泛的易感性，多数人一生中都感染过巨细胞病毒，且多为无症状的亚临床感染，一旦感染本病毒后，被感染者终身带毒，并间隙性释放病毒，潜伏病毒的激活是宿主免疫状态失去平衡所致，在机体生理状况改变如妊娠或免疫功能受抑如艾滋病、器官移植时，病毒释放增多。其传播方式有宫内传染、产褥期传染（包括乳汁传染）、接触传染和血液传染，由于此病毒常存在于泌尿生殖道的分泌物或精液中，故成年人感染与性接触传播有密切的关系。血清学调查表明，40%~100% 成人有此病毒循环抗体，但仍能从尿或涎腺中排出病毒，故认为这种现象可能与病毒持续感染或潜伏感染后的复活有关。

## （二）临床表现

其临床症状变化很大，可随年龄、患者的机体状况

1. 先天性巨细胞病毒感染 研究发现，有 1% 的新生儿有先天性 CMV 感染，但其中 90% 无症状。一旦有症状，多发生在生后 2 个月以内，常有病毒血症。婴儿表现为黄疸、肝脾肿大、间质性肺炎、脉络膜视网膜炎、小头畸形、大脑钙化、精神障碍等。皮肤表现有两种情况：一是由于血小板减少引起的，有瘀点、紫癜和瘀斑；二是以髓外造血为表现，表现为红色或紫色丘疹或结节，形成所谓的"蓝莓松饼婴儿"（blueberry muffimbaby）为特征，皮肤的组织病理学提示真皮内有不成熟的红细胞。发生先天性 CMV 感染的婴儿预后较差，多数在 2 个月内死亡或遗留严重的神经系统障碍，常见的是耳聋。在美国，CMV 是引起耳聋和发育迟缓的主要原因。

2. 免疫功能正常的获得性巨细胞病毒感染 发生在免疫功能正常并后天获得的儿童或成人，发生 CMV 感染多数无症状，少数可以表现为病毒血症。发生在婴儿可表现为肝功能异常、蜘蛛痣、百日咳样咳嗽和支气管肺炎等，偶尔有红斑或斑丘疹样皮疹。在正常人群中最常见有症状的 CMV 感染，其表现与 EBV 感染所致的单核细胞增多症样综合征（mononucleosis - like syndrome）相似，此综合征见于输血后免疫功能正常或低下的患者，表现为无渗出的咽喉痛、发热、肌肉疼痛、淋巴结肿大和肝脾肿大，

也可见不典型淋巴细胞增多和肝功能异常；少部分患者出现皮疹，表现为麻疹样、荨麻疹样、瘀斑或紫癜等。如同传染性单核细胞增多症一样，多数患者可以在口服氨苄西林后发疹。本综合征呈良性、自限性过程，但也可以出现少见的并发症如血小板减少症、溶血性贫血、肉芽肿性肝炎、关节炎等。

3. AIDS 患者合并巨细胞病毒感染　AIDS 患者中发生 CMV 感染十分常见，CD4 计数越低，发生 CMV 感染的机会越大，可引起视网膜炎、结肠炎、胆管炎、脑炎、多发性神经根炎、肾上腺炎等。皮肤损害表现为会阴部和下肢溃疡、水疱、结节及疣状斑块，并可合并 HSV 或金黄色葡萄球菌感染。

4. 其他　CMV 感染还与皮肤硬肿症、Gianotti - Crosti 综合征、丘疹性紫癜性手套短袜综合征有关。

## （三）组织病理

在全身各器官组织中，皆可见到核内嗜酸性包涵体和（或）胞质内嗜碱性包涵体的巨细胞，以血管内皮细胞中的巨细胞最具特征性，同时有局灶性单核细胞浸润。肾脏表现为慢性间质性肾炎，肺表现为斑片状肺炎，脑部可发生坏死性肉芽肿损害。

## （四）诊断及鉴别诊断

本病的诊断主要依靠组织学检查发现含有特异性包涵体的"巨细胞"，标本可取尿沉渣、咽部分泌物、皮损组织等检查，但阳性率低，可通过免疫组织化学染色提高阳性率。最可靠的诊断方法是从尿液、血液、支气管冲洗液或其他体液、分泌物中分离培养出巨细胞病毒，病毒培养需用人成纤维细胞培养，但费时长，需 5 ~ 28 天，培养 24 ~ 48 小时后检测 CMV 病毒早期抗原 pp65 可减少培养时间，加快检测速度。快速敏感的方法是 PCR 和血液中 CMV 抗原的检测。血液中特异性 IgG 和 IgM 抗体检测也有助于诊断，但是致病性确定需要发现抗体效价的升高，出生 3 周内新生儿有特异性 IgM 抗体即可确定诊断。

需与 CMV 感染相鉴别的疾病包括 EBV 引起的传染性单核细胞增多症、弓形虫病、病毒性肝炎和淋巴瘤等。与传染性单核细胞增多症相比，症状相对较轻，皮疹发生率较低，不发生渗出性扁桃体炎，嗜异凝集素试验阴性。

## （五）治疗

一般巨细胞包涵体病无需特殊治疗，但严重的危及生命的 CMV 感染或 CMV 视网膜炎影响视力时，抗病毒药更昔洛韦、膦甲酸钠可有效，阿糖胞苷、阿糖腺苷、干扰素及转移因子皆无效。目前亦无肯定有效的疫苗。

# 八、幼儿急疹

本病又称婴儿玫瑰疹（roseola infantum）、Ⅵ型疱疹病毒疹或第六病，是一种常见的幼儿急性发热发疹性疾病，其特点为在发热 3 ~ 5 天后热度突然下降，而出现玫瑰红色的斑丘疹。

## （一）病因及发病机制

长期以来普遍认为本病是一种病毒性疾病。1986 年，Salahuclclin 等从外周血 B 淋巴细胞中分离出一种病毒，尽管其基因与 CMV 相近且有交叉杂交反应，但其血清学和基因学上与其他已知 5 种人类疱疹病毒均不同，命名为人类疱疹病毒 6 型（HHV - 6）。1988 年，Yamanishi 等自 4 例本病急性期患者外周血淋巴细胞中分离出一种病毒，证实为 HHV - 6，他们首先提出 HHV - 6 是本病致病因子，后得到普遍公认。HHV - 6 属 DNA 病毒，在形态学上具有人类疱疹病毒的典型特征，但在生物学和某些形态学上又与前 5 种人类疱疹病毒（即 HSV - Ⅰ及Ⅱ，CMV，VZV 及 EBV）不同，HHV - 6 有 A、B 两个基因型，两型之间有广泛的抗原交叉反应，其中 B 型与人类疾病关系密切。本病急性感染期出现 HHV - 6 病毒血症，尔后出现抗 HHV - 6 抗体，大多数被感染者为亚临床感染而无临床表现，大约 1/3 的感染者出现临床症状，初次感染后病毒在人体内持续存在，可从唾液中检测到该病毒，因此本病可通过空气飞沫传染。

本病除与 HHV - 6 感染有关外，还与 HHV - 7 感染有关（详见Ⅶ型疱疹病毒疹），且初次感染可能相继由该两种病毒所引起。

## （二）临床表现

本病多发生于2岁以下的婴幼儿，多见冬春季节，偶有小的流行。潜伏期10～15天，多无前驱症状而突然发生高热，体温39℃以上，患儿除有食欲不振外，一般精神状态无明显改变，但亦有少数患者可发生嗜睡、惊厥、恶心、呕吐、咳嗽、鼓膜炎症、口周肿胀及血尿等，枕后及颈部淋巴结常肿大。

发热3～5天后，热度突然下降，在24小时内体温降至正常。在热退时出现玫瑰红色斑丘疹，很少出现水疱。通常先发生于颈部及躯干，以后渐渐蔓延到四肢及面部，而颊、肘、膝以下及掌跖等部位多无皮疹。经1～2天后皮疹即消退不留任何痕迹。据日本永山报道，发病第1天即从发热开始，在腭垂两侧常见有色小颗粒，第2天稍增大，为1～3mm结节状突起，周围充血，形成带有红晕的黏膜斑，出现皮疹后，该黏膜斑即逐渐消退。因此认为具有早期诊断意义。

严重的并发症很少发生，有报道患儿可出现HHV-6脑病、肝炎、噬血细胞综合征等。在发病第1～2天，白细胞可增高，但发疹后则减少，而淋巴细胞则相对地增多。

## （三）诊断及鉴别诊断

若2岁以下的婴幼儿突然高热，无其他系统症状，热退时出现皮疹，应考虑本病。本病需与麻疹、风疹等进行鉴别，确定诊断主要依据是血清抗HHV-6抗体的检测，也可进行病毒分离或PCR检测病毒DNA。血清抗HHV-6抗体的检测常用间接免疫荧光法，IgM型抗体在发疹后5～7天出现，2周达到高峰，持续2个月。病毒分离需要特殊的实验设备，大多实验室不具备；分子生物学检测可用PCR或RT-PCR检测HHV-6 DNA，但需要定量法才能确定与发病的关系，因为HHV-6感染后，2/3以上的患者外周血单核细胞中病毒持续阳性。

## （四）治疗

对于轻型患者可卧床休息，给予适量水分和营养。高热时可给予退热剂等对症治疗。但对免疫受损的婴幼儿或严重病例，则需抗病毒治疗，可用更昔洛韦、西多福韦、膦甲酸钠治疗。

# 九、Ⅵ型疱疹病毒疹

HHV-6感染除可引起幼儿急疹，成人感染后还可出现传染性单核细胞增多症样表现，有不同程度发热、多形性皮损、一过性自愈性肝炎和淋巴结肿大，淋巴结肿大可持续3个月。免疫功能抑制者除发热、皮疹外，尚可出现肝炎、肺炎等。HHV-6感染还可能与有些药物超敏反应综合征（drug-induced hypersensitivity syndrome，DIHS）或药物反应伴嗜酸性粒细胞增多及系统症状（drug reaction with eosinophiliaand systemic symptons，DRESS）、多发性硬化、吉兰-巴雷综合征、淋巴系统增殖性疾病、玫瑰糠疹、单侧性胸侧疹、Kikuchi-Hashimoto病等有关。

# 十、Ⅶ型疱疹病毒疹

1990年，Frenkel等从人CD4+T淋巴细胞中分离出一种新的疱疹病毒，这种病毒现命名为HHV-7，与HHV-6相关，但又与之不同。后来又在健康人和慢性疲劳综合征患者外周血中分离出HHV-7，本病毒与HHV-6相似，在2岁以下儿童的感染率很高，但与特殊疾病的关系目前尚不明确。

部分幼儿急疹与原发HHV-7感染后诱发HHV-6再活化有关。与HHV-6感染相比，HHV-7诱发的幼儿急疹皮损颜色较浅，出疹时间延迟，可有神经系统并发症如高热惊厥和一过性偏瘫等。另外可有从玫瑰糠疹患者的血液单核细胞及血浆中检测到HHV-7，故将玫瑰糠疹与HHV-7感染联系在一起，但皮损中未发现HHV-7 DNA。越来越多的证据表明，部分玫瑰糠疹发病与HHV-7有关，偶尔与HHV-6相关。目前有几种抗病毒药物在研究中，但无明确肯定有效的抗HHV-7治疗方法。

# 十一、Ⅷ型疱疹病毒疹

1994年，Chang等应用分子生物学技术在AIDS相关Kaposi肉瘤组织中检测出两种DNA片段，这两种DNA片段与单纯疱疹病毒和EB病毒有部分同源性，后来在经典Kaposi肉瘤中也检测出该病毒，因而命名为 Kaposi 肉瘤相关疱疹病毒，后统一命名为人类疱疹病毒 - 8（HHV - 8），该疱疹病毒在 95% 的 Kaposi 肉瘤组织中阳性，具有嗜淋巴细胞性，也可存在于单核细胞、内皮细胞和梭形细胞中，在 AIDS 相关 Kaposi 肉瘤发生前 6 ~ 75 个月，大部分患者产生抗 HHV - 8 抗体，进一步证实了 HHV - 8 与 Kaposi 肉瘤相关。HHV - 8 引起 Kaposi 肉瘤的机制与其他恶性肿瘤不同，病毒产生的多种蛋白首先影响细胞的分化、血管形成和细胞凋亡，下调局部的免疫反应，Kaposi 肉瘤早期产生多克隆性肿瘤，晚期才产生单克隆性肿瘤。

HHV - 8 除可引起 Kaposi 肉瘤，尚可见于副肿瘤天疱疮，血管肉瘤，多发性皮肤纤维瘤，浆母细胞性淋巴瘤（plasmablastic lymphoma，PBL，CD45 +），AIDS 相关淋巴瘤和 Castleman 病。

## 十二、B 病毒病

### （一）病因及发病机制

B 病毒病是亚洲猿猴的一种良性传染病，其病原体与人类疱疹病毒相似，又称猿疱疹病毒（herpes virussimiae），可在其他猿猴中传播，此病毒有时亦可传染给捕捉及喂养猿猴的工作人员和接触猿猴或猿猴组织的研究人员，导致人的严重感染。

### （二）临床表现

人被感染后，经过 5 ~ 21 天潜伏期，在被咬或抓破的皮肤处发生似单纯疱疹样损害，偶尔在其他部位也可发生类似水疱性损害，发疹前可有刺痛、瘙痒、麻木或疼痛等症状，常伴有局部淋巴结肿大、疼痛，可发生低热及各种神经症状，包括肌痛、腹痛、呕吐、颈项强直、吞咽困难、怕光、复视等，出现这些症状时表明有系统感染，许多患者在发病 10 ~ 35 天后发生脑炎，终因呼吸衰竭而死亡。

### （三）诊断与鉴别诊断

本病的诊断主要依据接触史、临床表现和实验室检查，后者包括：①疱液或脑组织标本的病毒分离、培养；②PCR 检测 B 病毒 DNA；③血清学检查：应用前后双份血清检测抗 B 病毒抗体滴度，对诊断也有帮助。

### （四）治疗

猿猴咬伤或破损皮肤接触猿猴组织时要用肥皂和清水充分清洗，再用碘酒或酒精消毒，并采集受伤者的血样以便备查。

预防性阿昔洛韦治疗可减轻症状，甚至挽救患者生命。目前更推荐使用伐昔洛韦口服预防治疗，剂量为每次 1g，每天 3 次，连续 14 天；体外实验更昔洛韦静脉内注射效果优于阿昔洛韦，也在临床应用上得到了证实。

出现 B 病毒病症状时，应用阿昔洛韦静脉滴注 12.5 ~ 15mg/kg，每天 3 次，或更昔洛韦静脉注射 5mg/kg，每天 2 次。出现脑炎时选择更昔洛韦静脉滴注治疗。

（杜俊芳）

## 第二节　痘病毒性皮肤病

痘病毒（poxviruses），核酸为双链 DNA，是最大的一种动物病毒，直径 200 ~ 300nm，病毒在细胞内复制形成的嗜酸性包涵体，在普通显微镜下可以看到，可寄生于多种动物。痘病毒对物理性损伤具有广泛的抵抗作用，如天花病毒对干燥具有明显的抵抗力，可以在痂皮中存在数月。病毒的扩散主要通过直接接触接种，也可以形成微小微滴，通过空气传播。痘病毒有些可以在卵黄囊和组织培养中快速生长，有些则完全不能生长。痘病毒根据其抗原特性及病毒性能，可分为 5 组，每组之间有广泛的共同抗原。寄生于人类的有 4 组：第 1 组为正痘病毒组，包括天花、类天花、猴痘、痘苗病毒及牛痘病毒，呈椭圆形，大小为 250nm × 300nm；第 2 组为副痘病毒组，包括羊痘及挤奶人结节病毒，呈圆柱形，大小为 160nm × 260nm；第 3 组为传染性软疣病毒，形态介于椭圆形和圆柱形之间，大小为 200nm × 275nm；

第 4 组为 yata 痘病毒组，有 tana 痘病毒。

# 一、天花

天花是一种烈性传染病，主要发生脐凹状水疱及脓疱。由于牛痘苗的广泛接种，1980 年 5 月，世界卫生组织宣布天花在全球范围内已基本消失，现在已经停止接种牛痘苗。

## （一）病因及发病机制

天花是由天花病毒（variola virus）所引起，天花病毒有两型，毒力强的引起正型天花，弱者引起类天花（alastrim）。天花病毒的全基因序列已经明确，有些病毒基因编码的蛋白也已确定，其中大多数与牛痘苗抗原相同。病毒主要通过飞沫而直接传染，亦可通过沾污衣服、物件等而间接接触传染；天花痊愈后可获持久性免疫，再次获得者甚少。

天花病毒进入机体后病毒在接触部位（皮肤、呼吸道黏膜）大量复制，并扩散至淋巴结，通过单核吞噬细胞系统，再从淋巴结扩散至血液形成第一次病毒血症；病毒在血液中大量复制、繁殖，形成第二次病毒血症，扩散至全身所有器官，出现相应的临床症状，以皮肤表现最为突出。

## （二）临床表现

潜伏期一般为 10～14 天，突然发病，首先出现高热、全身不适、头痛、背痛、呕吐等全身症状，发病第 1～3 天在下肢部、大腿内侧、腋下及腰部两侧可出现一过性麻疹样或猩红热样皮疹（前驱疹），同时面部出现斑疹；在发病的第 3～4 天，体温迅速下降，自觉症状减轻，同时出现离心性分布的皮疹，即头、面、四肢末端皮疹较躯干部多而密。皮疹初发时为暗红色斑疹，数小时后变为丘疹，在发病第 6～7 天转变成水疱，中央凹陷，周围有红晕，此时口腔、咽喉及眼角、结膜等处也有发疹。发病第 8～9 天，水疱转变为脓疱，此时体温再度上升，中毒症状加重，在发病第 11～12 天，脓疱逐渐干燥，结成黄绿色厚痂，自觉剧痒，体温渐降，全身情况好转，于发病 2～4 周后，开始脱痂，留有瘢痕。

上述正型天花（称普通型）见于从未接种牛痘者，此外尚有轻型及重型天花。轻型者系感染一种毒力弱的天花病毒或发生于曾接种牛痘但抗体已降低者，其全身症状轻，皮疹少，一般可不发展成水疱或脓疱，故病程短，愈后不留瘢痕。重型者全身症状严重，皮疹多为出血性损害或脓疱互相融合，全身中毒症状重，且多有并发症；并发症以皮肤、黏膜继发细菌感染较为常见，亦可并发喉炎、中耳炎、支气管或肺炎、角膜浑浊溃疡等，重者可引起败血症、脑膜炎等，甚至弥散性血管内凝血而危及生命。

发病初期可能有白细胞升高；在疾病潜伏期和发作阶段，偶尔在恢复期，血液中可检测到病毒；皮损中一般都能分离到病毒，以丘疹、水疱中病毒载量最多。在出血性重型患者，血小板减少，凝血因子明显降低，凝血酶原、凝血因子Ⅶ中度下降；出血早期可检测到抗凝血酶抗体。

## （三）组织病理

丘疹期真皮乳头毛细血管扩张；真皮乳头水肿，血管周围淋巴细胞、组织细胞浸润；水疱期表皮增厚，细胞内、细胞间水肿，棘细胞气球样变性，棘细胞分离形成棘层下部水疱；脓疱期真皮血管周围中性粒细胞浸润，并侵入表皮及疱液中，愈合时表皮再生、结痂。在水疱、脓疱期，棘细胞胞质内可见典型的嗜酸性包涵体（Guarnieri's boclies），严重者可见红细胞外渗。

## （四）诊断及鉴别诊断

根据其皮疹的形态、分布及发展过程等特点，结合流行病学情况，典型病例诊断不难。可能的鉴别诊断包括水痘、Kaposi 水痘样疹，根据临床表现及病毒学检查鉴别不难。

## （五）治疗

对天花病毒目前无特效的抗病毒药，治疗主要是支持和对症处理。发现患者后要严格隔离管理，所有有接触史者要及时追踪，隔离观察。患者的治疗包括：

1. 对症、支持治疗 加强护理、保持清洁和水、电解质平衡以及对症治疗。可选用抗生素，以防止细菌继发感染。对重症患者，可输全血或血浆，肌内注射丙种球蛋白。

2. 中医中药疗法　在前驱发热时，可用桑菊饮加减；在发疹初期，可用升麻葛根汤加减；形成脓疱时，可用沙参麦冬汤加减。

## 二、种痘反应

种痘指用减毒的牛痘病毒疫苗接种于人体，使人发生牛痘，从而产生对天花的主动免疫。种痘后反应一般分正常反应和异常反应两种。

### （一）正常反应

根据种痘反应和时间分为三种：

1. 原发反应　见于初次接种及无抗天花免疫力者。种痘后3~4天，局部出现丘疹，后转变为水疱，中有脐凹，周围有红晕；第8~10天水疱内容浑浊，形成脓疱，周围红晕扩大，瘙痒。此时可有发热、全身不适、食欲减退及局部淋巴结肿大等症状，以后脓疱渐干燥结痂，经3周左右脱痂，留有瘢痕。

2. 复种反应　见于多年前曾种过痘苗而复种者，有两型：

（1）加速反应：见于以往曾接种成功机体还有部分免疫力者，种痘2~3天后局部出现丘疹，3~4天变成水疱，4~5天变成脓疱，第7天部分结痂或完全结痂，全身反应较轻。

（2）免疫反应：见于以往种过牛痘具有免疫力者，种痘1~2天内局部出现红斑及丘疹，有痒感，第3天丘疹变大，第5天丘疹消退，不出现脓疱，这种反应又称"强的成功反应"。

3. 外伤反应（无反应）　种痘后3~5天只见针痕，未见其他反应，此表示接种技术不当或痘苗已失效，应重新接种。

### （二）异常反应

也有称为种痘后并发症，在大规模进行痘苗病毒接种时，由于痘苗本身的稳定性和个体差异的关系，可能会出现一些异常反应，按其重要性及损害部位，一般可分为三类：即中枢神经系统并发症（种痘后脑炎）、皮肤并发症及其他并发症，其中以皮肤并发症常见。现就皮肤反应分述如下：

1. 泛发性牛痘疹（generalized vaccina）　此反应发生于原先皮肤完全正常者，但由于患者免疫功能较差，形成特异性抗体的时间迟缓，以致接种的病毒经血行播散产生短暂的病毒血症而发病。常在接种后6~9天内全身成批出现散在性丘疹，逐渐演变为水疱和脓疱，严重者脓疱可融合成片。口腔黏膜亦可累及，可伴有发热。以后随着机体特异性抗体的产生，病变即停止，脓疱干燥结痂，痂脱而愈，一般不留瘢痕，预后良好，病程3周左右。

治疗只需对症处理及防止继发感染。

2. 移植痘（意外种痘）　因自体接种或与新近种过痘的人接触感染或因意外感染所引起。一般多发生于暴露部位、皮肤黏膜交界处以及被搔抓部位。除眼部外，发生于其他部位者，呈一典型痘疱，其过程与原发反应相同。若移种于眼睑缘，则眼睑发生明显红肿，睑缘可见大小不等痘疱，破溃后形成表浅的溃疡，结膜常有明显充血，耳前或颌下淋巴结肿大。若侵及角膜，则发生角膜炎，将会影响视力，甚至造成失明。

眼部以外者无需特殊处理，主要为防止继发感染。若疫苗万一溅入眼内，切不可用手揉搓，应立即用硼酸水或生理盐水冲洗，随后用丙种球蛋白10倍稀释液滴眼，连续1周。对眼部移植痘也可肌内注射丙种球蛋白，同时局部用碘苷（疱疹净）眼药水或氯霉素眼药水滴眼，有继发细菌感染则全身应用抗生素。

3. 子痘或匐行痘　于种痘后6~9天，在原发痘周围附近3~5cm处，出现1~10余个2mm大小的小痘疱，或原发痘向四周一圈扩散呈玉米样紧密排列，其经过亦由水疱、脓疱经干燥而结痂，多数在2周内消退，少有超过1个月者。此可能由于接种局部受机械刺激或痘苗病毒毒力强，病毒沿淋巴管散布所致。

一般不需处理，痘破后可涂布2%甲紫溶液，如局部反应重，可注射丙种球蛋白。

4. 坏疽性牛痘疹  又名进行性牛痘疹、坏死性牛痘疹，患者大多有明显的免疫缺陷或免疫功能低下，如白血病、淋巴瘤患者。细胞免疫缺陷是该病发病的主要因素。

多见于 1 岁以内的初种婴儿，复种者亦可发生。一般在种痘后 2 周内不愈合就要引起高度重视。表现为种痘部位发生坏死，形成圆形或卵圆形溃疡，边缘堤状隆起，中央明显坏死形成褐黑色厚痂，溃疡呈慢性进行性进展，逐渐变大变深，而且身体其他部位如口腔、咽喉等黏膜出现迁延损害，也为进行性坏疽，伴有高热，常因并发败血症而死亡。

种痘前要详细了解病史，对有各种免疫功能缺陷者，应避免种痘。发病后大量输入含有高价痘苗病毒抗体的冻干人血浆或近期种痘成功者的血浆或全血，或肌内或静脉注射含高价 VIG 等全身支持疗法。局部可用疱疹净软膏，亦可用紫外线局部照射或福尔马林灭活的痘苗局部注射，以提高局部细胞的敏感性。

5. 湿疹痘  又称牛痘性湿疹（eczema vacclnatum），系原有特应性皮炎或过去有其他皮炎等皮肤病病史的患者，种痘或接触种痘者后，将痘苗病毒直接接种在原有皮肤病的病损上或正常外观的皮肤上所致，痘苗病毒亦可能通过血流而播散到皮肤损害上。此种患者多有免疫功能不全，对痘苗病毒的免疫力甚低或没有免疫力，通常发生在初种痘的婴儿。

在感染痘苗病毒后，经过约 5 天的潜伏期，突然出现高热、头痛、倦怠、食欲缺乏、恶心、呕吐等全身症状，在原有皮肤病的基础上出现豌豆大小、扁平坚实性水疱，局部红肿，后迅速变成脓疱，疱顶微凹陷，有时发生坏死。皮疹多而密集，除发生于皮肤病病损的部位外，在其邻近正常皮肤甚至全身亦可出现少数散在性皮损。皮损可成批发生，有时可融成片。附近淋巴结肿大，皮损经 1~2 周后逐渐干燥结痂，痂脱后，留有浅表性瘢痕及色素沉着而愈。可并发脑炎或其他神经障碍，导致死亡，死亡率 5%。

病理改变表现为表皮内或表皮下水疱和脓疱，并有网状变性和气球状变性，有大量炎细胞浸润，其中以中性粒细胞较多，在疱底的气球状细胞中，可找到胞质内包涵体。

凡患特应性皮炎等皮肤病患者，应暂缓种痘，也不要与种痘者接触。对发生种痘性湿疹患者，需卧床休息，加强护理，给予支持疗法，可同时使用抗生素、丙种球蛋白等，对原有的皮肤病亦要给予相应的治疗；对严重的种痘性湿疹患者，可肌内或静脉内注射痘苗病毒免疫球蛋白（vaccinialmmune globu-lin，VIG）。

6. 胎儿牛痘  又称胎儿种痘反应、先天性种痘反应。较少见，大多发生于孕期第 3~24 周的孕妇且初次种痘者。胎儿绝大多数为死胎或产后短时间死亡，其体表有数目不等圆形或卵圆形溃疡，尸检可分离出痘苗病毒，病毒可能随母血经胎盘而输给胎儿。因此当无感染天花的危险时，应避免对孕妇进行种痘。

7. 种痘后多形疹  为种痘后非感染性皮疹，现认为系一种抗原抗体反应或系对痘苗蛋白或非蛋白成分过敏所致。多见于复种病例，常发生于种痘后 2~29 天，表现为红斑、丘疹、斑丘疹、水疱、紫癜等。最常见为多形红斑（偶为严重的大疱型即 Stevens－Johnson 综合征）、猩红热样、麻疹样、荨麻疹或过敏性紫癜样发疹，偶可为血小板减少性紫癜、结节性红斑及表皮坏死松解症等发疹。尚有一种种痘性玫瑰疹（roseolavaccinia），即在初次种痘 2 周后，在躯干、面部发生对称性淡红色斑疹、丘疹，不融合、散在分布，原种痘处常常已结痂，周围有一巨大的红晕，患者一般不发热。

此种皮疹多数在 2~3 天内消退，一般可采用抗组胺药物、维生素 C、钙剂等治疗；对于大疱型多形红斑或表皮坏死松解症等严重患者，需注意水、电解质平衡及其他支持疗法，亦可用糖皮质激素。

8. 种痘部位的细菌感染  是因为种痘消毒不严或痘疮被抓破而引起细菌继发感染。可发生脓疱疮、疖、蜂窝织炎、淋巴管炎、外伤性猩红热、丹毒或寻常狼疮等，种痘后破伤风亦有报道。

种痘时应严格无菌操作，接种处需保持清洁，勿搔抓。对已发生感染的病例，应局部或全身采用抗生素治疗。

9. 种痘后激发或加剧其他皮肤病  曾有报道在接种后发生幼年性类天疱疮、特应性皮炎、银屑病或扁平苔藓等。亦有报道种痘后引起湿疹、银屑病或天疱疮等原有皮肤病加剧。

一般不需处理，痘破后可涂布 2% 甲紫溶液，如局部反应重，可注射丙种球蛋白。

10. 其他并发症　种痘后脑炎、骨髓炎、关节炎、溶血性贫血、心包炎、心肌炎等也偶有报道。

# 三、传染性软疣

本病是一种由传染性软疣病毒感染所引起的传染性疾病，其特点为在皮肤上发生特征性蜡样光泽的丘疹或结节，顶端凹陷，能挤出乳酪状软疣小体。

## （一）病因及发病机制

传染性软疣病毒是痘病毒科中的一种特殊亚型——软疣痘病毒，是继天花消灭后成为唯一能感染人类并造成皮疹的痘病毒。其结构特征介于正痘病毒和副痘病毒之间，呈"砖形"，大小约 300nm × 310nm，在普通显微镜下有时亦可见到。核酸为 DNA，衣壳完全对称，外包以囊膜，在组织培养和鸡胚囊膜接种皆不能生长，也不易在实验动物中传系。通过限制性内切酶分析或 PCR 扩增，本病毒可分为 Ⅰ 型和 Ⅱ 型，Ⅰ 型传染性软疣病毒是引起感染的主要亚型，占感染患者的 76% ~97%，但病毒亚型与皮损形态、皮损部位间无相关性。

传染性软疣病毒通过直接接触传染，也可自体接种。通常在公共浴室或游泳池中被传染，也可通过性接触传染。60% ~80% 患者血清中有特异抗传染性软疣病毒抗体，而正常对照组抗体仅 5% ~15% 阳性，可能与病毒感染能逃避机体免疫监视有关，现已明确在传染性软疣病毒基因组中，存在编码逃避免疫反应蛋白的基因。

临床上在特应性皮炎患者，传染性软疣发病率更高且易泛发；湿疹和某些皮肤病患者，局部使用糖皮质激素和其他免疫调节剂是发生传染性软疣的诱发因素；在结节病、白血病、艾滋病，可发生广泛性传染性软疣，提示细胞免疫功能对控制和清除感染起十分重要的作用。

## （二）临床表现

本病多见于儿童及青年人，潜伏期变化很大，估计在 14 天到 6 个月。初起皮损为光亮、珍珠白色、半球形丘疹，以后在 6 ~12 周内逐渐增大至 5 ~10mm，中心微凹如脐窝，表面有蜡样光泽，直径小于 1mm 的皮疹用放大镜才能发现。挑破顶端后，可挤出白色乳酪样物质，称为软疣小体。皮损数目不等，或少数散在，或多个簇集，一般互不融合，偶尔单个皮损直径可长大至 10 ~15mm 大小（此种巨大损害多为单发，常继发细菌感染而发生炎症反应），或许多小的皮疹聚合形成斑块样损害（聚合型）。皮损发生数月或外伤后出现炎症反应，经过化脓、结痂而消退，愈合后一般无瘢痕形成，偶尔在皮下脂肪丰富的部位可出现凹陷性瘢痕。极少数病人其损害偶可角化而像小的皮角，称为角化性传染性软疣。

约 10% 的患者，特别是有特异性体质的个体，在发病一个月到数个月以后，某些皮损四周可发生斑片状湿疹样损害及离心性环状红斑；若眼睑或其附近有皮损时，有时亦可发生慢性结膜炎及表浅性点状角膜炎。当除去疣体后，此种湿疹样损害及结膜炎即自然消退。毛囊性传染性软疣损害不典型，苍白色丘疹凸出不明显，挤压黑头粉刺样毛囊性皮损，由于病毒进入真皮可导致脓肿形成。

传染性软疣皮损可发生在体表任何部位，好发部位受感染途径及穿衣方式（即气候条件）的影响。在温带地区皮损好发于颈部或躯干，特别是腋窝周围；热带地区的儿童皮损好发于四肢，成人皮损好发于躯干、下腹部、耻骨部、生殖器及腹内侧；性传播途径感染者皮损好发于肛周 - 生殖器部位。HIV 感染患者传染性软疣皮损可泛发全身且难于治疗，特别好发于面部，而相对健康的人群面部很少发生，且一般都发生在眼睑处。传染性软疣有时可发生于头皮、唇、舌及颊黏膜，甚至发生于足跖，此时会出现不典型皮损。皮损因搔抓而自身接种呈条状分布。偶尔皮损可发生在瘢痕和文身处。

大多数情况下传染性软疣皮疹可自行消退，如无继发感染或湿疹反应，愈合后不留瘢痕。皮损持续时间不定，变化很大，一般经过 6 ~9 个月即可自行消退，但亦有持续 3 ~4 年者。据研究显示，一般单个皮损存在很少超过 2 个月，但个别皮损可持续 5 年以上。

### （三）组织病理

病变主要在表皮，表皮高度增生而伸入真皮，其周围真皮结缔组织受压而形成假包膜，并被分为多个梨状小叶，真皮乳头受压，而成为小叶间的异常狭窄的间隔。基底细胞大致正常，从棘层细胞起逐渐变性。在早期，感染细胞开始有卵圆形小体形成，以后细胞体积逐渐增大至 $25\mu m$，胞核固缩，最后整个胞质充满病毒的嗜酸性包涵体（软疣小体）。在表皮中部，软疣小体已超过受累细胞原有的体积，细胞核被挤于一侧，固缩成新月形，甚至完全消失。在颗粒层水平处，软疣小体由嗜伊红性变成嗜碱性，角质层可有很多的嗜碱性软疣小体。在病变中央的顶部，变性细胞可脱藩，因而成火山口状。真皮中无炎症或仅有少量炎细胞浸润，但有些病程较长的病变，真皮中有慢性肉芽肿性炎症反应，可能是由于个别丘疹破裂，内容物进入真皮所致。

若将由皮损巾所挤出的乳酪状软疣小体涂于玻片上，用复方碘溶液染色可染成暗褐色，用生理盐水稀释成 200 倍的亮结晶蓝溶液，染色呈青色。

电子显微镜改变主要在表皮，表现疣底部细胞核增大，线粒体肿大，嵴不清晰，细胞质内可见病毒颗粒，疣体棘层细胞核膜变模糊，甚至核膜消失，线粒体嵴消失，严重时空泡化，细胞内几乎找不到完整的线粒体，有时胞质内见到束状排列的张力微丝及卷曲膜状结构，胞质内有大量成熟的"砖形"病毒。

### （四）诊断与鉴别诊断

根据患者的皮损特点，皮损顶端凹陷如脐窝，能挤出乳酪状物，以及发病部位、年龄等特点一般不难诊断。对较小的早期皮损及化脓性病变，有时确定皮损的特点比较困难，用氯乙烷或液氮快速冷冻皮损，可突显特征性的脐窝。挤出的软疣小体涂于载玻片上，染色或不染色均能确定本病的临床诊断。组织病理检查可确定诊断，电子显微镜观察病毒形态可快速诊断。皮损标本应用核酸杂交或 PCR 分子生物学检测，可确定传染性软疣病毒 DNA。

传染性软疣单个较大的皮损，特别是一些呈内陷性生长的损害，需与基底细胞上皮瘤、角化棘皮瘤、化脓性肉芽肿等进行鉴别，组织病理检查有助于鉴别诊断。在艾滋病患者，传染性软疣临床上类似于皮肤隐球菌病，需通过组织病理及真菌学检查才能进行鉴别诊断。

### （五）治疗

为防止传染性软疣扩散，建议患者避免到公共游泳池游泳、使用公共洗浴设施、参加接触性体育活动、合用毛巾等，直至皮疹完全消退。尽量避免搔抓，防止自身接种传染。

冷冻治疗对去除皮损有效，需要每间隔 3 ~ 4 周重复进行。对较大的损害刮除术和透热疗法比较适用，对浅表性皮损，可采用其他物理性治疗手段，以将损害中的软疣小体完全挤出或挑除为目的，如用木刮匙或用小镊子夹住疣体，将之刮除或削除，然后涂以 2% 碘酊、苯酚（石炭酸）或三氯醋酸，并压迫止血，也能达到治疗目的。对儿童患者为使患儿配合治疗，在治疗前可用麻醉剂霜局部封包，以减少治疗时的疼痛。激光治疗或外科切除手术也可考虑，但可能会形成瘢痕。

化学治疗主要以刺激局部的炎症反应而消除皮损，常用的方法有：①液态苯酚或 10% ~ 20% 的苯酚溶液精确地涂于皮损部位；②斑蝥素局部外用刺激炎症反应，疗效满意；③使用去疣涂剂，用火棉胶或丙烯酸基质制成的 15% ~ 20% 水杨酸制剂，精确地涂抹于皮损处，每周 1 ~ 2 次，可加速皮疹消退，水杨酸联合聚维酮碘溶液治疗的疗效比单独使用水杨酸更好；④局部外用 3% 酞丁胺软膏。

抗病毒药物西多福韦（cidofovir）治疗传染性软疣疗效较好，制剂有 1% ~ 3% 的软膏或霜剂，或静脉滴注 $5mg/（kg·w）$，适用于皮疹广泛、常规治疗无效或免疫功能不全、免疫抑制患者。

对免疫功能不全或免疫抑制的患者，局部或系统应用免疫刺激或免疫调节治疗，5% 咪喹莫特霜剂可有效清除传染性软疣疣体，使用方法多种，如 1 ~ 3 次/天，3 ~ 7 天/周，治疗 4 ~ 16 周，80% 的患者疣体可彻底清除。

其他外用治疗方法有 0.1% 维 A 酸霜、5% 氢氧化钾溶液、硝酸银软膏、0.3% ~ 0.5% 鬼臼毒素霜等。

# 四、牛痘

牛痘是由牛痘病毒（cowpox virus）感染所致，牛痘病毒为痘苗病毒的前体，由于痘苗病毒被广泛用于接种预防天花，所以本病虽然是一种牛的传染病，亦可传染给人。

## （一）病因及发病机制

牛痘病毒是一种大分子双链 DNA 病毒，它在很多方面与痘苗病毒相似。该病毒的自然宿主是野生小型啮齿类动物，最有可能是仓鼠或林鼠，牛和人都可机会性接触感染，以往人类感染多发生于挤奶工、屠宰场工人。现在由于家养宠物的增多，发生感染的病例大多呈散发性，以欧洲、俄罗斯、中亚地区相对多见，夏、秋季节好发，且与接触野生或家养的猫有关，携带牛痘病毒的猫抓破人的皮肤后，可将病毒接种到局部皮肤而致病。

## （二）临床表现

潜伏期 2～14 天（一般 5～7 天），在被感染的部位，初起表现为丘疹，很快转变成水疱，经过短暂的出血期后转变为脓疱，中有脐凹，周围绕有红晕及水肿，2 周内出现溃疡，然后结硬质黑痂，一般经 3～4 周而愈。皮损多发生于暴露部位，如手指、面部、前臂等处，且常为多发性。患者常有发热、肌痛、身体不适等症状，局部淋巴结炎及淋巴管炎，偶尔可出现脑膜脑炎、结膜炎等。有报道泛发性牛痘发生在特应性皮炎患者，临床上类似疱疹性湿疹，偶见有死亡；也可发生在 Darier 病外观正常的肛周 – 生殖器皮肤上，病程为自限性。

## （三）组织病理

病理改变与种痘反应相似，表皮细胞内、细胞间水肿，棘细胞气球样变性，棘细胞分离形成棘层下部水疱；真皮乳头毛细血管扩张，真皮乳头水肿，血管周围密集淋巴细胞、组织细胞浸润；但表皮坏死较慢，常有基底层细胞增生，炎细胞浸润较密集，有较多的出血，在表皮下部细胞可见胞质内包涵体，它比天花及种痘反应的 Guarniei 包涵体要大。

## （四）诊断及鉴别诊断

根据有接触病猫和病牛的病史及接种处发生水疱和脐凹性脓疱的临床表现，可以得出初步诊断，但一半患者无接触史。快速诊断可对鳞屑或痂皮进行电子显微镜检查，发现痘病毒有助诊断，但阴性病例需进行组织培养、分离到牛痘病毒，PCR 检测可确定病毒类型。

临床上需与挤奶人结节相鉴别，后者皮损为光滑、棕红色、半球形的结节，无脐凹，多为单发。此外尚需与羊痘、原发性皮肤结核、异物肉芽肿、炭疽及孢子丝菌病等相鉴别。

## （五）治疗

本病无特效治疗办法，主要是对症治疗及防治继发感染；对免疫抑制的患者可考虑注射丙种球蛋白。

# 五、挤奶人结节

挤奶人结节又称副牛痘（paravaccinia）、假牛痘（pseudocowpox），是接触感染挤奶人结节病毒病牛的乳头及乳房而被感染所引起的一种疾病，其特征为发生暗红色丘疹，后变成结节，常发生于挤奶或屠宰场的工人。

## （一）病因及发病机制

挤奶人结节病毒（milker's nodule virus）属副牛痘病毒组，在电子显微镜下，形态、结构同羊痘病毒相同，呈圆柱形，末端突出，核心为一致密的 DNA，周围绕以宽阔的衣壳，大小为 140～300nm，此病毒对牛的乳头及乳房造成轻微感染，小牛在哺乳时吸吮乳头，引起口腔溃疡，与牛丘疹性口腔炎病毒引起的溃疡类似，有时无明显症状，有时症状十分严重。挤奶人结节病毒与牛丘疹性口腔炎病毒属同种病毒的不同亚型，两者能引起挤奶工人或检查牛口腔的兽医手部皮损，人类感染该病毒为意外感染，目前尚未有人与人之间传染的报道，但烧伤、烫伤病人的污染物可引起传染。本病毒能在牛的组织细胞培养中生长繁殖，但与牛痘病毒不同，不能在猴或人组织细胞培养中生长。

### （二）临床表现

潜伏期 5 ~ 14 天，通常在手指，也可在前臂、脸部等部位发生单个或多个皮肤无痛性损害。皮损开始为扁平的红色丘疹，1 周内演变成坚实的、略有浸润性的靶样结节，损害中央为红色，外有白色环围绕，周围有炎性红晕；由于明显充血及水肿，表皮紧张、发亮，以后逐渐由不透明到灰色而坏死，在结节中央凹陷处形成小片状结痂；痂皮脱落后结节表面不平，成为乳头瘤状淡红色赘生物，类似化脓性肉芽肿；以后皮损逐渐自然消退，不留瘢痕，病程一般 4 ~ 6 周。患者常有局部淋巴结肿大，但全身症状少见而轻微。

部分病人在结节出现的 1 ~ 2 周内，在手、前臂、上肢、下腿及颈部等处出现丘疹、丘疱疹、荨麻疹或多形红斑样发疹，此是一种毒性或变态反应，多在 1 ~ 2 周内消退。

### （三）组织病理

在病变早期组织病理改变表现为棘细胞层上部分有细胞空泡化，某些部位出现多房性水疱，在空泡化的表皮细胞质、偶尔细胞核中有嗜酸性包涵体；真皮上部有程度不等的炎细胞浸润，毛细血管扩张。中期表皮有角化过度、角化不全，呈棘层海绵样水肿、棘细胞内水肿、气球样变性、网状变性等表现，出现多房性水疱，甚至表皮完全坏死，真皮中有大量单核细胞浸润。后期表皮棘层肥厚，表皮突呈指状向下延伸，呈假性上皮瘤样增生，真皮内血管增生、扩张，伴中性粒细胞、嗜酸性粒细胞及浆细胞肉芽肿性炎细胞浸润。

### （四）诊断与鉴别诊断

根据有接触患病奶牛的病史，接触部位发生紫红色半球状结节、中央有凹陷等特点，临床诊断不难，组织病理检查找到棘细胞内病毒包涵体支持本病的诊断，而确定诊断需要进行病原学检测。挤奶人结节病毒分离、培养生长慢而且不可靠；如条件允许，早期病变组织电子显微镜检查可检出副牛痘病毒；PCR 扩增可确定病毒基因。

本病需与羊痘、牛痘、牛丘疹性口腔炎、疱疹性瘭疽、脓皮病、原发性皮肤结核、非结核分枝杆菌病、化脓性肉芽肿、炭疽及孢子丝菌病等进行鉴别，与羊痘、牛丘疹性口炎的鉴别诊断主要依靠病史，与其他疾病的鉴别诊断要依靠病史及组织病理检查。

### （五）治疗

由于本病多在 6 周左右自行消退，治疗主要为对症处理及防止继发感染。

## 六、牛丘疹性口腔炎

本病系由牛丘疹性口腔炎病毒感染所致，人类感染的临床表现与挤奶人结节、羊痘相似，感染皮肤后出现丘疹、结节。

### （一）病因及发病机制

牛丘疹性口腔炎病毒属副牛痘病毒组，在电子显微镜下，形态、结构同羊痘病毒相同，此病毒与挤奶人结节病毒属同种病毒的不同亚型，两者均能引起挤奶工人或检查牛口腔的兽医手部皮损，人类感染该病毒为意外感染。牛丘疹性口腔炎病毒能在牛的组织细胞培养中生长繁殖，但分离、培养生长慢而且不可靠，且不能在猴或人组织细胞培养中生长。

### （二）临床表现

潜伏期 5 ~ 8 天（最长可达 24 天），皮损表现与挤奶人结节、羊痘相似。感染后在接种部位出现红色丘疹、结节，质地坚硬，后扩大成为扁平出血性脓疱或水疱，中央有脐凹并结痂，痂皮呈黑色，痂周有特征性的白色边缘，其外再绕以红晕，以后痂皮脱落，变成乳头瘤样结节，最后变平、干燥、结痂而自愈，无瘢痕形成，病程一般持续 3 周左右。

### （三）组织病理

与挤奶人结节病理变化相同。

### （四）诊断与鉴别诊断

根据与病牛的接触史及特征性的皮损表现，可以进行临床诊断。在病损中分离、培养出牛丘疹性口腔炎病毒；PCR 扩增出牛丘疹性口腔炎病毒 DNA；电子显微镜检查发现属副牛痘病毒，均可确诊。

本病需与牛痘、羊痘、挤奶人结节等相鉴别，挤奶人结节病牛常无口腔病变，根据病史、临床表现、组织病理及病毒检测，鉴别诊断不难。

### （五）治疗

主要对症治疗，预防和控制感染。

预防本病主要是避免用手直接接触病牛口腔。

# 七、羊痘

本病又称为传染性脓疱性皮炎、传染性深脓疱疮、感染性唇部皮炎，由羊痘病毒感染所致。

### （一）病因及发病机制

羊痘病毒属副牛痘病毒组，是一种对乙醚敏感的双链 DNA 病毒，在电子显微镜下呈圆柱形，末端凸出，中央有致密的 DNA 核心和宽阔的、层板状衣壳，其大小为 200nm×300nm，能在人羊膜细胞和原始恒河猴肾细胞培养上生长。此病毒主要侵犯绵羊和山羊，特别是羔羊，羊与羊之间通过直接接触或通过被羊痘病毒污染的牧场间接接触而感染本病毒。人主要是由于直接接触病羊污染的物质而被感染，故多见于牧羊人、兽医、用奶瓶喂养羔羊的农民等，屠宰工人、肉类搬运工、家庭主妇也可因为接触羊肉或羊尸，特别是羊头而感染；也有接触患病的驯鹿、牛犊和香獐（麝）后而被感染。土耳其曾有两次小规模暴发流行，都是因为接触感染的祭奠用动物而传染。尚未见人与人之间相互传染的报道。传染后可获得终身免疫力，接种牛痘不能预防羊痘。

### （二）临床表现

潜伏期 5~6 天。其临床表现与挤奶人结节很相似，初起为单个或数个质地坚硬红色或紫红色的小丘疹，后扩大成为扁平出血性脓疱或水疱，直径一般为 2~3cm，最大的达 5cm，中央有脐凹并结痂，痂皮呈黑色，痂周有特征性的灰白色或紫色晕，其外再绕以红晕，以后痂皮脱落，变成乳头瘤样结节，最后变平、干燥、结痂而自愈，无瘢痕形成，病程一般 3~6 周。本病在原发感染以外出现二次接种感染十分常见。损害多发生于手指、手部、前臂及面部等易接触部位。常发生局部轻微淋巴管炎、淋巴结炎。一般无全身症状或仅有微热、全身不适。少数病例由于病毒血行播散，可出现全身广泛性丘疱疹或水疱性皮损，在数周内消退。有些患者在发病后 10~14 天，可发生一过性多形红斑样皮疹，亦可出现中毒性红斑。

有些病例可出现巨大的蘑菇样皮损，类似化脓性肉芽肿或恶性肿瘤，多见于免疫抑制患者，如淋巴瘤、淋巴细胞性白血病，健康人进行面部瘢痕削磨治疗时亦可出现类似皮损。有报道特应性皮炎患者发生化脓性肉芽肿样皮损，周围可出现卫星病灶。

### （三）组织病理

疾病早期表皮棘细胞有明显的细胞内及细胞间水肿、空泡形成以及气球状变性，真皮内有致密的炎细胞浸润，中央为组织细胞、巨噬细胞，周边为淋巴细胞及浆细胞，可有少量中性粒细胞，皮损内小血管数增加，血管内皮细胞肿胀及增生，在早期损害的表皮细胞的胞质及真皮血管内皮细胞中可发现嗜酸性包涵体，但亦有人认为用光学显微镜检查在皮损中不能发现包涵体。后期灶性表皮坏死，棘层高度肥厚，表皮突呈指状向下延伸，呈假性上皮瘤样增生，真皮乳头水肿，真皮内血管增生、扩张，伴密集组织细胞、巨噬细胞、淋巴细胞及浆细胞，少量中性粒细胞浸润。电子显微镜检查在变性的表皮中可发现病毒颗粒。

### （四）诊断与鉴别诊断

根据接触病羊的病史，出现顶端扁平的水疱和脓疱，中有脐凹及结痂等特征，可以建立临床诊断。确定诊断可用电子显微镜对痂及病损组织做病毒检查，疱液中含极少量病毒，电子显微镜检查常常阴性，因此不宜用疱液进行电子显微镜检测；也可应用 PCR 检测羊痘病毒 DNA；羊痘病毒组织培养生长慢而不稳定。一般不采用病毒培养诊断。

本病需与牛痘、挤奶人结节、化脓性肉芽肿及鳞癌等相鉴别，根据临床表现、组织病理及病毒检测，鉴别诊断不难。

### （五）治疗

本病主要是对症治疗，有继发感染时控制感染；大的皮损可进行手术切除或冷冻治疗，但在免疫抑制的患者易复发。有报道，40% 脱氧碘脲核苷外用和抗病毒药西多福韦可缩短病程。

## 八、猴痘

猴痘是由猴痘病毒（monkeypox viruS）引起的一种少见的散发的动物源性传染病，主要流行于中非和西非的热带雨林地区。1958 年，首次在实验室发现猴子体内存有猴痘病毒。1970 年，在非洲首次发现有人感染该病毒，但未有大规模流行，主要发生在民主刚果共和国。自 2003 年 5 月初起，在美国中西部地区 3 个州接连发生人猴痘病例，至 6 月底，感染者分布范围已扩大到 7 个州，感染者 81 例，这是该病毒首次在西半球暴发。

### （一）病因及发病机制

猴痘病毒属痘病毒科正痘病毒属，为 DNA 病毒，直径 200~300nm，是一种除天花病毒以外唯一引起人类严重感染的正痘病毒，本病毒与人天花病毒、牛痘病毒和牛痘疫苗毒株有共同抗原。本病毒天然宿主为非洲野生啮齿动物和猴子，除猴以外，多种非洲鼠类，如松鼠、草原犬鼠、冈比亚大鼠以及兔、豪猪、穿山甲等动物亦携带有猴痘病毒。猴子感染本病毒后，症状与人天花相似，但亚临床感染更常见。根据感染病毒的毒株不同，感染动物的死亡率为 3%~4%。本病毒分离、培养特点与天花病毒不同，在 RK13 细胞株培养上生长良好，在 39℃ 下鸡卵黄囊膜培养上能形成凹陷。

传播途径可有以下几种：①被感染的动物撕咬或直接接触染病动物的血液、体液、伤口而被传染；②人与人之间通过长时间近距离接触、呼吸道飞沫、直接接触被感染者的伤口、体液或沾染病毒的物体如床上用品或衣服而被传染。易感人群为接触带猴痘病毒的野生动物、宠物或猴痘病人的人群，90% 发生在 15 岁以下的儿童，未接种过天花疫苗的人群接触发病率为 12%，接种过天花疫苗（牛痘苗）的人群有一定的抵抗力，兽医和医生亦容易被感染。

### （二）临床表现

本病的临床表现与天花很相似，大多发生在 10 岁以下的儿童，潜伏期为 7~24 天，平均 12 天，前驱期为 2~5 天。前驱症状有发热、全身不适、头痛及咽喉疼痛等。皮肤表现为全身形态单一的皮疹，呈离散或簇集分布，数量不等，且都同时快速出现，经过斑疹、丘疹、水疱、脓疱、结痂等阶段，部分皮损有出血倾向，一般历时数天到 4 周。皮疹主要分布于四肢及头面部，口腔、生殖器部位亦可发疹。其他症状包括发热（体温≥37.4℃）、头痛（100%）、背痛、咽喉疼痛、咳嗽、呼吸急促等。早期颈、颌下及腹股沟淋巴结肿大，可作为与天花、水痘区别的重要症状。

人与人之间传染的病例，一般被感染者症状较轻，接种过牛痘苗的人群有一定的抵抗力，感染后症状也比较轻。

猴痘一般预后良好，皮疹愈合后可留有浅表萎缩性瘢痕，病程 2~4 周。据世界卫生组织（WHO）估计，人痘的死亡率在 1%~10%。

### （四）组织病理

变化与天花相似，早期真皮乳头毛细血管扩张，真皮乳头水肿，血管周围淋巴细胞、组织细胞浸润；水疱期表皮增厚，细胞内、细胞间水肿，棘细胞气球样变性，棘细胞分离形成棘层下部水疱。脓疱期真皮血管周围中性白细胞浸润，并侵入表皮及疱液中，严重者可见红细胞外渗。愈合时表皮再生、结痂。

临床标本（包括皮损和血液）中分离培养出猴痘病毒或 PCR 检测临床标本，证实有猴痘病毒 DNA，可确诊猴痘。电子显微镜观察受检物中有与正痘病毒形态一致的病毒颗粒或免疫组织化学、免疫荧光显示组织内、皮损刮片中存在正痘病毒，也有助于本病的诊断。荧光抗体法和放射免疫法晚期患者血清中可检出猴痘病毒抗体。

### （五）诊断与鉴别诊断

根据临床流行病学接触史、临床表现及相关实验室检查，可做出正确的诊断。

本病临床上与天花很难区别，早期颈、颌下及腹股沟淋巴结肿大，是临床鉴别诊断的重要依据。本病尚需与其他痘类病毒感染包括牛痘、羊痘、挤奶人结节、Yaba 猴病毒病、塔纳痘病毒病相鉴别，也需要与疱疹类病毒感染（包括水痘、带状疱疹和单纯疱疹）相鉴别，组织、皮损及疱液中检测出猴痘病毒是确定诊断的唯一可靠依据。

### （六）治疗

对猴痘病毒病目前无特效治疗方法，患者一经发现需及时严格隔离至痘痂脱落。治疗主要为对症、支持治疗，局部或全身使用抗生素以防止继发感染，注射丙种球蛋白可能有益。有报道抗病毒药物西多福韦治疗本病可能有效。

# 九、塔纳河痘

塔纳河痘是由赤道亚塔纳河痘病毒中塔纳河痘病毒引起的一种急性发热性传染病，感染的皮肤表现为局限性结节。本病首先在 1957 年被发现，后于 1962 年左右在肯尼亚塔纳河流域流行，故命名为塔纳河痘。

### （一）病因及发病机制

塔纳河痘病毒属痘病毒科，Yata 痘病毒属，是唯一能引起人类疾病的 Yata 痘病毒。本病毒可感染猴和人，猴感染后可出现少数扁平丘疹，后坏死结痂，经 4～6 周自然消退。人类可能通过摩擦受损的皮肤或通过蚊子叮咬被此病毒感染，人与人之间传播十分罕见。

### （二）临床表现

人感染塔纳河痘病毒后，潜伏期 3～4 天，前驱症状有轻度发热、头痛、背痛。皮疹初发时表现为单个红色瘙痒性丘疹，四周绕以红晕，直径 1～2mm，以后损害逐渐增大变成结节，在 2 周后直径扩大至 15mm，局部淋巴结肿大、压痛。病变第 3 周结节中央坏死变白，覆以硬痂，以后皮损逐渐愈合，愈合后留有瘢痕，疾病呈自限性，病程一般 6 周左右。本病偶有多个皮损发生，最多的报道有 10 个，皮疹好发在四肢、头面等暴露部位，男女均可发病。

### （三）组织病理

表皮棘层高度肥厚，棘细胞广泛变性、肿胀，细胞内充满大量形态不一的嗜酸性包涵体，受累细胞核亦肿胀，染色质分布在细胞核周围。

### （四）诊断与鉴别诊断

塔纳河痘病毒感染后，临床特征是皮疹缓慢发展，病变过程中无脓疱期，这一特点有别于其他痘病毒感染。电子显微镜观察发现有包膜的痘病毒可确定诊断。PCR 检测临床标本，证实有塔纳痘病毒 DNA，亦可确定诊断。

## （五）治疗

对症治疗。

# 十、海豹痘

海豹痘是由人接触被海豹痘病毒（sealpox virus）感染的鳍足类动物如海豹或海狮引起的急性传染病。海豹痘病毒与羊痘病毒、牛口腔炎病毒等一样，同属于副痘病毒属。感染的动物主要分布于大西洋和太平洋，有 8 种易感动物，包括灰海豹、港海豹、竖琴海豹（harp seals）、海狗、北海熊、北海象、加利福利亚海狮、星海狮及南美海狮等，海豹痘病毒很容易在这些动物间传播。动物感染表现为皮肤的结节，可以发展成炎性结节或坏死，好发于头、颈及胸部，通常数周后自行缓解。人类受损的皮肤接触鳍足类的生物含有病毒的皮肤或口腔可能会被感染，主要见于接触海洋动物的工作人员，其感染率高达50%，但通常无症状，也可表现为感染的局部出现孤立的丘疹或结节，一般 1~2 周内消退。少数可以进一步发展成坏死，形成溃疡，愈合后可留下浅表的瘢痕。通常发生在手部。改善工作条件，做好防护是预防本病重要的措施。治疗以对症支持为主。

# 十一、Yaba 猴病毒病

本病系人感染 Yaba 猴病毒所致的疾病。Yaba 猴病毒又称 Yaba 猴肿瘤病毒，属痘病毒科，猴感染该病毒后，可在皮肤上发生良性组织细胞增生性瘤性肿块，经过几个月后自然消退。人被病猴抓伤感染后，经过 5~7 天，在受损伤的部位出现红色小丘疹，以后逐渐扩大形成结节，直径可达 2cm，经 3~4 周后逐渐消退。治疗为对症处理。

# 十二、来自野生动物的副痘病毒感染

多种副痘病毒存在于野生动物中，这些病毒有红鹿痘病毒、驯鹿痘病毒等，人类通过接触或处理感染这些副痘病毒的野生动物时被传染。

人感染野生动物的副痘病毒常发生在手部，表现类似羊痘，初起为红色或紫红色的小丘疹，单个或数个，质地坚硬，后扩大成为扁平出血性脓疱或水疱，中央有脐凹并结痂，痂皮呈黑色，痂周有灰白色或紫色晕，其外再绕以红晕，以后痂皮脱落，变成乳头瘤样结节，最后变平、干燥、结痂而自愈，无瘢痕形成，病程一般 2 个月左右。

组织病理示：明显角化过度伴角化不全，表皮呈假上皮瘤样增生，棘层中部细胞空泡样变性伴核皱缩，真皮内明显血管增生，伴弥漫性混合炎细胞浸润。电子显微镜下表皮棘细胞内可发现病毒颗粒。

（杜俊芳）

# 第三节　人乳头瘤病毒性皮肤病

乳多空病毒（papovavirus）是一组双链、无包壳的 DNA 病毒，包括人乳头瘤病毒（human papillomavirus，HPV）、多瘤病毒（polyomavrus）和猴空泡病毒（simiarevacuolating virus）等，其中只有 HPV 能通过人之间密切接触传播，人是唯一宿主，其感染的靶细胞是皮肤和黏膜的上皮细胞，可引起多种病变。

1. 病毒学　HPV 为无包壳的双链 DNA 病毒，直径 55nm，其衣壳由两种编码的蛋白即主要结构蛋白 L1 和次要结构蛋白 L2 构成。HPV 基因组全长 8kb，分成三个区域，包括上游调节区（URR）、早期编码区（E 区）和晚期编码区（L 区）。早期编码区包含 4kb 长的含有开放读码框的基因，在病毒复制的早期表达，而晚期编码区在病毒复制的晚期表达，编码衣壳蛋白。

HPV 有严格宿主及细胞特异性感染，在体外很难培养成功。近年来利用 PCR 等技术，已经证实 HPV 至少有 200 种基因型，且不同的基因型与引起的疾病有一定的关系。

2. 致病机制　HPV 感染上皮的基底层细胞，但病毒的复制需要在完全分化角质形成细胞中完成，如上层棘细胞和颗粒层细胞。病毒 DNA 功能上分为早期（E）和晚期（L）区域，早期区域 DNA 控制病毒的复制、转录调节和转化，而晚期区域 DNA 编码病毒衣壳的结构蛋白，晚期区域 DNA 的表达依赖于宿主细胞的分化。因此，在体外培养条件下很难模拟病毒的生命周期，繁殖相当困难。

HPV 分型依据病毒 DNA 的基因型，即在病毒的 L1 区，如有 10% 的核酸序列同源性与其他 HPV 不同，就将这种 HPV 认定为一种新基因型，如有 90% 以上的核酸序列同源性与其他 HPV 相同，即将该病毒分类为某种病毒的亚型。根据这种分类方法，HPV 的分型越来越多，目前已经有 80 多种，以后还会逐渐增加。

所有 HPV 都有嗜鳞状上皮细胞性，但不同基因型的病毒易感染不同的部位，如 HPV – 1 易感掌跖部位，HPV – 16 易感生殖器部位，而 HPV – 11 则易感生殖器和咽喉部上皮细胞。

HPV 感染引起的乳头瘤开始是良性的，此时病毒基因在染色质外显子内复制。在一定条件下，出现一些称之为"高危"或"癌相关"的 HPVs 基因型，其大部分病毒基因丢失，而小部分病毒基因整合到宿主细胞的染色质巾，并保留 E6 和 E7 病毒调节基因，肿瘤的发生与否决定于这些早期基因的表达，E6 蛋白灭活肿瘤抑制因子 p53，E7 蛋白抑制细胞 pRb 蛋白，p53 和 pRb 蛋白为细胞周期的负调节蛋白，当被感染细胞表达 E6 和 E7，细胞就会发生永生化分化，导致肿瘤的产生。

HPVs 的亚临床和潜伏感染：亚临床和潜伏感染逐渐得到公认，亚临床感染指患者未觉察 HPVs 感染，但经过详细的临床、组织学和细胞学检查及分子生物学检测，有 HPVs 感染的依据，据估计，70% 的生殖器部位的 HPVs 感染为亚临床感染。潜伏感染指感染部位无明显组织学改变，但存在病毒 DNA。

3. 宿主的免疫反应　HPV 容易发生持续感染，提示其能逃避机体的免疫反应。HPV 逃避机体免疫的机制包括：①病毒感染周期中缺乏病毒血症，因此不能充分与机体免疫系统接触；②在病毒复制的早期仅有低水平的蛋白表达，难以将有效的病毒抗原信息经朗格汉斯细胞递呈给 T 细胞引发机体免疫反应；③高水平病毒蛋白表达发生在"免疫豁免"的终末角质细胞，这时完整的病毒只从上皮外层脱落，显然无法有效激发免疫反应。尽管 HPV 感染能成功逃避机体的免疫机制，但最终能成功诱发免疫反应。机体免疫反应在抵御 HPV 发挥作用的的证据包括：①60% ~ 70% 疣病的患者可以在 2 ~ 3 年内自行消退；②清除部分疣体的过程中，其他多灶性病变也可同时消退；③部分患者皮损消退前在皮损局部出现炎症反应；④细胞免疫功能低下的人群如 HIV 感染，其疣病的发生率高，病变进展快，且容易反复，而体液免疫缺陷的患者并不表现对 HPV 易感，提示在控制 HPV 感染中细胞免疫发挥重要的作用。

# 一、疣

疣是人类乳头瘤病毒（human papillomavirus，HPV）感染所引起，以往认为这些疾病是慢性良性疾病，但最近发现 HPV 感染后有一部分会导致恶性肿瘤，如皮肤癌、舌癌和宫颈癌等，因而引起人们的重视。疣的分类如下：

1. 传统的分类是根据疣的临床表现及部位　将疣分为寻常疣、扁平疣、跖疣、生殖器疣（尖锐湿疣）、口腔疣、咽喉疣及疣状表皮发育不良。

2. 组织学分类有　①包涵疣（蚁丘疣），在棘细胞层上部见有丰富、透明、均质性、嗜酸性大的包涵体，见于深在性过度角化掌跖疣；②局灶性空泡化及角化不全的乳头状疣，见于寻常疣、表浅性镶嵌型掌跖疣及尖锐湿疣；③表皮上部弥漫性空泡化疣，见于扁平疣、某些疣状表皮发育不良；④"发育不良"空泡化疣，见于某些疣状表皮发育不良。

3. HPV 不同类型与临床表现的分类　不同类型 HPV 与疣的临床表现有一定关联性。

## （一）病因及发病机制

疣可通过直接或间接接触传染，肛周、生殖器疣大多通过性接触传染，医源性传染也是间接接触传染的可能途径之一。习惯性咬甲者易发生甲周疣。外伤或皮肤破损对 HPV 感染是一个重要的因素，如跖疣常好发于足部着力点，在胡须部位的疣常由于剃须而发生播散。

疣可发生在任何年龄，但婴幼儿少见，随着年龄的增长，发病率逐渐增高，到青壮年时期最高，估计在青少年中疣的发病率为 500/100 000，总人群的发病率为 300/100 000，男女发病比为 1 ：1.4 左右，近年来肛周生殖器疣的发病率有明显增高趋势。

疣的病程与机体免疫有重要的关系，在免疫缺陷患者，如肾移植、恶性淋巴瘤、慢性淋巴细胞性白血病及红斑狼疮患者疣的发病率增高。

### （二）临床表现

1. 寻常疣　中医称"千日疮"，俗称"刺瘊""瘊子"等。皮损初起为针尖大的丘疹，渐渐扩大到豌豆大或更大，呈圆形或多角形，表面粗糙，角化明显，触之硬固，高出皮面，灰黄、污黄或污褐色，继续发育呈乳头样增生，摩擦或撞击时易于出血，偶可引起细菌感染。初起多为单个，可长期不变，但亦有逐渐增多至数个到数十个，有时数个损害可融合成片，少数可发生同形反应。多发生于青少年，一般无自觉症状，偶有压痛。寻常疣可发生于身体任何部位，常好发于手指、手背、足缘等处，1%～2%的寻常疣可发生于生殖器部位。若发生于甲缘者，其根部常位于甲廓内，表现为单纯性角化，待侵及皮肤时，才出现典型赘疣状损害。若向甲下蔓延，使甲掀起，破坏甲的生长，易致裂口、疼痛及继发感染。病程发展缓慢，约65%的寻常疣可在2年内自然消退。临床观察发现疣消退时常有下列预兆：突然瘙痒，疣基底部发生红肿，损害突然变大，趋于不稳定状态，或个别疣消退或有细小的新疣发生。寻常疣发生恶变罕有报道。寻常疣的特殊类型有：

（1）丝状疣（filiform warts）：好发于眼睑、颈、颏部等处，为单个细软的丝状突起。正常皮色或棕灰色，一般无自觉症状，若发生于眼睑，可伴发结膜炎或角膜炎。

（2）指状疣（digitate warts）：为在同一个柔软的基础上发生一簇集的参差不齐的多个指状突起，其尖端为角质样物质。数目多少不等，常发生于头皮，也可发生于趾间、面部。一般无自觉症状。

（3）掌疣（verruca palnlaris）：发生在手掌的寻常疣，皮损与跖疣相似，表现为表面角化伴粗糙不平的角化性丘疹或斑块，多见于手汗较多从事体力劳动或家务的人群。

（4）着色性疣（pigmented warts）：本病多见于日本学者的报道，皮损除有过度色素沉着外，其他很像寻常疣，主要发生在手部，也可发生在足底，很像跖疣。主要由HVP4、HPV60和HPV65感染所致。色素沉着是由于基底层HPV感染的组织中黑素细胞中大量存留黑色素。发生机制不清楚，推测与黑色素转运障碍有关。

（5）屠夫疣（butCher warts）：得名源于常发生于肉制品加工业者，与HVP7感染有关。表现为广泛的疣状丘疹或花椰菜样病变，多见于手背、手掌、甲周或抓鱼肉的手指。本病与动物乳头瘤病毒感染无关。

2. 跖疣　跖疣系发生于足底的寻常疣，外伤和摩擦可为其发病的诱因，足部多汗与跖疣的发生也有一定的关系。初起为一细小发亮的丘疹，后逐渐增大，表面角化，粗糙不平，呈灰褐、灰黄或污灰色，外观呈圆形，境界清楚，周围绕以稍高增厚的角质环。若用小刀将表面角质削去，则见角质环与疣组织之间境界更为明显，继续修削，见有小的出血点，此是延伸的真皮乳头的血管破裂所致。若仅微量血液外渗凝固，则形成小黑点。好发于足跟、跖骨头或趾间受压处，有时可在胼胝的基底上发生，或两者同时并存。单发或多发，有时在一较大的跖疣的四周，有散在性细小的针头大的卫星疣。自觉不同程度疼痛，病程慢性，可自然消退，一般认为，儿童较成人易于消退，多汗或跖骨异常者不易消退。

跖疣的特殊类型有：

（1）镶嵌疣（mosaic warts）：跖疣的数个疣体聚集在一起，或相互融合形成一角质斑块，若将表面角质祛除后，则暴露多个角质软芯。通常无明显的疼痛。

（2）蚁丘疣（nly rmecia）：又称包涵疣，其特点为表面覆盖着一厚的胼胝，用刀将之削除后，则暴露出疣特有的白色或淡棕色的柔软颗粒，疼痛明显，有一定的压痛，多发生在趾尖端及其侧缘。

（3）脊状疣：此疣南HPV60感染引起，为一种特殊的跖疣。表现为轻微隆起的3～5mm的肤色丘疹，发生在非受力的部位，缺乏典型跖疣的特点，容易误诊。

（4）跖疣囊肿（plantar wart cystis）：表现为足底出现1.5～2cm大小的囊肿，囊壁为上皮细胞。多发生在受力的部位，可合并脊状疣。发生机制为HPV感染的表皮被埋入真皮而形成的囊肿。

3. 扁平疣　又称为青年扁平疣，主要侵犯青少年，大多骤然出现，为米粒大到绿豆大扁平隆起的丘疹，表面光滑，质硬，浅褐色或正常皮色，圆形、椭圆形或多角形，数目较多，多数密集，偶可沿抓痕分布排列成条状（同形反应），长期存在的扁平疣可融合成片。一般无自觉症状，偶有微痒。好发于颜面、手背及前臂等处。有时伴发寻常疣。面部扁平疣偶可伴发喉部乳头瘤。仅发生在面部的皮损且伴有红斑时，容易与寻常痤疮皮损相混淆，或两个病同时存在时容易漏诊。尽管病程呈慢性经过，但在所有临床型 HPV 感染中，扁平疣自发缓解率最高，有时突然消失，愈后不留瘢痕，但也有患者持续多年不愈。少部分患者可以复发。

### （三）组织病理

病毒疣的特征性组织病理改变是颗粒层和颗粒层下棘细胞的空泡样变性，变性细胞内常含有嗜碱性包涵体（为病毒颗粒）和嗜酸性包涵体（为角质蛋白），同时常常伴有棘层肥厚或乳头瘤样增生。各种疣尚有各自的病理变化如下：

1. 寻常疣　表皮棘层肥厚，乳头瘤样增生伴角化过度，间有角化不全。表皮嵴延长，在疣周围向内弯曲，呈放射状向中心延伸，在棘层上部和颗粒层内有大的空泡化细胞，为圆形，核深染，嗜碱性，核周围有一透明带围绕。这些细胞有的仅含少量透明角质颗粒。在空泡化细胞之间的非空泡化的颗粒细胞内常含大量簇集的透明角质颗粒。增厚的角质层内间有角化不全，常位于乳头体的正上方，排列成叠瓦状。此种角化不全细胞的细胞核大，深嗜碱性，呈圆形而不是长条形。组织学和电子显微镜对比研究证实，在棘层上部的空泡化细胞和角质层的角化不全细胞的深嗜碱性的圆形核中，含有大量病毒颗粒。真皮乳头层内可有炎细胞浸润伴血管增生、扩张，但无特异性。

2. 掌跖疣　病理改变与寻常疣基本相同，但整个损害陷入真皮，角质层更为增厚，并有广泛的角化不全。棘层上部细胞的空泡形成亦较明显，构成明显的网状。因常有继发感染，故真皮内有较多的炎细胞浸润。

深在掌跖疣的组织特征为在表皮下部的细胞胞质内有很多透明角质颗粒，它与正常透明角质不同，为嗜酸性，在棘细胞层上部增大，互相融合形成形态不一、均质性、大的包涵体。此种包涵体围绕在空泡化核的四周或被核四周空泡化而把它与核隔开。

3. 扁平疣　明显角化过度和棘层肥厚，但与寻常疣不同，无乳头瘤样增生，表皮嵴仅轻微延长，无角化不全。表皮上部细胞有比寻常疣更广泛的空泡形成，空泡化细胞的核位于细胞的中央，有不同程度的固缩。其中一些核呈深嗜碱性。颗粒层均匀增厚，角质层细胞因空泡形成而呈明显的筛网状。有些扁平疣基底层内含有大量的黑素，真皮内无特异变化。

### （四）诊断与鉴别诊断

根据各种疣的临床表现、发病部位及发展情况，诊断不难，但需与下列一些疾病进行鉴别：

1. 寻常疣需与疣状皮肤结核相鉴别　疣状皮肤结核为不规则的疣状斑块，四周有红晕。

2. 跖疣需与鸡眼和点状掌跖角化症鉴别　鸡眼其压痛明显，表面平滑。还需与点状掌跖角化症相鉴别，后者早年发病，常有家族史，手掌、足跖均有损害，散在分布，以受压部位皮损多见。

3. 扁平疣有时需与毛囊上皮瘤及汗管瘤相鉴别　此两者皆好发于眼睑附近，组织学完全不同。有时扁平疣与扁平苔藓鉴别困难，后者儿童少见，好发在四肢曲侧，面部少见，瘙痒明显，常有黏膜损害，皮损呈紫红色，有白色细纹（Wickham 纹）。

### （五）治疗

治疗以破坏疣体、纠正局部角质形成细胞异常增殖和分化，刺激局部或全身免疫反应为主要手段，包括全身和局部治疗。

1. 全身治疗　目前采用的治疗方法很多，但疗效皆难以肯定。

（1）中医中药：治疗疣的报道甚多，现介绍一些如下：

1）平肝活血方（上海）：当归 9g，郁金 9g，赤芍 9g，牛膝 9g，红花 6g，鸡血藤 9g，灵磁石 30g，山甲 3g，龙骨 24g，牡蛎 24g，每天 1 帖，连用 7~8 天。

2）治疣汤（四川）：桃仁、红花、熟地、归尾、赤芍、白芍各 9g，川芎、白术、山甲、甘草、首乌各6g，板蓝根、夏枯草各15g，每天19占，6~8帖为一个疗程。

3）马齿苋合剂（北京）：马齿苋60g，败酱草15g，紫草15g，大青叶（或板蓝根）15g，每天1帖，分2次服，7~14帖为一个疗程。

4）板蓝根注射液：2~4ml，肌内注射，每天1次，10次为一个疗程。

5）柴胡注射液：2ml（相当于生药1g/ml）肌内注射，每天1次，20次为一个疗程。

（2）维A酸类药物：维A酸类药物可以有效纠正被HPV感染的角质形成细胞异常角化，促进机体建立特异性细胞免疫反应，有利于病毒的清除。适用于皮损范围广泛，或皮损较大无法手术切除或进行其他治疗的患者。口服阿维A，成人每天20~40mg，连用15~30天，根据疗效可适当增加剂量或延长疗程。要注意药物的不良反应，特别是对生育的影响。也可选用异维A酸。

（3）干扰素：对多发性且顽固难治的疣，可配合全身或病损局部注射干扰素，单独使用干扰素疗效不肯定。

（4）治疗疫苗：治疗疫苗正在临床试验阶段，对HPV感染引起的肿瘤可能有预防和治疗作用。

2. 局部药物治疗　由于多数疣在发病后1~2年内能自行消退，不少患者即使采用深度破坏性治疗方法，有1/3仍会复发，因此对疣的各种局部治疗的疗效估价应特别慎重，对一些可能造成永久性瘢痕的疗法，不宜使用。

（1）氟尿嘧啶（5-Fu）：可用5% 5-Fu软膏，或5% 5-Fu、10%水杨酸及等量火棉胶或弹性火棉胶作溶媒配成涂剂治疗寻常疣，以及用2% 5-Fu丙二醇或5% 5-Fu二甲基亚砜（DMSO）涂剂治疗扁平疣，皆获得一定的疗效。根据多数资料报道，可能出现的不良反应有局部疼痛，皲裂、水肿、过敏反应、流泪、色素沉着及感染等。

（2）博来霉素：有人用0.05%~0.1%博来霉素生理盐水溶液或2%普鲁卡因溶液作局部皮损内注射，治疗单个或数个寻常疣或跖疣，根据疣的大小每次注射0.2~0.5ml，每周1次，通常2~3次后疣体脱落，不良反应较少。

（3）0.7%斑蝥素：加入等量火棉胶及醋酮溶液中，外用治疗甲周寻常疣，隔天涂搽一次，有一定的疗效。

（4）0.1%~0.3%维A酸乙醇溶液：局部外用，每天1~2次，治疗扁平疣和寻常疣，治愈率分别为83%及39%，不良反应有局部轻度烧灼感、红肿、脱屑及色素沉着。

（5）0.5%鬼臼毒素：每天2次，连续3天，如能耐受可连续使用4~5天，治愈率达60%~70%，如疣体未消退可隔周再用一个疗程。

（6）5%咪喹莫特（imicluimocl）霜：治疗尖锐湿疣，每周3次，连续16周，治愈率达65%，复发率20%，也可用于寻常疣的封包治疗或配合水杨酸治疗。

（7）西多福韦：1%西多福韦凝胶外用或2.5mg/ml皮损内注射对多种疣有效。

（8）其他局部用药：对寻常疣特别是甲周围疣可试用20%碘苷霜，有人用二硝基氯苯（DNCB）在难治疣的部位诱发接触性皮炎，认为有治疗价值。跖疣可用3%福尔马林溶液做局部湿敷或浸泡，每天1次，每次15分钟，连续4~8周，也可用10%~20%的戊二醛溶液或凝胶，常有效。此外，个别报道对扁平疣可用25%补骨脂酊、30%骨碎补酊外搽；或用木贼、香附、板蓝根、山豆根各30g，煎浓汤外洗涂擦；或用马齿苋捣烂外敷，有一定效果。

3. 光动力学治疗　系统或局部使用氨基酮戊酸（ALA），经光照射后引起局部细胞死亡，可治疗部分寻常疣、尖锐湿疣。

4. 物理治疗　冷冻疗法、电灼疗法、激光治疗、红外凝固治疗、温热方法适用于数目少的寻常疣和跖疣。

5. 外科手术切除　可用于寻常疣及尖锐湿疣，但手术后常易复发。有人主张用钝性剥离法治疗跖疣。

## 二、鲍恩样丘疹病

本病首先由 Lloyd 于 1970 年所描述，他称之为多中心性色素性鲍恩病，以后相继有可逆性女阴异型、生殖器多中心鲍恩病、伴原位变化的色素阴茎丘疹等名称。现公认以鲍恩样丘疹病较为简练，现将其分类为Ⅲ级表皮内新生物。本病特点为在生殖器部位发生多发性色素性斑丘疹，良性经过，可自行消退，但病理组织呈原位癌样改变。

### （一）病因及发病机制

本病电子显微镜检查发现其皮损的表皮角质形成细胞中有病毒颗粒。Gross 等利用免疫细胞化学技术发现病损组织切片中有 HPV 结构抗原。同时采用核酸杂交技术分型，发现本病与 HPV – 16 型密切相关。

### （二）临床表现

发病年龄为 1~64 岁，好发于 21~30 岁之间，男女均可发病。皮损为多个或单个丘疹，呈肉色、红褐色或黑色，其大小不等，直径 2~10mm，呈圆形、椭圆形或不规则形，境界清楚，丘疹表面可光亮呈天鹅绒外观，或轻度角化呈疣状，皮损散在分布或群集排列成线状或环状，甚至可融合成斑块。好发于腹股沟、外生殖器及肛周的皮肤黏膜，男性多好发于阴茎及龟头，女性多发生于大小阴唇及肛周。一般无自觉症状，部分患者有瘙痒或烧灼感，病程慢性，少数患者的皮损可自然消退，但可复发，有转变为浸润型癌的可能（<5%）。

### （三）组织病理

典型的鲍恩样丘疹病的病理改变为表皮细胞结构混乱，有很多核大、深染、成堆的异形的鳞状上皮细胞，亦有角化不良、多核及异形核分裂象的角质形成细胞。极少数患者同时或同一损害中见有鲍恩丘疹及尖锐湿疣两种病理改变共存的现象。

### （四）诊断与鉴别诊断

本病呈良性多形性改变，故常误诊为扁平苔藓、银屑病、环状肉芽肿、色素性乳头瘤、脂溢角化症、尖锐湿疣、痣细胞痣、鲍恩病、增殖性红斑等，但有特殊的原位鳞癌的组织像，而临床经过良性可资鉴别。与鲍恩病区别之点是本病发病年龄轻，皮损多发，有色素沉着倾向，而鲍恩病多发生于老年人，皮损常在龟头，为单个大斑块，斑块逐渐离心性增大并伴有浸润。

### （五）治疗

手术切除效果最好，但不宜大范围切除。还可采用电灼、冷冻、二氧化碳激光、腐蚀剂等去除小范围损害，局部外用 5 – Fu 霜也有效。Nd：YAG 激光治疗也有效，且不产生瘢痕。其他有效的治疗方法有：口服维 A 酸、西多福韦外用、5% 咪喹莫特外用、光动力学治疗等。

## 三、疣状表皮发育不良

本病由 Lewandowsky 及 Lutz 于 1922 年首先报道，为一种遗传性疾病，其特点是全身泛发性扁平疣及寻常疣样损害。

### （一）病因及发病机制

本病对 HPVs 存在遗传易感染性，约 25% 的患者呈常染色体显性遗传，亦有人报道为 X 性联隐性遗传。研究发现，染色体 17q25 和 2p21 – p24 二个位点与本病相关。该病能自体接种和异体接种，用电子显微镜检查发现其损害细胞的核内包涵体中有 HPV 颗粒，因此认为此类患者对 HPV 有选择性细胞免疫缺陷，特别是 T 辅助细胞的数量和功能缺陷、NK 细胞活性增强，而与 DNA 损伤、修复及 HLA – A 和 HLA – B 抗原无关。目前已从本病各种皮损中分离出 20 多种 HPV，包括 3、5、8~10、12、14、15、17、19~25、28、29、36~38、47、49 及 50 型，但主要是 HPV3 及 HPV5、HPV8。HPV3、HPV10 常发现于良性、泛发性扁平疣样损害中，病程较长，不会恶变，HPV5、HPV8 除发现于扁平疣样损害中，尚可见于花斑癣样或棕红色的斑块型中，常有家族史，其暴露部位的损害常可发生癌变，表明HPV5、HPV8有致癌的可能，偶尔HPV14、HPV17、HPV20及HPV47也与肿瘤有关。由于癌变的损害只见于暴露部位，因此有人认为，日光损伤与恶变可能有一定的关系。

## （二）临床表现

患者多自幼年发病，亦可初发于任何年龄，单个皮损为米粒大到黄豆大的扁平疣状丘疹，圆形或多角形，暗红、紫红或褐色，数目逐渐增多，对称分布。好发于面、颈、躯干及四肢，亦可泛发于全身，口唇、尿道口亦可发生小的疣状损害。皮疹以面、颈、手背处最多，较密集，甚至融合成片，其他部位多为稀疏散在。因发生部位不同，形态可有差异，如发生在面、颈、手背部者，很似扁平疣，发生于躯干及四肢者，则较大、较硬，很似寻常疣。根据临床观察，皮损可分为四型：①扁平疣型，多见，皮损分布较广泛，数目较多，颜色也较深；②花斑癣样型，较少见，为色素减退或不同程度棕色色素沉着性扁平鳞屑性丘疹，轻度角化，皮损几乎不高出皮面，临床似花斑癣；③点状瘢痕型，极少见，皮损轻度凹陷，角化亦轻微；④肥厚斑块型，少见，为淡红到紫色斑块，好发于四肢，皮损较大，临床上似脂溢性角化。

此外，常伴有掌跖角化、指甲改变、雀斑状痣及智力发育迟缓，有时自觉瘙痒，病程进展极慢，经年累月不退，也有妊娠后自行消退的病例报道。20%～30%的患者发生日光性角化，进一步可发展成鳞状细胞癌，但很少转移。

## （三）组织病理

各种临床类型疣状表皮发育不良的组织学变化基本相同，与扁平疣改变相似，表现为角化过度、棘层肥厚，表皮上部有明显弥漫性细胞空泡样变性，甚至侵及棘层下部，以HPV3感染者多见；HPV5、HPV8感染所致者，表皮增生明显，其深浅程度不一，病变细胞肿胀，呈不规则形，胞质为蓝灰色，有些细胞核固缩，核变空，呈"发育不良"外观。电子显微镜观察棘层甚至基底层均可发现病毒颗粒。

## （四）诊断与鉴别诊断

根据全身泛发性扁平疣样或寻常疣样损害的临床表现及病理检查可以诊断。但需与下列疾病进行鉴别。

1. 疣状肢端角化症　皮损在手背、足背、膝、肘等处，表现为扁平疣状丘疹，手掌有弥漫性增厚以及小的角化，病理检查表皮上部细胞无空泡形成。

2. 扁平苔藓　为紫红色丘疹，有瘙痒，常有明显的黏膜损害，病理有其特异性改变。

## （五）治疗

本病需密切观察有无鳞状细胞癌或癌前期病变的发生，一旦发现要立即手术或其他方法切除；避免过度日光照射，建议使用有效的防晒霜。严禁放射治疗。

本病无满意疗法，可试用5－Fu软膏，也可用聚肌胞注射液肌内注射，每次4ml，每周2次。阿维A可试用于本病的治疗，且常可获得良好的临床疗效，但治疗机制不明，通常起始剂量为1mg/（kg·d），且疗效与剂量呈相关性，停药后常复发，能否预防肿瘤和癌前期病变的发生，目前尚不得而知。

# 四、复发性呼吸道（咽喉）乳头瘤病

复发性呼吸道（咽喉）乳头瘤病（RRP）由HPV感染引起，可发生于任何年龄，以5岁以下儿童和15岁以上青壮年多发，青春期常能缓解，但以后常常复发，表现为良性、非浸润性疣样损害，可侵犯全呼吸道，以咽喉部常见。有呼吸道梗阻引起的症状，典型表现为声音嘶哑、喉头喘鸣和呼吸窘迫三联征，常误诊为哮喘、假膜性喉炎或过敏性支气管炎等。喉镜检查，乳头瘤呈灰白色，通常发生在喉及声门下的鳞状和纤毛柱状上皮的移行区。

组织病理活检黏膜上皮呈乳头瘤样增生，棘层上部有体积大、淡染、核同缩的空泡状细胞。HPV分型检测为HPV－6及11型，与尖锐湿疣的HPV亚型一致。因此，有人认为，本病系新生儿出生时通过产道，吸入产妇产道内 HPV 所导致。但育龄期妇女宫颈、外生殖道尖锐湿疣的发生率远远高于新生儿复发性呼吸道（咽喉）乳头瘤病的发生率，因此有人对此提出怀疑，而且产妇患尖锐湿疣而行剖宫产手术本身也对产妇存在风险，所以目前对产妇患尖锐湿疣是否行剖宫产手术存在争议。

本病无特效治疗办法，可采取在内镜下激光治疗或全麻下手术切除，也可用干扰素治疗。约 14% 的患者可发生癌变，且常常是致死性的，甚至发生在儿童期，放射治疗可增加癌变的发生率。

## 五、病毒相关毛囊发育不良

本病是近年来在接受器官移植的患者中行免疫抑制疗法时或白血病、淋巴瘤患者进行化疗时，出现的与多瘤病毒相关的一种毛发疾病，曾经认为本病与使用环孢素有关，又称为环孢素诱导的毛囊营养不良。临床表现为粟粒大小的红色或皮肤色丘疹，丘疹中间可见白色角化性的棘状突起，主要发生在面中部。损害数量较多时，可以相关融合，形成斑块，甚至引起面部变形。一些患者同时伴有眉毛和睫毛的脱落。也可发生于四肢及躯干，但头发不受累。组织学上可见到典型的、大量扩张的球状毛囊，伴有包含大毛发透明蛋白颗粒的核嗜酸性细胞的增生及突出的内根鞘细胞的扩大或角化。临床上有时与玫瑰痤疮和结节病相混淆。电子显微镜观察可见核内大量的 20 面体病毒颗粒，直径大小为 40nm。

少数患者局部使用 3% 西多福韦乳膏及口服夏更昔洛韦可以使症状缓解。

（杜俊芳）

## 第四节　肝炎病毒感染相关的皮肤病

肝炎病毒感染是以肝脏炎症或坏死为主要病变的一组全身性感染性疾病。按照病原学分类，目前将病毒性肝炎分为甲型肝炎、乙型肝炎、丙型肝炎（hepatitis C）、丁型肝炎（hepatitis D）、戊型肝炎等，此外，其他病毒如庚型肝炎病毒、输血传播病毒等是否引起病毒性肝炎尚未最后定论。各型肝炎临床表现相似，但发病机制、传播方式、病情经过及预后差别较大，其中丁型肝炎病毒是在乙肝病毒感染的基础上发生。肝炎病毒感染主要引起肝损害，但也可以借助病毒血症或免疫反应引起肝外表现，其中少数情况下可以表现为皮肤损害。皮肤损害可以伴随病毒性肝炎发作而发生，也可以单独表现为皮肤损害。我国是病毒性肝炎发病率较高的国家，重视病毒性肝炎皮肤表现，有利于及时发现相关的病毒感染，并合理开展相应的预防和治疗。

## 一、甲型肝炎病毒感染皮肤表现

甲型肝炎是由小核糖核酸病毒组中甲型肝炎病毒所致，该病毒十分稳定，其传播途径是以粪 - 口为主，一般是良性无症状性感染，部分出现黄疸性肝炎，不发展成慢性或引起肝硬化或肝癌。约 10% 的患者在感染早期出现一过性皮疹，通常为斑丘疹、紫癜或荨麻疹样皮损，个案报道有暴露部位的麻疹样发疹、结节性脂膜炎、复发性血管炎样皮疹（与持续病毒感染后冷球蛋白血症有关）。通常对症治疗可消失，无需特殊处理。

## 二、乙型肝炎病毒感染皮肤表现

乙型肝炎患者可有多种皮肤表现，急性期的皮肤表现是 HBsAg 与抗 HBsAg 的抗体所形成的免疫复合物有关，用免疫荧光检查，可在皮损的血管中测出免疫复合物及补体。

### （一）临床表现

除 Gianotti - Crosti 综合征外，在急性乙型肝炎发病前 1~6 周，可有 20%~30% 的患者发生血清病样综合征，常表现为荨麻疹和血管性水肿，少数患者可发生红斑、斑丘疹、多形红斑、猩红热样红斑、白细胞碎裂性血管炎、苔藓发疹及紫癜等，同时可伴有关节痛及关节炎等，在血清及关节液中可测出 HBsAg - Ab 复合物。其他皮肤症状尚可发生结节性多动脉炎、特发性混合型冷球蛋白血症、结节性红斑等。

慢性活动性乙型肝炎可在躯干、四肢发生炎症性丘疹，中心化脓、结痂、萎缩，形成特征性痘样瘢痕，此皮疹可持续多年，且随着肝炎病情的变动而波动，其病理组织改变呈过敏性毛细血管炎。此外，尚可发生肝病常见的皮肤表现，如红斑、痤疮、红斑狼疮样改变、局限性硬皮病、膨胀纹、紫癜、指甲下与甲根部出血。

乙型肝炎疫苗接种者可出现结节性红斑、泛发性环状肉芽肿、血小板减少陆紫癜和 Reiter 综合征等皮肤表现。

### （二）治疗

按乙型肝炎预防和治疗。乙型肝炎合并结节性多动脉炎时，系统使用拉米夫定（lamivudine）和血浆置换可有良好效果。慎用糖皮质激素。

## 三、丙型肝炎病毒感染皮肤表现

丙型肝炎病毒（HCV）是非经肠道传播性病毒肝炎，是输血相关性肝炎的主要原因之一，其感染特点是易慢性化。慢性的临床表现为乏力，而黄疸少见。其实验室特征与乙型肝炎相似，但血清氨基转移酶水平一般较低，波动也较大。慢性丙型肝炎的诊断应依靠肝脏活检和血清试验（如 ELISA 或 RIBA 法检测 HCV 抗体）或 PCR 法检测 HCV－DNA 来确定。

近年发现，丙型肝炎除引起肝脏损害外，还可通过免疫机制，并发其他各种器官病变，有时皮肤表现可为本病唯一临床证据。根据目前报道，与丙型肝炎有关的皮肤病变有皮肤瘙痒症、单纯性痒疹、结节性痒疹、混合性冷球蛋白血症（Ⅱ型或Ⅲ型）、扁平苔藓、迟发性皮肤卟啉症、皮肤血管炎，荨麻疹、结节性红斑、多形性红斑、结节性多动脉炎、白塞病、唾液腺损害（类似 Sjogren 综合征中的淋巴细胞性唾液腺炎）、坏疽性脓皮病、浅表播散性日光性汗孔角化症、泛发性环状肉芽肿、坏死性肢端红斑、成人 Still 病及单侧痣样毛细管扩张症等。HCV 可以是上述各种皮肤病的病因或与之相关。因此，对上述各种皮肤病患者应常规检查有无 HCV 感染。如有，采用抗 HCV 治疗（如用干扰素 α300 万 U，3 次/周，连续 6 个月），对部分患者可能有效。

## 四、戊型肝炎病毒感染皮肤表现

戊型肝炎病毒可以经粪－口途径进入人体，引起急性肝细胞炎症。本病发病过程与临床表现与甲型肝炎有相似之处，但也有自身特征，如黄疸前期较长，症状较重，可以引起胆汁淤积症状，发生肝衰竭较甲型肝炎更常见等。在感染的早期，皮肤表现为风团样损害、结节性红斑、紫癜等，可伴有关节疼痛。发生胆汁淤积时，可有皮肤瘙痒。诊断血中抗 HEV IgM 阳性是感染的标志。治疗上以对症为主。

## 五、儿童丘疹性肢端皮炎

本病首自意大利 Gianotti 提出，他在 1955 年报道了 3 例四肢、面部有特异性丘疹、浅表淋巴结肿大及肝大的小儿病例，其后世界各地都有报道，本病遂作为一独立疾病而被广泛承认，又称为"贾诺提－克罗斯蒂综合征（Gianotti－Crosti svndrome）"及"小儿丘疹性肢端皮炎（papular acrodematitis of chilclhood）"。由于在一段时期内比较重视皮肤症状的描述，而不强调伴发的肝炎，因而就易与另一种通常不伴有肝炎的丘疹水疱肢端局限性综合征相混淆，为此有人建议将本病称为 Gianotti 病，而丘疹水疱肢端局限性综合征称为 Gianotti－Crosti 综合征。近年来，特别是第 5 次世界小儿皮肤病学大会认为两者单从皮损无法鉴别，许多文献所述的 Gianotti 病、Gianotti－Crosti 综合征是本病的同义语。

### （一）病因及发病机制

Gianotti 首先确认本病与乙型肝炎病毒（HBV）HBsAg 有关，他在所有的病例血清中用放射免疫法均能检出 HBsAg，电子显微镜下可观察到含 HBsAg 的颗粒，提出本病是由于乙型肝炎病毒（主要是 HBsAg ayw 型，偶尔 adw 或 adr）通过皮肤黏膜所致的原发性感染，或可能是乙肝病毒抗原抗体复合物疾病。1966 年 Eileart 报道有本病典型皮疹而无肝炎的病例，在这些病例中其致病因子以 EB 病毒最为多见，其他有腺病毒、埃可病毒、柯萨奇病毒等。现认为本病的病因分为三类：①病毒，包括乙型肝炎病毒、EB 病毒、甲型肝炎病毒、丙型肝炎病毒、巨细胞病毒、柯萨奇病毒、呼吸道合胞病毒、腺病毒、副流感病毒、轮状病毒、细小病毒 B19、腮腺炎病毒、人类疱疹病毒 6 型及 HIV 等；②非病毒感染因子，包括 A 组 β 溶血性链球菌、肺炎支原体、巴尔通体、分枝杆菌、葡萄球菌等；③接种疫苗，包括脊髓灰质炎、百白破、麻疹、腮腺炎、乙型脑炎、乙肝疫苗及流感等疫苗。随着乙肝疫苗的广泛接种，与乙肝病毒感染相关的病例会越来越少。

### （二）临床表现

不管病因如何，本病的临床有共同的特征。患者发病年龄自 6 个月到 15 岁，而以 2~6 岁居多，成人罕见发病。无明显的前驱症状而突然发疹。为自针头到绿豆大扁平充实性丘疹，暗红、紫红或淡褐色。初多发生于四肢末端、手背、足背等部，在 3~4 天内依次向上扩展至股部、臀部及上肢伸侧，最后延伸到面部，躯干多不受累，偶尔可见少数皮损。皮损多对称分布，呈播散性，互不融合，但易受机械刺激的肘部、膝部、手背及足背有时融合呈线状排列（Koebner 现象），瘙痒程度不等，HBV 感染者黏膜一般不受侵犯，而其他原因引起者可侵犯黏膜。经 2~8 周自然消退，可有轻度脱屑。在发疹时，全身淋巴结肿大，尤以颈部、腋窝、肘部及腹股沟等处淋巴结为甚。在皮疹出现的同时或 1~2 周后发生急性无黄疸型肝炎，亦有在发疹 20 天后出现黄疸，有肝大，无压痛，皮疹持续 20~40 天呈轻度脱屑而消退，在皮疹消退时，肝炎达极期，但患者一般情况良好，少数患者可有低热、倦怠和全身不适。

血清氨基转移酶（ALT、AST）值升至 100~800U/L，甚至可高达 2 000U/L，醛缩酶、碱性磷酸酶升高，但血胆红素水平不增高。皮疹发生数日后，血清 HBsAg 呈阳性，3 个月后约半数可转阴，但此后阴转率极慢，1 年后仍有 40% 阳性。白细胞总数一般正常，亦可稍有增多或降低，单核细胞增加，似传染性单核细胞增多症，但血嗜异性凝集试验阴性，血沉正常，血清蛋白电泳于急性期 $\alpha_2$ 及 β 球蛋白增加，末期 γ 球蛋白增加。

### （三）组织病理

表皮有轻度或中等度棘层肥厚和过度角化，真皮上部水肿，毛细血管扩张，其周围有淋巴细胞及组织细胞浸润，淋巴结内有严重的弥漫性网织细胞增生。皮疹电子显微镜检查可在真皮上部的小血管内皮细胞的胞质内见有直径 20nm 的微细管状集合块，电子显微镜检查淋巴结及肝脏均能见 HBV 抗原的结构。

### （四）诊断与鉴别诊断

与 HBV 感染有关的小儿丘疹性肢端皮炎的诊断标准如下：①面部、四肢无瘙痒的红斑丘疹或丘疱疹，持续 20~25 天，不复发；②浅表淋巴结反应性肿大；③急性无黄疸型肝炎，至少持续 2 个月，亦可迁延数月或数年；④皮疹发生后数月出现血清 HBsAg 阳性。

与无肝炎的丘疹水疱肢端局限性综合征很难区分，目前认为，两病单从皮疹无法区别，因此 Chuh 制定的本病诊断标准如下：

1. 乙肝病毒血清反应阳性临床症状　①单一形态的扁平丘疹或丘疱疹，直径 1~10mm；②皮疹侵犯以下三个或四个部位：面部、臀部、上肢和下肢伸侧；③对称分布；④持续至少 10 天。

2. 乙肝病毒血清反应阴性临床症状　广泛的躯干部皮损和鳞屑性损害。

临床上本病尚应与玫瑰糠疹、扁平苔藓、药疹相鉴别。

### （五）治疗

本病无特殊治疗方法，且任何治疗都不能缩短病程。由于本病有自限性，通常 3~4 周内自行消退，偶可持续 8 周以上，故仅作一般对症处理。

（杜俊芳）

# 第五节 副黏病毒相关的皮肤病

副黏病毒是 RNA 病毒，有对乙醚敏感的包囊，其大小为 100~300nm，包括新城病病毒、腮腺炎病毒、副流感病毒、麻疹病毒及呼吸道合胞病毒。风疹病毒在新的病毒分类中为囊膜病毒科风疹病毒属中唯一的病毒，结构类似副黏病毒，在本节一并介绍。本组病毒中能引起皮肤变化者主要为麻疹病毒、呼吸道融合病毒和风疹病毒。副流感病毒除引起热性呼吸道感染外，在发热时，偶亦可在面、颈、躯干上部发生粉红色斑疹或斑丘疹，呈麻疹、风疹或猩红热样发疹，多见于儿童。流行性腮腺炎在疾病的中期，偶于躯干出现斑疹、斑丘疹或水疱，有时并发血小板减少性紫癜。可根据它们的特异性症状进行诊断。

## 一、麻疹

### （一）病因及发病机制

病原体为麻疹病毒，属 RNA 病毒，大小约 140nm，衣壳外有囊膜，囊膜上有血凝素，有溶血作用，但无神经氨酸酶。此病毒抵抗力不强，对干燥、日光、高温均敏感，对一般消毒剂也敏感。

麻疹病毒易感细胞表面表达 CD46 和 CD150 受体，后者是淋巴细胞活化的信号分子，单核吞噬细胞系统感染初期出现淋巴样细胞增生伴多核巨细胞形成，以后出现病毒血症，毛细血管内病毒抗原的堆积导致前驱疹的出现，包括 Koplik 斑细胞内也有病毒核衣壳，感染第 4 天出现的斑疹性皮疹与细胞介导的抗病毒免疫反应相关。如果机体细胞免疫力低下（如白血病患者，特别是使用细胞毒药物化疗者），病毒持续复制可导致巨细胞肺炎或致死性内脏病变；皮疹出现后，机体出现一过性 T 细胞介导的细胞免疫功能低下，持续 1~2 个月，患者结核菌素反应性降低，易发生结核感染和各种内脏器官的麻疹病毒感染，包括麻疹性脑炎。自然感染麻疹后可出现终身抗麻疹免疫力。

主要经飞沫通过呼吸道及眼结膜而传染。5 岁以下儿童发病数最高，而 6 个月以内的婴儿由于从母体获得的免疫力尚未消失，故不易感染。病后 2 周，体内即产生循环抗体且有持久免疫力，再次发病者很少。本病全年均可发生，但以冬春为多，用减毒的麻疹疫苗作预防注射可使麻疹发病率显著下降。

### （二）临床表现

1.. 潜伏期　9~11 天，前驱期一般为 4 天，表现有高热，眼结膜充血、怕光、分泌物增多。鼻流涕，呈黏液脓性，咳嗽，有时出现呕吐、腹泻。起病 2~3 天后，在第二磨牙对面的颊黏膜上，出现蓝白色或紫色小点，周围有红晕，称为 Koplik 斑，此斑初起 2~3 个，后逐渐增多，到发疹期，可蔓延到整个颊黏膜及唇内侧，且可互相融合，在发疹后的第 2 天开始消退，此种黏膜斑可作为麻疹早期的特征。有时在此斑出现之前，软腭黏膜潮红，甚至有小的瘀点。

2. 发疹期　为起病后第 4 日开始发疹，先出现于耳后、发际、颜面，后迅速蔓延到颈部、上肢、躯干及下肢，为一种玫瑰色的斑丘疹，压之退色，疹盛时可互相融合，疹间皮肤正常。皮疹在 2~5 天内出全。出疹时体温可达 41℃左右，中毒症状加重，颈淋巴结和肝、脾可肿大。在本病过程中，尤其发疹期，血清中乳酸脱氢酶增高，且其同工酶 -2 浓度也增高。

3. 恢复期　从出疹后 5~7 天开始，体温下降，全身中毒症状减轻，皮疹按出疹顺序逐渐消退，消退后留有棕褐色色素沉着斑并有细小的糠麸状脱屑，整个病程约 2 周。

由于麻疹病毒侵入的数量、毒力、患者发病年龄、机体免疫状况不同，近年来不典型麻疹较为常见，可表现以下几种情况：

1. 轻型麻疹　较为常见，多见于 6 个月以内的婴儿，或流行前注射过丙种球蛋白，或接种过疫苗未完全获得保护的人群。前驱期上呼吸道症状及发热等表现较轻，且持续时间短。麻疹黏膜斑不典型或缺乏。临床表现皮疹少，病程短，并发症少，但同样具有传染性，是重要的传染源之一。

2. 重型麻疹　多见于营养不良、免疫力低下或继发细菌感染等患者。表现有 4 型：①中毒型，表现为病毒血症严重，高热达 40℃ 或以上，伴谵妄、抽搐、昏迷、呼吸困难、肢端发绀和脉搏加快，早期出现大批紫蓝色斑疹，相互融合；②休克型，以循环衰竭为特征，皮疹稀少，色淡，或骤然隐退，面色苍白，唇及肢端发绀，脉搏细弱，心率快，血压下降等；③出血型，除中毒症状重外，皮疹呈出血性，可同时伴内脏出血；④疱疹样型，可出现广泛分布的水疱性损害，部分相互融合形成大疱，有时类似于 Stevens – Johnson 综合征或表皮坏死松解症，此时注意是否与合并使用的药物有关。

3. 非典型麻疹综合征　又称异型麻疹，多见于接种麻疹灭活疫苗后 6 个月至 6 年，当接触麻疹患者或再次接种麻疹灭活疫苗时发生。表现为前驱期有高热、头痛、肌痛、乏力等，但缺乏麻疹黏膜斑。2～3 天后从四肢末端开始出疹，逐渐波及躯干和面部。皮疹呈多形性，有斑丘疹、水疱、紫癜或风团，常并发肺炎、胸腔积液。化验检查血中嗜酸性粒细胞计数增多，血凝抑制抗体和补体结合抗体呈强阳性，但病毒分离多为阴性。本病发病机制不清楚，多认为是病毒抗原介导的迟发型变态反应所致。目前国内多采用减毒的活疫苗接种，故此型已很少见。

4. 新生儿麻疹　由于出生前数天母亲患麻疹而感染。常无发热及上呼吸道症状，皮疹较多，但并发症少，预后好。

5. 成人麻疹　全身症状较儿童重，麻疹黏膜斑与皮疹同时或稍后出现。皮疹广泛并融合，但并发症少。孕妇患麻疹可发生死胎。

6. 无疹型麻疹　见于免疫功能低下的患者，如患白血病、先天免疫缺陷及长期使用免疫抑制剂的患者。可表现为发热等全身中毒症状，但无皮疹及麻疹黏膜疹。诊断主要依据流行病学及血清学检查、病毒分离等。

儿童并发症较多见，以营养不良和机体抵抗力低下的各种慢性病常见，急性感染期最多见的为支气管肺炎及中耳炎，其他可发生脑炎、心血管功能不全以及结核病变播散等。

## （三）组织病理

在前驱期，有广泛的淋巴样组织增生，伴有多核巨细胞，在皮肤及上呼吸道黏膜中亦可见到此类细胞。在皮疹及 Koplik 斑处，有局灶性角化不全、角化不良及海绵形成，真皮内有少量淋巴细胞浸润。在电子显微镜下可见表皮细胞内融合多核的巨细胞，其中含有副黏病毒所特有的微管聚集物。

## （四）诊断与鉴别诊断

在流行期间，对有接触史的易感儿童，如出现上呼吸道卡他症状时，应密切观察。如发现口腔有 Koplik 斑，即可确诊。在前驱期鼻咽拭子涂片用 Wright 染色，可见有多核巨细胞，尿沉淀中可发现巨细胞及胞质内包涵体的单核细胞。用直接荧光检查，可在此种剥脱细胞中发现有麻疹病毒抗原，均有早期诊断意义。在出疹期需与一些病毒性发疹性疾病进行鉴别。对于一些不典型或异型麻疹，诊断有困难时，可进行麻疹病毒的培养或麻疹抗体效价的测定，此种特殊的抗体，在发疹后 3～4 天出现，在 2～4 周后达高峰。对麻疹病毒可进行分子生物学检测，但目前尚未常规开展。

## （五）预防与治疗

1. 预防　易感儿童可皮下注射麻疹减毒活疫苗，对高危接触者可肌内注射人免疫球蛋白。隔离患者至麻疹皮疹消退。

2. 一般治疗　卧床休息，给予易消化、营养丰富的饮食，儿童可给予维生素 A。保持眼、鼻、口腔及皮肤清洁，可用 3% 硼酸水或生理盐水洗眼、鼻和口腔。对咳嗽、高热、惊厥等症状，给予对症治疗。为了防止继发细菌感染可给予抗生素。

3. 中医药治疗

（1）早期：以透疹解表为主，可用宣毒发表汤加减（荆芥、葛根、薄荷、炒牛蒡子、前胡、蝉衣、生甘草）。

（2）出疹期：可清热透疹，用银翘散加减。

（3）恢复期：宜养阴败毒，可用沙参麦冬汤加减。

# 二、风疹

风疹，又称德国麻疹（Gennan measles），是由风疹病毒引起的急性呼吸道传染病，可表现为上呼吸道炎症、发热、红色斑丘疹和耳后、枕后淋巴结肿大。孕妇妊娠早期感染风疹病毒，可致先天性风疹综合征或死胎。

## （一）病因及发病机制

病原体为风疹病毒，此病毒直到 1962 年才在人羊膜细胞中培养成功。对乙醚敏感，早期分类为 RNA 多形副黏液病毒，新的病毒分类为囊膜病毒科风疹病毒属中唯一的病毒，结构类似副黏病毒。病毒直径 120～280nm，其中心毒粒直径为 50～70nn，四周有囊膜。此病毒仅能使人与猴致病，早期患者的血液及咽部分泌物可分离出病毒。主要经飞沫传染，进入人体后，开始在上呼吸道及颈淋巴结处生长繁殖，以后通过血液而播散到身体其他部位。早在发疹前 7 天即出现病毒血症，此时或稍后出现淋巴结肿大，在发疹时或发疹后 1～2 天内，血清中出现中和抗体，血循环中的病毒消失。因此发疹可能是由于抗体病毒复合物引起的一种炎症反应，而并不是由于病毒侵犯血管内膜所致，病毒直接作用也是致病因素之一。

本病在全球范围内发生，易在大城市春季流行，好发于儿童和青年人，潜伏期有传染性，出疹后传染性迅速下降。

## （二）临床表现

1. 获得性风疹　又称后天获得性风疹。潜伏期为 14～21 天，平均 18 天。前驱期在儿童多数无或有轻度的前驱症状，在成人或青年人可有发热（可达 39℃）、头痛、倦怠、咽痛等症状，发疹后即消退。

一般在前驱期后的 1～2 天出现皮疹，有时在出疹的第 1 天或前驱期时，在软腭、颊、腭垂等处出现暗红色斑疹或瘀点（Forschheimer 征）。皮疹为本病的特征性表现，为小的淡红色充血性斑丘疹，先见于面部，而后颈部，再由躯干波及到四肢，于 1 天内布满全身，但手足心多无皮疹。早期皮疹像麻疹，融合后似猩红热，持续 1～5 天，通常 3 天消退，故描述风疹的皮疹为"1 天像麻疹，2 天似猩红热，3 天退疹"。常在下肢发疹时面部皮疹业已消退，消退后不留痕迹，可有轻度脱屑，约 40% 的患者可无皮疹。在发疹前 5～7 天即可出现枕骨下及后颈部淋巴结肿大，以出疹时淋巴结肿大最为明显，稍有压痛，可持续 1 周以上。

在前驱期及出疹初期，白细胞、淋巴细胞和中性粒细胞均减少，约于出疹后 5 天，淋巴细胞增多。多数患者在发病后第 1 周内可有浆细胞增加。

并发症：在儿童很少见，主要为气管炎、中耳炎。在较大的儿童及成人常可并发关节炎，表现为手、足小关节或膝、肘、肩关节疼痛、肿胀，且常伴有发热。此外，极少数患者可伴发血小板减少或血小板正常性紫癜，也有伴发噬血细胞综合征的报道。并发脑炎更为少见，且无脱髓鞘现象，这一点与其他病毒性脑炎不同。

2. 先天性风疹　又称先天性风疹综合征。常见于先天性白内障、青光眼、耳聋、牙齿缺失、先天性心脏病、骨发育异常、小头畸形、智力障碍、消化道畸形、肝脾肿大、黄疸等患者。皮肤表现有血小板减少性紫癜，脐周、额部及颊部色素沉着，慢性荨麻疹及网状青斑等。因真皮有红细胞生成，可在皮肤上出现红色或紫色丘疹或结节，形成所谓的"蓝莓松饼婴儿"（blueberry muffim baby）。

不同妊娠时期。孕妇感染风疹病毒与引起胎儿畸形程度及表现相关。在妊娠前 11 周内感染，致畸率达 90%，且为多发性畸形；妊娠第 12～16 周感染致畸率为 25%，都为耳聋；妊娠前 6 周内感染常引起心脏和眼损伤；妊娠前 16 周内感染引起耳聋和神经精神发育缺陷，且在感染后 1 年或以上才出现症状。

### （三）组织病理

皮肤及淋巴结表现为非特异性急性或慢性炎症变化。风疹性脑炎为非特异性血管周围炎症浸润、水肿及程度不等的神经元变性，且伴有轻度脑膜反应。

### （四）诊断与鉴别诊断

主要根据接触史，全身症状轻微，有红色斑疹，耳后及枕后淋巴结肿大等进行临床诊断，但仅根据临床表现诊断很不可靠，特别是在妊娠和免疫抑制患者需进行相关的实验室检查确诊。目前多采用 ELISA 和间接免疫荧光技术检查特异性 IgM 抗体，具有快速、敏感及特异优点，一般风疹患者在风疹出现时血清特异性抗体 IgM 即可阳性，具有早期诊断价值。新生儿检出特异性 IgM 抗体，或出生后 6 个月特异性 IgG 抗体持续存在且效价升高者即可诊断先天性风疹。既往用血凝抑制试验、补体结合试验和中和试验等检测特异性抗体，需要急性期和恢复期双份血清标本，其抗体滴度升高在 4 倍以上有诊断价值，但难以满足早期诊断，故现多用于疾病的流行病学调查和回顾性诊断。特殊情况下亦可做组织培养进行病毒分离。

本病需与麻疹、猩红热、幼儿急疹、药疹、传染性单核细胞增多症等相鉴别。

### （五）预防及治疗

1. 隔离患者　因本病传染期短，自皮疹出现后隔离 5 天即可。

2. 卧床休息　可多饮水，给予易消化的食物，其他可进行对症治疗。中医宜疏风清热，可用加味消毒饮（荆芥、防风、蝉衣、生甘草、炒牛蒡子、升麻、赤芍、连翘等）加减。

3. 预防接种　推荐对 1 岁到青春期儿童预防接种风疹疫苗。

4. 孕妇保护　由于孕妇感染风疹病毒对胎儿影响较为严重，故孕妇保护非常重要。育龄妇女、没有患过风疹的都应接受风疹疫苗的注射。已经怀孕情况下，是否注射风疹疫苗存在不同意见。流行期间，孕妇避免到公共场所。如已经确诊感染风疹，应考虑人工流产。

## 三、呼吸道合胞病毒感染

### （一）病因及发病机制

病原体是呼吸道合胞病毒，直径 100～140nm，比麻疹病毒小，核酸为 RNA，螺旋对称，有囊膜，但无凝血素，可被乙醚或氯仿所破坏。用人类细胞、双倍体细胞、原代猴肾细胞等培养时可以生长，且可产生特殊的融合细胞。呼吸道合胞病毒存在多形性，根据其表面糖蛋白 G 的不同分 A、B 两个亚型。两个病毒亚型的致病性无差异，但 A 亚型的感染率较 B 亚型高。用荧光抗体技术检查，可在感染细胞的胞质中查到病毒。本病系通过患者飞沫经呼吸道传播，每年冬季和热带的雨季皆有流行，且可反复感染。

### （二）临床表现

主要发生在 4～6 个月婴儿，多在冬季发病，潜伏期 4～5 天，主要表现有发热、咽炎、细支气管炎及支气管肺炎等。在较大的儿童及成人则表现为普通的上呼吸道感染症状。老年人及骨髓移植者呼吸道合胞病毒肺炎并不少见，且死亡率高。

少数儿童感染者可在面部及躯干发生一过性单纯性红斑，但无特异性。亦有报道，在发病的第 4 天于肩部、胸部发生弥漫性斑丘疹，第 5 天播散到躯干、前臂及臀部等处。亦可见少量瘀点，皮疹多在 12 小时后消退，同时体温亦下降。

### （三）组织病理

感染黏膜上皮组织出现多核融合细胞，免疫荧光检查可在感染细胞的胞质中查到病毒抗原。电子显微镜检查可发现病毒颗粒。

## （四）诊断

根据临床表现，取鼻咽部分泌物做病毒抗原检测即可确诊。细胞培养分离出病毒以及用标准免疫血清做中和试验和补体结合试验进行鉴定。

## （五）治疗

患者应卧床休息及对症治疗。

# 四、儿童不对称性屈侧周围疹

## （一）病因及发病机制

本病又称单侧性胸侧疹（unilateral laterothoracicexanthem），是一种独特的疾病，1962 年被报道。主要在晚冬和早春发病，欧洲地区常见，发病年龄在 8 个月～10 岁的儿童，以 2～3 岁多见，男女儿童比例为 1：2，也有成人发病的报道。本病病因目前尚未清楚，因为有儿童发病、呈季节性、有家庭传染发病的倾向且广谱抗生素治疗无效等特点，所以推测本病由病毒感染引起。有报道腺病毒、副流感病毒、小核糖核酸病毒 B19、HHV6 等与本病相关，但大多数报道病毒血清学检查阴性。

## （二）临床表现

发疹前 70% 左右的患儿有上呼吸道或消化道感染的症状，皮疹初发时为单侧散在红色丘疹，直径 1mm，周边有苍白晕，可融合成境界不清的麻疹样斑片，或呈湿疹样或网状，皮疹之间有正常皮肤，好发于腋窝、腹股沟附近、胸腹部（占 75%），逐渐向附近躯干和四肢皮肤扩散，发疹后 5～15 天约 70% 的患者可扩散到对侧，但仍然呈不对称分布，患者常有轻度瘙痒，70% 同侧淋巴结肿大。病程有自限性，皮疹 2 周至 2 个月自行消退，平均 2～6 周，消退过程中偶有少量细小鳞屑，消退后不留痕迹。

## （三）组织病理

表皮内水肿、海绵样变性，真皮全层血管、外泌汗腺导管周围及胶原束间淋巴细胞、组织细胞浸润，表皮内外泌汗腺导管穿过处也有淋巴细胞、组织细胞浸润，临近皮肤真表皮交界处可伴有交界性皮炎。

## （四）诊断与鉴别诊断

鉴别诊断包括接触性皮炎、浅部真菌感染、非特异性病毒疹、药疹、非典型玫瑰疹、痱子、Gianotti－Crosti 综合征等，因皮疹不对称性，最容易误诊为接触性皮炎。

## （五）治疗

本病无需特殊治疗，外用糖皮质激素及口服抗生素无效，抗组胺药可控制瘙痒症状。

（杜俊芳）

# 第六节　小核糖核酸病毒性皮肤病

小核糖核酸病毒是核糖核酸（RNA）病毒中最小的一类病毒，直径 15～30nm，呈立体对称二十面体，能抵抗类脂溶媒。根据它们在人体内主要寄生部位及耐酸特性，又分为三组，即鼻病毒组、肠道病毒组和甲型肝炎病毒。肠道病毒能耐酸，在 pH 3.0 时仍能在细胞中生长，而鼻病毒在 pH 3.0 中完全或几乎完全灭活。鼻病毒是引起普通感冒的主要病原体，无发疹。肠道病毒包括脊髓灰质炎病毒 1～3 型、柯萨奇病毒及埃可病毒，有 70 多个抗原型，这些病毒在世界各地散发或流行，日益为人们所重视。

柯萨奇病毒根据其特殊抗原型目前确定 A 组有 1～24 型，B 组有 1～6 型，感染 1 周后，在血液内即出现这些特殊型抗体，在 3 周内其抗体滴度达最高峰，中和抗体可存在于感染后数年，而补体结合抗体在感染 3 个月后就开始减少。

柯萨奇病毒感染多见于儿童，好发于夏季，经消化道或可能经呼吸道在人与人之间传播，感染后可发生很多非特异性皮疹及黏膜疹，可为弥漫性斑疹、麻疹样红斑、水疱及紫癜等。有人发现，

Gianotti - Crosti 综合征及皮肌炎的患者伴发柯萨奇 A16 及柯萨奇 B 组病毒感染。

脊髓灰质炎病毒是一种嗜神经性病毒，主要引起神经系统的病变，多无发疹。而柯萨奇病毒和埃可病毒引起的临床表现复杂多变，累及范围很广，感染后常仅有轻微症状或呈亚临床感染，出现的症状包括皮肤、黏膜、心肌及骨骼肌、中枢神经系统等各种脏器组织。同型病毒可引起不同的临床症候群，而不同型的病毒又可引起相似的临床表现。

# 一、疱疹性咽峡炎

疱疹性咽峡炎系好发于儿童的特殊发热性疾病，其特点为在咽部出现细小的丘疹性水疱及溃疡。

## （一）病因及发病机制

本病系由柯萨奇及埃可病毒所引起，最常见的为 A 组柯萨奇病毒，包括 2、3、4、5、6、8、10 型及柯萨奇病毒 B 组 3 型，其他柯萨奇 A 组病毒、某些 B 组病毒以及 9、16、17 型埃可病毒也偶有发现。

## （二）临床表现

主要发生于 1~7 岁的儿童，偶可见于成人，多在夏季及早秋发病，经 2~14 天潜伏期后突然发病，表现发热（38.5~40℃）、头痛、咽痛、吞咽困难、厌食，有时颈项强直，持续 4~5 天后在口腔前腭、软腭、扁桃体、咽、颊等部出现淡黄色或灰白色 1~2mm 大小的丘疹或水疱，四周绕有明显的红晕，此种损害常呈一小簇，以后互相融合，多数边缘充血，水疱扩大破裂，可形成 2~4min 大小淡灰黄色浅表性溃疡，但有些损害可以不形成溃疡。经 5~7 天痊愈。由柯萨奇 A 组病毒 9、21 型引起者，可并发肺炎，出现高热、发绀、呼吸深快、昏迷，最后可因呼吸衰竭而死亡，以婴幼儿死亡率最高。

实验室检查白细胞增高，取咽部疱液或大便，经组织培养或接种于乳裸鼠可得致病病毒，PCR 检测可发现相关病毒 DNA；取急性期及恢复期血清进行特殊的中和抗体、补体结合或血凝抑制试验，可助确诊。

## （三）诊断与鉴别诊断

根据急性发热起病，口腔有丘疹水疱性损害及培养出柯萨奇或埃可病毒等，即可诊断。

## （四）治疗

主要是对症治疗，别嘌醇（allopu - inol）漱口液漱口有助改善症状。

# 二、手足口病

本病又称水疱疹病及口炎（vesicular exanthemand stomatitis），由 Alsop 于 1957 年首先报道，是在手掌、足跖及口腔内以发生小水疱为特征的一种病毒性传染病，主要发生于儿童，在全球皆有流行的报道。

## （一）病因及发病机制

主要是柯萨奇病毒 A16 引起，暴发流行有时为柯萨奇病毒 A5、A10，散发性者可见由于柯萨奇病毒 A7、A9、B1、B2、B3 或 B5 及人肠道病毒 71 等引起，在水疱疱液、咽部分泌物或粪便中皆可分离出这些病毒。

## （二）临床表现

本病多发生于学龄前儿童，尤以 1~2 岁婴幼儿最多，但成人亦可发生。多在夏秋季流行，潜伏期 4~7 天。全身症状轻微，发疹前可有低热、头痛、食欲缺乏等症状。主要表现为疼痛性口腔炎，即在口腔的硬腭、颊部、齿龈及舌部出现疼痛性小水疱，很快破溃形成溃疡，四周绕以红晕。此外，在手、足可发生米粒至豌豆大小丘疹及水疱，半球状或椭圆形，疱壁薄，内容澄清，呈珠白色，主要发生在指（趾）的背面或侧缘，但亦有发生于掌跖及指的掌侧，且与指（趾）皮纹的走向一致。水疱数目不多，但亦可有 50 个以上，也可在膝前、臀部，甚至全身发生广泛性丘疹或水疱。整个病程约 1 周，很少复发。特应性皮炎患儿可出现泛发性水疱，类似 Kaposi 水痘样疹。

实验室检查可见外周血淋巴细胞、单核细胞增高。

### （三）组织病理

很少需要进行病理活检。早期表皮呈海绵样水肿，表皮内裂隙逐渐发展成多房性小水疱，时久后水疱可位于表皮下，伴有明显网状变性及气球状变性，单核细胞浸入表皮，无包涵体及多核巨细胞。真皮上部血管周围有淋巴细胞及组织细胞等炎性浸润。电子显微镜下可见病毒颗粒。

### （四）诊断与鉴别诊断

根据口腔、掌跖、指（趾）发生散在性水疱等临床症状即可诊断，必要时进行病毒分离。

### （五）治疗

对症治疗，可应用抗病毒药物如利巴韦林，中药夏枯草、板蓝根等。亦可试用中药导赤散加减。

## 三、口蹄病

口蹄病又称阿弗他热（aphthous fever），是一种侵犯牛、羊、猪等有蹄类家畜的病毒性烈性传染病，对家畜危害很大，偶可传染人。

### （一）病因及发病机制

由柯萨奇病毒A组感染所致，此病毒在牛舌或牛的其他组织中培养时很易生长，主要侵犯牛、羊、猪等有蹄类家畜，人接触感染家畜后偶尔发病。也有报道本病由埃可病毒O型引起。

### （二）临床表现

潜伏期2~18天。初起有倦怠、头痛、发热及口腔黏膜烧灼感等症状。儿童症状较成人为重，但一般皆很轻。经2~3天后，在颊黏膜、舌、唇以及掌跖、指（趾）间等处发生水疱，但有时只发生于口腔或手掌。初起水疱内容澄清或稍浑浊，破溃后形成疼痛的浅表性溃疡，且有水肿。局部淋巴结肿大。数天后体温下降，经1周而愈，愈后局部不留瘢痕。但亦有致死的报道。

### （三）组织病理

在皮肤、黏膜上皮深层有局限性水疱，在其邻近的细胞中有核内包涵体。

### （四）诊断与鉴别诊断

根据有病畜接触史，手、足、口腔发生水疱、溃疡，以及中等度发热等症状可做出临床诊断。水疱中培养出病毒或血清中检查出特殊的补体结合及中和抗体即可确诊；疑难病例可通过RT-PCR检测病毒核酸。

本病与手足口病皆由柯萨奇病毒A组感染引起，皮疹分布部位亦基本相同，但危害性、症状轻重皆不相同，故应予区别。

### （五）治疗

避免接触病畜。治疗为对症处理。

## 四、传染性水疱病

传染性水疱病是发生于猪的一种病毒性传染病。与病猪直接或间接接触的人，亦可发生与猪传染性水疱病相似的疾病。现已证实其病原体系一种肠道病毒，与柯萨奇病毒B6在血清学上有密切关系。

初起有发热（多为低热或高达38~39℃），热程一般为1~7天，常伴有全身乏力，四肢酸痛，食欲减退，个别有腹泻或便秘。起病1天内（少数在2天后）于口腔、手足等部位发生大小不等的水疱，由绿豆大到鸽蛋大。一部分患者在眼、鼻、外阴、肛门及其他部位的皮肤黏膜处亦可出现水疱，疱液初起清澈，后渐浑浊，四周绕以红晕，口腔黏膜如唇、舌等部位的水疱易于破溃，形成浅表性溃疡，常有灼痛而影响进食。身体其他系统未发生异常现象。病程一般为2周左右，预后良好，但亦可多次反复发作。

主要是对症治疗。

## 五、柯萨奇湿疹

本病系在特应性皮炎的基础上，感染了柯萨奇病毒 A16 所致。其临床表现为在特应性皮炎的皮损上，发生许多水疱，甚至发生全身性水疱，很似 Kaposi 水痘样疹。治疗与 Kaposi 水痘样疹相同。

## 六、柯萨奇病毒疹

### （一）柯萨奇病毒 A 组病毒疹

1. 柯萨奇病毒 A9　是一种常见致病病原体，常在夏季流行，常伴发脑膜炎及肺部损害，皮疹常见，但无特异性，可为散在性红斑、斑丘疹，初起于面颈部，后逐渐蔓延到躯干、上肢及掌跖。一般持续 1 ~ 7 天，可有短期发热，在出疹时则热退，并可发生水痘综合征，即高热 3 ~ 4 天，然后在红斑基础上发生 1 ~ 2mm 大小的水疱，呈向心性分布，皮疹不结痂。亦可伴发疱疹性咽峡炎，局部淋巴结肿大。此外，亦可发生荨麻疹及紫癜，在患者咽喉分泌物、脑脊液、大便及血液中可分离此病毒。

2. 柯萨奇病毒 A4　可发生鼻塞、咽炎、流涎等前驱症状，且常有疱疹性咽炎样发疹，可持续 1 ~ 10 天，在发热时或热退后出疹，为 2 ~ 5mm 大小的斑疹或丘疹，主要分布于面部及躯干（但决不见于臀部）。此皮疹 1 ~ 4 天消退，但亦可演变为 5 ~ 10mm 大小淡黄色不透明的水疱，成批出现于躯干，后向四肢蔓延，但不侵犯掌跖，不痒，需 1 ~ 2 周才消退，留有棕褐色色素沉着。

3. 柯萨奇病毒 A16　可引起 Gianotti – Crosti 综合征样皮损。

### （二）柯萨奇病毒 B 组病毒疹

1. 柯萨奇病毒 B1　有发热、头痛、无菌性脑膜炎等前驱症状。可发生风疹样、幼儿急疹样斑疹、斑丘疹，偶可出现手足口病样症状及疱疹性咽峡炎，多见于儿童。

2. 柯萨奇病毒 B2　在发热时可发生斑丘疹、水疱或瘀斑性皮疹，常仅见于腹部；口腔内可发生溃疡；常并发肌肉痛、呼吸道或胃肠道症状。

3. 柯萨奇病毒 B3　有发热、头痛、腹泻等前驱症状，亦可有肝脾大，约 25% 患儿可有发疹，主要表现为斑丘疹、丘疱疹及瘀点，可出现结节、溃疡，亦可出现手足口病样皮疹，其他可出现肺炎、心肌炎、肝炎等。在水疱疱液、咽部分泌物及大便中皆可分离出此种病毒，且血清中的中和抗体滴度亦增高。

4. 柯萨奇病毒 B5　亦是一种常见的致病病原体，常引起脑炎、心肌炎、心包炎、腹膜炎、瘫痪、睾丸炎、疱疹性咽峡炎、肝炎等，颈部及枕部淋巴结肿大，在热退后可有发疹，主要为细小的斑疹及丘疹，初发于面颈部，在 4 ~ 24 小时逐渐扩张到躯干及四肢，但掌跖不受侵犯。也有报道，柯萨奇病毒 B5 引起水疱性口炎伴多形红斑，水疱发生在口腔和唇部。

## 七、埃可病毒疹

埃可病毒（ECHO virus）系人肠道致细胞病变孤儿（enteric cytopathogenic human orphan）病毒的缩写，是 RNA 病毒，可分为 34 个血清型，体积极小，其直径 20 ~ 30nm，通常暂时性寄生于人类的小肠中，过去认为，埃可病毒对人类无致病性。现已发现，大多数埃可病毒组 34 个血清型，感染后可引起各种各样的症状，其临床表现与其他病毒一样，可出现中枢神经系统、胃肠道及呼吸道症状，同时可伴发热、皮疹，每年以一种血清型为主，儿童多发，通过粪便及口腔分泌物传播。1/3 ~ 1/2 埃可病毒感染的患者在疾病早期，可出现散在性粉红色斑疹，似风疹样发疹，初出现于面颈部，后延及躯干及四肢，亦偶波及掌跖，无痒感，皮疹多在 4 ~ 5 天内消退，消退后不留痕迹，亦有患儿在口颊黏膜出现似 Ko – plik 斑、斑丘疹、水疱和紫癜性皮损。在患者咽、粪便、血液或脑脊液中可分离出病毒。在病后 4 天及 2 ~ 3 周取血清检查，可发现特异性中和抗体。

皮疹类型与病毒血清型的关系不确定，但相关的报道如下：

1. 埃可病毒 2　在发热时，初在腹部、腰部，然后蔓延到躯干、颈部，出现红色、铜红色的丘疹，似风疹样发疹，可有咽炎、鼻炎及颈淋巴结肿大。

2. 埃可病毒 4　在发热时或当双相热的第 2 个高峰时，在颊部、躯干及掌跖等部位发生橙红色或紫红色斑疹或瘀斑，部分患者可出现风疹样发疹，亦有少数患者可出现水疱，常有脑膜炎和肠道症状。

3. 埃可病毒 5　在发病 2~3 天出现淡红色丘疹，在臀部及四肢的皮疹较密集，在面部及躯干则稀疏散在，有时并发肠炎。

4. 埃可病毒 7　在发热时于躯干部出现斑丘疹及瘀斑，常伴无菌性脑膜炎。

5. 埃可病毒 9　常呈大流行，起病急剧，可有头痛、咽痛、腹痛、恶心，但一般无腹泻，发病 1~2 天后，在面部、颈部、躯干、四肢伸侧及掌跖等顺序出现淡红色斑丘疹、风疹样或麻疹样发疹，有时可有瘀点或瘀斑，在臼齿对面的颊黏膜亦可发生白色或淡灰色小点，在舌部也可发生水疱或小溃疡。发疹时体温上升，皮疹可反复成批出现，淋巴结肿大，常并发脑膜炎。有时出现暂时性轻度的肌肉无力。

6. 埃可病毒 11　常无发热，全身可发生斑丘疹、水疱或多形性红斑，常并发枕部淋巴结肿大，轻度呼吸道症状，有时可导致腹泻流行。

7. 埃可病毒 16　是波士顿疹病（Boston exanthem disease）的病因，1957 年夏季在波士顿流行，故名（详见后述）。

8. 埃可病毒 18　全身发生斑丘疹，常在新生儿室引起腹泻流行。

9. 埃可病毒 19　在发病 2~3 天，于面、颈及躯干上部出现斑丘疹，有时融合成片，约经 5 天后消退。

10. 埃可病毒 25　在发热或热退时，面部、四肢及全身发生斑丘疹或水疱，可有疱疹性咽峡炎、无菌性脑膜炎或呼吸道症状。

11. 埃可病毒 11、19　引起紫癜性皮疹。

12. 埃可病毒 6、11、25　引起斑丘疹性皮疹。

13. 埃可病毒 23、32　引起毛细血管扩张性斑状损害。

# 八、波士顿疹病

埃可病毒 16 是波士顿疹病的病因，1957 年夏季在美国波士顿流行，故名。以后在其他地区亦有发现，现已罕见。本病潜伏期 3~8 天，初起有发热、头痛、咽喉痛、肌肉酸痛及眼部有烧灼感等症状，成人的全身症状较儿童为重。经 1~2 天后，体温下降，出现淡红色斑疹或斑丘疹，多散在分布，但亦可数目很多，甚至互相融合，严重病例可出现麻疹样发疹，甚至水疱性皮疹。主要发生于面部、胸背部，然后延及四肢及掌、跖，甚至全身。50% 患者于咽喉、齿龈或颊黏膜可发生散在性红色小点或黄白色糜烂面。可伴发结膜炎、淋巴结轻度肿大及无菌性脑膜炎。血象白细胞数正常，在恢复期，血清中有中和抗体或补体结合抗体，且可存在多年。皮疹经 2~3 周后自然消退。

治疗一般对症处理。

# 九、发疹性假性血管瘤病

本病在成人和接触本病患者的医务工作者中有暴发流行的报道，在儿童发病且有小流行的倾向，现已证实由埃可病毒 25、32 感染引起，最近报道也与 EBV 感染有关。

临床表现：突然出现 2~4mm 大小的、压之退色的红色丘疹，类似血管瘤，周边有 1~2mm 的苍白晕，皮疹数量 10 个左右，但也有大量发疹者。好发于面部、四肢，也可发生于躯干。儿童发生者皮疹持续 10 天左右消退；成人皮疹持续时间略长。儿童发病者常有病毒感染的全身症状，如有全身乏力、发热、头痛、咽喉痛、肌肉酸痛、食欲减退等，而成人常无自觉症状。

组织病理改变为真皮浅层血管扩张，血管内皮细胞肿胀突入管腔，但无血管增生。

本病有自限性，可复发。无特殊治疗，有全身症状时一般对症处理。

（杜俊芳）

## 第七节　虫媒和出血热病毒性皮肤病

虫媒病毒（arboviruses）和出血热病毒是一群由蚊、蜱等医学昆虫为媒介而传播的病毒，出于习惯和方便而将这群病毒放在一起讨论，实际上虫媒及出血热病毒包括多个病毒种群，包括囊膜病毒科（Togaviridae）、黄热病毒科（Flavivi－idae）、拉沙病毒科（Arertaviridae）、丝状病毒科（Filoviridae）和布尼安病毒科（Bunyaviradae）的多种病毒。本群病毒为 RNA 病毒，直径 20～100nm，在脊椎动物及无脊椎动物身体内皆可生长。现发现此类病毒有 300 余种，根据抗原特性，有人将这群病毒分为 A、B、C 及布尼安病毒（bunyaviruses）等 29 组，其中以 A、B 两组病毒数量最多，与人关系最大，1970 年国际病毒命名委员会（ICNV）提议将其 A、B 两组合并定名为囊膜病毒科（togaviridae），囊膜病毒科中唯一不属于虫媒病毒的是风疹病毒。

1. A 组　以蚊为媒介而传播，引起人、马和其他有蹄动物发病，包括东西方马脑炎及委内瑞拉马脑炎等十余种虫媒病毒，其所致的疾病，大部分无发疹，但有些病毒在某些地区发病时，也可有急性发热、严重的关节痛及斑丘疹。

2. B 组　以蚊、蜱为媒介而传播，主要使人发病，包括流行性乙型脑炎、森林脑炎、黄热病、登革热及西尼罗河脑炎等 39 种虫媒病毒。

3. C 组　是尚未能作出分类的其他虫媒病毒，亦不常有发疹，但白蛉热可发生猩红热样皮疹。

## 一、西尼罗河热

本病系由黄热病毒科中西尼罗河病毒所致。见之于中东、非洲、印度等地，尤其是埃及及以色列等地区。其传播媒介是库蚊（culex mosquito），多在夏季流行。其临床特点为发热、淋巴结肿大及发疹。皮疹为散在性圆形淡红色斑疹及丘疹，不痒，好发于躯干、四肢及面部，持续 1～4 天消退，皮疹多见于儿童，可对症治疗。

## 二、白蛉热

本病系白蛉虫媒病毒组的病毒所致。其传播媒介是巴蒲白蛉（phlebotomus papatasii），由母白蛉传播此病毒于人。此种白蛉见之于我国、地中海、苏联以及印度等地。

初起为在白蛉叮咬处发生小的瘙痒性丘疹，可持续 5 天左右，再经过 5 天潜伏期后，就突然出现头痛、乏力、恶心、眼结膜充血、颈部强直及腹痛等全身症状，同时在面部、颈部可发生猩红热样皮疹。恢复较慢，要经过反复几次的发热而逐渐消退。目前尚无特殊治疗办法。

## 三、登革热

本病系由虫媒病毒黄热病毒科中登革热病毒所致，其传播媒介为埃及伊蚊（Aedes aegypti mosquito），主要流行于菲律宾及其他东南亚地区，潜伏期 3～15 天（平均 5～6 天），突然起病，有高热、寒战、头痛、背痛、肌肉痛等全身症状，在发病 3～5 天，多数患者的前臂屈侧及躯干两侧可发生斑丘疹或麻疹样发疹，后逐渐增多，向面部及四肢蔓延而呈猩红热样皮疹，四肢皮疹可出现紫癜性损害，经 3～4 天后，皮疹消退，热度亦下降，皮疹消退时不脱屑，预后良好。急性期病毒分离、培养或 RT－PCR 检测病毒可确诊，血清学检测抗登革热病毒 IgM 也可确诊。治疗给予对症处理。

## 四、病毒性出血热

病毒性出血热是一组由虫媒和出血热病毒所引起的自然疫源性疾病，这组病毒包括拉沙病毒科（Are－naviridae）、丝状病毒科（Filoviridae）和布尼安病毒科（Bunyavi－idae）的病毒，临床上以发热、出血和休克为主要特征。此类疾病在世界上分布很广，临床表现多较严重，病死率很高，目前世界上已发现十多种。它们的病原、寄生宿主和传播途径各不相同，临床表现也有一些差异，并常在一定地区流行。

## （一）临床表现

各种病毒性出血热，临床表现虽有差异，但都有以下几种基本表现：

1. **发热** 是本组疾病最基本的症状，不同的出血热，发热持续的时间和热型不完全相同。以蚊为媒介的出血热多为双峰热，各种症状随第二次发热而加剧，流行性出血热和新疆出血热，则多为持续热。

2. **出血及发疹** 各种出血热均有出血、发疹现象，但出血、发疹的部位、时间和程度各不相同，轻者仅有少数出血点及皮疹，重者可发生胃肠道、呼吸道或泌尿生殖系大出血。现将我国及其他地区所见到的出血热疾病出血发疹情况简述如下：

（1）流行性出血热：在发病 1～5 天的发热期，呈急性病容，面、颊及上胸部充血、潮红，眼结膜充血，如醉酒貌，皮肤黏膜可见细小出血点，常分布于上腭、眼结膜、腋下及腋前后，呈簇集性分布或条状排列，部分患者在穿刺和压迫部位可见瘀斑，咽部多充血，结膜囊显著水肿，95%以上患者束臂试验阳性，到发病 5～8 天的低血压期各种症状加剧，此时充血现象消退，而出血现象加重，皮肤黏膜出血点增多，可融合成瘀斑，同时可伴发消化道出血、肺出血等。进入少尿期（多在病后第 8～12 天）时，出血现象更为显著，压迫部皮肤可见大片瘀斑，并可发生腔道大出血，如咯血、呕血、便血、鼻出血等。

（2）登革出血热：登革病毒可引起无出血倾向的登革热，但近 20 年来，在东南亚地区的登革热，常伴有严重的出血和休克的重症流行，称为"登革出血热"。登革出血热是一种临床综合征，其主要症状有高热、肝脾大、休克和出血现象，多数患者在四肢、面部、腋下和软腭见有散在性瘀点，有时融合成瘀斑。此外，尚可发生红斑、斑丘疹及风团样皮疹，有些患者可发生鼻出血、牙龈出血、胃肠出血和血尿等。

（3）新疆出血热：患者发热时伴有面颈及上胸部皮肤充血、潮红，在胸、背、腋下、面部、颈部及四肢有瘀点及瘀斑，在腋下多呈条索状排列，出血点是上身多，下身少，眼、软腭及齿龈亦有瘀点，注射部位可见血肿及瘀斑，眼球结膜有水肿。

（4）拉沙热（Lassa fever）：拉沙热病毒的自然宿主是多乳房鼠（mastomys natalensis），人接触病鼠或接触患者可感染，感染后经过 8～14 天潜伏期，出现发热、乏力、头痛、咳嗽、咽痛、关节痛、腰痛等症状，以后 1 周内出现高热、呕吐、肾脏损害（蛋白尿）、中枢神经系统损害（昏迷、谵妄）和呼吸系统并发症结膜炎也十分常见。偶然出现皮疹，表现为麻疹样发疹或紫癜性皮损。

（5）远东出血热（far east henlorrhagic fever）：本病由虫媒病毒所致，其传播媒介为啮齿动物，主要流行于美洲及朝鲜，突然发病。初起有发热、头痛、腰痛等全身症状，在结膜和皮肤（尤其是腋部）出现淤点。

（6）阿根廷出血热（Argentinian hemorrhagic fever）：本病由虫媒病毒的巨宁（Junin）病毒所致，其传播媒介为螨，有发热、头痛、腰痛、齿龈及鼻出血等。

（7）玻利维亚出血热（Belivian hemorrhagic fever）：本病系由虫媒病毒的马丘波（Machupo）病毒所致，其传播媒介是啮齿动物，初起有发热、头痛、关节痛和肌肉痛，部分患者皮肤感觉过敏，即使受光线照射后也能使皮肤产生疼痛，有明显结膜炎，眼眶周围水肿，但皮肤黏膜无瘀点，可有胃肠道出血，恢复期可发生弥漫性脱发。

（8）马尔堡和埃博拉病毒病（出血热）：分别由马尔堡（Ma－burg）病毒和埃博拉病毒（Ebola）引起，详见绿猴病。

3. **低血压休克** 各种出血热均可发生休克，但发生的频率和程度有很大的差异。流行性出血热休克发生最多而且严重。

4. **肾功能衰竭** 以流行性出血热的肾损害最为严重，其他出血热也可有不同程度的肾损害，但多轻微，仅表现为轻到中度的蛋白尿。

5. 实验室检查　血小板减少、血沉加快、凝血异常是各种出血热的共同特点。流行性出血热可见白细胞增多，甚至类白血病反应；其他出血热多为白细胞减少。有肾衰竭者常有尿素氮增高和电解质紊乱。尿常规检查，各种出血热均有程度不等的蛋白、红细胞、白细胞或管型。

### （二）诊断

临床诊断可根据流行病学资料、临床表现和实验室检查结果进行综合分析。而确诊必须有血清学或病毒学的证据。

### （三）预防及治疗

1. 预防　预防病毒性出血热应采取综合性措施，要灭鼠防鼠、灭蚊防蜱咬等。

2. 拉沙热病毒感染　早期使用利巴韦林有效，初次剂量 2g，静脉滴注，以后每次 1g，每 6 小时 1 次，连续 4 天，继而每次 0.5g，每 6 小时 1 次，连续 6 天，可降低严重患者的死亡率。

3. 其他各种病毒性出血热　目前均无特效治疗方法，对大多数出血热患者，早期使用糖皮质激素治疗可获得较好的疗效。应积极合理地对症处理，对确有弥散性血管内凝血（DIC）时，应争取尽可能早期进行抗凝治疗。此外，应积极预防及治疗休克、大出血、肾衰竭、肺水肿和心力衰竭等。

## 五、黄热病

黄热病是由黄热病病毒（yellow fever virus）引起的急性传染病，伊蚊为主要的传播媒介。

黄热病病毒为黄病毒科的黄病毒属，与同属的病毒有交叉免疫反应。该病毒抵抗力较弱，室温下容易被灭活。黄热病是一种自然疫源性疾病，可分为城市型和丛林型，非洲为主要的流行区。

本病临床表现分为三期，即感染期（病毒血症期）、中毒期（器官损害期）和恢复期，在感染期有发热、畏寒或寒战、剧烈头痛等，少部分患者可以有皮疹出现，表现为非特异性红斑、丘疹，或荨麻疹样皮损，结膜充血，舌尖及舌缘鲜红。进入到中毒期后，可以表现体温下降，器官功能障碍或衰竭。皮肤瘀点和瘀斑，肢端青紫，严重可出现大理石样的网状青斑。血清特异性抗体检测有助于本病的诊断。治疗无特效方法，以对症支持治疗为主。

## 六、绿猴病

本病亦称马尔堡病毒病、埃博拉病毒病、非洲出血热（African hemorrhagic fever）。

病原体系马尔堡病毒（Marburg virus）及与它形态相同的埃博拉病毒（Ebola virus），而此两种病皆来自非洲，故又称非洲出血热。这两种病毒均属于丝状病毒，自然宿主及传播媒介不明，人通过与病猴接触和接触患者的血液及分泌物而传染。

### （一）临床表现

本病潜伏期 3~10 天，突然发病，初起有头痛、发热、结膜炎、呕吐、腹泻、肌肉痛等全身症状，全身浅表淋巴结肿大，在发病 5~7 天，在臀、躯干、四肢出现散在毛囊性红色丘疹，后成为斑丘疹并互相融合，严重者皮损呈麻疹样弥漫性红斑，常呈出血性．急性发热期持续 2 周，约 1/3 的患者于第 7~17 天因心肌炎、肾衰竭及累及肝、胰、中枢神经系统而死亡。幸存者在发疹 16 天后皮疹消退，常有脱屑，尤以掌、跖及四肢末端脱屑较剧，颊黏膜可见有深红色小点，软腭可发生水疱，扁桃体肿大。实验室检查外周血白细胞及血小板减少，血清中丙氨酸氨基转移酶明显升高。在血、咽部分泌物可分离出病毒。

### （二）治疗

与病毒性出血热治疗方法相同。

## 七、阿尔伐病毒病

阿尔伐病毒，又称甲病毒，属囊膜病毒科IV组，该组有 27 种病毒，引起人类感染的包括麻亚若病毒、辛德比斯病毒、西门利克森林病毒（Senlliki Forest virus）、委内瑞拉马脑炎病毒（Venezuelan equine virus）和基孔肯雅病毒等，本组病毒感染引起阿尔伐病毒病，传播媒介是库力司塔蚊（culiseta mosquito），主要在非洲、芬兰、俄罗斯发生。

患者有发热、明显关节痛和脑炎，伴发皮疹表现为多发性 2~4mm 丘疹，周边有红晕，皮疹和全身症状在数周内消退。

皮疹组织病理表现为真皮血管周围淋巴细胞浸润，浸润淋巴细胞大而有异形，类似淋巴瘤样丘疹病，但不表达 CD30 抗原，可与之鉴别。治疗给予对症处理。

## 八、科罗拉多蜱热

科罗拉多蜱热是由蜱传播的病毒性疾病，临床特征为头痛、肌痛、双峰热和白细胞减少。

病原体为科罗拉多病毒，属人呼肠孤病毒科中的环状病毒属，为双链 RNA 病毒。本病发生在山区，与传播媒介安德逊蜱分布范围十分相关。此蜱身体坚硬，生存于海拔 1 200~3 300 米的山区或高原。人感染是由于受病毒感染的成蜱叮咬所致。美国每年都有数百例相关报道。我国尚未发现本病。

临床表现为突然起病，畏寒发热，伴全身中毒症状如头痛、肌痛、腹痛等。5%~12% 的患者有皮疹，多表现为斑疹或斑丘疹，数目多少不一，也可有荨麻疹样皮损，但无明显的瘙痒，多为一过性，5~7 天自行消退，出现瘀点或瘀斑极为少见。实验室检查提示白细胞减少，血清学检查或病毒分离培养有助于确诊。

本病无特效治疗方法，以支持和对症治疗为主。

## 九、基孔肯雅热

基孔肯雅热是由蚊虫传播的急性病毒性疾病。基孔肯雅热是坦桑尼亚南部的土语"Chikungunya"的译音，意为身体弯曲形同折叠，是关节剧痛的表现。本病于 1952 年在坦桑尼亚南部首次暴发。

该病病原体为基孔肯雅病毒，属甲组虫媒病毒科，为 RNA 病毒，只有一个血清型。本病主要流行于非洲及东南亚热带及亚热带地区。1987 年，我国云南西双版纳州也从患者的体内分离出该病毒。

临床表现为起病急，发热，四肢关节剧痛，常因疼痛患者屈身不动。可出现皮疹，表现为斑疹或斑丘疹，分布于面部、躯干或四肢的伸侧，手掌和足底也可受累，伴轻度瘙痒，皮疹持续 5~7 天自行消退。血清学检查或病毒分离培养有助于确诊。

本病无特效治疗药物，主要以对症治疗为主。

（杜俊芳）

## 第八节 腺病毒性皮肤病

腺病毒（adenowirus）于 1953 年首先从人类腺样增殖体组织培养中发现，是 DNA 病毒，直径约 70nm，耐乙醚。目前已知人类腺病毒有 31 个型，其中 10 个型与人类疾病有关。腺病毒是通过呼吸道和眼结膜而侵入人体，除能引起咽炎、肺炎、眼结膜炎、角膜炎、肠系膜淋巴结炎、心肌炎、胃肠炎及肿瘤外，偶亦可与各种皮损伴发，如麻疹样、风疹样、蔷薇疹样、猩红热样或多形红斑样发疹、水疱或大疱，甚至出现坏死性血管炎等。皮疹多在发热时或退热时出现，多见于面、颈、躯干，有时可发生于四肢。

# 一、诊断

对腺病毒感染所伴发的皮肤损害的诊断，主要依靠临床表现和病毒的检查，咽及眼结膜的拭液或大便接种于人类的上皮细胞上，可培养出病毒，上述标本 PCR 检测可检出病毒 DNA。血清学方法如检测特异性抗体对诊断有一定的帮助。

# 二、预防及治疗

预防可试用腺病毒疫苗及对患者加强隔离。

患者应卧床休息，可给予抗组胺制剂，防止继发感染。国内曾试用"抗腺病毒血清"治疗腺病毒感染，临床疗效尚不一致，有待进一步研究。局部对症处理。

（杜俊芳）

# 第九节　细小病毒性皮肤病

## 一、传染性红斑

本病又称第五种病（fifth disease），或拍红性面颊病，好发于 4～12 岁的儿童，多见于春夏季节。

### （一）病因及发病机制

长期以来，多认为本病是一种病毒性传染病，但未能获得实验室方面的证据。直到 1983 年 Anderson 等从 33 例传染性红斑患者的血清中检测出人类细小病毒 B19（human parvovlrus B19，PVB19）的 IgM 乏 IgG 抗体，后来 Plummer 等也在传染性红斑患者的皮疹中检测到 PVB19 - DNA，因此认为 PVB19 就是引起传染性红斑的病原体，是目前已知能引起人类疾病的唯一的细小病毒。

传染性红斑在全球范围内发生，可小规模流行，患者鼻咽部分泌物通过呼吸道传播，感染后具有终身免疫力。

PVB19 具有嗜红细胞性，骨髓前红细胞是本病毒的靶细胞，红细胞 P 抗原是 PVB19 的天然受体，缺乏 P 抗原的群体不感染本病毒；PVB19 具有细胞毒作用，感染病毒后 10 天骨髓前红细胞完全消失，第 15 天左右骨髓恢复，并出现 IgM 型抗体，持续存在 2～3 个月，皮疹和多发性关节炎是免疫复合物产生的反应，先天性和获得性免疫缺陷者可出现病毒的持续感染，表现为严重的慢性贫血。

### （二）临床表现

患者发病年龄多在 2～10 岁，潜伏期 5～15 天，常突然发病，感染第 6～10 天出现病毒血症，一般无全身症状或仅有微热，有时可有咽痛、呕吐、眼结膜及咽部轻度充血。首先于双侧面颊部发生玫瑰红色丘疹，迅速融合形成水肿性红斑，蝶形分布，境界清楚，外观呈特征性"拍红性面颊"（slapped cheek）性红斑，无鳞屑，局部温度增加，类似丹毒，偶有微痒和烧灼感。2～4 天后，在躯干、臀部及四肢出现境界清楚对称性花边状或网状的斑丘疹，掌跖亦可受侵，肢端皮损可呈出血性，偶尔出现水疱或脓疱。在颊部和生殖器黏膜上亦可发生暗红色斑疹。皮疹时隐时现，在温度较低的早上，皮疹较隐伏，在午后或经风吹或运动后则较明显。经 6～10 天后，皮疹渐渐消退，往往中心部分先消退呈一红色小环，有时邻近的环可以互相连接呈多环形或轮回状。皮疹消退次序和其出现先后次序相同，消退后不留痕迹。部分病例可有扁桃体肿大。若发生于成人，尤其是妇女可发生瘙痒及游走性关节炎，可持续 2 个月。曾报道一妇女患者发生水疱脓疱性皮疹，导致贫血、再生障碍性贫血危象及慢性骨髓衰竭。患者还可伴发系统性血管炎，如结节性多动脉炎、伴多血管性肉芽肿、动脉栓塞、荨麻疹、血管性水肿及丘疹紫癜性手套和短袜样综合征。

### （三）组织病理

表皮细胞水肿，灶性基底细胞液化变性，真皮乳头层血管扩张，内皮细胞肿胀，在血管、毛囊和汗腺周围有组织细胞浸润，但为慢性炎症改变，无诊断价值。

### （四）诊断与鉴别诊断

根据面颊部有蝶形水肿性片状红斑，全身症状轻微，临床诊断不难。临床上需与风疹、麻疹相鉴别。由于临床表现有时十分相似，所以实验室检查十分重要，特别是在妊娠妇女，更加需要实验室检查依据与风疹相鉴别。

潜伏期由于病毒血症的存在，可通过血液，电子显微镜检查寻找病毒颗粒，也可通过 PCR 检测病毒 DNA；发疹期病毒从血液中很快消失，只能通过检测抗人类细小病毒 B19 特异性 IgM 抗体来确诊。

### （五）治疗

对于儿童患病期间，以隔离为宜，至皮疹完全消退为止。

一般本病只需对症治疗，局部可给予炉甘石洗剂以安抚止痒。

PVB19 感染合并再生障碍性贫血、结节性多动脉炎时，大剂量丙种球蛋白静脉内输注有效。

## 二、丘疹紫癜性手套和短袜样综合征

本病最初由 Harms 等于 1990 年报道。其特点为手、足轻度水肿和红斑，伴有紫癜，皮损可扩展至腕及踝部，呈手套及短袜状分布。

### （一）病因及发病机制

本病患者大多为人类细小病毒 B19（PVB19）感染所致。Hanns 等应用 PCR 检测本病患者，大部分能检测到 PVB19－DNA，恢复期血清中抗 PVB19 特异性 IgM 抗体亦阳性，但近年来陆续有报道 HIV、HBV、麻疹病毒、CMV 及 EB 病毒感染与成人丘疹紫癜性手套和短袜样综合征的发生有关。

### （二）临床表现

本病好发于 10 岁以上的儿童和青年人，发疹前可有发热、轻重不等的全身症状，经 2～4 天后出疹，表现为双手、足皮肤潮红，轻度水肿及扁平丘疹，皮损可扩展至腕及踝部，呈手套及短袜状分布，境界清楚，数天后发展成紫癜性损害，轻度瘙痒或有疼痛；少数患者面颊、肘、膝、臀和大腿内侧也可见有皮疹，偶尔皮损沿淋巴管分布，呈淋巴管炎样表现。此外，口腔黏膜可有红斑、紫癜、颊黏膜糜烂、Koplik 斑、咽炎、唇炎及口角炎等，阴唇黏膜红肿，可出现排尿困难及部分淋巴结肿大。病程 1～2 周，然后皮损脱屑而愈。

实验室检查：外周血一过性淋巴细胞减少，中性粒细胞及单核细胞比例增高，血小板下降，肝功能异常（肝酶升高），血清抗 PVB19 抗体阳性。

### （三）组织病理

组织病理真表皮交界处及真皮乳头层血管周围有淋巴细胞浸润（CD30＋T 淋巴细胞），紫癜性皮损处伴真皮内广泛性红细胞外渗。免疫组织化学检查血管内皮细胞、汗腺腺体及导管细胞、表皮细胞内均可检测到细小病毒 B19 抗原。

### （四）诊断

根据有发热、双手、足、腕、踝部以下有手套及短袜状分布的红肿、紫癜、丘疹性皮疹，伴有口腔黏膜红斑、糜烂及瘀点，血清抗 PVB19 IgM 型抗体阳性，即可诊断。

### （五）治疗

本病无特殊治疗方法，必要时可试用广谱抗病毒药物。

（杜俊芳）

## 第十节　反转录病毒感染相关的皮肤病

反转录病毒是指在宿主细胞内病毒基因通过反转录酶将病毒 RNA 基因逆转录为 DNA 基因的一类病毒。这一类病毒的靶细胞主要是淋巴细胞，特别是 CD4 + T 淋巴细胞，因此这一类病毒也被称为人类嗜 T 淋巴细胞病毒（HTLV）。但在一些特殊感染时，HTLV 也可感染巨噬细胞。病毒通常通过密切接触如性交等传播，也可通过输血或血液制品、母婴途径等传播。通常引起慢性病毒感染，从感染病毒到临床表现出现需要一个很长的潜伏期。这一类感染主要有人类免疫缺陷病毒（HIV）感染和 HTLV 感染，前者见性传播疾病章节。

人类嗜 T 淋巴细胞病毒病

### 一、病因及发病机制

本病的病因为 HTLV，为 RNA 病毒，属反转录病毒科、慢病毒亚科。病毒呈球形直径 $80 \sim 120 nm$，分为 HTLV - Ⅰ 型和 HTLV - Ⅱ 型，前者主要感染 CD4 + T 细胞，后者主要感染 CD8 + T 细胞。病毒进入宿主细胞内，通过病毒核心中的反转录酶将其 RNA 反转录为 DNA，病毒长期整合到宿主细胞的基因中，形成前病毒（provirus），引起宿主终身感染。

本病的发病机制并不十分清楚。HTLV 可以引起多种疾病或综合征，不同的疾病致病机制可能差别较大。

### 二、临床表现

HTLV 在人类可以引起多种疾病。与 HTLV - Ⅰ 相关的疾病包括：成人 T 细胞白血病/淋巴瘤（adult T - cell leukamia/lymphoma，ATL），HTLV 相关的脊髓病/热带痉挛性轻瘫（HTLV - Ⅰ associated myelopathy/tropi - cal spastic paraparesis，HAM/TSP），葡萄膜炎、儿童感染性皮炎、多发性肌炎、关节病、干燥综合征和面神经瘫痪等。与 HTLV - Ⅱ 相关的疾病包括：HAM/TSP、热带共济失调神经障碍（tropical ataxic neuropathy，TAN），T 毛细胞/巨粒细胞性白血病（T - hair cell/large granulocytic leukemia）和皮肤 CD8 + T 细胞淋巴瘤等。

HLTV - Ⅰ 感染常出现多种皮疹，不同的感染状态呈现不同的皮肤损害。如血清学阳性不伴感染时，可表现为皮肤癣菌病、脂溢性皮炎、干皮症、获得性鱼鳞病等。HAM/TSP 患者中干皮症较为常见，见于 80% 以上的患者，同时有脂溢性皮炎、念珠菌病以及掌红斑等，还可以表现为湿疹或光感性皮炎等。无症状的 HTLV - Ⅰ 感染中可以合并疥疮，部分疥疮可以发展成挪威疥。有症状的 HTLV - Ⅰ 感染，其皮肤表现与 HIV 感染十分相似。

牙买加儿童中 HTLV - Ⅰ 感染可患感染性皮炎（infective dermatitis），通常幼儿起病，表现在头皮、腋下、腹股沟、外耳道、耳后、睑缘、颈部等部位出现湿疹，从皮损处及鼻孔可分离培养出金黄色葡萄球菌或溶血性链球菌。病情反复发作，难以控制。感染性皮炎出现是 ATL 或 HAM/TSP 发生的前兆。

### 三、组织病理

在感染性皮炎部位取活检，提示非特异性皮炎改变，急性期有细胞间水肿及细胞内水肿，形成海绵样水肿亚急性或慢性期表现为皮肤肥厚，真皮上部有多少不等的淋巴细胞浸润，可见较多的嗜酸性粒细胞。在皮炎湿疹部位也可以见到 ATL 的病理特征，表现为淋巴细胞亲表皮现象等，海绵水肿常不明显。

### 四、诊断与鉴别诊断

本病临床表现不具有特征性，但如果出现原因不明、临床表现特殊的湿疹、脂溢性皮炎、光感性皮炎或感染性皮炎等，或发生难以解释的浅部真菌感染、干皮症、获得性鱼鳞病等，需考虑到 HTLV 感染可能，并进行血清学检查或病毒 RNA 检测等。鉴别诊断上首先排除 HIV 感染，其中需与湿疹、脂溢性皮炎等常见炎症性疾病鉴别。

## 五、预防与治疗

HTLV 传染性较低，切断传播途径是主要的预防措施，包括对供血者进行抗 HTLV 检查、对 HTLV 感染母亲避免哺乳及性生活使用避孕套等。

治疗无特别有效的方法。抗 HIV 治疗的方法可以试用于本病。

（杜俊芳）

# 第十一节　可能由病毒引起的皮肤病

## 一、急性发热性皮肤黏膜淋巴结综合征（川崎病）

本病系一种急性发热性皮肤黏膜发疹伴淋巴结肿大的疾病。1961 年最先由日本川崎发现，又称川崎病，并于 1967 年首次报道，以后世界其他各地亦有报道。

### （一）病因及发病机制

本病原因不明，曾怀疑为病毒或细菌感染。发病前常有腺病毒、疱疹病毒及埃可病毒的感染，且由患者咽拭子、粪便等发现有腺病毒、柯萨奇病毒、埃可病毒及肝炎病毒等，但未分离出特定的病毒。有人在 227 例咽拭子细菌培养中发现绿色链球菌 69 例，奈瑟双球菌 56 例及金黄色葡萄球菌 28 例。其他尚有认为其病原菌为钩端螺旋体、立克次体等。本病多见于 HLABw22 抗原、J12 亚型的人，故推测可能是 1 个或 2 个控制基因对某些致病因子的过敏或免疫反应。由于本病的临床与病理表现和小儿结节性多动脉炎非常相似，故有人认为，本病是一种急性自限性系统性血管炎，而小儿结节性多动脉炎是本病的致死型。在本病发病的第 2 周可见 IgM 增高，2 个月后逐渐下降，曾有人发现免疫复合物；家族中有过敏史者，其发病率较高，这都说明其发病与免疫有关。此外亦有人认为与环境污染（尤其是汞）、食品污染、洗涤剂中毒等有关，但均未得出结论。

### （二）临床表现

好发于 5 岁以下婴幼儿，亦可发生于青年人，发热体温可高达 40℃，对抗生素及退热剂无效，多数患者其发热约在 14 天内自然缓慢下降。眼球结膜充血。初起口唇充血、潮红，以后干燥、结痂、皲裂。舌、咽黏膜也有充血，舌部充血呈杨梅状。在病后的第 3～5 天可发疹，表现为猩红热样红斑、麻疹样发疹、荨麻疹或多形红斑样皮疹，少数患者可为全身泛发性无菌性脓疱疹。皮疹一般不痒，以躯干部较多，也可发生于颜面和四肢，持续 1 周左右消退，不留色素沉着。在开始发疹时，手足发红及弥漫性非凹陷性水肿，在病程第 2 周，指（趾）末端甲周处，开始膜状脱屑，继而全身脱屑。在发热的第 3 天，可有颈淋巴结一过性肿大（直径大于 1.5cm），质硬，有轻度压痛，但不化脓。其他可有腹泻、关节痛或关节炎、心肌炎及心包炎、无菌性脑膜炎、轻度黄疸等；在恢复期，甲可出现横沟。70% 患者心电图可有异常，表现为 QRS 低电压、Ⅰ 度房室传导阻滞、QT 延长、PR 间期延长、不完全性右束支传导阻滞及室性早搏等；经二维超声心动图检查，可示冠状动脉病变，且发热日程长、血小板值高、贫血重是发生冠状动脉病变的高危因素。

实验室检查：蛋白尿、末梢血中中性粒细胞增多并核左移，贫血，血沉增快，C 反应蛋白阳性，$\alpha_2$ 球蛋白增加，血清门冬氨酸氨基转移酶增高，在发病后 1 周血小板显著增多。病变早期血清补体效价上升，而抗链球菌溶血素"O"阴性。

预后：本病有 10%～20% 的患者可猝死，多见于 1 岁以内的男孩，发热持续 16 天以上、白细胞增多到 $30 \times 10^9/L$（3 万/mm³）以上、血沉超过 101mm/h 者易发生，死因主要是冠状动脉栓塞，多发生于发病后 1 个月之内。

### （三）组织病理

皮疹的病理改变表现为真皮水肿，血管扩张，表浅及深部血管四周有以淋巴、组织细胞为主的炎细胞浸润，伴少量中性粒细胞及肥大细胞浸润。全身血管皆可受损，有髂动脉及冠状动脉的坏死性全动脉炎及动脉瘤，且可并发较大静脉的静脉炎。

### （四）诊断与鉴别诊断

儿童出现较长时间的原因不明的发热（退热药常治疗反应差），伴有皮疹时，需考虑本病。日本川崎病研究委员会制定以下诊断标准：①不明原因发热，持续 5 天或更长；②眼球结膜充血；③口腔黏膜改变，口唇潮红、皲裂、结痂，口腔及咽部黏膜弥漫性潮红，杨梅舌；④肢端改变，手足硬肿、潮红、指（趾）尖端脱屑，甲横沟；⑤多形性发疹，而无水疱或结痂；⑥淋巴结肿大。

在上述 6 条中，除发热外，至少尚需具备 4 条才能诊断。本病需与下列疾病进行鉴别：

1. 猩红热　病后 2 天发疹，为弥漫性细小密集的红斑，皮肤褶皱处皮疹更密集，可见深红色瘀点状线条，四肢末端皮疹少见，抗生素有效。

2. 中毒性休克综合征　发病年龄较大，多见于月经期青年妇女，有低血压（收缩压 $\leq 12kPa$ 或 $90mmHg$）。

3. 小儿结节性多动脉炎　临床上常有长期或间歇性发热，皮疹为红斑、荨麻疹或多形红斑表现，可有高血压、心包渗出、心脏扩大、充血性心力衰竭及肢端坏疽等。

### （五）治疗

主要是对症治疗。现多主张使用阿司匹林，50 ~ 100mg/d，分 3 次口服，热退后减量至 30mg/d，维持 2 个月，以预防血小板聚集而可能形成的冠状动脉病变。另外，可大量静脉滴注丙种球蛋白，按 400mg/（kg·d），一次性给药，5 ~ 10 小时内输注。本病对是否系统应月糖皮质激素治疗存在争议。

## 二、杜克病

本病又称副猩红热（parascarlatina），首次由 Clement Dukes 在 1900 年所描述。因本病与麻疹、猩红热、风疹不同，故又称第四种病（fourth disease）。

### （一）病因及发病机制

本病可能是柯萨奇病毒、埃可病毒所致的发疹性疾病，但目前尚无确切病毒证据。另外，亦有人提出本病与葡萄球菌性表皮坏死松解症有某些相似之处。

### （二）临床表现

本病好发于春夏季节，多见于 3 ~ 4 岁儿童，初起有轻微全身症状，皮疹为细小玫瑰红色微高出皮面点状斑疹，开始发生于颈、腋窝、腹股沟等皮肤褶皱部位。数小时内皮疹迅速蔓延到全身，类似猩红热样发疹，可伴有上呼吸道卡他症状，浅表淋巴结肿大，经 4 ~ 5 天皮疹自行消退，可有糠状脱屑。外周血象正常或淋巴细胞增多。

### （三）诊断与鉴别诊断

根据全身症状轻、细小淡红色皮疹、病程短、咽部细菌学检查未发现链球菌等特点，可与猩红热相区别。

### （四）治疗

对症治疗。

（杜俊芳）

# 第九章

## 寄生虫、昆虫性皮肤病

### 第一节　毛虫皮炎

毛虫皮炎是由毛虫毒毛所致的急性炎症性皮肤病。毛虫种类较多，我国主要有松毛虫（枯叶蛾科）、桑毛虫（毒蛾科）、茶毛虫（毒蛾科）及刺毛虫（刺蛾科）等，直接接触虫体或脱落的毒毛沾染皮肤而致病。

### 一、诊断要点

1. 好发人群　主要发生于山区的农民、林厂的工人、爬树的儿童，尤多见于从事松树林的伐木工人。

2. 好发部位　常见于颈、肩、胸、背及上肢等暴露部位，少数因接触毛虫毒毛沾染的衣物发生于身体其他部位。

3. 典型损害　毛虫毒毛刺入皮肤数分钟至数小时后，刺伤处皮肤出现绿豆至黄豆大淡红色或鲜红色水肿性斑疹、丘疹、丘疱疹或风团，形态多样，中央可见针尖大水疱或黑点。皮疹数量与毒毛刺入皮肤的数量一致，一般几个、十数个，多者可达上百甚至数百个，多不融合，但刺入皮肤的毒毛密集时，可出现大片水肿性斑块或风团。可因搔抓、揉搓、挤捏或摩擦，出现糜烂、渗液、结痂及鳞屑。

若毒毛进入眼睛，可引起结膜炎、角膜炎，处理不及时可致失明。若毒毛污染食用水，可引起口腔黏膜炎和消化道炎症。若大量毒毛同时刺入皮肤，可引起全身中毒，甚至死亡。

松毛虫除可引起皮炎和结膜炎外，还可引起关节炎，一般在松毛虫皮炎发生 1~2 周后，但短者可为 1~2d，长者可达 20d 或更长，主要表现为手、足、肘、膝、踝等关节出现疼痛，以手足小关节最为多见，且不对称，继而受累关节处组织肿胀，影响活动，重者可丧失劳动能力。

4. 自觉症状　皮肤损害有刺痛、瘙痒及烧灼感，毒毛刺入皮肤数量较多时，可伴有发热、乏力等全身症状。毛虫性结膜炎和角膜炎则疼痛、烧灼感剧烈，松毛虫性关节炎有不同程度的关节疼痛及活动受限。毛虫性口腔黏膜炎和消化道炎症，可表现为发热、恶心、呕吐、胸骨后疼痛、乏力等中毒症状。

5. 病程　皮疹一般 1~2 周自愈。毛虫性关节炎约 1 周后逐渐缓解，少数可长达数月，若发生游走性或复发性关节炎，病程可长达数年甚至数十年。

6. 实验室检查　用透明胶带在皮损处粘取，在显微镜下可发现毒毛。

### 二、治疗

1. 一般治疗　毛虫刺伤皮肤后，应及时用胶布、伤湿膏或胶带纸反复粘贴患处去除毒毛，并用肥皂水、5%~10%氨水或碳酸氢钠溶液冲洗，在粘取毒毛时，应注意勿将胶布等垂直按压在皮肤上，以免毒毛刺入更深。患处避免搔抓、揉搓和摩擦，防止毒毛断入皮内。

2. 局部治疗　去除毒毛后，局部涂搽 1%冰片炉甘石洗剂、樟脑酊，以及 0.05%卤米松霜或软膏、0.05%丙酸氯倍他索软膏、0.025%醋酸氟轻松乳膏或软膏、0.1%哈西奈德乳膏或软膏等糖皮质激素制

— 187 —

剂，每日 2 或 3 次。红肿较明显者，可用 1% 新霉素溶液、0.1% 苯扎溴铵溶液或 1%～2% 明矾溶液等湿敷，或外敷鲜茶汁、鲜马齿苋泥、季德胜蛇药糊或云南白药糊，可显著缓解症状。

3. 全身治疗　皮损广泛或伴有全身症状者，可给予去氯羟嗪 75～150mg/d、盐酸左西替利嗪 5mg/d、氯雷他定 10mg/d、特非那定 120～180mg/d、非索非那定 60mg/d 或盐酸赛庚啶 6～12mg/d 等抗组胺药，必要时短期应用糖皮质激素，如醋酸泼尼松 20～30mg/d、地塞米松 3～5mg/d 等。

松毛虫性关节炎在急性期给予消炎镇痛剂，如吲哚美辛 25mg、保泰松 25mg 或布洛芬 0.2g，每日 3 次，口服，亦可同时应用糖皮质激素，如醋酸泼尼松 10mg，每日 3 次，口服；或地塞米松 5mg，每日 1 次，肌内注射。

4. 封闭疗法　皮疹密集且症状明显者，可用 1% 盐酸吐根碱溶液 3ml 或 3% 盐酸吐根碱注射液 1ml 加 1% 利多卡因 1ml，于患处近心端皮下注射，可迅速止痛，但心脏病、高血压、孕妇及幼儿忌用。关节炎症状较明显或其他治疗方法无明显缓解者，关节腔内可注射强的松龙 10～20mg，1～2 周 1 次。

5. 中医治疗　局部可选用马齿苋、苦参各 30g，艾叶 20g；或白花蛇舌草、七叶一枝花、蒲公英、野菊花各 30g，地肤子、黄柏各 15g，水煎取汁湿敷患处，每日 2～3 次。

（程晶玲）

# 第二节　隐翅虫皮炎

隐翅虫皮炎是一种由毒隐翅虫体液所致的急性接触性皮肤病。毒隐翅虫种类主要有梭毒隐翅虫、青翅蚁形隐翅虫、黑足蚁形隐翅虫等，虫体各段均含有强酸性毒汁，当碎裂的虫体体液直接或间接沾染皮肤时即引起皮肤损害。

夏秋季皮肤裸露，该虫夜晚飞进房间叮咬皮肤或虫体受压时体液外溢可释放出毒液，能引起皮炎。但多数虫体在皮肤爬行时并不放出毒液，只有当虫体被拍击或压碎时，毒液沾染皮肤才引起皮肤损害。

## 一、诊断要点

1. 好发季节　多发生于夏秋季节夜晚室外作业或乘凉时，男女老幼均可受侵。
2. 好发部位　皮损多见于面颈、胸、背、四肢等暴露部位，偶可发生于外阴。
3. 典型损害　一般在皮肤沾染隐翅虫体液 2～4h 后，在接触部位出现与沾染毒液面积基本一致的点状、条索状、地图状或泼水状等不同形态的水肿性红斑，此后可出现大小不等的壁薄水疱和灰白色脓疱样损害，破溃后形成浅表红色糜烂面和结痂，严重者可出现皮肤浅表性坏死。毒液沾染眼睑、阴茎等组织疏松部位时，则症状严重，局部肿胀明显。
4. 自觉症状　局部有明显的瘙痒、灼热和疼痛感，甚至剧痛，严重时可伴有发热、头痛、头晕、淋巴结肿大等全身症状。
5. 病程　皮损一般 1～2 周留暂时性色素沉着而愈，伴有组织坏死者病程延长。

## 二、治疗

1. 一般治疗　加强个人防护，发现皮肤上落有隐翅虫时不要用手直接拈取或拍击，应将虫体拨落于地用脚踏死。若发现皮肤沾染隐翅虫体液，应避免搔抓，并及时用肥皂水、5%～10% 氨水或 4% 碳酸氢钠水清洗。

2. 局部治疗　患处可涂搽 1% 冰片或薄荷炉甘石洗剂、樟脑酊，或 0.05% 卤米松霜、0.1% 糠酸莫米松霜、0.02% 丙酸氯倍他索霜、0.025% 曲安奈德霜、0.1% 哈西奈德乳膏等糖皮质激素制剂。红肿较明显或糜烂有渗液时，可用 3% 硼酸溶液、0.1% 依沙吖啶溶液、1%～2% 明矾溶液或 1：5 000 高锰酸钾溶液冷湿敷，待患处干燥后再涂搽糖皮质激素霜剂。

继发感染可涂搽 2% 甲紫溶液、10% 硫磺炉甘石糊剂、冰黄肤乐膏，或 2% 莫匹罗星软膏、1% 红霉素软膏、1% 利福平软膏、3% 磷霉素软膏、1% 诺氟沙星软膏或 0.2% 盐酸环丙沙星软膏等抗生素制剂。

3. 全身治疗  症状明显或皮损面积较大时，可给予抗组胺药物，如马来酸氯苯那敏 12mg/d、盐酸赛庚啶 6mg/d、盐酸西替利嗪 10mg/d、氯雷他啶 10mg/d 等，分次口服或顿服。必要时可给予糖皮质激素，如醋酸泼尼松 30mg/d，分次口服。其他如患处灼痛明显者可给予止痛药、继发感染者可口服抗生素等对症处理。

4. 中医治疗  如下所述。

（1）内治法：本病治宜清热、解毒、利湿，方选清热解毒利湿方加减，药用苡仁 20g，蒲公英、土茯苓、生地各 15g，金银花、连翘、泽泻、赤芍各 12g，甘草 6g，每日 1 剂，水煎取汁分次服。

（2）局部可选用蒲公英、地肤子、苦参、甘草各 20g，紫背天葵、野菊花、蛇床子、白鲜皮、连翘各 10g；或忍冬藤、苦参各 15g，薄荷叶、赤芍、芒硝（后入）各 10g，水煎汁冷却后湿敷患处，每次 10～15min，每日 3～4 次。

捣烂的鲜马齿苋泥或季德胜蛇药片 6～8 片用茶叶水化成糊状后敷于患处，每日 2 次，常可收到较好消炎镇痛的作用。

（程晶玲）

# 第三节  叮咬皮炎

叮咬皮炎是指被具有吸血的喙器或刺吸型口器的昆虫叮咬后引起的炎症性皮肤病。此类昆虫主要包括蚊虫、臭虫、蠓虫、白蛉、蚋、蚁、跳蚤、蜱、螨、椎猎蝽等，在叮咬人体吸血的同时将体内的毒汁或唾液注入人体，引起机体的局部及全身变态反应，而且可传播多种传染病，危害人类健康。

## 一、诊断要点

1. 好发年龄  任何人被昆虫叮咬后均可出现局部炎症反应，但全身变态反应多见于儿童。

2. 好发部位  主要发生于面颈、上胸、手足及四肢等暴露部位。

3. 典型损害  被叮咬处皮肤出现水肿性红斑、丘疹和风团，在损害中央可见暗红色的瘀点，偶见丘疱疹、水疱和结节，数量多少不定，散在分布或密集成群。常因瘙抓引起糜烂、渗液、结痂、抓痕或继发感染，愈后留暂时性色素沉着。

少数患者可出现全身过敏反应，皮肤出现泛发性水肿性红斑、风团，甚至大片瘀斑，严重者可发生喉头水肿。少数儿童被蜱叮咬后可引起"蜱瘫痪症"，表现为上行性麻痹，最后可因呼吸中枢受累而死亡。

4. 自觉症状  多数被叮咬者有不同程度的瘙痒和/或疼痛，少数可无任何症状。某些过敏体质者可有剧烈瘙痒和灼痛感，甚至出现发热、腹痛、腹泻、恶心、头痛等全身症状。

5. 病程  皮损一般一周左右消退，但结节性损害消退缓慢，少数可发展成慢性皮炎。

## 二、治疗

1. 一般治疗  加强个人防护，进入林区或在野外，需穿长袖衣衫，预防蚊虫叮咬。搞好环境和个人卫生，作业区可喷洒凯素灵、倍硫磷、美曲膦酯等杀虫剂，消灭虫体和孳生地，工作后及时洗澡换衣。避免搔抓和刺激皮损，防止继发感染和形成慢性皮炎。

2. 局部治疗  患处涂搽抗炎止痒剂，如 1% 酚或薄荷炉甘石洗剂、0.25% 樟酚搽剂、虫咬皮炎药水、花露水、清凉油，或 0.05% 卤米松霜、0.1% 糠酸莫米松霜、0.02% 丙酸氯倍他索霜、0.025% 曲安奈德霜等糖皮质激素制剂，以及林可霉素利多卡因凝胶、2% 利多卡因、2% 普鲁卡因或 pramoxine 等局部麻醉剂，每日 3～5 次。

继发感染可涂搽 2% 莫匹罗星软膏、1% 新霉素软膏、1% 红霉素软膏、2% 龙胆紫溶液、3% 聚维酮碘液或 0.2% 盐酸环丙沙星软膏等，每日 2 次。

3. 全身治疗  瘙痒明显或皮损严重者可酌情给予盐酸西替利嗪 5～10mg/d、盐酸左西替利嗪 2.5～

5mg/d、氯雷他定 5～10mg/d、非索非那定 60mg/d 或咪唑斯汀 5～10mg/d 等抗组胺药，分次或 1 次口服。必要时可给予醋酸泼尼松 20～30mg/d、地塞米松 5mg/d 等糖皮质激素，继发感染者给予广谱抗生素。

4. 封闭疗法　局部症状明显或结节性损害，皮损内可注射糖皮质激素，如地塞米松 2.5～5mg、醋酸泼尼松龙 5～15mg、复方倍他米松注射液 5～7mg，可迅速缓解症状和抑制组织增生。

5. 物理疗法　局限顽固性难退的结节性损害或已形成痒疹者，可考虑手术切除、电烧灼、激光、微波、液氮冷冻或浅层 X 线治疗。

6. 中医治疗　局部可选用桃树叶适量；或野菊花、马齿苋、蛇床子、地肤子、苦参各 10g，薄荷 6g，水煎淋洗或湿敷患处，每日 3～5 次。雄黄、枯矾各等份，研细末后凉茶水调敷患处，也有较好疗效。

（程晶玲）

# 第四节　疥疮

疥疮是由疥螨所致的接触传染性皮肤病。疥螨属蛛形纲疥目，寄生在皮肤的表皮层内，因掘隧道时的机械性损伤、分泌物及排泄物的刺激引起皮肤炎症，极易在家庭及接触者之间传播流行。

疥疮患者多因与受感染者直接接触传染，或使用患者用过的被褥、衣物等间接接触传染，亦可被有疥螨寄生的动物如猫、犬、兔、羊、牛、马等传染。

## 一、诊断要点

1. 好发年龄　男女老幼被疥螨感染后均可发病，临床以中青年人和儿童较为多见。

2. 好发部位　皮疹好发于皮肤薄嫩处，如指间、腕屈侧、肘窝、腋窝、女性乳房下、下腹部、股内侧、外生殖器等部位，成人头面部和掌跖部不受侵犯，但可累及婴幼儿。

3. 典型损害　皮损主要为红色丘疹、丘疱疹、小水疱、隧道、结节和结痂等，其中水疱常见于指缝，结节常发于阴囊、阴茎和阴唇。少数患者可有风团样、大疱性、角化性损害。

隧道为疥疮的特异性皮疹，长约 5～15 毫米，弯曲微隆起于皮面，呈淡灰色或皮色，末端有丘疹、丘疱疹或水疱，为雌性成虫所在处，但部分患者无典型的隧道或很难识别。可因搔抓、破溃等继发感染，发生脓疱疮、毛囊炎、疖病、淋巴结炎等。

4. 特殊类型　如下所述。

（1）婴幼儿疥疮：皮疹分布常较广泛，可累及头皮、颈、手掌和足跖，除典型皮疹外，多有脓疱和湿疹样损害。经正规治疗后，在足的侧面仍可陆续出现小水疱和脓疱，对治疗疥螨等药物无反应，称之为疥疮后综合征。

（2）挪威疥：又称"角化型疥疮"或"结痂型疥疮"，多发生于身体虚弱、免疫缺陷或大量应用糖皮质激素者。损害主要为皮肤干燥、结痂和脓性感染灶，指（趾）端有大量银屑病样鳞屑，指侧缘肿胀，指甲增厚变形，手掌角化过度，毛发干枯脱落，头皮和面部有较厚的鳞屑和脓性痂皮，有特殊的臭味，局部淋巴结肿大。

（3）难辨认疥疮：局部或全身应用糖皮质激素可使疥疮的症状和体征发生改变，缺乏典型疥疮损害的特征，且皮损分布广泛。

（4）结节性疥疮：病程中或抗疥治疗后，阴囊和阴茎可出现直径 3～6 毫米的暗红色结节，足跖部结节呈红棕色，表面常有角化和鳞痂，常伴有不同程度的瘙痒。婴幼儿可能由于皮肤薄嫩，对异物反应强烈而易发生疥疮结节。

5. 自觉症状　瘙痒剧烈，尤以夜间为重，常在感染后 3～4 周出现。灭疥治疗 1～2 周后，皮肤瘙痒可消失。

6. 病程　慢性经过，未经治疗可持续数周至数月或更久。有效抗疥治疗可很快将疥螨杀死，但皮肤瘙痒仍可持续数日。

7. 实验室检查　在隧道末端的丘疹、水疱内可找到疥虫或虫卵。

## 二、治疗

1. 一般治疗　患病后及时诊治并适当隔离，避免传播。与患者密切接触的周围人和家庭成员，均应进行 2~4 周的医学观察。患者穿过的衣服及使用过的被褥、手套、用具等，均应煮沸消毒或在日光下曝晒灭虫。将被污染的衣物离体干燥放置 72h，疥螨也可自行死亡。

2. 外用药治疗　如下所述。

（1）搽药方法：搽药前用肥皂和热水沐浴，将皮肤拭干后，将灭疥外用药均匀涂搽于颈部以下全身皮肤，皮损处应反复涂药并用力摩擦，临睡前搽药 1 次或早晚各 1 次，疗程以药物杀虫效果而定，疗程结束后再用热水及肥皂水沐浴，应尽量将皮肤上的药物洗净，更换已消毒的衣被。若治疗 2 周左右有新发皮疹或检出活疥虫，可重复一疗程。首次搽药前先用中长效糖皮质激素霜剂（如 0.05% 卤米松霜、0.1% 糠酸莫米松霜、0.02% 丙酸氯倍他索霜、0.025% 曲安奈德霜等）薄涂皮损，可明显缓解瘙痒症状。

临床最常应用的灭疥药物硫磺制剂，无蓄积毒性，安全且疗效肯定，掌握一定的搽药方法对其疗效十分重要和必要。除以上所述外，硫磺制剂在抗疥治疗过程中，可不必每日洗澡和更换内衣，因沾染在内衣上的药物及其气味也有杀虫作用，可增强灭疥效果。

（2）灭疥药物：主要有 5%~10% 硫磺软膏或霜，每晚或早晚各 1 次，疗程 3~4d；25%~30% 苯甲酸苄酯洗剂或乳膏，每晚 1 次，连续 3d；1% 丙体 666 乳膏或软膏，1 次即可，8~12d 后彻底洗掉，孕妇、哺乳期妇女、小于 2 岁儿童及泛发性皮炎患者禁用；5% 三氯苯醚菊酯乳剂，1 次即可，8~14d 彻底洗掉；10% 克罗米通霜，每晚 1 次，连用 2 次，第 2 次用药后 24d 彻底洗掉；40% 硫代硫酸钠溶液和 4% 稀盐酸溶液，先涂前者，待干后再涂后者，每日早晚各 1 次，连续 3~4d。以上药物可酌情任选一种。

3. 内用药物　病情严重者可选用依维菌素，成人 12mg，儿童 150~200μg/kg，单次口服，5 岁以下儿童、年老体弱、孕妇禁用；或阿苯达唑 400mg，单剂口服，5d 为一疗程。

此外，甲硝唑 0.6g/d，分 3 次服，疗程 7d，可增强外用药疗效；氨苯砜 100mg/d，分 2 次服，7d 为一疗程，用于治疗疥疮结节；瘙痒明显者给予盐酸赛庚啶 6~12mg/d、马来酸氯苯那敏 12mg/d、盐酸西替利嗪 10mg/d、氯雷他定 10mg/d 或非索非那定 60mg/d 等抗组胺药物；继发感染者给予罗红霉素 150~300mg/d，儿童 5~10mg/（kg·d）、红霉素 2~4g/d，儿童 30~50mg/（kg·d）、阿莫西林 2~4g/d，儿童 20~40mg/（kg·d）、氨苄西林 2~4g/d，儿童 25mg/（kg·d）、头孢氨苄 1~4g/d，儿童 25~50mg/（kg·d）等抗生素，分次口服。

4. 封闭疗法　糖皮质激素局部注射用于疥疮结节的治疗，每个结节内可注射用 1% 普鲁卡因或 1% 利多卡因溶液稀释而成的 1% 醋酸泼尼松龙混悬液、0.5% 甲泼尼龙醋酸酯混悬液、0.2% 复方倍他米松混悬液或 1% 曲安奈德混悬液 0.1~0.2ml，每周或每月 1 次。

5. 物理疗法　疥疮结节可采用液氮冷冻治疗，一般 2 次冻融即可，冻融范围局限于损害处，避免水疱形成和周围正常组织水肿。

（程晶玲）

# 第五节　蜂蜇伤

蜂蜇伤是由蜜蜂、黄蜂、大黄蜂、土蜂等毒蜂蜇伤所致的急性炎症性皮肤病。毒蜂尾部毒刺蜇入皮肤后，释放出含有组胺、5-羟色胺、胆碱酯酶、缓激肽、透明质酸酶、蚁酸和抗原物质的毒汁，引起局部皮肤及全身变态反应。

## 一、诊断要点

1. **好发年龄**　男女老幼均可被蜇伤，但主要见于林业和野外工作者，儿童也不少见。

2. **好发部位**　主要发生于四肢及面颈等暴露部位。

3. **典型损害**　蜂蜇伤处皮肤迅速出现水肿性红斑，中央被螫处有一瘀点，较重者可发生风团、水疱或血疱，蜇伤组织疏松部位时，局部常高度水肿。若被群蜂和黄蜂蜇伤，可发生大面积水肿，偶可发生过敏性休克。

4. **自觉症状**　刺伤后局部立即出现灼痛、刺痛及痒痛感，严重者可伴有周身瘙痒。偶可出现畏寒、发热、头晕、头痛、恶心、呕吐、心悸、烦躁、抽搐、虚脱、昏迷等全身症状，严重者可发生休克。

5. **病程**　单纯水肿性红斑一般2h自行缓解或消退，严重者可在数小时或数日内死亡。

## 二、治疗

1. **一般治疗**　蜇伤后立即拔出毒刺，并用清水冲洗或外涂碘酊，然后用吸奶器或火罐将毒汁吸出。刺入皮内的蜜蜂产卵器带有毒囊，宜用小刀将其剥除，勿用手及镊子拔除，以免将毒囊内的毒液挤入组织内，因断入皮内的毒刺不能被组织吸收且有刺激性，所以必须清除。

2. **局部治疗**　黄蜂的毒液为碱性，被蜇后可用食醋冲洗；蜜蜂的毒液为酸性，被蜇后可用肥皂水、3%氨水或5%碳酸氢钠溶液冲洗，然后用20%醋酸铝溶液冷湿敷，或用季德胜蛇药3~5片温开水化开调成稀糊状敷于患处。局部外搽10%氨水或虫咬皮炎药水，以及5%~10%碳酸氢钠溶液冷湿敷等，可明显减轻疼痛。

3. **全身治疗**　局部红肿明显，发生水疱，或伴有全身症状者，可给予盐酸赛庚啶6~12mg/d、盐酸西替利嗪10mg/d、氯雷他定10mg/d、非索非那定60~120mg/d、咪唑斯汀10mg/d等抗组胺药，分次或1次口服。必要时可应用糖皮质激素，如醋酸泼尼松20~30mg/d、地塞米松3~5mg/d等，口服或肌内注射。

早期在上述治疗的同时，口服季德胜蛇药10~20片，可增强抗炎、抗过敏及止痛效果，并注意预防过敏性休克的发生，有休克症状者应及时组织抢救。

4. **封闭疗法**　疼痛剧烈者，可用1%盐酸吐根碱水溶液3ml或糜蛋白酶5mg加2%利多卡因注射液2~3ml，在肿胀处周围及基底部浸润注射，可迅速消肿止痛。

5. **物理疗法**　用冷水或冰袋冷敷患处可减轻症状。

（程晶玲）

# 第六节　匐行疹

匐行疹是指动物线虫或钩虫的幼虫在人体皮肤内移行所致的线状损害。幼虫种类主要有巴西钩虫、犬钩虫、粪类圆线虫等，肺吸虫、血吸虫、马蝇及牛蝇的幼虫偶可引起。

## 一、诊断要点

1. **好发年龄**　任何人感染致病幼虫后均可发生，多见于儿童。

2. **好发部位**　皮疹多见于四肢远端、臀部和外生殖器等部位。

3. **典型损害**　皮损初为幼虫侵入处红色斑疹、丘疹和丘疱疹，一般幼虫潜伏4d或更久后，开始以每日约2厘米的速度在皮内和皮下组织向心性掘进，约一周即可形成15~20厘米长不规则形隆起于皮面的红色线状损害，可因搔抓呈湿疹样变，线状损害的末端为幼虫所在处，死亡后形成质硬的皮下小结节。

某些幼虫如腭口线虫除在皮肤移行外，亦可在肝、脑或肺内移行，出现相应症状，如幼虫在肺部移行，引起肺组织暂时性、游走性的浸润灶，即Loeffler综合征。

4. 自觉症状　幼虫在皮肤组织移行时有不同程度的瘙痒、灼热或刺痛感。偶有发热、乏力、肌肉酸痛、食欲不振等全身症状。

5. 病程　幼虫一般10d或数周内死亡，皮损自行消退。

6. 实验室检查　线状损害末端可找到蠕虫的幼虫。有全身症状者血中嗜酸性粒细胞增多。

## 二、治疗

1. 一般治疗　患病后及时诊治，尽量避免搔抓患处，以免影响正确诊断而延误治疗。

2. 全身治疗　可给予噻苯哒唑50mg/（kg·d），分2次口服，连续2d，1周后可重复一个疗程；或阿苯达唑200~400mg，每日2次，连服3~5d；或伊维菌素0.2mg/（kg·d），连服2d。继发细菌感染给予广谱抗生素。

3. 局部治疗　外用含亲脂性载体的噻苯哒唑制剂，如涂搽噻苯哒唑粉500mg加入5g凡士林配成的软膏，或涂搽噻苯哒唑悬液（100mg/ml）后，再涂搽糖皮质激素类软膏，每日2次，连用5d，可收到较好疗效。

4. 物理疗法　线状损害的末端可用氯乙烷或液氮喷射冷冻或透热疗法杀死幼虫。

（程晶玲）

# 第七节　毒蛇咬伤

毒蛇咬伤是毒蛇毒腺中的毒汁进入人体内所致的皮肤及全身中毒反应。蛇毒成分复杂，主要有神经毒和循环毒两大类，对中枢神经、周围神经、神经肌肉传导功能，以及心脏、血管及血液系统等，均可造成损害。

## 一、诊断要点

1. 好发年龄　我国毒蛇咬伤主要发生于南方从事野外工作者，以中青年人较为多见。

2. 好发部位　多发生于手足及小腿等处。

3. 典型损害　皮肤咬伤处（毒蛇咬伤为2个或4个毒牙痕）可见斑状出血和咬伤痕迹，咬伤后不久局部组织即出现红斑、水肿、瘀斑、坏死、溃烂等，伴有淋巴管炎、淋巴结炎或蜂窝织炎，甚至造成严重化脓性感染或肢端坏死。

严重者可因循环衰竭、呼吸麻痹、肾功能衰竭或中毒性休克死亡。神经毒蛇咬伤处水肿及出血较轻，而循环毒毒蛇咬伤处水肿和出血较明显，可有瘀斑和坏死。

4. 自觉症状　毒蛇咬伤依其毒汁的性质和作用出现不同的症状。循环毒在局部造成剧烈疼痛，可有发热、烦躁不安、谵妄、心悸及出血等症状；神经毒仅有局部瘙痒或麻木感，但可引起肌肉疼痛、眼睑下垂、言语不清、声嘶、吞咽困难、呼吸不畅等全身症状；混合毒兼具神经毒和循环毒两种症状，且表现更为严重。

5. 病程　毒蛇咬伤后的伤口处理及时可很快愈合，处理不及时可造成肢端坏死，甚至短期内死亡。

6. 实验室检查　重症患者可出现血浆凝血因子时间延长、纤维蛋白原明显降低，凝血酶调节蛋白及纤溶酶原激活抑制物明显升高，血清总胆红素、肌酐、转氨酶、心肌酶谱均明显增高。

## 二、治疗

1. 急救处理　被毒蛇咬伤后不要惊慌和跑动，尽快在伤口近心端绑扎止血带或布带，用清水、盐水或1∶5 000高锰酸钾溶液反复冲洗伤口，再应用拔火罐的方法吸出毒液，若用嘴吸吮时需用力，并在口腔和伤口之间贴敷薄橡胶片或塑料薄膜，避免毒液吸入口腔和腹部，亦可在毒牙咬伤处行十字切开，离心性挤出毒液，再用清水或盐水反复冲洗。以上急救处理宜在1h内处理完毕。

2. 全身治疗　如下所述。

（1）抗蛇毒血清：及时注射单价或多价抗蛇毒血清，注射前应做皮试，首次肌内注射 4ml，以后每次 2ml，每 4 ~ 6h 注射 1 次；亦可用抗蛇毒血清 10ml 加生理盐水或 50% 葡萄糖溶液 20 ~ 40ml，缓慢静脉注射（儿童用量酌减）。

（2）糖皮质激素：重症者宜尽早应用大剂量糖皮质激素，如氢化可的松 300 ~ 500mg/d 或地塞米松 10 ~ 15mg/d，加入 5% ~ 10% 葡萄糖溶液中，静脉滴注，连用 3 ~ 5d。具有显著抗炎、抗过敏、抗休克的作用。

（3）对症处理及支持疗法：如蛇毒抗凝作用引起的出血，可输全血；肌肉麻痹注射新斯的明；有抽搐时静脉注射钙剂；疼痛剧烈给予止痛药；呼吸困难给予可拉明等呼吸兴奋剂；呼吸肌麻痹时应用呼吸机进行人工呼吸等。

其他如吸氧、补液、扩容、强心、利尿等，根据病情选择性应用，必要时给予抗生素和破伤风抗毒素。禁用中枢抑制剂、抗凝剂和横纹肌松弛剂。

3. 封闭疗法　伤口周围用胰蛋白酶 1 000U ~ 6 000U 加 0.25% 普鲁卡因 10 ~ 20ml 进行环状注射，亦可直接注射于伤口内，每日 1 次，能有效分解蛇毒蛋白酶，防止组织坏死。

4. 低温疗法　患处放置冰袋或将被咬肢体置于 4 ~ 7℃ 冷水中，以及伤口周围喷洒氯乙烷等，可减缓毒素吸收速度，降低毒液中各种酶的活性。

（程晶玲）

# 第八节　皮肤利什曼病

利什曼病是由利什曼原虫引起的人畜共患病，在节肢动物和哺乳动物之间传播，可引起人类皮肤及内脏的损害。在我国主要流行于长江以北、淮河和黄河流域。

各种蛉，尤其白蛉被认为是利什曼原虫传染的媒介。当雌性白蛉叮咬已感染的脊椎动物后，无鞭毛体即进入白蛉体内，经过 24 ~ 48h，从无鞭毛体转变为前鞭毛体，并从肠道内迁移至食管和咽内。当白蛉再次叮咬人等脊椎动物后，前鞭毛体即进入人的机体内，停留于细胞外环境，并激活补体导致中性粒细胞及巨噬细胞聚集。多数前鞭毛体被中性粒细胞吞噬破坏，部分前鞭毛体被吞噬细胞吞噬后，脱去鞭毛，在细胞内形成无鞭毛体，以两分裂增殖，导致巨噬细胞破裂，原虫进入组织内，引起发病。

不同流行地区有不同种的利什曼原虫，目前已知寄生于人体细胞内的利什曼原虫有三种：①热带利什曼原虫：不侵犯内脏，只有皮肤损害，称皮肤利什曼病（leishmaniasis cutis）又称东方疖；②巴西利什曼原虫：只侵犯皮肤黏膜，称皮肤黏膜利什曼病；③杜氏利什曼原虫：可侵犯内脏和皮肤，称黑热病。

感染利什曼原虫后的临床症状产生及加重与否和患者的免疫状态、遗传因素、营养状况以及寄生虫的数量和致病力有关。

## 一、诊断要点

### （一）临床表现

皮肤损害多发生于暴露部位。皮肤利什曼病主要表现为结节溃疡、丘疹、结节状及疣状斑块。根据损害时间长短及宿主反应，皮损可以表现为局限型或弥漫型，并可继发细菌感染，尤其是在足部。在原发损害的淋巴引流区域都可以出现小结节并发生溃疡。溃疡在中心愈合的同时周边缓慢扩大，如此持续或反复发作几十年。黏膜利什曼病少见，主要表现为鼻咽黏膜部位的结节。

### （二）组织病理

表皮萎缩，真皮内有致密、弥漫的淋巴细胞、组织细胞及浆细胞浸润。在组织细胞浆内可见 LD 小体，它们在 HE 染色切片上呈灰蓝色的圆形小体。用姬姆萨染色则可更清楚地被显示，为圆形或椭圆形、直径 2~4μm，核圆形并附有一个杆状副核。

### （三）实验室检查

（1）病原体诊断：在皮损的边缘刮片或活检可以确诊。标本用姬姆萨染色后在巨噬细胞内或细胞外可以见到利什曼原虫的无鞭毛体。培养可得黑热病鞭毛体。免疫过氧化物酶染色鉴定感染组织中无鞭毛体较为敏感，聚合酶链反应技术可以从多种标本中鉴定利什曼原虫，敏感性更高。

（2）免疫学诊断：利什曼原虫抗体的测定，如间接免疫荧光抗体试验，酶联免疫吸附试验等。较为敏感，但与锥虫属、巴贝虫属之间存在交叉反应。局限性皮肤利什曼病必须做直接检查。

## 二、治疗

皮损的局部处理以及继发性细菌感染的治疗是皮损愈合的关键。

### （一）全身治疗

1. 葡萄糖酸锑钠（又称斯梯黑克） 通过在体内还原为三价锑后对原虫产生抑制和杀灭作用。每次 6ml（含五价锑 600mg），静脉（缓慢注入）或肌内注射，1 次/d，连用 6d 为一疗程。间隔 10~20d，可再用一疗程。小儿总剂量为 120~240mg/kg，分 6 次注射，1 次/d。系统性锑剂治疗有多种不良反应，限制了其在皮肤利什曼病中的应用。不良反应包括肌痛、关节痛、腹部症状、肝脏转氨酶的升高，胰腺炎，骨髓抑制、神经病、心脏毒性以及猝死。

2. 喷他脒 不能使用锑剂或锑剂治疗无效者，可选用本药。剂量为 3~5mg/（kg·d），临用时配制成 4% 水溶液，予肌内注射或加入 25% 葡萄糖溶液内静脉注射，1 次/d，10~20 次为一疗程。由于本药可直接杀死原虫，故尔疗效好且见效快，一般无不良反应，可有注射处局部硬结、一过性发热或脾肿大，还可使结核病加重，应特别注意。

3. 二脒基芪（stilbamidine） 该药与戊烷脒疗效类似。剂量为 0.9~2.2mg/（kg·d），总量为 28.3~60mg/kg。

4. 利福平 治疗皮肤利什曼病，效果良好。成人 600mg/d，小儿 15~20mg/（kg·d），连用 12 周，应注意对肝脏的不良反应。

5. 联合化疗 别嘌醇、喷他脒（pentamidine）和重组 INF-γ 联合治疗 DCL，可获寄生虫学痊愈。

6.1% 酒石酸锑钾液 10ml，静脉注射，隔日 1 次，连用 5 次。

7. 唑类药物 如酮康唑、伊曲康唑和氟康唑能抑制利什曼原虫麦角固醇的生物合成，其中氟康唑以其良好的生物利用度，较小的不良反应，以及高的皮肤内浓度，得到关注。

### （二）局部治疗

（1）皮损局部液氮冷冻。

（2）皮损局部热疗，温度在 42℃，持续 2~3min，2~3 次/周，共 10~15 次。

（3）盐酸依米丁：皮损内注射，剂量根据皮损大小而定，一般每 0.5cm 用药 0.2ml（10mg），最大量为 0.8ml，在损害 4 周，分 4 次注射，每半个月注射一次，多数经 1~2 次注射即可治愈，除有局部疼痛外，无其他不良反应。

（4）手术切除。

（5）电灼术。

（6）15% 巴龙霉素软膏外用。

## 三、预防

彻底治愈黑热病患者，消灭白蛉子（昆虫宿主）、病犬（储存宿主）。面部损害应尽早治疗以减轻毁容。

（程晶玲）

## 第九节　皮肤猪囊虫病

皮肤猪囊虫病（cysticercosis cutis）是猪肉绦虫的幼虫——猪囊虫寄生于皮下、肌肉等组织引起的疾病，临床上以无痛性结节为主。猪肉绦虫的中间宿主是猪，人既是它唯一的终宿主，同时也可是中间宿主。故患者是本病的传染源。

猪肉绦虫的成虫寄生于人的小肠，妊娠节片或虫卵随粪便排出体外，污染饲料，被猪吞食后，虫卵在猪的消化道中孵化成六钩蚴，然后到肌肉发育成囊虫。人若食用含有猪囊虫的猪肉（米猪肉）或被粪便污染的蔬菜、水果、食品可致肠绦虫病，误食的虫卵可在皮下、肌肉、脑、眼、肝、肺、心等处发育成囊虫，出现相应的症状。

# 一、诊断要点

## （一）临床特点

皮损主要是位于皮下或肌肉内的无痛性结节，圆形或椭圆形，黄豆大或更大，质地坚硬、孤立而有弹性，与皮肤无粘连，可自由活动，无压痛及触痛。损害成批发生，数目可从几个增加至十几个甚至数百个。结节多见于躯干、四肢，也可见于颈部、阴部等处，病程缓慢，约经 3 ~ 5 年，甚至 10 年，囊虫可自行死亡，发生钙化或破溃。心、肺、肝、脑、眼部也可有病变。脑囊虫病时可有癫痫、颅内压增高、严重的可出现脑炎甚至死亡。在眼部可发生视力障碍、白内障、青光眼，严重时可导致失明、眼球萎缩。本病应与皮脂腺囊肿、脂肪瘤及神经纤维瘤鉴别。

## （二）组织病理

在皮下组织和肌纤维之间，可见增生的结缔组织形成的纤维包膜囊肿，内含澄清液体及囊虫虫体直径 1 ~ 1.5mm。

## （三）实验室检查

大便检查有时可查到虫卵和绦虫节片。皮肤超声检查可见在与皮肤垂直的皮下切面超声图上，可见囊性结构，椭圆形，其外膜为强回声，界限清楚、较薄，囊内为液性暗区，暗区中有一小的强回声点，为虫体。

# 二、治疗

## （一）全身治疗

由于虫体经过数年后可自然钙化而死亡，因此皮损若数目不多，且无压迫症状，可不必治疗。

1. 吡喹酮　该药可使猪囊虫变性及坏死，疗效好，疗程短，反应轻，给药方便。剂量为 30mg/（kg·d），连服 4 ~ 5d 为一疗程，伴有脑囊虫病者吡喹酮 400mg 口服，3 次/d，连服 5 ~ 9d，同时服泼尼松 5mg，3 次/d，头痛剧烈者用甘露醇静脉快滴以降颅内压，必要时可间歇给药 2 ~ 3 疗程，应注意该药对心脏及肝脏的不良反应。

2. 甲苯达唑（甲苯咪唑）　为广谱驱虫药，作用与吡喹酮类似，剂量为每次 100mg，2 次/天，连服 2 ~ 3d，也应注意对心、肝的损害，孕妇禁忌。其他广谱抗蠕虫药物如：阿苯达唑、磺苯咪唑、硫苯咪唑、三苯咪唑均有明显灭囊作用，可选用。

3. 氯喹　每次 0.25g 或羟氯喹，每次 0.2g，日服 2 次。同时患绦虫病者，应服氯硝柳胺（灭绦灵）1g，1h 后再服 1g。

4. 中药　如下所述。

（1）鸡内金 30g、槟榔 30g、瓦楞子 15g、使君子 30g、桃仁 10g、红花 10g、穿山甲 10g 雷丸 30g 共研细末，2 次/d，每次 3g，可连续服用到结节消退。

（2）蛇蜕研成细末，2 次/d，每次 3g，同时配用槟榔 60g、大戟 3g、木瓜 20g、钩藤 12g，加水

500ml 煎成 150ml，2 次/d，每次 50ml，可连用 1 个月（因大戟有毒，不可久服）。

（3）对人体猪绦虫病的治疗，可采用南瓜子槟榔疗法。槟榔 80 ~ 100g，加水 500ml，浸泡，煎煮 1 ~ 2h 至药液至 100ml。早晨空腹时，先服炒熟南瓜子仁 50g，2h 后服上述槟榔煎剂，再过半小时服 25 ~ 30g 硫酸镁。

（4）囊虫酒：斑蝥 7 个、红娘子 7 个、全蝎 7 个、大黄 60g。白酒 1 500ml 放入磁罐内，置沸水内蒸煮，将酒耗至 1 000ml 备用。2 次/d，每次 10ml，50d 为一疗程，可用 3 ~ 4 个疗程。

## （二）局部治疗

（1）对数目不多或产生压迫症状的结节，可予手术切除。

（2）无水酒精或 1% 盐酸依米丁溶液 0.5 ~ 1ml，注入囊腔，杀死囊虫。

（3）高频电针治疗：皮肤常规消毒、局部麻醉后，选 25 毫针灸针刺入皮损，边烧灼边进针，进至 0.5 ~ 0.8cm，即有清液溢出，出针，挤压结节，待液体排尽后，再沿烧灼孔进针 0.6 ~ 1.0cm，停针 2 ~ 3s，使充分烧灼，汽化囊壁及残留虫体。

# 三、预防

（1）积极检查和治疗猪肉绦虫病患者，消灭传染源。

（2）加强粪便管理及猪肉卫生检疫，禁止出售含囊虫的猪肉。

（3）加强卫生宣传教育，不吃未熟猪肉，避免生菜、水果等污染虫卵。搞好生菜、水果等食品的清洗消毒，以避免被虫卵污染。

（4）将切制生食与熟食的刀具和菜板分开，以防熟食被污染。

（程晶玲）

# 第十节　蝎蜇伤

蝎蜇伤（scorpion sting）是由蝎尾部的刺蜇器刺入皮肤注进毒液所致的皮肤急性及全身反应。

蝎属蛛形纲，蝎目。我国以北方多见，体长 1.5 ~ 20cm。蝎为胎生，幼蝎约经 1 周后方离开母体，以各种昆虫为食。蝎的后腹部细长，最后一节为毒刺，呈弯钩爪状，与毒脉相通。毒腺内含有强酸性的毒液，为神经性毒素，溶血性毒素及抗凝血素等。蜇人后这些毒素引起皮炎和中毒症状。被蜇后毒性反应的强弱，常因蝎子种类不同而异。蝎子大多隐藏在阴暗潮湿的墙角、石隙，喜欢夜间出而觅食。人若不慎接触到蝎子就有可能被其锐利的尾钩刺蜇。

## 一、诊断要点

一旦被蜇后，蜇伤处立即引起剧烈的灼痛，难以忍受。不久伤口处明显红肿，可出现瘀斑，甚至形成水疱，严重时可出现皮肤坏死，淋巴结或淋巴管炎，此为溶血性毒素所致。另一种表现为一系列的全身中毒症状，如头晕、头痛、发热、恶心、呕吐、流涎、流泪、多汗、反射性痉挛，少数可有尿闭、肺水肿、精神错乱、终因呼吸麻痹而死亡。若为大山蝎蜇伤，尤其是 5 岁以下儿童，可迅速出现严重的全身中毒症状，可因神经毒素直接作用于呼吸中枢及血管系统，而不引起局部肿胀，可在 3h 内死亡。

若在阴暗潮湿地或夜间皮肤突然被毒虫咬伤出现剧烈的疼痛，皮肤出现明显红肿或出现全身中毒症状，可考虑蝎蜇伤的可能，发现虫体可确诊。

## 二、治疗

轻者：消炎、止痛。重者：应积极抢救。

（1）立即用止血带扎紧被蜇肢体的近心端，或放置冰袋，用吸奶器或拔火罐的方法吸出毒汁，必要时要扩创伤口，用 0.02% 高锰酸钾溶液或肥皂水或稀氨水反复冲洗，也可用 5% 碳酸氢钠溶液进行冷湿敷。

（2）于蜇伤部位的近心端皮下注射 1% 盐酸依米丁液 3ml，可迅速止痛，减轻中毒症状；也可以 2% 利多卡因或 1% 普鲁卡因局封。伤口处禁外涂碘酒等刺激性药水。

（3）若出现中毒症状，应及时对症处理，进行抢救

1）注射抗蝎毒血清。

2）口服季德胜蛇药片，可同时局部外敷蛇药。

3）阿托品和糖皮质激素内服。

（4）民间用鲜马齿苋或大青叶捣烂外敷或用鲜毛眼草汁外涂。亦可用雄黄、苦矾研末敷于患处，鲜椿树嫩叶捣烂润鸡蛋外用，有消炎止痛作用。

## 三、预防

搞好环境卫生，保持室内通风干燥；若要去山区，林区工作应穿长袖衣衫，扎紧衣袖、裤腿，戴上手套，必要时随身携带急救药品。

（程晶玲）

# 第十一节　虱病

虱病（pediculosis, phthiriasis）系由人虱引起。人虱是一类永久性体外寄生虫，人是其唯一宿主，由于其形态、习性和寄生部位的不同而在临床上分别表现为头虱病（pediculosis capitis）、体虱病（pediculosis corporis）（又称衣虱病）和阴虱病（pediculosis pubis）。人虱用其口器刺入人体皮肤吸吮血液，边吸血边排粪，并在吸血同时释放出有毒唾液。通过这些机械性和化学性刺激，造成皮肤瘙痒和炎症反应。

## 一、头虱病

### （一）诊断要点

本病以卫生条件较差的儿童或妇女多见，可以群体流行发病。皮损一般限于头皮，特别是枕部及耳后发际处，少数可见于胡须、睫毛、眉毛处，多有毛发干燥，失去光泽，常见卵圆形、针头大小的灰白色虱卵牢固地附着于其上。瘙痒是主要症状。局部可出现红斑、丘疹、出血及血痂，常因剧烈搔抓而表皮剥蚀以至继发化脓性感染，表现为脓疱疮、疖病和颈淋巴结肿大，严重时，头屑、血痂、脓液、尘埃和头发粘连缠绞，称之为"纠发病"。本病很少发现成虫，拔下病发在显微镜下发现虱卵，结合临床表现，即可确诊。

### （二）治疗

目的在于消灭虱子及虱卵，防治继发感染。

（1）在可能情况下剃去头发。

（2）1% γ-666 香波：将一大汤匙左右香波揉擦整个头皮，4min 后洗净，擦干。剩余虱卵用篦子或镊子除去。1 周后可重复一次。

（3）煤油与植物油：等量混合，取 20ml 涂擦头皮，揉搓并用毛巾严密包扎，每晚 1 次，连用 3 次，第四日用温水肥皂洗头，第 5、6 日用 10% 醋酸加温后擦头。

（4）马拉硫磷：0.5% 洗剂或 1% 粉剂均可，尤其适用于集体灭虱时。

（5）25% 苯甲酸苄乳酯：局部外用，24h 后洗去。

（6）除虫菊素：用不稀释的制剂擦于头皮至全部湿润，保留 10min，用温水或肥皂水或者香波彻底洗净、擦干，用篦子梳理头发。7~10d 后可再用 1 次。

（7）云香精：洗湿头发，稍抹干以不滴水为度，把药液均匀擦于头皮及头发，然后用毛巾从额部围向两耳下方至后颈部，扎紧扎稳毛巾。半小时换药一次。1d 为 1 疗程。

（8）百部汤：百部100g煎汤洗头，并用毛巾浸药液湿敷头部，戴上浴帽保持20min，2次/d，2～3d可愈。

（9）苦参液：取苦参60～90g，加水2 000～4 000ml，煎煮45min，晾温后洗头。

（10）继发感染时并用抗生素。

## （三）预防

消毒隔离是预防的基本要求。要搞好头虱患者的隔离和治疗，不共用梳子、刷子等理发用品，不共戴帽子，经常洗理头发。毛巾、枕巾、床单、衣物要常换、勤洗。个人用具如梳子、刷子等可泡在60℃热水中10～20min或2%来苏水中1h。

# 二、体虱病

## （一）诊断要点

本病多见于卫生条件差和群居生活的人。皮损出现在躯干部，常见为红斑、丘疹或风团，中央常见一出血点，可见到平行的线状抓痕，表皮剥蚀，可继发感染，如毛囊炎、疖等，瘙痒明显。通常可在内衣裤皱褶处、衣缝或枕巾及被褥上找到虱体或虱卵，体毛较长者也可在体毛毛干上发现。

## （二）治疗

目的是清除虱体或虱卵，防治继发感染。

（1）马拉硫磷：以1%粉剂撒布内衣里面，特别要注意衣缝等处。

（2）复方拟除虫菊治酯气雾剂（含0.3%胺菊酯，0.1%氯菊酯及精制煤焦油）：喷射患处，隔日1次，1～2次为一疗程。

（3）苦参液：苦参液洗澡，将衣物泡于液内2～3h可灭虱卵。

（4）25%百部酊外擦。

（5）必要时酌用抗生素。

## （三）预防

勤换内衣裤、被单，并且煮沸消毒。毛织品可干洗或熨烫（尤其是衣缝皱褶处）。无条件者可将衣物装入塑料袋中封闭30～35d亦可。患者要勤洗澡，有虱卵的体毛要剃掉。

# 三、阴虱病

## （一）诊断要点

多因性接触所致，常与其他性传播病并存，也可与患者共用床褥、衣物等而感染。一般只有阴毛受累，亦常扩展到肛周的毛，并可累及腋毛、睫毛、眉毛、须毛等。患者常有刺激症状或剧烈瘙痒。往往可以自己发现虱体和虱卵。若穿浅色内裤，可发现密集针尖大暗红或锈红色斑点，常常成为本病诊断线索之一。皮损可见丘疹、广泛的抓痕和血痂，亦可见到继发感染和湿疹性改变，严重者伴有发热、不适、头痛、淋巴结肿大等全身症状。有的患者可在下腹部和股上部发现一种独特的0.5～1.0cm大小的天蓝色斑，不痒，压之不褪色。

## （二）治疗

1. γ-666制剂　此类药物禁用于眼周，婴儿、儿童、孕妇和哺乳期忌用。

（1）γ-666洗发香波：局部揉搓形成泡沫状，停留至少4min再彻底洗净。

（2）γ-666乳剂（软膏）：局部外擦，保留于皮肤上12h再洗净。残留的虱卵可用篦子梳掉，1周后可重复1次。

2. 1%三氯苯醚菊酯（permethrin）霜剂　局部外用，10min后洗去。

3. 爱宝疗液　为一种甲酚磺酸与甲醛的浓缩制剂。剃去阴毛，洗净后用原液均匀涂布1次，禁冲洗。次日用、50%液体涂布，早晚各1次，连用3d。

4. 云香精　直接擦药。

5. 25%百部酊　外擦。

6. 丁香罗勒乳膏　应用从唇形科植物丁香罗勒中提取的丁香罗勒油（主要成分为丁香粉）配制乳膏。治疗前剃去阴毛，外涂 2 次/d，连用 3d。

7. 10%樟脑醋　洗澡后，用 10%樟脑醋 50～100ml 浸湿小毛巾或纱布块，覆盖于阴毛区，塑料薄膜密封 5h 后清洗。1 次/d，连续 2～3 次。

8. 治疗后可有短期局部瘙痒　可用糖皮质激素外擦，口服抗组胺药。

9. 继发化脓性感染者　酌用抗生素。

## （三）预防

搞好消毒隔离，注意个人卫生，剃去病毛。尽可能作有关性病的筛查，如梅毒、淋病等。所用被褥、内衣裤、毛巾等用开水闷半小时。

（程晶玲）

# 第十章

# 物理性皮肤病

皮肤是人体最外层的器官，常暴露于外界环境，很多物理因素（如光线、压迫、摩擦、温度等）可直接或间接引起皮肤损害，这类皮肤病统称为物理性皮肤病。本章介绍几种常见的物理性皮肤病。

## 第一节　光线性皮肤病

日光依据波长的不同可分为紫外线（ultraviolet，UV，180～400nm）、可见光（400～760nm）和红外线（760～1 800nm）等连续光谱。引起光线性皮肤病的光线主要是紫外线。UV 根据波长不同可分为短波紫外线（ultraviolet C，波长为 180～290nm，UVC）、中波紫外线（ultraviolet B，波长为 290～320nm，UVB）和长波紫外线（ultraviolet A，波长为 320～400nm，UVA）。其中 UVB 和 UVA 是引起光敏性皮肤病的主要作用光谱，UVC 因为波长短，穿透力弱，几乎被大气臭氧层吸收而不能到达地球表面。能到达地表的紫外线为 UVB 和 UVA，UV 的波长越长，穿透力越强而能量越小；UVB 只能达到表皮基底层，强烈照射能引起表皮坏死和色素沉着；UVA 可穿过表皮到达真皮浅层，长期照射引起皮肤光老化。

光线性皮肤病是指皮肤受日光或某些人工光源照射后引起的急慢性损伤。光线性皮肤病有多种，包括：日晒伤、慢性光化性皮炎、种痘样水疱病、多形性日光疹等。另外，有些疾病可由光促发或加重，如红斑狼疮、皮肌炎等；光线性皮肤病可分为以下几类：

（1）受光能作用引起的皮肤损伤：急性如日晒伤等，慢性如光老化等。

（2）病因明确的光线性疾病：包括遗传和代谢性疾病，如种痘样水疱病、卟啉病等；也可由不同光感物质引起，如食物（泥螺、某些植物等）、化学物质（某些化妆品、染料、煤焦油等）、药物（磺胺、四环素类等）。

（3）特发性疾病：即光致敏物质和机制还不明确的疾病，如多形性日光疹、慢性光化性皮炎等。

（4）光促发或加重的疾病：广义上来讲，包括自身免疫性（红斑狼疮、皮肌炎等）、感染性（唇单纯疱疹等）、营养性（烟酸缺乏症等）疾病、其他如特应性皮炎等。

光线作用于机体引起的异常反应包括：光毒性反应（phototoxicity）和光过敏反应（photoallergy）。①光毒性反应：是一种非免疫反应，任何个体接受超量日光照射后都会发生反应，可分为急性和慢性，后者多见于长期反复日晒者。②光过敏反应：是一种淋巴细胞介导的迟发性超敏反应，只发生于少数具有光敏素质的个体。光敏物质吸收光能后发生化学变化成为半抗原，并与体内大分子结合形成完全抗原，刺激机体产生抗体或细胞免疫反应。根据发病时间可分为速发型光超敏反应（如日光性荨麻疹）和迟发型光超敏反应（如多型日光疹）。光敏物可分为内源性和外源性。

光毒性反应和光过敏反应临床上有时不易区分，二者可同时存在或以其中一种为主（表10-1）。

表 10-1　光毒反应和光超敏反应的鉴别

| | 光毒反应 | 光过敏反应 |
| --- | --- | --- |
| 发病人群 | 任何个体 | 少数过敏体质个体 |
| 潜伏期 | 无 | 有 |
| 皮损形态 | 表现为日晒伤症状 | 多形性皮损，湿疹样 |
| 发病部位 | 限于日晒部位 | 不限于日晒部位 |
| 病程 | 发病急，病程短 | 发病缓，病程长 |
| 被动转移试验 | 阴性 | 阳性 |
| 转归 | 去除光敏剂及避光后消退快 | 往往迁延不愈 |

# 一、日晒伤

日晒伤（sunburn）也称为日光性皮炎（solar dermatitis），是由于强烈日光照射后，暴晒处皮肤发生的急性光毒性反应。

## （一）病因和发病机制

皮肤接受了超过耐受量的紫外线引起，以 UVB 为主。一方面可因日光过强、暴露时间过长，另一方面可因个体皮肤的易晒伤因素，如浅肤色皮肤（光生物学类型一般为 1~3 型），白、嫩、薄的皮肤。皮肤经紫外线过度照射后，细胞中蛋白质和核酸吸收大量的紫外线产生一系列复杂的光生物化学反应，造成表皮细胞坏死，释放多种活性介质，如组胺、5-羟色胺、激肽等，引起真皮血管扩张，组织水肿，黑素合成加快等反应。

## （二）临床表现

本病在紫外线辐射强烈的季节（如春夏季）多见，妇女、儿童、浅肤色人群、滑雪者或水面作业者易发病。其反应强度与紫外线辐射的光线强弱、照射时间、个体皮肤的光生物学类型（skin phototypes）、肤色、体质、种族等有关。

一般日晒或强烈人工光源照射后数小时至十余小时内，暴露部位出现境界清楚的红斑，呈鲜红色。皮损较重时可出现水肿、水疱，内容澄清，疱壁紧张，可破裂结痂。后红斑渐淡和消退，脱屑，并留有色素沉着。自觉烧灼感或刺痛感。皮损广泛时可有全身症状，如发热、畏寒、头痛、恶心和全身不适等，甚至引起心悸、谵妄及休克。

## （三）诊断和鉴别诊断

根据强烈日光暴晒或强烈人工光源照射史及典型临床表现，本病容易诊断。本病应与接触性皮炎进行鉴别，后者有接触刺激物或变应原史，与日晒或强烈人工光源照射无关，可发生于任何季节，皮损发生于刺激物或变应原接触处。

## （四）预防和治疗

1. 预防　经常外出锻炼，进行短时间光照，提高对日光的耐受性。避免暴晒，注意防护，如撑伞、戴宽边帽、穿长袖衣衫，并在暴露部位使用各种防晒剂。外用物理性遮光剂或化学性遮光剂，如 5% 二氧化钛霜、二苯甲酮等，根据个人皮肤的光生物学类型及环境中紫外线的强度选择合适防晒指数的防晒产品。应该使用能同时防护 UVB 和 UVA 的广谱防晒产品。防晒产品的防晒能力以防晒指数表示，其中 SPF（sun protect factor，4~30+）表示该产品防护 UVB 的能力，而 PA（protect factor of UVA，+~+++）则表示该产品防护 UVA 的能力。

2. 治疗　以局部外用药物为主，以消炎、安抚、止痛为原则。一般可外用炉甘石洗剂和糖皮质激素，严重者可用 3% 硼酸水或冰袋湿敷。有全身症状者可口服抗组胺药、维生素 C、非甾体类抗炎药，严重者可系统应用糖皮质激素。

# 二、外源性光感性皮炎

外源性光感性皮炎（exogenous photosensitizing dermatitis）是光感物质通过局部或系统用药等途径进入机体后，在一定波长的光线照射下，照射部位出现相应的临床表现。临床上可分为光接触性皮炎和光线性药疹两种，其中又各分为光毒性和光变态反应性皮炎两型。

## （一）病因和发病机制

本病的主要病因是某些光感物质直接接触皮肤，或通过口服、注射等途径进入皮肤，由于这些物质含有特殊的吸收光辐射的分子或色基，在接受紫外线日光照射后出现了异常的生物学效应（包括光毒性和光变态反应性），导致疾病的发生。其作用机制尚不明确，作用光谱主要是 UVA。

日常接触的光感物质存在于多种物质中，如临床常见的光感物质有：①化妆品中的香料、遮光剂等；②染料中的依沙吖啶等；③工业品中的沥青、焦油等；④药物：8 - 甲氧基补骨脂素磺胺类药及其衍生物、口服降糖药、抗菌药、利尿药、抗精神失常药、抗组胺药、抗心律失常药、抗肿瘤药、安定类药、水杨酸盐类、避孕药、中草药等；⑤动植物中的成分，泥螺、苋菜、菠菜等。

## （二）临床表现

1. 光接触性皮炎（photocontact dermatitis） 是在接触致病的光感物质后，局部皮肤经日光曝晒所引起的炎症反应。临床上可分为：

（1）光毒性接触性皮炎（phototoxlc contact dermatitis）：接触光感物质并受日光或人工光源照射的局部皮肤呈日晒伤样损害，自觉烧灼感和疼痛。

（2）光变态反应性接触性皮炎（photoallergic contact dermatitis）：由光变态反应引起。起初是在接触光感物质并受日光或人工光源照射的局部皮肤上发生延迟型丘疹、湿疹样损害，以后也可在未被照射的部位出现类似皮疹，呈光变态反应的表现。

2. 光线性药疹（photo drug eruption） 因内用致病的光感性药品，同时皮肤遭受日晒后引起的炎症损害。临床上分为：

（1）光毒性药疹（phototoxic drug eruption）：因患某种疾病应用过某些光感性药品，同时皮肤遭受强烈日晒后，体内药品吸收一定波长紫外线，药品成为光能的受体，从而引起光毒反应。其临床表现有红肿、风团、麻疹样或猩红热样皮疹、水疱、紫癜、扁平苔藓样皮疹、甲黑斑、色素沉着等。严重者可有全身症状如发热、头晕、恶心、呕吐、乏力等。

（2）光变态反应性药疹（photoallergic drug eruption）：是指患者服用某种光感性药品后，在光线作用下通过光化学途径，改变摄入体内的半抗原（药物本身或其代谢产物）结构，与机体内的载体蛋白发生反应，形成完全抗原，刺激机体出现迟发性超敏反应。通常在日晒后24小时甚至数天发作，恢复比光毒性药物反应要慢。皮损主要发生于暴露部位，也可累及非暴露部位。表现为湿疹样皮疹、发绀、色素沉着、血管炎、剥脱性皮炎等，严重者可出现头昏、乏力、发热、精神萎靡，甚至过敏性休克等全身症状。即使停用致敏药物有时症状也会持续很长时间。

## （三）诊断和鉴别诊断

本病的诊断依据：

（1）既往有接触光感物质、应用光感性药物的病史。

（2）皮疹局限在曝光部位。

（3）避免接触光感物质或停用可疑光感性药物后能够痊愈。

（4）光斑贴试验阳性。

外源性光感性皮炎应与日晒伤、多形性日光疹、湿疹、接触性皮炎和药疹等疾病相鉴别。日晒伤、多形性日光疹等均无光毒性物质接触史。

### （四）预防和治疗

避免接触可疑致病的光感物质；避免强烈日晒，高度敏感者要避免日光灯照射甚至反射的光线；外出时使用宽谱防光剂。

轻者口服抗组胺药、维生素 B、维生素 C，严重者口服泼尼松，每天 30～40mg。局部用药以对症处理为主。急性期无渗液皮损可用炉甘石洗剂外搽，有渗液时可用 3% 硼酸溶液冷湿敷，可配合使用氧化锌油。皮损干燥后及慢性期可用糖皮质激素霜剂。

# 三、多形性日光疹

多形性日光疹（polymorphous light eruption）是一种特发性、间歇性反复发作、以多形性皮损为特征的光感性皮肤病。

### （一）病因和发病机制

病因目前尚不清楚。一般认为由日光诱发的迟发型超敏反应介导，且致病光谱较宽，UVA、UVB 和可见光均可。其发生也可能与遗传、内分泌、免疫及代谢异常等有关。

### （二）临床表现

发病与季节有关，一般春夏季加重，秋冬季节减轻。多见于中青年女性，好发于曝光部位（如面部、颈后、颈前 V 形区、手背和前臂伸侧）。常在日晒 1 小时内自觉瘙痒，数日后出现皮损。皮损形态多样，常见的有小丘疹、丘疱疹，也可表现为水肿性红斑、大丘疹或斑块，但对每一位患者而言，皮损常以单一形态为主。患者自觉瘙痒显著，一般全身症状轻微，易反复发作，病程长短不一。

### （三）诊断和鉴别诊断

主要根据发生于青年女性曝光部位的多形性皮损，但以某一类型为主诊断，常反复发作，可有光斑试验阳性、紫外线红斑试验异常反应。

本病应与湿疹、慢性光化性皮炎、盘状红斑狼疮等进行鉴别。

1. 湿疹　皮疹多形性，见于非暴露部位或全身，与日光、季节无明显关系。

2. 慢性光化性皮炎　主要发生与 50 岁以上男性，病情持久，可从春夏持续到冬季，可见于非曝光部位。

### （四）预防和治疗

避免暴晒，外出时使用遮光剂；易感者也可在发病季节前，让皮肤适当地逐渐增加日晒或者进行预防性光疗以提高皮肤对紫外线的耐受力。

1. 外用药物治疗　应根据皮损性质和部位选用药物及剂型，可外用炉甘石洗剂、糖皮质激素霜剂，但应避免使用焦油类等潜在光敏物质。

2. 系统药物治疗　以口服抗组胺药为主，但应避免使用氯苯那敏、异丙嗪等光敏药物；症状明显、反复发作者可口服烟酰胺、氯喹或羟氯喹、β-胡萝卜素对部分患者有效；严重者可口服糖皮质激素或硫唑嘌呤。

# 四、慢性光化性皮炎

慢性光化性皮炎（chronlc actinic dermatitis）是一组以慢性光敏感为特征的病谱性疾病。

### （一）病因和发病机制

本病的致病光谱包括 UVA、UVB 和可见光。病因至今未明，但临床和组织病理及免疫组化结果均提示本病与迟发性变态反应有关。

### （二）临床表现

本病好发于室外工作者，男性多见，约占 90%，大多在 50 至 70 岁间，50 岁以下少见。75% 的病例伴有接触性和光接触性皮炎，约 15% 患者有湿疹史。皮损好发于面、颈、手背、前臂伸侧等暴露部位，严重者可累及非暴露部位，男性斑秃患者头顶部头发稀疏区也是常见部位。皮损呈皮炎湿疹样，急性期表现为暴露部位弥漫性、水肿性红斑，可有散在的丘疱疹及轻度渗出。慢性期为暗红色、苔藓样、扁平肥厚的丘疹或斑块，表面无鳞屑或渗出，搔抓后可呈苔藓样变。严重者可发展成类似淋巴结样的皮损。部分患者毛发脱落、色素沉着或色素减退，极少数病例可发展为红皮病。

本病发病初期多为春夏季，但病程较长后，一般无明显季节性。患者常难以提供明确的致敏原。慢性光化性皮炎是一种慢性持久性疾病，反复发作，终年不愈。但随着病程的延长，相当比例的患者光敏性可逐渐消退，预后较好。

### （三）诊断和鉴别诊断

本病的诊断标准包括：

（1）持久性的皮炎，主要累及曝光区，也可扩展到非曝光区。

（2）患者对 UVB 异常敏感，也常对 UVA 或可见光敏感，光激发试验和光斑贴试验可阳性。

本病需与湿疹、多形性日光疹、皮肤 T 细胞淋巴瘤等疾病相鉴别。湿疹无明确的光敏史，多形性日光疹呈急性间歇性发作，皮肤 T 细胞淋巴瘤可有 pautrier 微脓肿，浸润的淋巴细胞以 CD4$^+$ 为主。

### （四）预防和治疗

注意避光。通过斑贴试验和光斑贴试验检测致敏原，避免接触致敏原。外出时使用宽谱遮光剂、戴宽檐帽、穿长袖衣。

口服大剂量烟酰胺、羟氯喹，辅以抗组胺药和 B 族维生素。急性加剧期可加用小剂量糖皮质激素，严重病例可酌情使用免疫抑制剂。

局部治疗一般外用糖皮质激素及钙调神经磷酸酶抑制剂。

# 五、光老化

皮肤的老化主要包括内源性老化和外源性老化。内源性老化是指随年龄增长皮肤的自然老化过程。外源性老化是指皮肤受环境因素影响而引起的衰老变化，其中以紫外线的影响为主，因而被定义为光老化（photoaging）。

### （一）病因和发病机制

紫外线特别是长波紫外线可破坏真皮胶原纤维，使胶原合成功能降低；同时，基质金属蛋白酶（matrix metallo proteinases，MMPS）、溶菌酶、胶原酶等多种酶类均可分解胶原蛋白，导致真皮胶原蛋白的减少。

### （二）临床表现

光暴露部位，如颈项部、面部、前臂和手背等处出现皮肤粗糙、增厚，弹性减弱，皮沟加深、皮嵴隆起，皱纹增加，出现皮革样外观。皮肤微循环也可以发生变化，如毛细血管扩张或消失，皮肤外观灰暗、无光泽或呈灰黄色。还可出现色素异常斑和色素沉着斑。

光老化的严重程度受皮肤类型、光暴露性质（职业性的或户外活动等）、发型、衣着和个体修复能力等的影响。

### （三）诊断和鉴别诊断

根据临床特点不难诊断。但应注意皮肤光老化往往和皮肤自然老化叠加在一起。

### （四）预防和治疗

注意避光。外出时戴宽檐帽、穿长袖衣，外用防晒产品。

口服或外用抗氧化剂也是预防皮肤光老化的有效方法。常用的口服抗氧化剂有维生素 C、维生素 E、β-胡萝卜素等，外用抗氧化剂如辅酶 Q10 等。

维 A 酸是目前常用治疗皮肤光老化的药物，其中 0.05% 的全反式维 A 酸霜可用于治疗皮肤光老化。

近年来，激光已越来越多的用于皮肤光老化的治疗，并取得了一定效果。光子嫩肤技术、果酸剥脱技术等也可用于光老化皮肤的治疗。

（李　舒）

# 第二节　放射性皮炎

放射性皮炎（radiodernatitis）是由各种类型电离辐射（如 α、β、γ、X 射线、电子、质子等）照射皮肤黏膜引起的急性和慢性损伤。

## 一、病因和发病机制

本病多由于长期或短期内接受大剂量放射线或接受放射治疗者累积量过大所致。放射线可使组织细胞 DNA 发生可逆或不可逆性损伤，引起细胞死亡或 DNA 突变，甚至恶性肿瘤。放射线还可以使组织分子电离产生活性氧和自由基导致组织急、慢性损伤。发病过程及严重程度取决于不同类型辐射的生物学效应、辐射剂量及辐射部位组织细胞的特性。

## 二、临床表现

多见于接受放疗患者和从事放射线工作的人员。根据临床表现的不同可分为急性放射性皮炎和慢性放射性皮炎。

1. 急性放射性皮炎　为短期内接受大剂量辐射所致，潜伏期短，一般为 1~3 周。其早期反应与热灼伤相似，常称为放射性烧伤，可分为三度：

（1）Ⅰ度：局限性水肿性红斑，边界清楚，自觉灼热与瘙痒，常在暴露后 6 天出现，12 天左右达到高峰，3~4 周后消退，留有脱屑、色素沉着、暂时性脱毛。

（2）Ⅱ度：局部红肿明显，有水疱形成，破溃后出现糜烂和结痂，自觉明显灼热及疼痛，经 1~3 个月痊愈，遗留色素沉着或色素脱失、毛细血管扩张、皮肤萎缩、永久性毛发脱落及瘢痕形成。

（3）Ⅲ度：局部红肿严重，损害累及真皮深部以下，很快出现组织坏死，形成顽固性溃疡。自觉剧痛。愈后留下萎缩性瘢痕、色素沉着或色素脱失、毛细血管扩张、毛发消失等，部分皮损难以治愈甚至形成永久性溃疡，溃疡和瘢痕部位易发生癌变。

Ⅱ、Ⅲ度放射性皮炎可伴全身症状如乏力、头痛、头晕、恶心、呕吐、出血等，可有白细胞减少及继发感染。

2. 慢性放射性皮炎　由于长期反复接受小剂量放射线辐射所致。潜伏期数月至数十年不等。表现为皮肤干燥、萎缩，汗腺、皮脂腺分泌减少，皮下组织萎缩及纤维化，毛细血管扩张、色素沉着或减退，毛发部位可有毛发稀疏、脱落，甲部位可出现条纹、变脆、脱落。严重放射性皮炎可出现顽固性溃疡和继发癌变。

## 三、诊断和鉴别诊断

根据放射线照射史及典型临床表现可以诊断。急性放射性皮炎有时外观可呈接触性皮炎样表现，需加以鉴别。

## 四、预防和治疗

从事放射线工作人员应严格遵守放射操作规程，加强安全防护措施；对接受放射线治疗患者，应掌握放疗适应证和总剂量；如发生放射源泄露事件，应立即作好防护并脱离辐射源或污染区。

急性放射性皮炎应保护受损皮肤，避免局部刺激。治疗以对症处理为主，红肿显著时可用扑粉和振荡剂，渗出明显时可用 3% 硼酸溶液湿敷，无明显渗出时可外用糖皮质激素霜剂，对于长期不愈合的深溃疡，必要时行手术切除。

慢性放射性皮炎的治疗以保护和保湿为主，应避免破损，可外用保护性软膏；出现溃疡可用冷湿敷，可同时加用理疗以促进愈合，同时防止继发感染；溃疡疑有癌变应作组织病理学检查，对难治性溃疡或角化过度性皮损可在感染控制后手术切除并植皮。

（李 舒）

# 第三节 痱

痱（miliaria）亦称粟粒疹、汗疹，为夏季或炎热环境下常见的一种表浅性、炎症性皮肤病。

## 一、病因和发病机制

在高温闷热环境下，大量的汗液不易蒸发，使角质层浸渍肿胀，导致汗管变窄或阻塞，汗管内汗液滞留、压力增高、汗管破裂、汗液外渗入周围组织而发病。此外皮肤表面的细菌大量繁殖，产生毒素也会加重炎症反应。

## 二、临床表现

依据汗管损伤和汗液溢出部位的不同可分以下四种类型：

1. 白痱 又称晶形粟粒疹（miliaria crystallina），由汗液在角质层或以下的汗管溢出引起。常见于卧床不起、体质体虚、大量出汗患者，好发于躯干和间擦部位。皮损为成批出现的针头大小的表浅透明水疱，周围无红晕，易破。一般无自觉症状。1～2天内吸收，留有细小脱屑。

2. 红痱 又称红色粟粒疹（miliaria rubra），最常见，由汗液在棘层汗管处溢出引起。多见于幼儿、家庭妇女、高温作业者，好发于腋窝、肘窝、额、颈、躯干、妇女乳房下等处。皮损成批出现，表现为密集排列的针头大小丘疹、丘疱疹，周围绕以红晕。伴有灼热和刺痒感。皮损消退后有轻度脱屑。

3. 脓痱 又称脓疱性粟粒疹（miliaria pustulosa），多由红痱发展而来。好发于皮肤皱褶处及小儿头颈部。皮损为密集的丘疹，顶端有针头大小的浅在脓疱，细菌培养常为阴性。

4. 深痱 又称深部粟粒疹（miliaria profunda），汗液在表皮—真皮交界处的汗管破裂溢出，系由于表皮汗管常被反复发作的红痱破坏，使汗液阻塞在真皮内而发生。多累及热带地区反复发生红痱者，好发于颈部、躯干等部位。皮损为密集的、与汗孔一致的非炎性丘疱疹，出汗时皮损增大，不出汗时皮损不明显，全身皮肤出汗减少或无汗，但常有代偿性面部多汗。一般无瘙痒，皮损广泛时可出现头痛、发热、头晕等全身症状。

## 三、诊断和鉴别诊断

根据发病季节、典型皮损等可以确诊。本病需与夏季皮炎、急性湿疹等进行鉴别。

## 四、预防和治疗

夏季应通风散热，衣着宽松透气，保持皮肤清洁干燥。

1. 外用药物治疗 以清凉、收敛、止痒为原则，可外用薄荷炉甘石洗剂和痱子粉，脓痱可外用2%鱼石脂炉甘石洗剂、黄连扑粉。

2. 系统药物治疗 瘙痒明显可口服抗组胺药，脓痱感染严重时可口服抗生素；也可服用清热、解毒、利湿的中药（如金银花）。

（李 舒）

# 第四节 火激红斑

火激红斑（erythema ab igne）指皮肤长期受局部外源性高温作用，导致皮肤产生持久的红斑、网状色素沉着、毛细血管扩张的一种疾病。

# 一、病因和发病机制

本病是局部皮肤长期受温热作用（未发生烫伤）而引起的。可能与影响弹性纤维，使其增多、增粗，形成致密的粘连相关。见于经常用热水袋局部热敷、经常进行烤火取暖、长期红外线照射的部位，也见于司炉、炊事员及经常进行高温作业的工人。

# 二、临床表现

皮损好发于接触热源部位，如大腿内侧、小腿伸侧、上胸部、下背部和腹部。开始表现为一过性网状红斑，久之呈边界不清的淡红、暗红或紫红色，最后可变成黑褐色，并出现毛细血管扩张和网状色素沉着。这些变化可以在同一病损处同时存在。少数患者可以发生水疱、角化过度、表皮轻度萎缩等表现。病因去除后，皮损可缓慢消退。极少数患者可出现上皮不典型增生。

# 三、诊断和鉴别诊断

根据临床特点，不难诊断。但需与网状青斑等疾病相鉴别。

# 四、预防和治疗

去除病因，防止进一步损伤。

局部外用温和润肤剂或超氧化物歧化酶霜，色素沉着者外用5%氢醌霜、0.1%维A酸霜或软膏。

（李　舒）

# 第五节　冻疮

冻疮（pernio）是一种与寒冷相关的末梢部位局限性、淤血性、炎症性皮肤病。

# 一、病因和发病机制

由于长期暴露于寒冷、潮湿的环境中，皮肤血管痉挛收缩，导致组织缺氧引起细胞损伤；久之血管麻痹扩张引起静脉淤血、毛细血管扩张、渗透性增加，血浆渗入组织间隙而引发本病。周围血液循环不良，缺乏运动、手足多汗、营养不良、贫血、鞋袜过紧等均可加重病情。

# 二、临床表现

本病易发于初冬、早春季节。各年龄组均可发生，但多见于儿童、青年女性或末梢血循环不良者。好发于肢端及暴露部位，如手指、手背、耳郭、鼻尖等处。皮损为局限性水肿性紫红斑块或结节，压之褪色，境界清楚，严重时皮损表面可有水疱，破溃后形成糜烂。自觉有痒感和肿胀感，瘙痒受热后加剧，有溃疡者自觉疼痛。冬季发病，气候转暖后自愈，来年易再复发。

# 三、诊断和鉴别诊断

根据发病季节和典型临床表现易于诊断。本病应与多形红斑等进行鉴别。

# 四、预防和治疗

应注意保暖，保持干燥；加强营养，多食高蛋白及维生素丰富饮食，坚持体育锻炼，促进血液循环，提高机体对寒冷的耐受性。

1. 外用药物治疗　以消炎、消肿、促进循环为原则。未破溃皮损可外用维生素E软膏和冻疮软膏等，已破溃皮损可用抗生素软膏，也可用氦氖激光等理疗。

2. 内用药物治疗　可口服烟酸、硝苯地平等扩张血管药物。

（李　舒）

# 第六节　鸡眼与胼胝

鸡眼（clavus）和胼胝（callus）均系长期压迫和摩擦诱发的角质层增厚。

## 一、病因和发病机制

二者均与长期机械刺激（如压迫和摩擦）引起的角质层过度增生有关。

## 二、临床表现

1. 鸡眼　本病好发于成人，女性多见。常累及足跖前中部、小趾外侧或拇趾内侧缘，也可见于趾背及足跟。皮损为境界清楚的淡黄色或深黄色圆锥形角质栓，其尖端嵌入皮内，如黄豆大小，表面光滑，与皮面平或稍隆起。因角质栓尖端压迫真皮层内末梢神经，站立或行走受压时自觉剧痛。

2. 胼胝　好发于掌跖受压迫和摩擦处，表现为黄色或蜡黄色增厚的角质性斑块，扁平或稍隆起，中央较厚边缘薄，质地坚实，边界不清，表面光滑且皮纹清晰。局部汗液分泌减少、感觉迟钝，多无自觉症状，严重者偶有疼痛。

## 三、诊断和鉴别诊断

根据好发部位和典型皮损易于诊断。有时需与跖疣进行鉴别，跖疣表面皮纹消失，常多发，不限于受压或摩擦部位，除去角质层可见棘状疣体，两侧挤压痛明显。

## 四、预防和治疗

去除诱因，尽量避免摩擦和挤压。鞋应适足，足若有畸形应矫正。

1. 鸡眼　可外用鸡眼膏、50% 水杨酸软膏，但应保护周围正常皮肤，也可将鸡眼手术切除。此外，冷冻、激光等方法可适当选用。

2. 胼胝　具有一定保护作用，一般无需治疗，若减少摩擦多能缓解。较厚皮损可先用热水浸泡再用刀削除，也可外用角质剥脱剂如硫磺水杨酸软膏、维 A 酸软膏。

（李　舒）

# 第七节　褥疮

褥疮（decubitus）也称压疮（pressure ulcer）是由于患者身体局部长期受压，影响血液循环，导致皮肤和皮下组织营养缺乏而引起的组织坏死。

## 一、病因和发病机制

昏迷、瘫痪等患者长期卧床且体位固定不变，致身体局部长期受压。或是使用石膏、夹板和绷带时，衬垫不当，松紧不适宜，使局部长期受压。

## 二、临床表现

褥疮好发于受压的骨突部位，如骶尾骨、坐骨结节、股骨粗隆、足外踝及足跟等。受压后局部皮肤呈苍白、灰白或青红色，轻度水肿，境界清楚，自觉有麻木或触痛感，去除压力后可慢慢好转。如病情发展，表皮呈紫黑色，可出现水疱，破溃后形成溃疡。如不及时处理，溃疡可逐渐加深至肌肉、骨或关节。表面可形成坏疽。继发感染可引起败血症。

## 三、诊断

根据好发部位和典型皮损易于诊。

## 四、预防和治疗

褥疮是长期卧床者的一个常见并发症，如护理得当，可以避免。应定时翻身，避免相同部位持续受压。经常按摩受压部位。

一旦发生褥疮，应避免再次受压，促进局部血液循环，加强创面处理，预防感染。褥疮初期时，局部可予热敷或50%乙醇涂擦，也可以用2%碘酊涂抹。注意防止皮肤干燥，可适量涂以甘油或液体石蜡。小溃疡可外用0.5%的硝酸银溶液湿敷，大溃疡必要时需行外科清创术。辅助性治疗如超声波、紫外线、高压氧、生长因子、角质形成细胞移植等的疗效仍有待进一步研究。

（李　舒）

# 第八节　手足皲裂

手足皲裂（thagades manus et pedis）是指由各种原因引起的手足部皮肤干裂，既可是一种独立的疾病，也可以是某些皮肤病的伴随症状。

## 一、病因和发病机制

由于掌跖部位皮肤角质层较厚且缺乏皮脂腺，皮肤容易干燥。加上各种因素影响，如摩擦、外伤、酸、碱、某些皮肤病等，使角质层变硬变脆，局部皮肤牵拉超过正常延伸限度时即可发病。

## 二、临床表现

好发于冬季。多累及成年手工劳动者的掌跖或经常受摩擦、牵拉的部位。皮损多沿皮纹方向发生。根据裂隙深浅程度可分为三度：一度仅达表皮，无出血、疼痛等症状；二度达真皮浅层而觉轻度疼痛，但不引起出血；三度由表皮深入真皮、皮下组织，常引起出血和疼痛。

## 三、诊断

根据典型临床表现易于诊断。

## 四、预防和治疗

冬天应注意保暖，干燥气候应外涂有滋润作用的油脂保护皮肤，应尽量减少局部摩擦，同时应避免物理、化学刺激。积极治疗湿疹、手足癣等基础疾病。

可外用10%~20%尿素霜、水杨酸或维A酸软膏；严重者先用热水浸泡患处，再用刀片将增厚的角质层削薄，然后用药。

（李　舒）

# 第十一章

# 药物性皮炎

## 第一节 药疹

药物性皮炎（dermatitis medicamentosa）又称药疹（drug eruption），指药物通过任何途径进入体内引起皮肤黏膜的急性炎症，重者可伴有系统累及。常见的途径为口服和注射，但亦可通过吸入或局部用药经皮肤、黏膜吸收，如灌肠、漱口剂、滴鼻剂、眼药水、栓剂等其他途径。近年来，随着新药的不断推广应用，药疹的发病率有逐年增高的趋势。药疹的发病机制可简单分为非免疫性和免疫性两大类：前者指药理学可以预测得到的，常与剂量有关；后者则与药理作用无关，见于少数有过敏体质的个体，通过免疫机制发生。本文论述的是后一类药疹，又称之为特应性药物反应。药疹常依据皮疹形态分为麻疹样或猩红热样发疹型、多形红斑型、固定型、剥脱性皮炎型、中毒性表皮坏死松解型、荨麻疹型、血管炎型、光敏反应型、血清病样型等。其中以发疹型、固定型、荨麻疹型和多形红斑型为常见类型。

常见的致敏药物有以下几类：①抗生素类：占第一位，尤以青霉素类、头孢菌素类引起的最为多见，其他有林可霉素类、喹诺酮类、大环内酯类、氨基糖苷类、四环素类等；②解热镇痛药：如阿司匹林、索密痛、安乃近、吡罗昔康、保泰松等；③抗痛风药：主要是别嘌醇；④安眠镇静及抗癫痫药物：如苯巴比妥、苯妥英钠、卡马西平等；⑤中成药：引起的药疹病例数逐年上升，不容忽视；⑥其他药物：磺胺药，主要是复方新诺明。另外，血清制品及生物制剂、呋喃唑酮、抗结核药乙胺丁醇、异烟肼等也时有报道。

## 一、诊断要点

### （一）临床特点

除固定型药疹有特定部位特征性表现外，多数药疹常模拟其他疾病的皮肤表现，皮疹类型多样，常见以下特点。

（1）有明确的用药史。停用致敏药物，皮疹可自愈，一般在 1~3 周恢复。

（2）有一定的潜伏期：首次用药大致在 5~20 天，重复用药，则在数分钟或数小时发病。抗痛风药别嘌醇及抗结核药引起的药疹潜伏期较长，首次用药可长达 90 天。

（3）大多有前驱症状，如发热、皮肤瘙痒、黏膜灼热、干燥或全身不适。

（4）重症常可伴多腔口黏膜损害，累及口腔、外生殖器、眼、呼吸道及消化道黏膜，且可影响心、肝、肾、关节及造血系统，往往起病急骤，病情凶险。

（5）对抗过敏治疗及皮质类固醇激素治疗有效。

### （二）组织病理

除固定型、多形红斑型及中毒性表皮坏死松解型药疹外，其余药疹组织学改变缺乏特异性。

### （三）实验室检查

血常规白细胞数可增多，常伴嗜酸性粒细胞增多，但也有白细胞减少者。若脏器受累者，可出现肝功能异常，血清转氨酶升高；肾功能异常，血尿、蛋白尿，血尿素氮、肌酐升高；心脏受累，则心电图表现异常。

# 二、治疗

治疗原则是立即停用致敏药物，促进致敏药物排泄，及时抗过敏治疗。

## （一）全身治疗

（1）在病历上注明，禁用致敏药物或可疑致敏药物的名称，勿用结构相关药物，以免发生交叉过敏。

（2）多饮水或输液以利致敏药物排出，每日可静脉输注 1 000 ~ 2 000ml 液体。

（3）抗过敏治疗

1）抗组胺药物：如扑尔敏、酮替芬、西替利嗪、氯雷他定、咪唑斯汀等，可任选 1 ~ 2 种。

2）维生素 C：每日 1 ~ 3g 加入液体中静脉滴注。

3）10% 葡萄糖酸钙：10ml 静脉注射，也可用硫代硫酸钠 0.64g 加注射用水 10ml 静脉注射，每日 1 次。

（4）病情较重如发疹型或荨麻疹型，皮疹泛发伴中等度发热者，可给泼尼松 20 ~ 40mg/d，或其他糖皮质激素的相当剂量，病情好转后逐渐减量，1 ~ 2 周内可撤完。

（5）病情危重者，如重症多形红斑型、中毒性表皮坏死松解型、剥脱性皮炎型药疹，有广泛皮肤或黏膜损害伴重要脏器受累，患者高热，全身中毒症状明显，应尽早足量短期使用糖皮质激素，氢化可的松 200 ~ 500mg 或地塞米松 15 ~ 20mg 加葡萄糖溶液中静脉滴注。病情重笃者可视情况加大剂量，糖皮质激素足量的标志是 2 ~ 3 天内体温控制，无新发皮疹，原皮疹色泽转暗，渗出减少，病情稳定后则迅速撤减激素，一般每 3 ~ 4 天可撤减激素 1/4 ~ 1/8 量，3 周左右撤完。剥脱性皮炎型撤减激素的速度宜适当放慢，以免病情反跳。糖皮质激素应用过程中要时刻注意糖皮质激素所致的各种不良反应，特别是消化道出血、电解质紊乱、激素性糖尿病以及念珠菌感染等，应及时加以预防、治疗。

（6）静脉注射丙种球蛋白（IVIG）治疗重症药疹，用法，0.4g/（kg·d），静脉滴注，连续 3 ~ 5 天。

（7）支持疗法：补给高热量、高蛋白、多种维生素，视病情需要可给予能量合剂，白蛋白，输新鲜血或血浆，有感染的可选择致敏性较小的抗生素加以控制，注意液体和电解质平衡。肝功能受累的应投予保肝治疗。

## （二）局部治疗

加强皮肤黏膜的护理。

（1）皮疹无渗出的可给单纯扑粉或用复方炉甘石洗剂。

（2）有大疱的可用无菌针筒抽干疱液，然后外搽 1% 聚维酮碘溶液。

（3）渗液明显者应行干燥暴露疗法，重视消毒隔离，每天换消毒床单，糜烂面用 3% 硼酸液清洗后贴敷单层 0.1% 黄连素纱布或 1% 聚维酮碘纱布。

（4）眼结膜损害每天数次用生理盐水冲洗，清除分泌物，定期交替滴醋酸氢化可的松眼药水及氯霉素眼药水，晚上涂 3% 硼酸眼膏或 0.5% 金霉素眼膏，以预防粘连。

（5）口腔损害，可用 2% 碳酸氢钠含漱液或多贝氏液漱口，唇部用凡士林油纱贴敷，口腔溃疡可贴口腔溃疡薄膜。

## （三）中医药治疗

本病属中医"中药毒"范畴。系因禀赋不耐，药毒入侵化火，外发肌肤所致。治疗以清热凉血解毒为主，方用犀角地黄汤合黄连解毒汤加减，切不可动用发散透疹之品。

## 三、预防

（1）用药应有的放矢，切勿滥用药物。用药前应仔细询问药物过敏史。

（2）青霉素、链霉素、普鲁卡因等用药前应严格执行常规皮试制度。

（3）注意药疹的早期症状，一旦出现难以解释的发热及皮肤黏膜的症状如结膜充血，皮肤瘙痒，皮疹应想到药疹的可能，应尽早作出诊断，立即停药。

（4）已出现药疹的患者，医生应明确告知患者，且在病历的显要位置标明对某种药物过敏，避免重复使用同类和结构类似药物，以免再发药疹，加重病情。

（王红梅）

# 第二节　固定性药疹

固定性药疹（fixed drug eruption）是药疹中最常见的一型，复发率较高。致敏药物再次进入体内，则在同一部位反复以同样形态的皮疹出现。引起固定型药疹的药物种类很多，以解热止痛药、磺胺类（主要是复方新诺明）、巴比妥类及四环素类药物引起的最为常见。中草药也可引起。此外，非药物性的一些化学物质如食用色素、食品防腐剂、药物胶囊或基质等。

## 一、诊断要点

### （一）临床特点

以成年人多见。皮疹特点为限局性圆形或椭圆形水肿性红斑，色泽红或紫红，直径数毫米至数厘米不等，境界十分清楚，单发或多发，多发者往往分布不对称，重者中心可起水疱、大疱。急性期约1周左右，此后局部遗留暗褐色或棕褐色色素沉着，可持续数月甚至更长。好发于手足部以及皮肤黏膜交界部位，如口唇、外生殖器、肛门等处，以龟头包皮为最好发部位，也可见于任何部位。重复用药，则原来部位必发同样皮疹，即所谓固定性，其他处也可出现新的皮损，因而皮疹数目随发病次数逐渐增多。自觉症状轻微，部分患者仅有轻度痒感及灼痛感。外生殖器部位及黏膜损害易出现糜烂，伴疼痛感。一般无全身症状，少数泛发者有发热、头痛及全身不适。

### （二）组织病理

特征性组织像为基底细胞液化变性和色素失禁。表皮内有较多坏死角质形成细胞，表皮细胞内和细胞间水肿，真皮上部有大量的黑色素和噬黑素细胞，真皮乳头水肿，毛细血管扩张，血管周围淋巴细胞、组织细胞及嗜中性粒细胞浸润。

### （三）实验室检查

1. 激发试验　是确定致敏药物的有效方法。可疑致敏药物的激发剂量因人而异，一般为常用量的1/4～1/2。但应在皮疹完全痊愈后、征得患者同意、并在医务人员的严密观察下进行。固定性药疹患者于发疹前有明确服药史的，致敏药物一般不难确定，因此不必作激发试验。个别病例用药复杂，难以确定致敏药物，此时可用激发试验。

2. 斑贴试验　将可疑致敏药物以二甲基亚砜或95%酒精，或凡士林等作基质配成10%～30%浓度，在皮损部位作斑贴试验，可激发阳性反应，阳性率可达60%～85.7%，而在非皮损部位，斑贴试验阴性。该试验也只在必要时作，而且应在皮疹完全痊愈后进行。

## 二、治疗

### （一）全身治疗

（1）寻找致敏药物，禁止继续服用或使用。

（2）抗组胺药物、维生素C、钙制剂等抗过敏治疗。

（3）糖皮质激素：若皮疹数目多，可在红斑初起时，给予小剂量糖皮质激素如泼尼松30mg口服，可明显减轻固定型药疹的反应程度，以后视皮疹情况，逐日递减用量，一般在1周内撤尽。也可应用得宝松1ml一次性肌内注射，但若已经出现大疱糜烂，则使用皮质激素只能减轻些炎症，并不能缩短其病程。

## （二）局部治疗

视皮疹情况给予湿敷，炉甘石洗剂或皮质激素霜外擦。外阴部，特别是男性龟头糜烂、渗出性损害，宜用3%硼酸液、生理盐水或0.05%黄连素液或0.1%依沙吖啶液等予以局部湿敷，一次30分钟，1天2~3次。保持患处清洁，患者卧床休息、减少活动，晚上暴露或以抗生素油膏涂搽，一般7~10天可愈合。

## （三）物理治疗

1. 氦氖激光照射　口腔内皮损因有唾液，局部涂药难奏效，可采用氦氖激光局部照射。波长632.8nm，输出功率15mW，功率密度$1.38mW/cm^2$，光距50~70cm，每次10~15分钟，每天1次，据报道，见效快，效果佳，7天左右愈合，其他部位也可使用氦氖激光照射，采用25mW氦氖激光机，光斑1~10cm，距离1m，每次10分钟，每天1次，照射后用无菌纱布包扎。

2. $CO_2$激光照射　局部散焦照射（有温热舒适感为宜），每日1次，每次10~15分钟，一般治疗7~10天。

## （四）中医药治疗

该型药疹好发于阴部、口唇、为肝胃二经所过之处。治宜清肝泻火、利湿解毒。方用龙胆泻肝汤加减，龙胆草10g、黄芩10g、栀子10g、生地20g、车前子10g、泽泻10g、赤芍1~2g、蚤休20g、木通10g、生甘草6g。每日1剂，早晚各煎服1次，药渣可再煎汤，放凉湿敷患处。

（王红梅）

# 第三节　中药引起的药疹

近年来，随着制药工业的发展，中药制剂的品种和剂型不断增多，除传统的汤剂外，目前常用的剂型有冲剂、针剂、粉针剂、丸剂、含片、散剂及外用制剂等，中药的应用范围日益扩大，中药致药疹的发病率呈逐年上升趋势，据近年来文献报道显示，中药已成为药疹的主要致病药物之一。吕庆丽等对我国近20年主要文献中中药ADR个案报道的病例进行分析，共2 732例中药引起的不良反应中，过敏反应为1 577例，占57.7%，其中过敏性休克215例，重症药疹59例。常见致敏药物有双黄连针剂、茵栀黄针剂、清开灵针剂、复方丹参针、清热解毒针剂、蝮蛇抗栓酶针、柴胡针、牛黄解毒片、藿香正气水、消渴喘片、强力宁针、正红花油、六神丸等。重症药疹的常见致敏药物有蝮蛇抗栓酶针、牛黄解毒片、正红花油、双黄连针剂、雷公藤片等。

# 一、诊断特点

（1）中药引起的药疹涉及药疹的各种临床类型，其临床表现与西药引起的相类似。从剂型分析，各种剂型均可引起，但以注射剂引起的比例最高，明显高于常见的口服给药制剂。1999—2001年文献报道的187例中药引起的过敏反应中，由注射剂所致的有109例，占58.9%。其原因可能是由于中药提取的有效成分中大多为蛋白质、多肽、多糖类等大分子物质，具有免疫原性及免疫反应性，口服制剂进入消化道易被消化酶破坏，分解为小分子物质，部分或全部失去抗原性。而注射剂直接进入体内，因而易诱发过敏反应。中药所致的药疹发生时间最短为用药后3分钟，最长为停药后7天，多数发生在用药过程中。但皮疹类型与致敏药物的剂型之间无显著差异。曾报道1例乳母服三七片，5天后，其出生45天的婴儿因进食母乳发生大疱性表皮松解型药疹。

（2）从致敏药物分析，据文献统计，至少涉及140种药物。有时，不同的致敏药物事实上是由同一成分引起，如居致敏药物前几位的双黄连针剂、茵栀黄针剂、清开灵针剂、清热解毒针剂中均有金银花成分，金银花中含有绿原酸和异绿原酸，具有抗菌抗病毒作用，同时又具有致敏原作用，易引起变态反应。由于中药多数为复合制剂，单味药中即含多种成分，另外，配制时常加入一些辅剂，相互之间也可引起交叉过敏。因而难以确定是何种成分或其代谢产物，抑或某种杂质引起致敏。中药的有效成分中不乏大分子蛋白质，如常见致敏药物清开灵针剂（含水牛角）、鹿茸精针剂、地龙针剂及羚羊角针剂中均含有异种蛋白质，均具有较强抗原性，容易致敏。

（3）从药疹类型来看，常见类型为发疹型、荨麻疹型、过敏性紫癜型，中药所致的严重的过敏反应以过敏性休克为主，可占过敏性休克的10%左右。重症药疹包括中毒性表皮松解症、重症多形红斑型药疹、剥脱性皮炎型药疹约占3%~6%。

## 二、治疗

治疗与西药引起的各型药疹治疗方法相同。

## 三、预防

（1）临床医生首先要摒弃"中药不良反应小"的偏见；开中药前也应详细询问患者的药物过敏史以及是否为过敏素质。切忌再次使用可疑致敏药物。过敏体质的患者给药时要格外谨慎，避免使用易引起过敏反应的制剂。

（2）尽量选用口服制剂口服给药。

（3）注射剂使用前应注意注射液的色泽、澄清度，选择合适的溶剂，尽量避免与其他药物在同一瓶液体中配伍使用。治疗期间不应随意换用不同厂家或不同批号的同种药品。

（4）用药过程中如出现皮肤瘙痒、皮疹等过敏反应应立即停药。

（王红梅）

# 第四节 急性泛发性发疹性脓疱病

急性泛发性发疹性脓疱病（acute generalized exanthematous pustulosis，AGEP）是一种特殊类型的药疹。1980年，Beylot等用AGEP一词来描述具有下列特点的脓疱性皮疹，患者无银屑病病史，脓疱主要由药物诱发（少数可能由感染因素诱发），发病急骤，常伴高热，病程自限，病理特征为角质下非毛囊性脓疱，伴真皮血管周围炎及血管炎。病理机制尚不清楚。本病的潜伏期短，抗生素引起者用药数小时到2~3天发病。文献报道引起AGEP的药物种类较多，最常见的有β-内酰胺类及大环内酯类抗生素；其次为米诺环素、多西环素、万古霉素、亚胺培南、异烟肼等；其他有抗疟药氯喹、羟氯喹，抗真菌药特比萘芬、制霉菌素、伊曲康唑，HIV蛋白酶抑制剂，解热镇痛药，卡马西平、钙通道阻滞剂、质子泵抑制剂（兰索拉唑）等。

## 一、诊断要点

### （一）临床特点

本病约90%是由药物所诱发，潜伏期较短，抗生素引起的从用药到皮疹出现平均约2.5天，短的为数小时，属记忆超敏反应，其他药物平均18天。

（1）起病突然，发疹往往从头面部及皱褶部位开始，数小时内扩散至全身，呈弥漫性水肿性鲜红色斑片，很快在红斑上密布粟粒大、非毛囊性白色小脓疱，数目从几十个至几百个不等。皱褶部位如颈项、腋下、双胁、肘窝、腘窝部尤为明显。半数患者可伴有局部水肿，小腿紫癜、水疱，或呈多形红斑样，或脓疱融合呈尼氏征（Nikolsky征）阳性，易误诊为中毒性表皮坏死松解症。

（2）黏膜较少受累，若有主要见于口腔和舌头，发生率约20%。

（3）自觉灼痛、瘙痒，痒的程度因个体差异而不同。

（4）常伴高热，体温 >38℃，平均 39.1℃。大多于脓疱出现当天发热，也有发疹前后 1～2 天内出现，可连续 1 周左右。

（5）脓疱持续 5～10 天，随后开始呈针帽状脱屑，病程自限，病期约 1～2 周，预后良好。但在并发慢性病的老年人中可因皮肤血流量增加，皮肤浅表感染而死，死亡率 <2%。

## （二）组织病理

角层下海绵状脓疱，疱内含嗜中性粒细胞及少数嗜酸性粒细胞，真皮乳头水肿，毛细血管扩张，中性或嗜酸性粒细胞呈围管浸润，少数可见角质形成细胞坏死，白细胞碎裂性血管炎。

## （三）实验室检查

血白细胞总数增加，嗜中性粒细胞增加 >7.0×10⁹/L，约 1/3 患者伴嗜酸性粒细胞轻、中度升高。1/3 患者呈肾前性氮质血症，肌酐清除率下降 <60ml/min，肝功能大多正常，少数转氨酶轻度上升，但不高于正常值 2 倍，常有低钙血症。脓疱细菌培养阴性，少数可培养出金黄色葡萄球菌及腐物寄生杆菌。

# 二、治疗

（1）停用致敏药物，促进药物排泄。停用致敏药物后，皮疹大多能自行消退，一般不需特殊治疗。

（2）瘙痒明显者可选用抗组胺药物。

（3）皮疹广泛者可用中等剂量糖皮质激素，泼尼松 30～50mg/d，可有效改善症状，缩短病程。1～2 周左右可撤完。伴高热者可选用退热药，但应先排除可疑致敏药物的前提下使用。

（王红梅）

# 第五节　中毒性表皮坏死松解症

中毒性表皮坏死松解症（toxic epidermal necrolysis，TEN）又称中毒性表皮松解型药疹或大疱性表皮松解萎缩型药疹。为病情最急，病势最凶的皮肤药物反应之一，特征为迅速而广泛的表皮剥脱伴全层表皮坏死。可发生于任何年龄。但若不及时抢救，死亡率可高达 10%～30%，艾滋病及所有 HIV 感染者、骨髓移植受体、SLE 患者，患病的危险性大大增加。本病的发病机制属Ⅳ型变态反应，患者往往存在对致敏药物的代谢异常，且受遗传因素影响。引起中毒性表皮坏死松解症的药物种类繁多，常见的致敏药物以往以磺胺类药物占首位，近年来则以抗生素类占首位，特别是青霉素、头孢菌素类药物；其次为解热镇痛类药物，镇静安眠或抗癫痫药物，如苯巴比妥、苯妥英钠，卡马西平；其他有酚酞、别嘌醇、磺胺类等，值得注意的是，中成药引起的 TEN 也时有报道。

# 一、诊断要点

## （一）临床特点

（1）起病急骤，大多有明显的中毒症状，发热，烦躁不安，嗜睡，甚至昏迷。

（2）皮疹发生前可有结膜充血、口咽干燥、唇部灼热及皮肤灼热瘙痒等前驱症状。

（3）数小时或 1～2 天后，皮肤出现红斑，明显触痛，发展迅速，很快遍及全身，出现水疱、大疱及大片表皮剥脱如Ⅱ度烫伤，尼氏征阳性，一般头皮很少累及。

（4）一处或数处黏膜损害，可累及眼、鼻、口、唇、外阴、肛门，甚至呼吸道及胃肠道黏膜。表现为水疱、剥脱、糜烂。严重的眼角膜损害，可导致角膜溃疡、穿孔。

（5）脏器受累，可引起心、肝、肾损害。少数可累及肺及脑部。出现肺出血、脑出血。

（6）经及时抢救，病情逐渐好转，体温转为正常，病期一般 2～3 周左右，剥脱表皮及水疱干涸结痂脱落，留淡红色嫩皮。若处理不当，也可因急性肾功能衰竭、肺炎、败血症、脑出血、呼吸循环衰竭等死亡。

## （二）组织病理

全层表皮大片坏死，表皮下大疱。真皮浅层水肿，血管周围少量淋巴细胞、组织细胞及嗜酸性粒细胞浸润。

## （三）实验室检查

（1）血白细胞总数增加，嗜中性粒细胞增加，淋巴细胞减少，淋巴细胞数少于 $1.0 \times 10^9$/L，尤其是 CD4$^+$ T 淋巴细胞减少。也可出现白细胞总数减少，若少于 $2.0 \times 10^9$ 则预后较差。多数患者嗜酸性粒细胞分类降低到零，嗜酸性粒细胞计数少于 $0.05 \times 10^9$/L。

（2）尿常规：可出现蛋白尿，尿中白细胞和红细胞。少数患者可有血尿素氮及肌酐增加。

（3）肝功能检查：可出现转氨酶异常。蛋白电泳 $\gamma$ 球蛋白增高。

（4）心肌损害：心电图表现为传导阻滞，频发房性早搏、室性早搏、心房颤动、T 波改变等。

# 二、治疗

一经诊断，立即停用致敏药物及可疑致敏药物以及结构类似药物。治疗原则是早期足量短程皮质类固醇激素应用，维持液体和电解质平衡，预防感染控制并发症，加强营养支持疗法。

## （一）全身治疗

（1）尽早使用糖皮质激素，开始每天用氢化可的松 300～500mg，或地塞米松 20～30mg 及维生素 C 2～3g 加入 5%～10% 葡萄糖中静脉滴注。重症可视病情再加大糖皮质激素剂量。糖皮质激素足量的标志是 2～3 天病情得到控制，原皮疹色泽转暗，渗液减少，疱壁紧贴基底部，尼氏征转为阴性，无新发皮疹出现。一旦病情稳定好转，则迅速撤减激素，每 3～4 天撤减 1/8～1/4，一般可在 2～3 周左右撤完。欧美国家对糖皮质激素治疗 TEN 一直存在争论，持反对意见者认为糖皮质激素用后增加继发感染、胃肠道出血、水电解质紊乱的危险，且延迟创面愈合，掩盖早期败血症症状，延长住院时间和增加病死率。

（2）静脉注射丙种球蛋白（IVIG）治疗 TEN 有良效，用法：0.4g/（kg·d），连续 3～5 天，表皮坏死松解在 1～2 天被阻断，3 天内水疱消失，1 周内红斑消退，10 天内新生表皮可完全覆盖糜烂面。

（3）免疫抑制剂治疗：重症患者可采用皮质激素加环磷酰胺 100～300mg/d 静脉滴注，据报告，奏效迅速，并使撤激素时间缩短。也有报道使用环孢素 4mg/（kg·d），治疗中毒性表皮坏死松解症取得良效。

（3）表皮剥离与真皮植盖：国外有主张将患者收入烧伤中心或重症监护室，对已松解呈皱褶的表皮进行人工剥离，用猪皮或尸体皮植盖以保护裸露的真皮，让皮损自然愈合，整个过程均需无菌性操作。用此方法似给患者穿一件生物衣，可减少感染、体液丢失和疼痛，并促进表皮再生，不仅死亡率明显降低，后遗症也明显减少。

（5）防止继发感染：因皮肤黏膜糜烂面广泛易引起细菌感染，可预防性使用不易致敏的广谱抗生素。同时，还要注意防治真菌感染，特别是条件致病菌感染。

（6）加强支持疗法：除高蛋白、高热量、富含维生素流质饮食外，视病情需要，适当补充能量合剂、复方氨基酸、各种维生素、保肝药。必要时输新鲜血浆或全血。注意水、电解质平衡，记录 24 小时液体出入量。最初 24 小时的液体需要量一般相当于同面积烧伤患者的 2/3～3/4。以后随口服补液增加，静脉补液量则逐渐减少。大量使用激素时要给予补钾，常用 10% 氯化钾溶液 10～20ml 加入葡萄糖溶液中静脉滴注。也可根据血钾测定酌情补给。

## （二）局部治疗

1. **重视消毒隔离**　有条件可按大面积烧伤护理原则进行护理。保持病室温暖。病室温度可升至 30℃左右，以降低通过皮肤丢失的热量。外用药物以无刺激性，具有保护、收敛和消炎作用为原则，进行全身暴露干燥疗法，红肿无渗出的皮损可用粉剂，或用烤灯照射创面。用无菌针筒抽干疱液，针眼处外涂1%聚维酮碘溶液。糜烂面清洁后贴敷单层0.1%黄连素纱布或1%聚维酮碘纱布。有条件可使用皮肤植盖术，即对极度松解无活性的表皮进行清创，糜烂面在无菌操作下植盖生物性敷料，如猪皮或尸体皮，或植盖以羊膜或胶原为基础的合成敷料，以保护裸露真皮，预防感染，减少体液丢失，减轻疼痛，促进表皮再生。但植盖术易受条件限制，且费用昂贵。单层纱布覆盖法简便，疗效亦肯定。

2. 注意黏膜护理　口腔可用2%碳酸氢钠含漱液或多贝氏液漱口。在进食前后可以含等量0.1%依沙吖啶、3%过氧化氢及2%普鲁卡因的溶液漱口。口唇上敷以凡士林油纱布。眼结膜每天数次用生理盐水冲洗，清除分泌物，白天以抗生素眼药水及氢化可的松眼药水交替滴眼，每4小时1次，夜间入睡前涂足量眼药膏以防睑球结膜粘连。如眼结膜充血明显者，应及时请眼科医师会诊检查有否角膜溃疡，若有则应做相应的积极处理，以免愈后影响视力。

3. 保持呼吸道通畅　每4~6小时翻身1次，并鼓励患者多咳嗽，以排出已松解的呼吸道黏膜。

### （三）高压氧治疗

每天进20.2kPa（2个大气压）的纯氧压力舱60~120分钟，约治疗10次，高压氧促使坏死组织脱落，抑制细菌生长，缩短上皮再生时间，改善愈合。

### （四）中医药治疗

本型药疹病情严重，常并发内脏损害。中医辨证为热毒内陷，气阴两伤。治宜清热解毒、凉血活血、益气养阴。方用清瘟败毒饮合生脉饮化裁、水牛角片40g（先煎）或水牛角粉6~9g（分冲）、生地30g、黄连10g、黄芩10g、丹皮15g、赤芍15g、大青叶15g、银花20g、麦冬10g、石斛10g、生石膏30g（先煎）、生甘草10g。水煎服，每日1剂。西洋参3g，另炖服。

（王红梅）

# 第六节　血清病样药疹

血清病样药疹（serum sickness like drug eruption）系由循环免疫复合物产生的药物反应。常见致敏药物为青霉素类、头孢菌素类、呋喃唑酮，其次为米诺环素、磺胺类、抗血清制剂、生物制品、硫尿嘧啶、造影剂等。一般在用药后6~14天发病，也有长达3周者。若再次用药，则在1~3天发病。

## 一、诊断要点

### （一）临床特点

1. 皮肤表现　主要为水肿性红斑、风团，伴血管性水肿，少见有麻疹样、猩红热样红斑或紫癜样皮损。皮疹色泽鲜红，分布广泛，瘙痒明显，有刺痛，消退较一般荨麻疹慢，愈后可遗留暂时性色素沉着。呋喃唑酮引起者常有手指末端针刺麻木感。少数患者可伴有黏膜损害，如喉头水肿，出现气急、胸闷、呼吸困难等。

2. 系统症状　可出现发热，体温达38.5~39.0℃，关节红肿、疼痛，特别是手足部关节，也见于肘关节、膝关节、肩关节、颞颌关节和髋关节，浅表淋巴结肿大，以颌下及腹股沟淋巴结肿大多见。头痛头晕、心悸、恶心、呕吐、腹部疼痛，还可出现肾小球肾炎、多发性神经炎、心肌炎、心内膜炎的表现，药物引起的血清病样反应一般较血清病为轻。病程约1~2周。

### （二）实验室检查

周围血白细胞增多，嗜中性粒细胞增多，嗜酸性粒细胞亦增加。肾脏受累者可出现蛋白尿、血尿、尿中白细胞增多。血沉加快，血清C3、C4下降，过敏毒素C3a水平上升。心脏受累，可出现心电图异常。直接免疫荧光显示，真皮小血管壁免疫反应物IgM、C3、IgG及IgA沉积。

# 二、治疗

## （一）全身治疗

（1）停用致敏或可疑致敏药物，促进药物排泄，鼓励患者多饮水或给予静脉输液。

（2）一般抗过敏治疗，常用氯苯那敏、赛庚啶或羟嗪，维生素C1～3g加入葡萄糖中静脉滴注。10%葡萄糖酸钙10ml静脉注射或硫代硫酸钠0.64加注射用水10ml静脉注射。

（3）关节疼痛明显者，可给非类固醇抗炎制剂，如阿司匹林0.3g，每日3次，或布洛芬0.3g，每日2次口服。

（4）病情较重者可给糖皮质激素治疗，泼尼松每日口服30～40mg，分次服，或地塞米松5～10mg静脉滴注。病情稳定后逐渐减量，1～2周内撤完。出现喉头水肿，应立即皮下注射0.1%肾上腺素0.1～0.5ml，必要时每隔20～30分钟重复一次。

## （二）局部治疗

可给炉甘石洗剂或糖皮质激素乳膏。

## （三）中医药治疗

本型药疹以广泛红色风团为主，中医辨证多属药毒夹风热之邪内侵。治宜清热解毒疏风，可用生石膏30g（先煎）、知母10g、大青叶15g、银花10g、连翘10g、防风10g、竹叶10g、赤芍10g、白茅根30g、苦参10g、生甘草6g，水煎服，每日1剂。外用三黄洗剂。

（王红梅）

# 第十二章

# 红斑、丘疹、鳞屑性疾病

## 第一节 银屑病

银屑病是一种常见的、慢性并且容易反复发作的、以红斑、脱屑、表皮增生过度为主要皮损的皮肤病。本病在自然人群中的发病率为 0.1% ~0.3%，男女老幼皆可罹患，但患者中男性略多于女性，以25~45 岁的青壮年为多，约占 81%。银屑病分为寻常型、关节型、脓疱型、红皮病型四个类型，占90% 以上的绝大多数患者表现为寻常型，其次是关节型和脓疱型，红皮病型多是因治疗用药不当而造成的，自发形成红皮病型银屑病者很少见。

### 一、病因

1. 遗传因素　银屑病是一种多基因遗传病，多基因遗传病是一些在人群中发病率较高并且常有家族性患病现象。这些疾病受多对基因控制，每对基因对疾病形成的作用微小，这些微小的作用通过累积并与环境相互作用后才得以表达。其特点有：①发病风险与遗传度密切相关，遗传度越高，Ⅰ级亲属发病率也越高；②患者的亲属发病率随先证者与该亲属关系的近远而增减，关系越近，发病率越高；③家系中该患者越多，该家系成员中的发病风险越高；④病情越严重，家系中的发病风险也越高；⑤当其患病率存在性别差异时，少发性别的亲属患病风险率较高；⑥近亲婚配的后代患病机会大于非近亲婚配者；⑦父母之一为患者时，发病风险率增高；⑧患儿有正常同胞者发病风险率小于无正常同胞者；⑨同卵双生患病率大于异卵双生的患病率。

银屑病的发生是由遗传因素决定的患者易感性和患者所处环境两方面因素造成的。因两方面因素之间所占的比例不同而使有些患者遗传现象明显，有些患者遗传现象不明显。银屑病的遗传率在 63% 左右，这一数值与高血压病（62%）和冠心病（65%）的遗传率接近。银屑病的家族阳性率在 32% ~48% 左右，一般情况是，如果父母双方都是银屑病患者，子女发病率为 50% ~66%；如果父母中只有一方是银屑病患者，子女发病率为 16.4% 左右。有的报道将银屑病患者按其年龄和皮损程度分为Ⅰ、Ⅱ两型，Ⅰ型是指发病年龄早、皮损范围大的患者，Ⅱ型是指发病年龄在 40 岁以上、皮损范围小、局限在某一部位的患者，临床统计表明Ⅰ型银屑病各级亲属患病率均高于Ⅱ型银屑病。

2. 感染因素　最常见的是上呼吸道感染，如扁桃体炎、慢性咽炎、慢性鼻炎等。上呼吸道感染既是银屑病的始发因素也是银屑病的复发因素。尤其是儿童和急性点滴状银屑病患者，绝大多数是由上呼吸道感染引发，其致病菌主要是口腔链球菌、化脓性溶血性链球菌、葡萄球菌、分枝杆菌等，其次还有真菌、病毒等微生物感染。临床表现多以咽痛、发热后全身出现点滴状银屑病样皮损为始发症状。此外，居住或工作环境潮湿也是常见的诱发因素。这些可能与感染造成的免疫交叉反应以及在特定环境下机体免疫能力下降有关。

3. 精神因素　精神因素对银屑病的发生和加重影响很大，30% ~50% 患者在经历重大生活事件后发病，70% ~80% 患者因精神紧张而复发或皮损加重。在相同标准下，银屑病患者的抑郁情绪测定数值很高，银屑病患者中有 79% 自诉精神压抑。一般人群中有 55% 认为患银屑病比患哮喘、糖尿病好，而银屑病患者中有80%认为不如患哮喘、糖尿病好。银屑病患者中A型性格是B型性格的4.7倍，提示患者具有不稳定神经质倾向，更易出现精神紧张、情绪抑郁，患者性格除偏执外，还存在多方面的心理障碍，如社交困难，担心被疏远、歧视、拒绝、议论，自觉羞愧，害怕遗传给后代等。女性心理压力大于男性，对该病的治疗容易产生绝望。银屑病患者的失眠，很大程度上不是由于皮肤瘙痒造成的，而是情绪抑郁造成的。与其他皮肤病相比，应激造成银屑病的发生和加重率分别是70.2%和65.7%，而造成荨麻疹、痤疮、斑秃的发生和加重率仅为16.4%和35.8%，可见精神因素对银屑病的影响显著高于对其他与精神有关的皮肤病的影响。研究表明，银屑病患者存在脑特定部位的异常低灌注，阳性率达82.61%，阳性部位依次为颞叶、枕叶、顶叶、额叶。焦虑、抑郁症状明显的患者，其脑局部血流低灌注更加明显。提示银屑病患者存在脑局部血流障碍，其特定部位的低灌注与其情感障碍有关。患者存在交感神经兴奋不足，同时还存在副交感神经张力下降，并且其异常程度与皮损面积之间有相关性。病程在1年以下的患者中，胃电图异常者约占62.1%，病程在1~5年的患者中，胃电图异常者约占92.3%，其临床表现主要为浅表性胃炎，可见银屑病与神经系统有着多方面的关系。

4. 皮肤屏障功能降低　皮肤的角质层可阻止外部环境中的刺激物和过敏原侵入，同时还可防止体内的水分流失。角质层如砖墙，角质细胞起砖的作用，角质脂质如外墙涂料，但角质层脂质在角质细胞间形成的是多重的双层结构，这保证水分在角质细胞内潴留，在防止水分流失方面起最为重要的作用。角质细胞因含有充分水分而丰满，从而阻止了细胞间裂隙的形成。过多地洗浴和使用洗涤剂、肥皂及一切能去油脂的理化物质都可破坏表皮脂质。寒冷和干燥也是使表皮脂质减少的重要因素，同时表皮角质细胞水分流失，如干燥时水分即从皮肤表面蒸发，直到与外周环境达到新的平衡为止。角质细胞的水分流失，细胞间裂隙形成，刺激物和过敏原进入表皮，激活体内T细胞和B细胞，促使免疫应答。

皮肤表面有许多不同的类固醇物质，它们多数来源于皮脂腺，部分来源于表皮，人体表皮脂质膜中的类固醇物质主要是胆固醇，而且主要来源于表皮细胞，是表皮细胞分化、成熟而最终死亡引起的副产品，成熟死亡的角质细胞与处于增殖期的表皮细胞相比，所含固醇类明显增高并有蜡酯和脑酰胺积聚。银屑病患者的表皮角化不全，上述正常的生理过程得来的物质，在银屑病患者的表皮上就难于形成，从而银屑病患者从最基础、最前线、最大面积、最大的空间和时间上失掉了防御能力，这可能也是银屑病皮损反复不愈的原因之一。

5. 免疫功能紊乱　机体的免疫性就是机体具有保护自己免受其他物质损害的特性。免疫系统发挥作用的过程是相当复杂的，即有免疫分子间的相互配合、相互制约，又有神经和内分泌对其影响，这些错综复杂的相互关系中，某一环节出现问题都会造成一系列的不正常反应。免疫系统一旦紊乱，很难说清相互之间的因果关系，银屑病就是一个典型的实例。虽然说疾病的产生与免疫功能下降有关，但事实上最多见的是因免疫平衡失控、免疫细胞因子之间的相互制约的力度紊乱造成的，由于不同的细胞因子可引发不同的反应，而相同的反应也可由多种不同的细胞因子所引发，所以在解释银屑病的变化过程时，很难用单一的因素来说明问题。

细胞免疫的变化，主要是因T淋巴细胞自身活化程度提高及分泌细胞因子紊乱造成。T细胞在正常情况下多处于不工作的睡眠状态，当巨噬细胞将抗原递呈给T细胞后，T细胞才进入工作的清醒状态，将细胞从睡眠中唤醒叫作"活化"。银屑病皮损中，表皮和真皮内都有过多活化了的T细胞存在。但对它们是在进入皮肤前受血循环中某种因素的刺激、还是在移入皮肤后受局部环境的影响而活化这一问题尚在研究中。部分研究认为，因外周血中增殖的单个核细胞数目、T淋巴细胞、B淋巴细胞都明显增高，并且与银屑病病情程度显著相关，说明淋巴细胞在进入皮肤前已被激活。然而不少研究提示，T淋巴细胞主要是在皮肤局部被激活，如银屑病皮损及其边缘非受累皮肤中存在带有特定T细胞受体（TCR）的T细胞的多克隆或寡克隆扩增，而外周血却少有这种变化。皮损中$CD4^+$/$CD8^+$比率高于血液中的比率，提示银屑病皮损中$CD4^+$T细胞增多，点滴状皮损的自然消退与皮损中$CD8^+$T细胞的介入和$CD4^+$T细胞的减少有关。T细胞及其分泌细胞因子的异常是造成角质形成细胞分化异常的主要因素。

银屑病患者的血液中和局部皮损中存在着多种细胞因子的异常。如皮损中有活性的$IL-1\alpha$减少，而无活性的$IL-1\beta$增多；具有炎性介质作用的$IL-6$、$IL-8$显著增高；银屑病皮损中具有促使角质形成细胞分化的转移生长因子、表皮生长因子的 mRNA 水平及其受体明显高于正常人和未累及的皮肤；T 淋巴细胞的活化产物，可溶性白介素 –2 受体在银屑病患者血清中升高；在血清中还可检查到可溶性细胞间黏附因子 –1、E –选择蛋白、γ –干扰素等，这些细胞因子既可影响角质形成细胞的分化又可影响局部血管的正常生长。

6. 药物因素　临床和研究表明某些药物可以诱发或加重银屑病，如 β –肾上腺素受体阻断剂、血管紧张素转化酶抑制剂、锂制剂、抗疟药物、抗血脂类药物、四环素、吲哚美辛等，这些药可能与某些酶代谢、cAMP、淋巴细胞活化等有关。

需要强调注意的是含有解热止痛作用的感冒类药物和某些抗生素对本病的诱发作用。因为这些药物会影响前列腺素的合成，前列腺素是存在机体内组织间的一种局部激素，皮肤的生长、分化有赖于前列腺素 E 与前列腺素 F 之间的平衡，前列腺素的前身是花生四烯酸，花生四烯酸经环氧合酶作用而变为前列腺素。银屑病患者表皮存在这种转化功能的失调，若某些药物是通过影响这个过程来达到治疗目的的（如吲哚美辛就是通过阻断这个转化过程来减少前列腺素的生成，从而达到止痛的目的），那么就不可避免地在治疗过程中诱发或加重银屑病。而银屑病患者时常又容易患感冒、咽痛等，此类药可能成为银屑病患者的常备药。有些患者一感冒或咽痛就服用此类药物，服药后感冒、咽痛减轻，但随后或 1 ~ 2 周后皮损加重，皮损加重时就外用或服用免疫抑制类药物，免疫抑制后感染加重，即出现感冒、咽痛，因此又服上述抗感染药，随后皮损又加重，如此反复而进入恶性循环。

碳酸锂是治疗躁狂症的代表药，有安定作用，被临床广泛应用。有研究表明，碳酸锂可能是通过诱导某些细胞因子的分泌如白介素 –6、白介素 –2、干扰素、肿瘤坏死因子等而影响角质形成细胞的增殖、分化，从而使银屑病加重。

7. 饮酒　存在于血管内皮细胞中和血管外膜的神经纤维中的一氧化氮原生酶，促使局部产生生理用量的一氧化氮，生理用量的一氧化氮对血管有一定的松弛作用和神经传导作用。银屑病患者的血管内皮细胞中的一氧化氮原生酶比正常人低，乙醇（酒精）可以直接破坏这种酶，从而造成血管紧张和细胞因子之间比例的系列变化。血管紧张必然导致局部供氧量下降，从而引发一系列反应。所以银屑病患者不能喝酒，喝酒会促使发病和原有的皮损加重。

## 二、临床表现

临床上根据银屑病症状表现的偏重及特征，一般将其分为寻常型、关节型、脓疱型、红皮病型四型，其中寻常型银屑病所占比例最大。初发皮损的部位以头部最多，其次是小腿、肘部、大腿、背部、前臂等。银屑病皮肤损害特点是边界清楚、有鳞屑、可见薄膜现象和点状出血点。

### （一）寻常型银屑病

寻常型银屑病是临床上最常见的一种。寻常型银屑病的皮损一般比较广泛，身体各个部位均可发生，呈对称性，但好发于头皮、肘、膝伸侧面和臀部。少数病例为局限性，如局限于头部、小腿、后背等。皮损初起为炎性红色丘疹或斑丘疹，边界清楚，周围有炎性红晕，基底浸润明显，鳞屑较少。以后皮损可消失也可逐渐扩大。皮损颜色或变淡而逐渐消失；或皮损因转为慢性而肤色变成黧褐色；或随着皮损的不断加重而肤色鲜红或潮红等。皮损在急性期时鳞屑较少，慢性期时增多。

1. 临床上依据皮损的大小、鳞屑的厚度分类

（1）点滴状：皮损以直径在 0.1 ~ 0.5cm 大小的红丘疹为主，散布于全身各处，多见于 20 岁以下患者，儿童最多见。此类患者常伴有咽喉部不适感或扁桃体炎，尤其是初次发病者或因感冒发烧、扁桃体炎而引发的银屑病患者，绝大多数的皮损是点滴状表现。

（2）小斑块状（钱币状）：当点滴状皮损逐渐扩大、相互融合，皮损由红丘疹状变为斑块状，但斑块的直径一般在 5cm 以内，而且丘疹比较扁平，鳞屑的厚度不严重者，此类患者的病情也多与上呼吸道感染有关，从病程来讲，一般是较短者或虽然病程较长但没有过多地使用免疫抑制剂、细胞毒制剂者。点滴状、小斑块状皮损的自愈率明显高于大斑块状、地图状和蛎壳状。

（3）大斑块状：红丘疹的直径一般大于 5cm，丘疹的形态与小斑块状相似，但鳞屑的厚度较小斑

块状厚，皮损可遍布全身，但多见于四肢，其次是背部，多伴有甲损害。此类有的是由点滴状银屑病发展而来，一般病程在 5 年以上。也有部分患者初起就是斑块状，这样的患者多有家族史，皮损易固定在头皮、发际边缘及肘、膝部等。

（4）地图状：斑块状皮损不断扩大，数年后相互融合形成大片、不规则的皮损，有的皮损中央消减，周围严重，甚至红斑突起，整个皮损边缘无规则、中央高低不平，其上覆盖的鳞屑也厚薄不等，整个皮损形状如地图状。

（5）蛎壳状（疣状）：皮损为红或黯红色大斑片状，皮损上面覆盖着厚厚的灰白色鳞屑，其斑片常呈突起状、鳞屑呈蛎壳状，鳞屑间黏附较紧且难剥离。此类患者多伴有骨损害和严重的甲损害，多数患者曾使用过诸多治疗方法。

2. 临床上依据病情的发展分期

（1）进行期：新皮损不断出现，旧皮损继续扩大。是病情的发展期，也有称其为急性期。此期因炎症较严重，可见皮疹色红，周围红晕扩大，薄膜现象及筛状出血现象典型易见。此时患者机体敏感性增加，当用热水烫洗、或用手剥离鳞屑时，都会使皮损明显加重，如果刺激外观正常皮肤（擦破、创伤、注射的针孔、X 线照射的部位等），即可发生银屑病样皮损，临床称为"同形反应"，一般在受伤后 5 ~9d 出现。因此对进行期银屑病的治疗要避免刺激，尤其不可为缓解瘙痒而采用烫洗、擦洗及外用刺激性药物，以免使病情加重—进行期皮损以点滴状居多，其次是钱币状、地图状。

（2）静止期：新皮损未见出现、旧皮损也未见消退。是皮损处于相对不发展的阶段，也有称此为稳定期或慢性期。这是临床最常见的病情，皮疹虽红但周围红晕不再扩展，鳞屑可比进行期增多但皮损范围几乎不再扩大，机体对外界刺激仍敏感但没有进展期那么强烈，但烫洗、剥屑仍可使皮损加重。此期一般可维持很长时间，是银屑病最常见、最持久的表现状态。静止期以斑块状、地图状为主，点滴状的静止期一般比斑块状短，易进入消退期。

（3）消退期：新皮损未见出现、旧皮损在消退。皮疹逐渐缩小、变平。皮损的消退表现不同，有从周围开始逐渐消退缩小的，也有因从中心开始消退而呈环形或半环形的，有消退后留有色素沉着斑者，也有留有色素减少斑者，但当完全消退后，无论原以何种形式消退者，其皮损均与正常皮肤一样，不留任何痕迹。

一般点滴状、小斑块状消退较快，斑块状、地图状等消退较慢。发病时间越短，消退相对越快些。患病时间长、反复发作次数多，消退相对缓慢。消退的快慢与皮损的数目、皮损面积的大小，一般没有明显的差别，主要是与皮损的自愈力有关。皮损的自愈力的实质是皮肤对外界刺激的应付能力，是机体、皮肤自平衡的能力。

3. 寻常型银屑病特殊体征

（1）头发特征：头皮是银屑病的好发部位，常见一些患者初始发病就起于头皮。头皮的皮损多为圆形，易融合成小斑块、大斑块状，鳞屑较厚，皮损部位的头发聚拢在一起，呈现着很有特点的外观形态，尤其是在留短发的男性患者中，可见到一簇一簇如毛笔头状的头发，但毛发本身正常。边界清楚的斑块、厚厚的鳞屑、毛笔头状的发型和毛发本身正常这些特点是与其他病变区别的要点。

（2）指（趾）甲特征：患银屑病的儿童中有 10% 左右有甲损害，成人中 80% ~90% 有甲损害。受损害的指（趾）甲上可见点状凹坑（顶针样指甲）、纵嵴、变色增厚。受损的指甲数目不等，程度也轻重不一。同时可见甲缘红肿、溃烂、脓疡，严重者甲板下也可见脓疱。点状凹陷是最常见的甲损害，点状凹陷、纵嵴、沟是由于甲母质处银屑病所致，在甲母角化过程中，由于甲角化细胞的细胞核残留，引起这些病灶点状凹陷，虽然其他病变也可引起点状凹陷，但银屑病性点状凹陷要深而大；当甲母质的中间部位受损时，出现白甲；因甲下有糖蛋白沉积，使甲呈黄色油污外观；甲角化过度造成甲增厚和甲远端向上翘起。需注意的是，有的甲损很像是真菌侵袭造成的"灰指甲"，尤其是一些伴有真菌感染的指甲，在检查时常由于真菌阳性反应而给予制菌药，但结果疗效不理想，此时需要考虑银屑病的问题。

## （二）关节型银屑病

当银屑病患者伴有明显的骨关节病变时被称为"关节病型银屑病"。关节病型银屑病除有典型的银屑病样皮肤损害外，患者还伴有类风湿样关节炎症状。

多数患者（大约有75%）的关节病变是继发于银屑病之后；少数患者（大约占10%）的关节病变发生在银屑病之前；还有部分患者的关节病变是与银屑病同时发生的，但最多见的是随着银屑病的反复发作，病程年久、症状恶化，而后出现关节改变。但关节症状的缓解或恶化与皮损的缓解或恶化的关系不成比，两者不平行，临床上常可见到关节症状很重，但皮损不明显者，也有皮损很严重而关节无症状或症状很轻者。一般蛎壳状皮损或伴有明显甲损害的患者多伴有关节症状。关节型银屑病的遗传基因表达似乎比其他类型银屑病更明显一些，有资料显示，Ⅰ级亲属有相同疾病的患者与Ⅰ级亲属没有相同疾病的患者相比，其患病的可能性要高40倍。在单卵双生儿中关节型银屑病的发病有明显的一致性，范围在30%～70%。当脊椎受累时，HLA－B27基因的表达率上升到近70%。创伤偶尔以多种反应方式在关节型银屑病的发生中起着始动作用。锂剂可使银屑病恶化并诱发关节型银屑病。关节型银屑病通常发病缓慢，但有1/3以下患者发病相当突然，这些患者病症的严重程度及不同的症状表现可提示患者可能同时患有Reiter综合征或痛风等。

银屑病性关节炎的特征是以类风湿因子为阴性的病变，即大多数患者在检查血清中类风湿因子时，没有发现血清中有类风湿因子。一般认为，若血清中有类风湿因子，即类风湿因子为阳性者，该患者可能存在着与类风湿性关节炎重叠的病症，也就是说，该患者即患有银屑病又患有类风湿性关节炎。类风湿性关节炎除有血沉增快、类风湿因子阳性外，其病变均为对称性的病变，而银屑病多是不对称的病变，对称性多关节炎不足25%，而且银屑病患者对关节的痛苦感觉没有类风湿患者对关节的痛苦感觉强烈。虽然银屑病可以在任何年龄中发病，但其关节病变在20岁以前很少见到，一般是在30岁以后关节病变才逐渐上升，40岁以后则多见，60岁时达高峰。有明显关节病变的银屑病患者，与没有关节病的银屑病患者相比，更易发生指、趾甲改变，伴有关节炎的患者基本都有不同程度的甲损害；而伴有严重甲损害的患者，大多数也有潜在的或明显的骨、关节病变。典型的斑块型、蛎壳型银屑病患者，几乎均伴有骨、关节病变。关节型银屑病一般是随着发病的时间的延长而逐渐显露的，严重的银屑病患者中有30%～40%伴有明显的关节症状。

甲床的角化过度可造成甲远侧端向上弯曲、甲剥离；点状凹陷、纵嵴和沟是由于甲母质处银屑病所致，可能由于甲角质形成细胞核残留，这些病灶脱落，引起点状凹陷；当甲母质的中间部位受损时，临床表现为白甲。与类风湿性关节炎相比，银屑病性关节炎的症状轻，有研究表明，发病8年后，类风湿性关节炎患者中仅有36%能胜任工作，而银屑病性关节炎患者中仍有69%能胜任工作。有资料报道，关节型银屑病大体可分为以下几类：

1. 不对称的少关节性关节炎　此类大约占70%，以近端指、趾关节及掌指关节为主，膝关节、髋关节也常受累，可因指、趾腱鞘炎而引起香肠状指。

2. 远端指、趾节间关节炎　此类约占5%～10%，远端指趾间关节受侵蚀、关节腔狭窄、关节内和关节周围积液，少数可见笔置于杯状畸形，并伴有明显甲营养不良。

3. 对称性多关节炎　此类不足25%，与类风湿性关节炎相似，但病情较轻，血清中类风湿因子为阴性。

4. 脊椎型关节炎　此类以男性多见，脊椎的改变很像强直性脊椎炎，但相当不对称，骶髂关节炎占10%～50%，以单侧性的骶髂关节炎或不对称性脊椎旁韧带骨赘的发生为特点，并且常无症状。

5. 毁形性银屑病性关节炎　大约有5%的患者外周关节炎出现受累指趾骨的骨质溶解，引起指趾骨叠进、缩短，致使严重畸形，该类型常始于早年，有时可见发热、体重减轻等全身症状，具有皮损广泛和骶髂关节炎频繁发作的特征。

6. 前胸壁慢性复发性无菌性髓炎型　又名掌跖脓疱病伴胸锁骨关节炎，有2%关节型银屑病患者可出现胸骨柄和肋胸关节受累而形成的"前胸壁综合征"，如果与脓疱型银屑病有关联时被称为"前胸壁慢性复发性无菌性骨髓炎"，临床表现为不典型的前胸廓痛。此型多为掌跖脓疱型银屑病患者，即掌跖脓疱型银屑病患者伴有胸骨柄和肋胸关节受累而形成的"前胸壁综合征"。但这不是绝对的，患者的掌跖脓疱疹症状可以很明显，也可以不太明显，而掌跖脓疱疹不明显者多有明显的关节症状。因有少数掌跖脓疱型银屑病患者伴有灶性骨损害，表现为慢性复发性多灶性骨髓炎（CRMO）和胸肋锁骨骨肥厚（SCCH）。研究表明，骨质疏松可能与掌跖脓疱型银屑病本身有关，有可能是掌跖脓疱型银屑病的一种系统性表现，慢性复发性多灶性骨髓炎和胸肋锁骨骨肥厚很可能是其骨改变病谱中的一个极端表现。

7. 银屑病性甲–皮肤肥厚–骨膜炎（POPP）　此类型的突出特征为大拇指受累，指甲也受累，但一般关节不受累。POPP 与远端指趾节间型的区别是：POPP 是肢端致密的骨膜反应和骨的缩合，导致"象牙"指（趾）骨，但不累及远端指趾关节。临床上 POPP 有明确的疼痛和软组织肿胀，甲分离、甲板纵嵴必然存在，同时可有因甲下真皮的炎症播散至末端指趾骨引起的骨损害。甲下炎症和骨侵蚀在局部共同导致肢端骨质溶解的现象。

### （三）脓疱型银屑病

脓疱型银屑病分为泛发性和局限性两型。

1. 泛发性脓疱型银屑病　初始即为泛发性脓疱型银屑病的很少见，而初始即为掌跖局限型银屑病相对多见。泛发性脓疱型银屑病皮损的特点是：在红斑的基础上出现 2～3mm 大小的黄色浅表性脓疱，较密集，有的呈环状、半环状排列，表面覆盖不典型的银屑病样鳞屑，边缘处可见较多的小脓疱。有的相互融合成直径为 1～2cm 的脓湖。取其脓液检查，是无菌性的。脓疱经 1～2 周后可自行干枯、结褐色痂、形成小片鳞屑，此时在鳞屑下或原无皮损处又出现新的脓疱，如此反复发作。虽然全身各处均可发生皮损，但以四肢为多见，并可伴有甲床损害，甲床也可出现小脓疱。泛发性脓疱型银屑病大多为急性发病，在急性发作时可伴有高热、关节疼痛、关节肿胀、外周血中白细胞增多、血沉加快等，甚者可并发肝、肾等系统的损害。

全身泛发脓疱型银屑病多见于中老年患者，其中有一部分在银屑病发病 2 年内发生，多与不正确使用外用药有关。大部分是已有数年银屑病病史，然后发生脓疱型银屑病，此时即与刺激有关，也与患者自身整体功能不协调有关。症状为在炎性红斑性皮肤上出现脓疱，几乎周身受累，常伴有发热、外周血中白细胞明显增多，急性期时可伴有低血钙。寻常型斑块状银屑病当皮损因受刺激而发红时，可在燔红的斑块上发生脓疱，寻常型银屑病皮损与脓疱型皮损同时存在，所以有称其为"混合型银屑病"。此外，临床上可有 3 种情况：

（1）急性发作型：起病迅速，在寻常型皮损的基础上突然发红，红斑周围绕有红晕，红斑上出现 2～3mm 大小的黄色浅表性脓疱，这种现象也可同时在原正常皮肤上出现。可伴发热、乏力、关节不适等全身症状。皮损可呈周期性反复发作，并进行性加重。

（2）发疹型：起病急，很快泛发，但消退也快。常见由感染或药物激发。

（3）环型：环形红斑边缘出现脓疱，皮损呈亚急性或慢性表现，系统性反应较少见。

2. 局限性脓疱型银屑病　局限性脓疱型银屑病以掌跖脓疱型银屑病相对多见。"掌跖脓疱型银屑病"是临床常见的局限性银屑病中的一个类型。其皮损仅限于手足部，损害为对称性，多始于手部的大、小鱼际和足底、足跟侧面，逐渐发展至以赤白肉际为界限的全手掌和全足底，常累及指、趾端，伴有严重的甲损害。皮损的特点是：在红斑的基础上出现 2～3mm 大小的黄色浅表性脓疱，较密集，有的呈环状、半环状排列。因脓疱是从真皮中出来的，所以越小的时候上面的皮越厚、越不易破溃。脓疱可逐渐长大并融合，有的脓疱相互融合成直径为 1～2cm 的脓湖。特点是"无菌性"，即取其脓液检查，是无菌性的。脓疱经 1～2 周后可自行干枯、结褐色痂，痂脱落后形成小片鳞屑，此时在鳞屑下或原无皮损处又出现新的脓疱，如此反复发作，以致在同一块斑片上可同时见到脓疱、结痂、鳞屑等不同期的皮损。并且常常可以同时见到受损害的指、趾甲，指、趾甲受累后可见甲缘红肿、溃烂、变形、混浊、肥厚、脓疡，严重者甲板下也可见脓疱、有脓液积聚，甲可出现萎缩、碎裂、溶解。

## （四）红皮病型银屑病

初始即为红皮症型银屑病较罕见，多是突然停用糖皮质激素类药物或其他类型的免疫抑制剂而造成的，也常见于因外治不当、刺激过大或感染发热而出现的继发症状，泛发性脓疱型银屑病容易转为本型。此外，因上呼吸道感染、严重失眠或情绪波动、日晒等也可引发红皮病型银屑病。红皮病型银屑病是银屑病的一种特殊的炎症类型，常累及体表达 75% 以上。不稳定型寻常型银屑病在治疗失控时，皮损可以进行性发展而覆盖大部分皮肤，引发红皮病；泛发型银屑病因累及皮肤广泛，并且脓疱与皮肤炎症共存，若以皮肤燔红为主时也可称为红皮病型银屑病。

# 三、诊断及特殊检查

## （一）诊断要点及一般检查

1. 寻常型银屑病　根据好发部位以及界限清楚的红斑、明显的鳞屑、典型的薄膜现象、清楚的筛状出血点即可诊断。

（1）光镜检查：寻常型银屑病患者可有明显的、不同程度的甲皱微循环异常。

（2）实验室检查：部分寻常型银屑病患者可见红细胞的平均体积（MCV）、平均血红蛋白量（MCH）、平均血红蛋白浓度（MCHC）及体积分布宽度（RDW）4 项指标异常。一般情况是：患者的平均红细胞体积值明显增大；患者的红细胞体积分布宽度值明显增大；患者的平均红细胞血红蛋白浓度值明显降低；少数患者的平均红细胞血红蛋白量出现异常。

2. 关节型银屑病　关节型银屑病常与寻常型银屑病或脓疱型银屑病同时存在，大小关节皆可受累，尤其以指关节最易受累，受累关节可肿胀、疼痛。特点是游走性、不对称、类风湿因子检查为阴性。

（1）实验室检查：类风湿因子阴性，血沉可增快。

（2）X 线检查：受累骨关节边缘有轻度肥大性改变，部分患者呈类风湿性关节炎的骨关节破坏，但常累及远端指间关节，如软骨消失、关节面侵蚀、关节间隙变窄、软组织肿胀、骨质疏松等。

3. 脓疱型银屑病　脓疱型银屑病主要特点是在寻常型银屑病基础上出现多数小脓疱，并且反复发生。

实验室检查：白细胞增多，血沉增快，部分患者可有低蛋白血症及低钙血症。

4. 红皮病型银屑病　红皮病型银屑病皮肤呈弥漫性发红、干燥、覆以薄鳞屑。特点是在弥漫的皮损之中，有正常皮肤形成的"皮岛"。因患者绝大多数都有明确的银屑病病史，所以比较容易诊断。

实验室检查：白细胞计数增高。

## （二）特殊检查

1. 放射性核素对银屑病患者骨损害的检查　银屑病的病变过程中有众多细胞因子参加，而且其中起重要作用的细胞因子同时对骨代谢也有明显的影响，所以随着银屑病病情的发展，骨病变的现象也越来越显露。因银屑病患者对骨损害的自我感觉比较弱，除关节病型银屑病患者有明显的关节肿胀、疼痛外，一般患者没有特别的异常感觉，但这并不表明没有骨损害。放射性核素异常浓度是该处胶原代谢异常的反应，对寻常型银屑病患者进行放射性核素检查显示 55% 为阳性反应，骨关节放射性核素异常浓集，其中以颅骨最多，下颌骨、肋骨次之；关节部位以膝关节最多，踝关节、肘关节次之。对骨显像的阳性部位做 X 线拍照对比，结果绝大多数 X 片上皆无任何异常反应。由此可见，上述骨关节的损害是一种银屑病自身所致的损害，银屑病的皮肤表现只是我们临床肉眼所见的病变之一而已，其实患者此时不仅仅免疫功能紊乱，而且内分泌、神经系统也受到影响，从而常伴随着失眠、急躁、咽痛、易感冒、女性患者还可见月经不调等自己可以感觉到的症状，而骨损害、微循环障碍等是肉眼看不到、自己也感觉不到的病变，但确是影响患者身体健康的病变。

2. 脑电图对银屑病患者神经系统的检查　从银屑病的发生、加重及治疗用药都体现了神经因素的作用。随着研究的深入，越来越明确了神经系统与银屑病的发生、发展是一个多层次的、复杂的关系。对银屑病患者进行脑电图检测，发现 3/4 的患者存在界限性及轻度异常脑电波，并且其异常程度与皮损广泛度一致，皮损情况好转后，脑电图也可恢复正常。国内报道，银屑病患者伴脑电图界限性异常者占47%左右，伴脑电图轻度异常者占27.5%左右，伴脑干功能异常者占35.5%左右。国外报道，银屑病患者伴脑电图异常者占58.06%。许多研究表明，银屑病患者存在自主神经功能不稳定，交感神经兴奋性降低，而副交感神经的抑制性降低，使神经即兴奋不到一定高度也松弛不下来。

3. 银屑病患者的微循环状况的检查　寻常型银屑病患者的红细胞变形能力降低；病程 1 年以上患者与病程不到 1 年的患者相比，红细胞膜 $Na^+$、$K^+$、ATP 酶活性前者高于后者，细胞膜 $Mg^{2+}$、ATP 酶的活性降低，红细胞膜的变形能力降低，可能与此有关，但两者没有形成线性关系。银屑病患者微血管的管襻弯曲畸形者约占56.34%、管径扩张者约占37.68%，微血管内血流缓慢，管襻顶端有瘀血、管襻周围视野模糊，并有渗出和出血，与正常人比较有非常显著性差异。但目前对银屑病患者存在的微循环障碍问题、全血黏度的增高及血小板聚集功能的变化、红细胞变形能力的下降等一系列问题是因是果还很难说清。

# 四、治疗

## （一）促细胞分化剂

1. 维 A 酸类药物　维 A 酸是维生素 A 衍生物，在维持上皮组织正常角化过程中起重要作用，可通过调节表皮的增生和分化，使角化过度和角化不全的角质形成细胞恢复正常；通过促进淋巴细胞和单核细胞分化、激活巨噬细胞和表皮朗格罕斯细胞来增强机体免疫，从而产生抗炎作用。因其有上述抑制细胞增殖、促进细胞分化、抗炎等作用而被用于银屑病的治疗，现已有三代产品。第一代维 A 酸均为维 A 酸受体非选择性药物，临床代表药物有 13 - 顺维 A 酸、全反式维 A 酸。第二代维 A 酸主要是阿维 A 酯和阿维 A，由于两者的药代动力学的不同而导致其药效与不良反应不同，阿维 A 有代替阿维 A 酯的可能，但目前阿维 A 酯尚未退出市场。第三代的代表物是他扎罗汀和阿达帕林，因两者所作用的受体不同，而被临床用于治疗不同的病症。国内已合成多环芳香维 A 酸乙酯，又名芳维 A 酸乙酯。如果用治疗指数来衡量药效，以全反式维 A 酸为 1，则 13 - 顺维 A 酸相当于全反式维 A 酸的 2.5 倍，阿维 A 酯相当于全反式维 A 酸的 10 倍。维 A 酸类药物的不良反应从大到小的排列顺序为：13 - 顺维 A 酸 > 全反式维 A 酸 > 阿维 A 酯 > 芳香维 A 酸乙酯。维 A 酸可治疗多种皮肤病，其作用主要是通过维 A 酸受体（RAR）介导的。体内有多种类型的维 A 酸受体，维 A 酸的不同药理作用取决于对不同受体的选择性。据维 A 酸受体的化学结构及结合配体的特异性，将其分为两类：RAR（α、β、γ）和 RXR（α、β、γ）。皮肤中维 A 酸的受体主要是 RAR - γ，真皮中有少量的 RAR - β。RXRs 除了以纯二聚体形式存在外，还可与 RARs、维生素 $D_3$ 受体或其他核受体形成杂二聚体形式存在，其次与激素（如胸腺素、皮质类固醇）和（或）维生素 $D_3$ 有交叉的信号传导途径。因为第一、二代维 A 酸类药物化学结构中含有多个交替的单、双键，构型易变，能与多种 RA 受体（包括 RAR - α、RAR - β、RAR - γ，RXR - α、RXR - β、RXR - γ）结合，产生广泛的生理效应，同时也出现较多的不良反应。第三代维 A 酸类药物的化学结构不存在异构体，与 RARs 选择性结合，而不与 RXRs 结合，从而可使不良反应减少。目前维 A 酸类药物合成品有 1 500 多种，用于治疗银屑病的主要有第二代维 A 酸和第三代维 A 酸。

第二代维 A 酸称为芳香维 A 酸，其治疗银屑病的代表药物是阿维 A 酸和阿维 A 酯。阿维 A 酸为阿维 A 酯的首次代谢物，疗效相同，但不良反应小。阿维 A 酯有高度的亲脂性，在治疗停止后，皮下脂肪仍可缓慢释放该药。一次剂量给药后的半衰期为 6 ~ 13h，长期服药后半衰期为 80 ~ 120d 以上，完全排除需要 1 ~ 2 年，具有很高的致畸风险，因此育龄妇女用该药后需要避孕 2 年。阿维 A 酸是阿维 A 酯的游离酸衍生物，口服 50mg，4h 后达血浆峰值浓度，一次剂量口服后的半衰期仅 2h，多次给药后半衰期为 50h，其亲脂性相对较弱，因此大大减小了致畸风险，故可用其替代阿维 A 酯。另外，服阿维 A 酸时不能同时饮酒，因为乙醇可使其重新酯化成阿维 A 酯。阿维 A 酯及其衍生物阿维 A 酸，均能控制上皮细胞的增殖和分化。它们的不良反应相似，除维生素 A 增多的症状如黏膜的干燥、掌跖脱屑、弥漫性可逆性脱发、虚弱、头痛和厌食外，致畸作用，是该药最显著的危险。阿维 A 酸虽然比阿维 A 酯的亲脂性低50%且能较迅速地清除，但仍存在致畸的危险。此外，因该药对斑块状银屑病疗效较差，停药后常复发，缓解期不会延长，所以建议不作为首选的单用药物。成人一般用量阿维A酸为每日25~50mg；阿维A酯为每日50~75mg，逐渐减为每日25mg或10mg。

第三代维A酸称为聚芳香维A酸（Polycorotinoid），用于治疗银屑病的代表药为乙炔维A酸，又名他扎罗汀，代号AGN190168，化学名为乙基6－［2（4，4－二甲基二氢苯并噻喃－6y1）－乙炔］烟酰胺酯。乙炔维A酸在体内的代谢物他扎罗汀酸与RAR有较高亲和力，与其亚型亲和力强弱的顺序依次为RAR－β＞RAR－γ＞RAR－α，而不与RXRs结合。与受体结合后，其作用有两方面：①直接作用，通过被称为"维A酸反应元件"的介导，促进某些基因的转录，从而诱导细胞分化。②间接作用，通过拮抗癌基因蛋白AP－1和NF－IL6所诱导的基因转录而抑制细胞增殖和减少炎症反应。从而发挥其抗增生和抗炎作用，故治疗银屑病有效。实验已表明他扎罗汀能减少表皮分化的标志也使炎症标志ICAM－1的细胞减少或消失。临床试验外用8周后，近60%的患者获得好到极好的疗效。经静脉给大鼠注射他扎罗汀每公斤体重0.5~1.5mg，只得到其代谢物他扎罗汀酸的有关数据，其稳态分布容积为309ml，平均滞留时间为75mm；而13－顺维A酸分别为230ml和108min；阿维A酸分别为1 368ml和128min。并且在所有研究的动物的任何组织中均未测到他扎罗汀酸，提示临床应用不良反应要少于第一、二代产品，但有中度至重度的刺激性不良反应，如红斑、烧灼感等。

维A酸内服虽然有促进正常角化、增强免疫、减少皮脂分泌等多种功能，但维A酸局部外用主要是产生一种角质层剥离剂的作用。因可抑制张力原纤维合成，减少角化细胞间的接触，从而使角质细胞易溶。局部应用维A酸通过完整皮肤的吸收率＜5%，但若皮肤破损、溃烂时就会使吸收率增大，由于维A酸进入体内后储存在肝脏，然后再与肝脏生产的蛋白结合并以这种结合形式进入血循环，若肝损害则有碍于蛋白的产生并限制了维A酸的正常转运，高浓度的维A酸对肝有毒性，最终可导致肝硬化，所以有肝功能不良者即便是外用维A酸也应小心，尤其是当皮肤破溃时。外用剂型的0.1%他扎罗汀凝胶的疗效优于0.05%他扎罗汀凝胶，但停药后的持续效应0.05%优于0.1%他扎罗汀凝胶。0.05%和0.1%的他扎罗汀凝胶与肤轻松治疗斑块型银屑病均有效，在改善斑块厚度方面、减少鳞屑方面两者疗效基本相似，在改善红斑方面他扎罗汀凝胶不如肤轻松，但停药后的持续效应他扎罗汀凝胶远远优于肤轻松，可持续达12周之久。

无论短期或长期服用该类药物均有不同程度的脱发、唇炎、韧带及肌腱钙化等不良反应。具体讲：①早期主要是皮肤黏膜反应，口唇干燥和唇炎发生率占85%，面部红斑、睑结膜炎、口干、眼干等干燥症均高于30%。是因不同的维生素A受体没有被选择性地激活而引起。这也与维A酸减少皮脂分泌的药效作用有关。②一般对肝无毒性，但长期应用可引起肝损。用药者中5%出现轻度转氨酶增高，但仅10%有严重或持续性变化，发生严重肝毒性约1%；20%~30%发生高甘油三酯血症或LDL/HDL比例升高。维生素A以维A酸形式被肝脏储存，再以维A酸结合蛋白形式释放进入循环，肝损害有碍于后者的产生并限制其运转正常。高浓度的维生素A对肝脏有毒性，最终可导致肝硬化，所以长期大量服用维生素A、或原有肝损害、或两者均有者，易产生肝毒和神经毒。神经毒性的表现以头痛、记忆力减退、行走不稳为主，甚者可出现构语障碍及共济失调。但停药后，上述症状可消失。③长期应用可引起骨质疏松、骨骺闭锁、骨膜与肌腱钙化、骨肥厚症、骨生成迟缓，其发生率均＜15%。④动物实验中异维A酸的致畸主要发生在脊椎系统、中枢神经系统及内脏，胚胎毒性表现为流产和死产，其致畸率大于反应停，约占25.6%。⑤他扎罗汀与其他维A酸类药物比较，上述出现血脂异常、骨毒性等常见的不良反应明显降低，动物口服他扎罗汀实验表明，低剂量耐受性好，但高剂量、长期给药这些不良反应也会出现。此外，需要注意与其它药相互作用的关系：与维生素A合用易引起维生素A过多综合征；与四环素合用可出现所谓"假脑瘤"，表现为颅内压增高、头痛、头晕、视觉障碍，停药后可恢复；与皮质类固醇合用，也可出现上述现象。

2. 维生素D类药物　维生素D属于脂溶性维生素，常见的有两种：源于维生素$D_2$的骨化醇（Calciferol）和源于维生素$D_3$的胆骨化醇（Cholecalciferol）。维生素$D_2$的前身是存于酵母等低等植物中的麦角固醇，经紫外线照射后变成维生素$D_2$；维生素$D_3$的前身存在于人和大多数动物组织中，人皮肤中含有其前身物7－脱氧胆固醇，经紫外线照射后变成维生素$D_3$。维生素$D_3$在肝脏细胞线粒体中的

25-羟化酶作用下,羟化变成25-羟维生素 $D_3$ [25-(OH)$D_3$],再经肾脏羟化成 1,25-(OH)$_2D_3$ 及 24,25-(OH)$_2D_3$。1,25-(OH)$_2D_3$ 是 VitD$_3$ 的生物活性型,对维持体内钙、磷代谢平衡及骨的矿化起重要作用,被临床用于治疗肾病性骨营养不良、甲状旁腺功能减退、抗 VitD 佝偻病等。在临床治疗上述病变时发现该维生素 D 类似物治疗银屑病有效,但因对高血钙的不良反应有顾虑而未能应用,此后开始对其类似物进行探索,使其在治疗银屑病方面更有前途。临床上常用于治疗银屑病的维生素 D$_3$ 类似物有 3 种:骨化三醇(Calcitriol)、他骨化醇(Tacalcitol)、钙泊三醇(Calcipotriol)。

骨化三醇是维生素 D$_3$ 的生物活性形式,是此类药物中较早用于治疗银屑病的药物。骨化三醇在生理浓度下即能抑制角质形成细胞增生,骨化三醇与维生素 D$_3$ 受体结合后可以控制角质形成细胞的增殖并诱导其分化,它是通过与细胞内受体蛋白结合而发挥作用,这种受体蛋白属于雌激素、糖皮质激素、甲状腺素、维 A 酸类蛋白受体基因家族成员,存在于许多类型细胞膜上,包括血液循环中活化的 B、T 淋巴细胞;正常皮肤中除角质层外,所有表皮形成细胞、皮肤附属器细胞、皮肤中 50%~60% 的朗格汉斯细胞、单核细胞、淋巴细胞均表达该受体。骨化三醇以浓度依赖方式抑制 Th$_1$ 的 IFN-γ 分泌,并抑制 Th 克隆分泌的 IL-4 和 IFN-γ,其抑制 IL-4 的浓度是 IFN-γ 浓度的 10 倍,对 Th$_2$ 细胞克隆的 IL-4 分泌无作用,可直接抑制 B 细胞分泌免疫球蛋白,减少单核细胞黏附分子白细胞功能相关抗原(LFA-3)、细胞间黏附分子(ICAM-1)的表达。临床表明外用骨化三醇治疗银屑病有效,但因易被吸收而引起骨钙增高,所以限制了它的应用。

钙泊三醇是骨化三醇 [1,25-(OH)$_2D_3$] 的类似物,是一种全新的维生素 D$_3$ 类似物,它与维生素 D$_3$ 受体的亲和力与骨化三醇相同,但对血钙影响极低,仅为骨化三醇的 0.5%~1.0%。因为保留了维生素 D$_3$ 调节细胞分化和抑制细胞增殖的作用,同时因其对钙代谢的影响低于维生素 D$_3$ 100 倍,而成为一种较理想的治疗银屑病药。银屑病患者的皮损与正常皮肤相比,基底层及基底层上方表皮细胞维生素 D$_3$ 受体表达显著增强,同时细胞周期中 G$_1$ 期变异最大,G$_1$ 期变短是造成银屑病患者表皮细胞增殖速度过快的决定性因素,而细胞周期素(CyclinD1)、周期蛋白依赖性激酶(CDK4)、周期蛋白依赖性激酶抑制物(P16)是 G$_1$ 期的主要调控因子,正常人皮肤中 CyclinD1、CDK4 的 mRNA 不表达或仅在基底层弱表达,而 P16 的 mRNA 于表皮全层强表达;而银屑病皮损中,其 CyclinD1、CDK4 的 mRNA 于表皮全层强表达,P16 的 mRNA 仅在棘层上部弱表达。钙泊三醇可以降低其过高表达的维生素 D$_3$ 受体水平、使其 CyclinD1、CDK4 在 mRNA 和蛋白质水平上的表达均被下调,而 P16 被上调。这是由于活化的 VitD$_3$ 及衍生物与角质形成细胞内的受体结合形成复合物,通过与特异的 DNA 结合部位,即靶基因启动区域内的 VitD 反应元件结合,调节靶基因的转录而实现。钙泊三醇可抑制体外 IL-1 诱导的小鼠胸腺细胞的增生,减少银屑病患者表皮中 IL-6 含量,抑制单核细胞、T 细胞产生 IL-2、IL-6、IFN-α、IFN-γ 等淋巴因子,选择性地抑制 IL-1 诱导的 T 细胞增殖,抑制角质形成细胞上的 IFN-γ 诱导 HLA-DR 的表达及黏附分子的表达等。因在单核细胞、激活的 T 及 B 淋巴细胞也有高亲和力的 VitD$_3$ 受体,外用钙泊三醇后能调节单核、巨噬细胞的功能,抑制花生四烯酸从中性粒细胞中释放,抑制炎症细胞的游走,使表皮、真皮炎症浸润减轻。在角质形成细胞增殖试验中,分别加入骨化三醇、钙泊三醇 $1 \times 10^{-8}$M,孵育 2 周,与正常对照组相比,观察放射标记的胸苷掺入的 DNA,以测抑制细胞增殖情况,结果骨化三醇使 DNA 减少 71%、钙泊三醇减少 64%,细胞数也相应减少。观察包壳蛋白阳性率,以测诱导表皮细胞分化情况,结果骨化三醇为 328%、钙泊三醇为 388%。活检发现:银屑病患者用药 1 周后,多形核白细胞明显减少;2 周后表皮增生细胞明显减少;4 周后角蛋白 16$^+$ 细胞、T 淋巴细胞减少;但 CD14$^+$ 细胞、朗格汉斯细胞受影响。动物实验表明:钙泊三醇在肝脏经历快速代谢,鼠、小猪的口服半衰期为 12~60min。钙泊三醇于 1987 年由丹麦利昂制药公司合成,1991 年开始在欧洲一些国家上市用于治疗寻常型银屑病,主要用于治疗轻度到中度的斑块型银屑病,其疗效类似中效或强效的皮质类固醇软膏。他骨化醇对维生素 D$_3$ 受体亲和力及体外疗效与骨化三醇相似,而诱发高血钙、皮肤刺激等的不良反应小。$1 \times 10^{-7}$M 的他骨化醇可使 90% 的细胞生长被抑制,59% 的细胞 DNA 合成受抑制,分化细胞从 6.4% 上升到 24.1%。

此类药物的不良反应主要是局部皮肤刺激,表现为烧灼、瘙痒、红斑、脱屑、干燥。肾功能不全者，或超大量大面积使用，或患者已存有钙代谢轻度紊乱，可出现高血钙、高尿钙症，表现为头痛嗜睡、肌无力、恶心呕吐等。皮损改善后即停止用药，虽然没有如停用糖皮质激素样的反跳现象，但银屑病仍然可以逐渐复发，所以一般需要继续间歇性地使用以维持疗效。

## （二）肾上腺糖皮质激素类药物

肾上腺糖皮质激素（简称糖皮质激素）是目前应用最广泛的药物，用于治疗银屑病的剂型除单一成分的注射剂、口服片剂、外用膏霜外，还有大量外用复合剂，商品名繁杂。尤其是此类外用药，因见效快、止痒效果明显，普遍被患者选用。因该类药物有明显的反跳现象和不良反应，加大了临床治疗难度。氢化可的松、可的松为糖皮质激素的代表药，两者的区别是前者在 $C_{11}$ 是羟基，后者是氧。天然存在的糖皮质激素第1、2碳原子之间是单键，而绝大部分人工合成品是不饱和的双键，双键在体内进行加氢还原灭活反应降低，所以药物作用较强。为提高局部作用，这些糖皮质激素多引入了疏水性化合物基团（缩醛基或缩酮基）或者以短链脂肪酸进行了酯化。如：曲安奈德、糠酸莫美他松、丁酸氢化可的松等。局部应用皮质激素是临床最常见的处方药，但长期应用会出现皮肤萎缩和毛细血管扩张。以往对此类药的研究重点在增强药效，近年来重点转到提高药物的效益与危险的比率上，即充分利用皮质激素的抗炎作用的同时减少其抗增生作用，以减少萎缩的发生。如由此产生的糠酸莫米松对皮肤萎缩现象仅相当于1%的氢化可的松。临床可注重选用此类外用药，但还需考虑银屑病的皮损类型以及以往所用过的药物情况。

## （三）抗肿瘤及抑制免疫药物

抗肿瘤药物又称为细胞毒药物，因为他们对具有增殖能力的细胞均有毒性，能有效地将处于分裂、增殖的细胞杀死，分裂率越高、增殖越快的细胞，受损越大。血细胞、黏膜细胞、表皮基底细胞、骨细胞等都是在生理状态下具有增殖能力的细胞，所以无论使用抗肿瘤药物的治疗目的是什么，对这些细胞都将受到不同程度的杀伤。因白细胞、淋巴细胞的生长期远远短于红细胞、表皮细胞，当使用细胞毒性药后，在表皮细胞尚未受到抑制时，具有免疫作用的白细胞和淋巴细胞就已被杀伤，连续用药后还要损伤红细胞等，所以抗肿瘤药物本身就有抑制机体免疫功能的作用，仅是因为主要应用的范围和目的是为了抗肿瘤，而不是像糖皮质激素是为控制免疫反应而已。随着医药界对恶性肿瘤研究的深入发展，此类新药也在不断地增多，既有成分明确的合成药物，也有成分不明确的中药，临床应用时应尽可能地搞清楚其产生效果的机制，从药物作用机制来分析临床效果，结合临床现象来预测病情发展趋势、制定相应的治疗方案，不可仅以短期的临床现象来断定治疗效果，否则对人体容易盲目地造成比银屑病更大的损害。

根据抗肿瘤药发挥细胞毒作用的原理及来源，可将我们常用的抗肿瘤及抑制免疫药物分为抗代谢类、烷化类、抗生素产物类。银屑病因有表皮过度增殖的病理现象，所以使用此类药物的频率很高，需要注意的是，银屑病不是恶性疾病，此类药物有一定毒性，一般是用于糖皮质激素治疗无效者，或用糖皮质激素有禁忌证的、病情严重的患者。

1. 抗代谢类

（1）白血宁（aminopterine）、甲氨蝶呤（methotrexate，MTX）：白血宁与甲氨蝶呤是一种叶酸拮抗剂，对二氢叶酸还原酶有强力抑制作用，使二氢叶酸不能变成四氢叶酸，从而使脱氧尿苷酸生成脱氧胸苷酸的过程受阻，因此阻断了 DNA 及 RNA 的合成，是一种周期特异性抗癌药物，主要杀死处于 S 期的细胞，即杀死处于快速分裂的细胞，同时具有很强的免疫抑制作用，对类风湿性关节炎有明显的疗效。银屑病存在表皮增殖过度的病理现象，此类药可以明显地抑制增殖期的表皮细胞而改善银屑病的表皮症状，尤其对关节型银屑病，可达到关节、皮损同时改善的目的。白血宁于1951年开始临床用于治疗银屑病，因其不良反应较大，后被 MTX 取代，1971年美国 FDA 批准 MTX 可治疗严重型的银屑病。体外实验表明 MTX 明显抑制增殖的淋巴样细胞，特别是激活的 T 细胞，而对表皮细胞作用微弱，这是因该类药对分裂繁殖比率高的细胞作用强的性质决定的。当 MTX 的血药浓度达 $1 \times 10^{-7} \sim 5 \times 10^{-7}$ mol/L，与淋巴样细胞接触24h后，淋巴样细胞系被杀伤达95%以上，而角质形成细胞被杀伤不足10%。银屑病患者血中增殖的淋巴细胞比正常人增多，说明体内增殖的被激活的淋巴样细胞是 MTX 治疗银屑病的主要靶细胞。对用传统的治疗方案及糖皮质激素局部治疗无效的银屑病患者，可用 MTX 治疗。在服用 MTX 时加服叶酸，不仅不影响银屑病的治疗，还可以防止胃肠道反应和巨红细胞贫血的发生。MTX 治疗银屑病起作用的量是每日 2.5~25mg，一次服 25mg 以下剂量吸收良好，超过 25mg 时胃肠吸收不稳定。一般服药后 1~1.5h 达血浓度高峰值，其半衰期为 4.5h，60%~90% 的原药从肾脏排泄，10% 以下从胆汁排泄，单剂量口服后血中药物水平，在肾功能正常者，其发挥生物学作用约维持 1d。

此药的治疗量与中毒量很接近，故在应用时需注意安全，其重要的不良反应为急性骨髓抑制，特别是老年患者、有肾脏损害和（或）叶酸缺乏者容易发生，也可能是用药过量或药物相互作用等原因造成的。长期应用的危险是肝纤维化，包括肝纤维化和肝硬化，这与氨甲蝶呤的累积量相关。其他潜在的不良反应有恶心、厌食、头痛、发热、贫血、白细胞减少、血小板减少、出血和肺纤维化等。如果患者有肝肾疾患、妊娠、血液病应禁用，具有溃疡病、急性感染、饮酒过度者应慎用。由于本品对肝脏的损害有时不能通过测定肝功能反映出来，必要时需进行肝穿刺活体检查，所以容易被漏诊。可考虑通过检测血清中Ⅲ型胶原蛋白氨基端肽原的水平或用肝扫描和超声摄影来代替肝脏组织活检，以利于监测长期服用 MTX 后对肝脏的影响。动物试验表明服用磷脂酰胆碱可防止肝损害。MTX 诱发的肝硬化是非进行性的，研究表明当肝硬化首次发现时，MTX 的累积量为 590~9 980mg，平均 3 130mg，直至最后一次就诊或死亡时，平均累积量为 5 885mg。另外需要注意 MTX 与其它药物相互间的作用关系，MTX 吸收后有 50%~60% 与血浆蛋白结合，磺胺可从蛋白中置换出 MTX，使其不良反应增加；万古霉素、新霉素、制霉菌素能减少 30%~50% TMX 的吸收；非甾体抗炎药如水杨酸类既可置换与蛋白结合的 MTX，又在肾小管竞争抑制 MTX 的排泄，青霉素、保泰松也抑制 MTX 从肾小管排泄，故临床用此类药时要警惕可能增加 MTX 的毒性；此外其他叶酸拮抗剂可增加其毒性；并须注意禁止与其他骨髓抑制剂合用；酒精和肝毒性药可增加该药致肝损害的危险性；单用于治疗银屑病时不增加发生皮肤癌的危险性，但可增加 PUVA 诱发皮肤癌的危险。

（2）6-巯基嘌呤（purinethol，6-MP）、硫唑嘌呤（azathioprine，Aza 或 AZP）：6-巯基嘌呤是次黄嘌呤的硫酸盐衍生物，而硫唑嘌呤则是用硝咪唑取代 6-MP 的氢而形成的衍生物。比较两者抑制抗小鼠的自发花环形成细胞抗体形成的剂量反应曲线时发现 Aza 在等剂量时比 6-MP 更有效，且毒性更小。本类药物干扰嘌呤代谢的所有环节。因能阻断次黄嘌呤转变为腺嘌呤核苷酸及鸟嘌呤核苷，故抑制嘌呤核苷的合成，进而抑制细胞 DNA、RNA 及蛋白质的合成。本品主要作用于细胞周期的 S 期。口服后迅速被氧化为硫脲酸，在 24~48h 内有 60% 自尿中排出，少量分布于肝、肾、脾，可进入细胞内，有一定蓄积作用。Aza 曾被用于治疗多种皮肤病，一般用于对糖皮质激素疗效不佳者，治疗银屑病的疗效不及甲氨蝶呤，但也有用甲氨蝶呤无效而用 Aza 有效者。一般初始量为每公斤体重每日 1~2mg，分 1~2 次口服。维持量为初始量的一半或最小有效量，需服用 6~8 周才见效。不良反应主要是骨髓抑制和致畸。

（3）羟基脲（hydroxyurea，HU）：羟基脲系尿素的衍生物，为核苷酸还原酶抑制剂。其作用机制是抑制核苷二磷酸还原酶，阻止核苷酸还原为脱氧核苷酸，从而抑制脱氧核糖核酸的合成，而不干扰核糖核酸或蛋白质的合成，杀害 S 期细胞。口服给药吸收较好，血中药物浓度不到 1h 即可达高峰，然后迅速下降，一次给药后在 24h 内排出 50%~80%。本品对顽固性银屑病和脓疱型银屑病均有肯定疗效，能减轻全身性脓疱性银屑病的脓疱、发热和中毒症状。短期用药，其毒性作用较甲氨蝶呤小。成人一般用量为每日 0.5g，分 2 次口服。毒性反应主要有骨髓抑制、胃肠道反应、眩晕、倦怠和性欲减退，但肝、肾很少受累，但肾功能不良者仍需慎用。个别病例可产生畸胎。治疗银屑病多是用于因用 MTX 出现肝损害时，一般在用药后 4~5 周内就可获得疗效。

（4）阿糖胞苷（Cytarabine，Ara-C）：阿糖胞苷又名爱力生、赛德萨、阿扎立平等。阿糖胞苷经脱氧胞苷激酶催化及磷酸化成为胞嘧啶阿糖胞苷及磷酸阿糖胞苷，为一种抗嘧啶类抗代谢物，它能抑制 DNA 多聚酶，阻断胞嘧啶核苷酸还原为脱氧胞嘧啶核苷酸，因而抑制 DNA 合成，但对 RNA 和蛋白质的合成无显著影响。为 S 期的周期特异性药物，并对 $G_1/S$ 及 $S/G_2$ 转换期有作用。治疗银屑病用口服剂，一般用量为每公斤体重每日 125 ~ 200mg。

2. 烷化类

（1）环磷酰胺（cyclophosphamidnm，CPM、CTM、CY）：环磷酰胺又名癌得星、环磷氮芥等。环磷酰胺于 1958 年合成，在未代谢前几乎无烷基化活性，对组织无直接损害，在肝细胞微粒体酶系统作用下分解为活性代谢产物氯乙基磷酰胺等而发挥作用。环磷酰胺有高度细胞毒作用，主要损害正在增殖中的细胞，一次注射 100mg/kg 以上剂量即能减少脾、胸腺、周围血液中的淋巴细胞，且恢复较慢。能有力地抑制抗体反应，包括胸腺依赖与非胸腺依赖性抗体。其作用与用药时间极为重要，在免疫的第 1 ~ 第 4 天给一次剂量可以产生最大效应，但如果在免疫前或免疫 4d 后给药，则几乎不产生抑制作用。对细胞免疫反应的复杂后果是根据它对 T 效应细胞（Th）及 T 抑制细胞（Ts）的作用平衡的结果。动物给予高剂量环磷酰胺后可引起淋巴器官的萎缩，尤其是胸腺及脾，以后脾脏即增生，形成脾肿大，而脾肿大时伴有 Ts 产生。大量长期应用本品，继发感染的发生率很高，这主要由于骨髓抑制后白细胞减少和免疫功能降低的缘故。环磷酰胺的代谢产物对肾小管直至膀胱的上皮细胞均有毒性。本品除有骨髓抑制外，还抑制生殖功能，杀伤精子、损伤卵巢，对于女性还可损伤毛囊引起脱发。因不良反应较多，所以不推荐用于银屑病。

（2）乙亚胺（ethylene diaminetetracetylimide，ICRF154）、丙亚胺（razoxane，ICRF159）、乙双吗啉（bimolan，AT1727）：乙亚胺、丙亚胺、乙双吗啉三者为酰化剂类药，作用机制可能是双哌嗪二酮部分分解开，对氨基发生酰化作用，形成 CO - NHR 或与巯基形成 - CO - SR，抑制细胞周期的 $G_2$ 和 M 期，抑制细胞内 DNA 的合成，阻止细胞分裂，对增殖细胞作用明显。此类药对银屑病有效，曾普遍用治疗寻常性银屑病，但停药后缓解持续时间不长，有骨髓抑制、胃肠反应等不良反应，特别是该类药可促发白血病的发生，故临床上已不主张应用。乙亚胺又名双酮嗪，成人一般用量为每日 300 ~ 400mg，分 2 ~ 3 次口服，一周内服药 5 ~ 6 天，停服 1 ~ 2 天，以减少毒性反应，3 ~ 4 周为一疗程。丙亚胺又名双哌嗪二酮丙烷，成人一般用量为每日 100 ~ 150mg，分 2 ~ 3 次口服，该药除对寻常型银屑病有效外，对关节型、脓疱型银屑病也有效，对关节型银屑病的疗效可能优于甲氨蝶呤和乙双吗啉。乙双吗啉的化学名为 1，2 - 双［N4 - 吗啉甲基 - 3，5 - 二氧哌嗪］乙烷，为乙亚胺的衍生物，是在乙亚胺的分子上接上两个对称的吗啉甲基而成，这样可以增加乙亚胺的水解度，并能释出吗啉甲基，从而增加乙亚胺抑制 DNA 合成的作用，成人一般用量为每日 0.6 ~ 0.8g，分 3 ~ 4 次口服。

3. 抗生素产物类

（1）环孢素 A（cyclosprin A，CyA、CsA）：环孢素 A 又名环孢霉素 A 等。环孢素 A 是山道明的主要成分，是真菌的代谢产物，为第三代新型强力免疫抑制剂。1972 年从真菌中提取、1980 年完成化学合成的一种环状多肽化合物。本品可逆性地抑制 Th 细胞功能，抑制其生成各种淋巴因子；抑制 T 和 B 淋巴细胞的增殖和分化。体内吸收后，多蓄积于皮肤和脂肪组织，常用于多种组织器官移植的排斥反应的预防及一些免疫性疾病的治疗，对严重型银屑病有较好的疗效，但限于对糖皮质激素无效者。环孢素 A 在体外试验中显示，能抑制人表皮细胞组织型胞浆素原激活物（tPA）mRNA 的转录，而 tPA 涉及细胞的生长、分化和移动。环孢素 A 可干扰抗原或致裂原触发的 T 细胞激活过程，因此能抑制细胞及体液免疫，它主要的靶细胞是 Th，对 B 细胞的直接作用很小。环孢素 A 作用的靶位可能是细胞因子基因，干扰细胞因子的产生及分泌，减少 T 细胞诱导的巨噬细胞产生 IL - 1 及 IL - 1 诱导的 IL - 2 的产生，进而调节内皮细胞黏附因子 ICAM - 1 的表达，但是却有利于 Ts 细胞的产生。已证实 CsA 治疗银屑病性关节炎和银屑病性皮损有效，CsA 对银屑病治疗的主要效果不是对角质形成细胞的直接作用，而是针对 CD4$^+$T 细胞及其有关的细胞因子而产生的作用。CsA 与其细胞内的受体蛋白结合形成复合物，然后与钙调磷酸酶结合，抑制 IL - 2 基因转录，阻断 T 细胞的活化，使 T 细胞的细胞因子产生下降。体外试验表明口服治疗剂量的 CsA 对角质形成细胞的增殖无直接影响，主要是通过抑制 T 细胞及其信号传导物而作用于角质形成细胞。但对移植于裸鼠身上的人表皮角质形成细胞的研究发现，CsA 在体内对人角质形成细胞有直接抗增殖作用。该药被认为是短期系统治疗有效的最佳药物，能迅速而完全清除银屑病，但远期疗效不理想。其制剂有口服和静脉注射两种，口服吸收不完全，其生物利用率仅为静脉给药的

30%。但治疗皮肤病多用口服制剂，剂量在每公斤体重每日 3～5mg 之间，分 2 次口服。一般认为每公斤体重每日 5mg 较少引起不良反应，口服后血药浓度在 35h 达高峰，半衰期为 19h。主要在肝脏中代谢，通过胆汁清除。肝酶诱导剂，如利福平、巴比妥类、苯妥英钠、卡马西平、补米酮、灰黄霉素、双苯内酰脲、磺胺类药等可增加其肝脏代谢而降低其血药浓度；红霉素、酮康唑、伊曲康唑、二性霉素乙、甲氰咪胍、地尔硫革、雄激素、雌激素、大剂量强的松龙等，可降低其肝代谢而增加其血药浓度和毒性；氨基苷类、非甾体类抗炎药、二性霉素乙等，可增加其肾毒作用。服用本药期间应避免食用高钾食物（新鲜果汁、新鲜豌豆、脱脂奶粉等）、避免服用高钾药物、避免饮酒。银屑病皮损内局部注射环孢素 A 有效，但因注射部位疼痛所以不太现实，现在已有临床试验有效的外用药 ascomycin 即将上市。

该药不良反应的总发生率为 30%～55%，其药效与不良反应很接近，血浆浓度不能低于 100ng/ml，在 200ng/ml 以上才起到好的治疗效果，但因个体吸收易变，所以血浆浓度波动很大不易掌握。当血中浓度高于 400ng/ml 时，则易出现肾毒，当高于 600ng/ml 易出现中枢神经系统毒性。短程治疗者有 5%～26% 发生高血压，可用钙离子阻断剂治疗，因钙离子阻断剂不干扰环孢素代谢。肾毒是其严重的不良反应，肾毒性是剂量相关性的，药物浓度的峰值与肾毒性相关，长期使用 CsA 可引起肾小球滤过率下降 25%，仅部分可逆，以间质纤维化和闭塞性血管病变为特点，患者的敏感性是发生肾毒的主要因素。此外还有肝毒、中枢神经系统毒性及致癌性，后者主要见于因器官移植而用本品者，此类患者中淋巴瘤的发生率为其他患者的 28～49 倍，但不排除与糖皮质激素合用有关。

临床治疗结果表明，治疗用药量越大，疗效越好、维持时间越长，但不良反应也越大。中等严重程度的银屑病，以每公斤体重每日 3mg 的起始量已足够，分 2 次口服。严重患者以每公斤体重每日 4mg 为最合适的起始剂量，如病情需要每 2 周可增加每公斤体重每日 0.5mg，最大可增加到每公斤体重每日 5mg。为巩固疗效、防止复发不要很快停药，见效后应以每公斤体重每日 1.5～3mg 左右维持效果，若不采用维持量，几乎 100% 复发。银屑病诱导治疗结束后停用环孢素者大多数在 1～2 个月内复发，而改为维持量可较满意地控制病情，但超过每公斤体重每日 1.5mg 才能取得维持效果，每公斤体重每日 3mg 是较合理的维持剂量。但需要注意的是，诱导与维持剂量差越大，复发越快。

为了减少不良反应，寻求治疗的最低有效剂量，以每公斤体重每日 7.5mg、5mg、3mg 进行临床观察治疗，研究显示皮损改善率别为 80%、65%、36%。以每公斤体重每日 3mg、1.5mg、安慰剂进行维持剂量治疗时，观察复发的百分率分别是：43%、79%、95%，复发时间分别为（12±1）周、（9±1）周、（7±1）周。

肾毒性是最常见的严重不良反应，可引起肾小动脉收缩，导致肾小动脉永久改变及肾间质纤维化，因肾损害有慢性及不可逆性的危险，故环孢素治疗银屑病时疗程不要超过 2 年。

（2）他克莫司（tacrolimus，FK506）：他克莫司是一种新的大环内酯类药物，它与细胞内的 FK 结合蛋白结合形成复合物，该复合物与钙调磷酸酶结合，抑制 IL-2 产生，选择性地抑制 T 淋巴细胞增殖及活化，其作用机制与环孢素相似，比环孢素效果强 10～100 倍。体外实验表明本药有强烈的抗炎作用，能干扰 IgE 受体介导的反应、干扰 IL-2 mRNA 的产生及 T 细胞生长因子的蛋白合成；特别是能显著减少在银屑病损害中增高的细胞因子炎症介质 IL-8，从而抑制表皮和真皮中中性粒细胞和活化 T 细胞的聚集。FK506 的不良反应与环孢素相同或低于环孢素，但口服造成的系统不良反应仍然过大，故目前倾向于发展其外用制剂，外用疗效与丙酸氯倍他索相似，但不会出现皮肤萎缩现象。最常见的不良反应为轻度至中度的腹泻、感觉异常和失眠，腹泻可能与 FK506 的大环内酯结构的抗菌成分有关。

（3）SDZ281-240：SDZ281-240 是大环内酯类子囊霉素的一种，外用后可使银屑病的临床症状、组织病理等获得明显改善并恢复正常。SDZ281-240 具有免疫抑制作用的机制可能与 FK506 一样，通过阻断钙依赖的细胞内信号及对共同的溶细胞的巨噬细胞素受体的结合性阻断，最终导致对淋巴因子转录的抑制，并可通过干扰 T 细胞的早期活化达到免疫抑制作用。双盲对照观察治疗银屑病，结果显示：外用 1% SDZ281-240、0.1% SDZ281-240 的效果与外用 0.05% 丙酸氯倍他索效果相似。并且发现 SDZ281-240 对鼠脾细胞增生活化有较强的抑制作用，但对人角质形成细胞增生抑制作用很低。

（4）阿法赛特（alefacept，LFA-3Tip，Amevive）：阿法赛特是一种通过重组技术合成的，主要作用于 T 细胞上 CD2 的蛋白质，含有 LFA - 3 膜外第一区部分区和人 IgG1 - Fc 部分。该药作用于人体时，其中 LFA - 3 膜外区部分区与表达 CD2 细胞表面的 CD2 结合，Fc 部分与 NK 细胞表面 FcγR 结合，然后刺激 NK 细胞释放颗粒酶 B，再与穿孔素共同作用使桥联的 CD2⁺ 靶细胞发生胞内酶联反应使靶细胞凋亡；另外，还可阻断 CD2 与 LFA - 3 的结合，从而降低促使 T 细胞活化的协同刺激作用。上述作用的结果，可减少银屑病患者病灶部位以及周围血循环中的活化 T 细胞和记忆 T 细胞，达到治疗目的。

（5）昂他克（denileukin diftifox，DAB$_{389}$IL - 2，Ontak）：昂他克是一种通过 DNA 重组技术合成的作用于 IL - 2R 的融合蛋白，含有 IL - 2R 结合区和白喉毒素分子部分。该药与 IL - 2R 结合后，使白喉毒素分子进入到表达 IL - 2R 的细胞中，引起细胞的死亡。该药能选择性的杀死活化的 T 淋巴细胞，因它对活化的 T 细胞的亲和力是静止 T 细胞的 1 000 倍。多中心的 II 期临床显示，治疗严重斑块型银屑病患者的最小剂量可能是每公斤体重每日为 5μg，2 周内给药 3d，连续 8 周。最常见的不良反应有发热、无力、皮疹、背痛、恶心、呕吐。

（陈　凤）

# 第二节　副银屑病

## 一、概述

副银屑病（parapsoriasis）又称类银屑病，是一组病因不明的损害以红斑、丘疹、浸润、鳞屑为主的慢性炎症性皮肤病。目前分型尚不统一，一般分为四型，即点滴型、苔藓样型、斑块型和痘疮样型。常无明显自觉症状，偶有瘙痒者，慢性经过，治愈困难。

## 二、临床表现

1. 点滴型　又称慢性苔藓样糠疹。皮损呈淡红色或红褐色斑丘疹，散发性其直径为 1 ~ 5mm，表面有细小鳞屑。大多数皮损在发生后数周自行消退，可遗留下一过性色素减退斑。随后又有一批新皮疹发生，反复不断。好发于躯干四肢，屈侧皮损较明显。一般无自觉症状，偶有轻微瘙痒。病程经过数月或数年不等，大多能自愈。

2. 苔藓样型　皮损呈针头至粟粒大小的红色或红褐色丘疹，顶部扁平，部分皮损有轻度萎缩。好发于颈部两侧，也可发生于躯干及四肢，偶有泛发全身者，但颜面、掌跖及黏膜罕见。自觉症状与点滴型大致相同。

3. 斑块型　此型又分为小斑块型和大斑块型。

（1）小斑块型又称指状皮病（digitate dermatosis）：皮损为淡红色或橙红色斑片，形如指印状，直径 1 ~ 5cm，表面覆有少许鳞屑。常分布于躯干及四肢近端，中年男性多见。慢性经过，持续存在多年不退甚至伴随终生。一般多无自觉症状，少有轻微瘙痒。

（2）大斑块型：此型可能为蕈样肉芽肿的前驱期，大约有 10% 的病例在若干年后转变成为蕈样肉芽肿，也有发生系统性淋巴瘤如霍杰金氏病的报告。其皮损形状较大，且不规则，直径 5 ~ 10cm，边缘清楚呈淡红色或褐红色斑片，表面覆有少许鳞屑，部分陈旧性皮损表面伴有毛细血管扩张，褐红点状色素沉着及萎缩性改变，类似皮肤异色症的表现。好发于躯干及四肢近端。多见于中老年男性。病程冗长。一般无自觉症状或仅有轻微瘙痒，一旦出现剧烈瘙痒，则有可能为蕈样肉芽肿的先兆，若转变为蕈样肉芽肿，其瘙痒反而消失，也有个别病例剧烈瘙痒多年而无恶变。

4. 痘疮样型　又称急性痘疮样苔藓样糠疹，较少见。本型疑与病毒或弓形虫感染有关。有人认为应将本型归属于变应性淋巴细胞性小血管炎类疾病。发病较急，初发疹呈红色粟粒至豌豆大小的圆形丘疹，随后逐渐形成红褐色的斑丘疹、丘疱疹、血疱以及脓疱，并发生坏死、结痂，表面覆盖鳞屑或痂皮，消退后遗留有轻度色素沉着或减退斑，或轻度凹陷性瘢痕。皮损多发于躯干及四肢屈侧，也可泛发全身。多见于青少年。一般无自觉症状，也可伴发热、全身不适、乏力、关节痛及浅表淋巴结肿大的病例，但全身健康无大碍。本型病程数周至数月不等，可自愈。数年内有可能复发，多为良性过程。

## 三、诊断要点

（1）由于本组疾病形态各异，病理改变无特异性，故有时诊断较为困难。

（2）病程冗长，治疗抵抗，效果不佳者。

（3）多见于中青年，红斑、丘疹、鳞屑、坏死结痂等损害明显，而无明显自觉症状，又难以用其他相关皮肤病解释者，应考虑到本病的诊断。

（4）组织病理：前三型病理变化基本相似，均为慢性炎症表现。点滴型可见灶性角化不全，中度棘层肥厚，表皮嵴轻度延长及表皮水肿。苔藓样型真皮浅层呈条带状浸润，可侵入表皮，类似扁平苔藓，但有角化不全，可鉴别。斑块型表皮下呈带状炎性浸润，炎性细胞可侵入表皮，可出现异形细胞。表皮可出现基底细胞液化和色素失禁。痘疮样型则显示急性炎症和坏死。早期表皮细胞水肿变性，表皮内有水疱形成，可产生表皮坏死。真皮内小血管周围淋巴细胞呈血管炎样浸润。

## 四、鉴别诊断

1. 银屑病　银白色鳞屑较大且厚，刮除表面鳞屑后可见筛状出血点，有不同程度痒感，易复发。

2. 玫瑰糠疹　母斑现象，皮疹长轴与皮纹一致，病程短，有自限性。

3. 扁平苔藓　紫红色多角形扁平丘疹，Wickham 纹，剧痒，黏膜可受累。

4. 血管萎缩性皮肤异色症　好发于颈、胸、四肢，皮损局限性，有明显萎缩，毛细血管扩张和散在色素沉着或减退斑。

5. 丘疹坏死性结核疹　好发于四肢伸侧。绿豆大暗红色丘疹、脓疱，部分中心坏死，上覆暗红色痂皮，痂脱落后留有瘢痕，多伴有其他部位的结核病灶。病理有特征改变。

6. 蕈样肉芽肿浸润期　多呈浸润明显的斑块，瘙痒剧烈，常伴有进行性消瘦、乏力及内脏损害。组织病理有特异性改变。

7. 疾病鉴别　除上述疾病外，还应同二期梅毒疹、脂溢性皮炎、结核样型麻风、药疹、水痘、夏令水疱病、淋巴瘤样丘疹病、皮肤变应性血管炎等疾病鉴别。

## 五、治疗方案及原则

本病目前尚无特效疗法，但下列方法可有一定疗效。

1. 局部治疗

（1）外用药物：维 A 酸软膏、维胺酯维 E 软膏、冰黄肤乐软膏、10% 尿素软膏以及糖皮质激素软膏可用于各型皮损。0.1% ~ 0.3% 蒽林软膏和 0.03% ~ 0.05% 氮芥溶液则对斑块型及苔藓样型有效。

（2）物理疗法：PUVA 和 UVB 照射疗法对斑块型、点滴型和苔藓样型均有一定效果。应注意保护患者眼睛。

（3）浅层 X 线照射疗法：对局部浸润明显或有恶变倾向而其他方法治疗无效时，可考虑选择此疗法。

（4）沐浴疗法：矿泉浴、糠麸浴、药浴均可采用。

2. 全身治疗

（1）维生素 $D_2$：每日 15 万 ~ 25 万 U，分 2 ~ 3 次口服，持续 3 ~ 4 月，对点滴型及斑块型有效。

（2）维生素 E、B 族（$B_1$、$B_6$、$B_{12}$）、烟酸及维生素 C 均可按常规剂量应用。

（3）抗组胺类药物：有人认为本病与某些病灶过敏因素有关，因此可酌情选用。

（4）氨苯砜：25 ~ 50mg，每日 2 ~ 3 次，对点滴型与痘疮样型有效。

（5）四环素或红霉素：0.25 ~ 0.5g，每日 4 次，用于痘疮样型。

（6）MTX：每周 3 次，2.5 ~ 5mg，每日 2 次，连续 3 天，停 4d，连续 3 ~ 4 周，用于痘疮样型，注意每周查血常规。

（7）雷公藤多甙：20mg，每日3次口服，连续2~3月，注意查肝肾功能及血常规，可作为治疗本病的首先药物之一。

（8）糖皮质激素：对病情较重的痤疮样型可应用泼尼每日30~40mg，分2~3次口服，待病情控制后，迅速减量至停药。

（9）中医中药：根据不同患者辨证论治，亦能有一定效果。

（陈　凤）

# 第三节　多形红斑

多形红斑（erythema multiforme，EM）是一急性炎症性综合征，表现为红斑、丘疹、水疱等两种以上皮损同时并存，可累及黏膜。病情轻重不一，重者又称 Stevens – Johnson 综合征。

## 一、病因和发病机制

典型的轻型 EM 通常与单纯疱疹病毒（HSV）感染有关。口唇单纯疱疹相关性多形红斑（HAEM）在疱疹发生后1~3周（平均10d）出现，也有些 EM 发生前并无疱疹。应用聚合酶链反应（PCR）和原位杂交技术，在轻型 EM 皮损处可发现 HSV DNA 和抗原。大多数特发性 EM，尤其是轻型和肢端累及者也与复发性 HSV 感染有关。

Stevens – Johnson 综合征以及无典型靶损害的病例多由药物引起。常见的药物有磺胺、某些抗生素、别嘌呤醇和抗惊厥药，药物的异常代谢及其不良反应导致发病。

支原体感染和放疗也可引起 EM。支原体引起的 EM 多有明显的黏膜累及和大疱，而无典型的虹膜状损害。放疗，尤其在脑瘤同时给予苯妥英而可的松减量时可诱发 EM，常先发生在放疗处，然后泛发全身。

因为在 EM 皮损处发现有活化的 T 细胞，表皮内有细胞毒细胞和抑制细胞，真皮内 T 细胞占优势；轻型 EM 与特异性 HLA 类型（HLA – DQ3）有关，而 Stevens – Johnson 综合征与药物异常代谢有关，所以认为 EM 的发病有遗传因素。

## 二、临床表现

典型的 EM 是一种自限性、复发性疾病。好发春秋季。青壮年多见。没有或仅有轻度前驱症状（持续1~4周）。皮损具有特征性，起初为边界清楚的红斑，24~48h 后变为隆起、水肿性丘疹，皮损直径可达数厘米，单个皮损周边为红色环，中央皮损变平，可有紫癜，色微暗。经典的虹膜状损害包括3层：中央为暗淡的紫癜，可有水疱，外围是隆起、水肿性的苍白环，周边是红斑。皮损对称分布，肢端好发，约10%的病例可泛发躯干，黏膜累及中轻者常常局限在口腔，较严重者有2处或更多处的黏膜受累。可有 Koebner 现象或光敏感。

Stevens – Johnson 综合征为重症 EM，常有明显的发热性疾病的前驱症状。任何年龄均可发病。皮损分布于躯干或黏膜。单个损害为扁平的红斑或瘀斑，形成非典型的虹膜状损害，中央可有水疱。皮损逐渐变大，易融合。黏膜损害突出，大多数患者有2处以上黏膜受累。

## 三、组织病理

早期在虹膜状损害的周围皮肤，真皮炎症较表皮改变明显。表皮改变在虹膜状损害中央，或在紫癜区，或在坏死区较明显。真皮的早期变化因皮损的不同部位而异。表皮角朊细胞坏死，基底细胞空疱变性，形成显微镜下和肉眼水疱。真皮血管周围和表真皮交界处为单核细胞浸润。未见淋巴细胞破碎性血管炎，常见嗜伊红细胞。

## 四、诊断和鉴别诊断

根据水肿性的多形性皮疹及好发部位，一般不难诊断。如有典型虹膜样皮疹，则更易确诊。当以大疱为主时，应与自身免疫性大疱性疾病鉴别，如以黏膜受损为主时，尤其应与天疱疮区别。当皮损小且水疱周围有红斑时，应与大疱性类天疱疮区别。

## 五、治疗

取决于致病原因与皮损程度。如明确病因为 HSV 时，预防是基础。面部、口唇外涂防光霜剂、软膏，以防止 UVB 引起 HSV 发作；如皮损反复发作，或为生殖器疱疹引起，可予抗疱疹病毒药物如阿昔洛韦、万乃洛韦、泛昔洛韦等。应选择长期服用的抑制剂量，可预防 90% 以上病例复发。

大多数轻型 EM（HAEM）病程具自限性，仅需支持疗法。严重病例可系统给予皮质激素。当抗病毒药物治疗效果差时，应用氨苯砜和抗疟药偶可有帮助。当其他方法都无效时，硫唑嘌呤可控制疾病，但一旦停用，疾病可能复发。

如皮损累及范围超过人体表面积 10% ~ 30% 时，应将患者安置在烧伤病房治疗，这将降低病死率和发病率。眼部受累时，应予有效的眼科处理，因为在严重的 EM，视力障碍是常见的并发症。免疫抑制剂的应用，尤其是系统糖皮质激素的使用很有争议。一旦皮肤发生脱落，免疫抑制剂仅能加重病情，如在早期适当剂量应用可使皮损停止发展。是否应用免疫抑制剂应尽早决定，当适当而积极的治疗有效时，免疫抑制剂尽可能迅速停用。

（陈　凤）

# 第四节　离心性环形红斑

离心性环形红斑（erythema annulare centrifugum）是一最常见的环状红斑，病因未明，病程慢性，多复发。

## 一、临床表现

（1）皮损初起为单个或多个水肿性红色丘疹，缓慢向四周扩大（每日 2 ~ 3mm）而形成不同圆心或同圆心的环状、半环状红斑，直径很少超过 10cm，弧形的边缘隆起。特征性表现足环状红斑的边缘很少是陡直隆起，其内缘缓和倾斜，伴些许鳞屑，可触及坚硬如橡皮样的硬结。单个皮损数周后缓解、消退，新的相同的皮损复又出现。典型病例无痂和水疱，不典型者伴有毛细血管扩张和紫癜。

（2）自觉症状轻微。

（3）好发躯干，尤其是臀部和大腿内侧。

（4）皮损可持续数月至数年，大多数病例可自发缓解。常复发。

（5）不伴黏膜损害。

（6）组织病理示表皮轻度海绵形成或灶性角化不全，但通常是正常的。真皮内见致密淋巴细胞，且与血管有关，称之为"外套袖子"式排列。

（7）病因不明，有些病例与皮肤真菌病有关，极少数与内脏癌肿有关。

## 二、鉴别诊断

应与有环状损害的疾病，包括环状肉芽肿、二期梅毒、体股癣、亚急性皮肤型红斑狼疮、Hansen 病、边缘性红斑、迁移性红斑、环状等麻疹型药疹、蕈样肉芽肿等鉴别。

## 三、治疗

明确原发疾病并予相应治疗。对皮损可予抗组胺类和非甾体类抗炎药物治疗，必要时可予糖皮质激素治疗。在活动期时，皮损对局部皮质激素治疗敏感。

（陈　凤）

# 第五节　慢性迁移性红斑

慢性迁移性红斑（erthoma chroninum migrans）系一种蜱咬后所发生的疾病，临床所表现的环状红斑为 Lyme 病的早期皮肤损害。

## 一、临床特点

（1）有蜱咬史，在蜱叮咬处留下一小红斑疹或丘疹，经 3～32d（平均 7d）后，逐渐向四周扩大，其进行性发展的边缘通常微微隆起，皮温高，色红至紫红，无鳞屑，或质地变硬，有水疱或坏死。皮损中央消退，留下周围一圈红斑而成环状，直径 3～68cm（平均 15cm）。半数患者有烧灼感，少有瘙痒和疼痛。在红斑处可发生斑秃。

（2）可伴有流感样症状。

（3）好累及大腿、腹股沟和腋窝等部位。

（4）男女均可感染。最常见发病年龄 20～40 岁。好发季节为 5～11 月。

（5）病原体为蜱所携带的螺旋体。

（6）皮肤活检显示浅深部血管周围和间隙内有混合细胞浸润，包括淋巴细胞、浆细胞和嗜伊红细胞，后者在皮损中央尤其明显。Warthin - Staroy 染色后，在真皮上部可见螺旋体。

（7）67% 患者酶联免疫吸附试验（ELISA）阳性。

## 二、防治

可选择多西环素、阿莫西林等治疗，效果好。青霉素过敏者可予红霉素，疗效差些。局部对症处理。

（陈　凤）

# 第六节　红皮病

红皮病（erythroderma）又名剥脱性皮炎（exfoliative dermatitis），是一种由多种因素引起的以全身性或非常广泛的顽固性鳞屑和瘙痒性红斑为特征的慢性皮肤病，常伴脱发。

## 一、临床特点

（1）皮损初起为局部红色斑块，迅速扩展至全身。广泛分布的皮损呈鲜艳的猩红色，特别是面部和四肢，常有水肿和淡黄色渗液。数天后出现明显的脱屑，鳞屑可小薄，也可以是大片状，后者在手、足处常见。以后皮损变暗红色，上有小片鳞屑反复大量剥脱。头皮表面有厚痂，常伴毛发脱落。在未经治疗的病例中，肤常有化脓性微生物的继发感染。

（2）常伴难以忍受的瘙痒。

（3）初始时全身症状明显。因皮肤血管扩张、体温丧失，患者常伴寒战。结膜和上消化道黏膜因脱屑而易被感染。

（4）病程可长达数年。

（5）易复发。

（6）原发疾病包括银屑病、湿疹、神经性皮炎、药疹、毛发红糠疹、脂溢性皮炎和其他皮肤病（如落叶性天疱疮、皮肤癣菌症、挪威芥），还包括蕈样肉芽肿、Sezary 综合征、霍奇金病、白血病及其他内脏肿瘤。

## 二、防治

（1）局部外用糖皮质激素。

（2）皮损严重者系统给予糖皮质激素治疗。

（3）红皮病型银屑病给予 acitretin 和环孢素，原发为毛发红糠疹的红皮病给予 isotretinoin 均有效果。

（4）必要时可给予免疫抑制剂如硫唑嘌呤、甲氨蝶呤、环磷酰胺等。

（5）积极治疗原发疾病如淋巴瘤和白血病。

（6）由药物引起者必须禁用致病药物。

（陈　凤）

# 第七节　玫瑰糠疹

玫瑰糠疹（pityriasis rosea）是一种常见的、轻度炎症性发疹性皮肤病，原因不明，临床特征为好发于躯干和四肢近端的瘙痒性橙红色丘疹和斑疹。

## 一、病因

病因未明。与病毒感染可能有关，但仍未证实。

## 二、临床表现

好发年龄为 15～40 岁，女性患者更多见。春秋季多发。皮损为橙红色丘疹和斑疹，开始是分离的，以后可互相融合。皮疹呈卵圆形或环行，表面有纤细的皱纹和圈领状脱屑。起病初期的皮损称母斑，母斑通常较以后出现的皮疹大，可持续 1 周或更长时间。当母斑消退时，皮疹迅速播散，并经过 3～8 周后，通常会自行消退。

皮损的分布和表现具特征性。斑疹的长轴与卵裂线平行。皮损常常泛发全身，主要累及躯干，常不累及曝光部位，但有时可见头皮累及。有时皮损可局限于某一部位，如颈、大腿、腹股沟或腋窝，并融合成环状斑片，与体癣相似。丘疹型玫瑰糠疹常见于儿童，特别是 5 岁以下的儿童，黑人儿童尤其好发。紫癜型玫瑰糠疹的皮损是瘀点和瘀斑，沿着颈、躯干和四肢近端的皮纹分布。玫瑰糠疹的口腔损害不常见，可与皮损同时发生，无自觉症状，表现为黏膜上红斑，边缘隆起，中央有溃疡或已愈合。

患者常感中度瘙痒。本病恶化和复发不常见。

玫瑰糠疹样皮损可出现在某些金属如 captopril、砷、金、铋等，以及某些药物如可乐亭、丙嗪（普马嗪）、曲吡那敏（扑敏宁）、盐酸盐或巴比土酸盐等引起的反应中。

## 三、组织病理

表皮轻度棘层肥厚，局灶性角化不全，红细胞外渗。急性期有海绵状态。真皮内血管周围有轻度淋巴细胞浸润。

## 四、诊断和鉴别诊断

根据临床特征易于诊断，但需与脂溢性皮炎、体癣、梅毒疹、药疹、病毒疹和银屑病等疾病鉴别。脂溢性皮炎好发前胸、肩胛间和关节曲侧，灰色鳞屑斑，头皮和眼睑常有鳞屑。体癣少见如此广泛分布的皮疹，花斑癣皮疹与本病也有相似之处，取皮屑做直接真菌检查可区分。梅毒疹大小一致呈褐色，无或少鳞屑，不痒或轻痒，且伴全身性腺病，黏膜损害，掌（跖）皮疹，螺旋体检查阳性，常有下疳。疥疮和扁平苔藓与本病丘疹型易混淆。

## 五、治疗

对症治疗，经过适当治疗可显著缩短病程。

在急性炎症期过后，可应用 UVB 治疗，以加速皮损的消退。局部加用皮质激素可使症状减轻。

皮质激素洗剂、霜剂或喷雾剂可迅速减轻症状。口服抗组胺药也有效。对严重泛发者，可短期口服或肌内注射激素。单纯润肤剂对皮肤干燥、避免刺激有帮助。

（陈　凤）

## 第八节　单纯糠疹

单纯糠疹是一种病因不明、通常发生在儿童和青少年面部的鳞屑性浅色斑，俗称"虫斑"。

### 一、临床特点

（1）初起为大小不等圆形或椭圆形、边缘不太明显的淡红斑，1~2周后红色逐渐消退，变成浅色斑，表面干燥，上覆少量灰白色糠状鳞屑。斑片通常为多发性，常对称，直径1~4cm。

（2）一般无自觉症状，有时轻度瘙痒。

（3）好发面部。

（4）病程数月或更长，有些患者鳞屑全部消失后白斑尚可持续1年或更久。

（5）多见儿童和十几岁的青少年。男女均可受累。无季节性。

（6）病因不明。祖国医学认为与肠寄生虫有关。

（7）组织病理学检查无诊断价值。

### 二、鉴别诊断

应与白癜风、体癣等鉴别。白癜风为色素消失斑，境界清楚，周边皮肤色素往往加深，表面无鳞屑，无一定好发部位。体癣为环状皮损，且边缘炎症明显，刮取鳞屑做直接真菌镜检可找到菌丝。

### 三、治疗

局部搽5%硫磺霜或5%硫磺煤焦油软膏。有肠寄生虫时应作驱虫治疗。

（陈　凤）

## 第九节　毛发红糠疹

毛发红糠疹（pityriasis rubra pilaris）是一种慢性皮肤病，病因不明，表现为毛囊性小丘疹、播散性黄红色鳞屑性斑片，常伴掌（跖）角化过度。

### 一、临床特点

（1）初起头皮常有鳞屑和红斑似脂溢性皮炎：原发皮损为毛囊性丘疹，呈红褐色或橙红色，针头大小，逐渐变尖顶，中央有角质栓，其中常有毛发嵌入。皮损好发于颈部、躯干和四肢伸侧，尤其是第1、2指骨（趾）背侧。以后丘疹增多，密集融合成边界清楚、大小不同的斑块，粗糙增厚，有轻、中度鳞屑，外观似鹅皮肤，触之铓手。以后毛囊性丘疹逐渐减少、消失，而代之局部或全身红皮病表现。具特征性的变化是在受累部位有小的正常皮肤（称皮岛）。皮损分布通常为对称性和播散性。

（2）常伴掌（跖）角化过度，易皲裂，尤其是跖部角化过度超越跖缘，形成境界清楚的黄红色斑块，又厚又硬如着凉鞋。甲色黯淡、粗糙增厚、易碎裂。

（3）Koobner 征阳性。

（4）可有瘙痒。

（5）部分病例与恶性肿瘤有关。

（6）好发年龄为 5 岁以下及 51～55 岁，男女无差别。

（7）病因不明：少年发病可能与常染色体异常有关，成年发病可能与维生素 A 异常有关。

（8）病理显示表皮角化过度，有角质栓，毛囊周围灶性角化不全。真皮内有轻度单核细胞浸润。

## 二、鉴别诊断

应与银屑病区别，后者为银白色、有光泽、多层的鳞屑，丘疹向四周扩展形成斑片。还应与扁平苔藓鉴别，扁平苔藓为发亮、紫色或暗红色丘疹，扁平、环状的斑块，少有累及头面、掌（跖）。还应与维生素 A 缺乏症、亚急性皮肤型红斑狼疮、皮肌炎等区别。

## 三、治疗

对症治疗是重要的，可局部外用温和的润滑剂，Lac－Hydrin 尤其有效。

系统予以视黄醇是有效的，合成的视黄醇更好。维 A 酸可缓解或治愈疾病。维生素 A 与维生素 E 合用常有效。

外用皮质激素疗效不一。一般来说，不是很有效，急性期短期内用皮质激素是有益的。

甲氨蝶呤口服疗效好。硫唑嘌呤对小部分患者有效。光化学疗法结合系统视黄醇和环孢素治疗对大多数严重病例有效。另外，预防和治疗继发感染也很重要。

（陈　凤）

# 第十三章

# 变态反应性皮肤病

## 第一节　接触性皮炎

接触性皮炎（contact dermatitis）是由于皮肤接触某些外源性物质后在皮肤、黏膜接触部位发生的急性或慢性炎症反应。本病以急性多见。皮损通常局限于接触部位，表现为红斑、丘疹、水疱、大疱，甚至坏死，伴以瘙痒或烧灼感。职业性皮肤病绝大多数为接触性皮炎。

### 一、病因

根据致病物的不同可分为原发性刺激物和接触性致敏物。常见原发性刺激物如下。

1. 无机类　如下所述。

（1）酸类：硫酸、硝酸、盐酸、氢氟酸、铬酸、磷酸、氯碘酸。

（2）碱类：氢氧化钠、氢氧化钾、氢氧化钙、碳酸钠、氧化钙、硅酸钠、氨。

（3）金属元素及其盐类：锑和锑盐、砷和砷盐、重铬酸盐、氯化锌、硫酸铜等。

2. 有机类　如下所述。

（1）酸类：甲酸，醋酸、苯酚、水杨酸、乳酸。

（2）碱类：乙醇胺类、甲基胺类、乙二胺类。

（3）有机溶剂：石油和煤焦油类、松节油、二硫化碳、脂类、醇类、酮类溶剂。根据致病物的不同，还可分为动物性、植物性和化学性三大类。

1）动物性：动物的毛、皮可引起变态反应；斑蝥等动物毒素可引起原发刺激。

2）植物性：漆树、荨麻、除虫菊、银杏等可引起变态反应；补骨脂可引起光毒反应。

3）化学性：日常接触的化学物质大多能引起变态反应，部分能引起原发刺激。常致病的主要有以下几类。

生活用品：肥皂、洗衣粉、去污剂。

化妆品：香水、香脂、油彩、唇膏及染发剂。

农药：敌敌畏、乐果等杀虫剂。

外用药：清凉油、红汞、碘酒、抗生素软膏、赋形剂及防腐剂。

重金属及其盐类：镍、铬及汞等。

化工原料及其产品：染料、涂料、有机溶剂、机油、合成树脂、橡胶及塑料制品等。

### 二、发病机制

根据接触性皮炎的致病机制，可分为原发性刺激反应和接触性致敏反应两类，少数为光毒性或光变态反应。有些物质在低浓度时可以为致敏物，在高浓度时则为刺激物或毒性物质。

1. 原发性刺激反应　接触物本身具有强烈刺激性（如接触强酸、强碱等化学物质）或毒性，任何人接触该物质均可发病。某些物质刺激性较小，但在一定浓度下接触一定时间也可致病。本类接触性皮炎的共同特点是：①任何人接触后均可发病；②无一定潜伏期；③皮损多限于直接接触部位，境界清楚；④停止接触后皮损可消退。

2. 接触性致敏反应　为典型的Ⅳ型变态反应。接触物为致敏因子，本身并无刺激性或毒性，多数人接触后不发病，仅有少数人接触后经过一定时间的潜伏期，在接触部位的皮肤、黏膜发生变态反应性炎症。这类物质通常为半抗原，当它与皮肤表皮细胞膜的载体蛋白以及表皮内抗原呈递细胞即朗格汉斯细胞表面的免疫反应性 HLA－DR 抗原结合后，即形成完全的抗原复合物。朗格汉斯细胞携带此完全抗原向表皮－真皮交界处移动，并使 T 细胞致敏，后者移向局部淋巴结副皮质区转化为淋巴母细胞（原淋巴细胞），进一步增殖和分化为记忆 T 细胞和效应 T 细胞，再经血流播及全身。上述从抗原形成并由朗格汉斯细胞呈递给 T 细胞，到 T 细胞增殖、分化以及向全身播散的整个过程，称为初次反应阶段（诱导期），大约需 4d。当致敏后的个体再次接触致敏因子，即进入二次反应阶段（激发期）。此时致敏因子仍需先形成完全抗原，再与已经特异致敏的 T 细胞作用，一般在 24～48h 内产生明显的炎症反应。

本类接触性皮炎的共同特点是：①有一定潜伏期，首次接触后不发生反应，经过 1～2 周后如再次接触间类致敏物才发病；②皮损往往呈广泛性、对称性分布；③易反复发作；④皮肤斑贴试验阳性。

3. 光毒性或光变态反应　少数化学物在接触皮肤后需经一定时间的日光照射后才可引起皮炎。光毒反应系指皮肤中的某些物质，经日光照射后，能量发生跃迁，并随之释放出热能，引起皮肤炎症。光变态反应系指皮肤中的某些物质原本是半抗原，经日光照射后变成完全抗原，通过Ⅳ型变态反应引起皮炎。

## 三、临床表现

本病可根据病程分为急性、亚急性和慢性，此外还存在一些病因、临床表现等方面具有一定特点的临床类型。

1. 急性接触性皮炎　起病较急。皮损多局限于接触部位，少数可蔓延或累及周边部位。典型皮损为境界清楚的红斑，皮损形态与接触物有关（如内裤染料过敏者，皮损可呈现裤形分布；接触物为气体、粉尘，则皮损弥漫分布于身体暴露部位），其上有丘疹和丘疱疹，严重时红肿明显并出现水疱和大疱，后者疱壁紧张、内容清亮，破溃后呈糜烂面，偶可发生组织坏死。常自觉瘙痒或灼痛，搔抓后可将致敏物质带到远隔部位并产生类似皮损。少数病情严重的患者可有全身症状。去除接触物后经积极处理，一般 1～2 周内可痊愈，遗留暂时性色素沉着；交叉过敏、多价过敏及治疗不当易导致反复发作、迁延不愈或转化为亚急性和慢性。

2. 亚急性和慢性接触性皮炎　如接触物的刺激性较弱或浓度较低，皮损开始可呈亚急性，表现为轻度红斑、丘疹，境界不清楚。长期反复接触可导致局部皮损慢性化，表现为皮损轻度增生及苔藓样变。

3. 特殊类型接触性皮炎　如下所述。

（1）化妆品皮炎：系由接触化妆品或染发剂后所致的急性、亚急性或慢性皮炎。病情轻重程度不等，轻者为接触部位出现红肿、丘疹、丘疱疹，重者可在红斑基础上出现水疱，甚至泛发全身。

（2）尿布皮炎：尿布更换不勤，产氨细菌分解尿液后产生较多的氨刺激皮肤导致皮炎。多累及婴儿的会阴部，有时可蔓延至腹股沟及下腹部。皮损呈大片潮红，亦可发生斑丘疹和丘疹，边缘清楚，皮损形态与尿布包扎方式一致。

（3）漆性皮炎：油漆或其挥发性气体引起的皮肤致敏，多累及暴露部位。表现为潮红、水肿、丘疹、丘疱疹、水疱，重者可融合成人大疱。自觉瘙痒及灼热感。

## 四、诊断和鉴别诊断

主要根据发病前接触史和典型临床表现进行诊断。去除病因后经适当处理，皮损很快消退也提示本病。斑贴试验是诊断接触性皮炎的最简单、可靠的方法。

应注意鉴别原发刺激性接触性皮炎和变态反应性接触性皮炎。

## 五、治疗

本病的治疗原则是寻找病因、迅速脱离接触物并积极对症处理。变态反应性接触性皮炎治愈后应尽量避免再次接触致敏原，以免复发。因日光引起的应避免日晒。

1. 内用药物治疗　视病情轻重可内服抗组胺药或糖皮质激素。

2. 外用药物治疗　可按急性、亚急性和慢性皮炎的治疗原则处理。急性期红肿明显应外用炉甘石洗剂，渗出多时用冷湿敷。亚急性期有少量渗出时，外用糖皮质激素糊剂或氧化锌油。无渗液时用糖皮质激素霜剂；有感染时加用抗生素（如莫匹罗星、新霉素）。慢性期一般选用具有抗炎作用的软膏。尿布皮炎应注意随时更换尿布，保持阴部、臀部清洁及干燥，少用肥皂以免加重刺激，局部可外用氧化锌油等。

（王翠玲）

# 第二节　颜面再发性皮炎

## 一、概述

颜面再发性皮炎（facial recurrent dermatitis），又称颜面部复发性皮炎，是一种好发于女性颜面部，以糠状鳞屑及红斑为主要表现的皮炎，故有学者称之为女子颜面再发性皮炎，实际上男性也可发生。本病病因尚不清楚，可能与化妆品或花粉等过敏、光线刺激、温热和尘埃等刺激有关。此外，卵巢功能障碍、自主神经功能紊乱、消化功能障碍等也被认为与该病相关。

## 二、临床表现

（1）本病多于春、秋季发病，其他季节也可发病。

（2）以20~40岁女性最为常见。

（3）发病突然，感轻度瘙痒，有皮肤干燥或绷紧感；初发于眼睑周围，逐渐向颧颊部、耳前扩展，有时累及整个面部。皮损为轻度局限性红斑，可有轻度肿胀，上覆细小糠状鳞屑，皮损时轻时重，病程1周或更长，可反复发生。再发病例皮损消退后可留色素沉着。有学者认为该病绝无丘疹、水疱发生。

该病尚无特殊检测用于诊断，但是过敏原检测有助于了解其诱因。曾有学者对颜面再发性皮炎患者的血清过敏原和IgE进行检测发现，过敏原检测阳性率和血清总IgE明显高于健康对照组，季节性发病患者主要对花粉过敏。

## 三、诊断要点

（1）春、秋季发病较多。

（2）发生于颜面部位。

（3）皮损为细小鳞屑的红斑，轻微瘙痒，皮肤干燥。

（4）好发20~40岁女性。

（5）可反复发作。

## 四、鉴别诊断

本病需与面部接触性皮炎、脂溢性皮炎和面部湿疹相鉴别。

1. 面部接触性皮炎　皮损红肿明显，常有密集丘疱疹，境界清楚，有明确接触史，与季节无关，任何年龄皆可发生。

2. 脂溢性皮炎　该病以毛囊周围红色丘疹及油腻鳞屑为主要特点。

3. 颜面单纯糠疹　儿童多见，糠状鳞屑，无红斑，有色素脱失。

4. 面部湿疹　皮损呈多形性，可有丘疹、水疱、糜烂、渗出、红斑、鳞屑等，瘙痒明显。

5. 皮质类固醇皮炎　有长期使用糖皮质激素的病史，可见局部血管扩张、色素沉着甚至轻度皮肤萎缩等。

## 五、治疗方案及原则

颜面再发性皮炎系病因不明的过敏性疾病，易复发。因此，应注意避免各种可疑的致病因素，避免日晒和接触刺激性化妆品及各种有害因子，通过过敏原检测了解诱因有助于治疗和预防。

1. 外用疗法　外用单纯无刺激性霜剂、保湿霜和防晒霜。此外可用生理盐水或 1%～3% 硼酸液冷敷。对症状较重的患者，可以短期使用中、低效激素霜剂如 0.1% 糠酸莫米松乳膏或者醋酸氢化可的松霜剂。

2. 内用疗法　可服用维生素 B、C。酌情使用免疫抑制剂如海棠合剂每日 3 次，每次 20ml，或者昆明山海棠片，每日 3 次，每次 3 片；抗组胺药物如咪唑斯汀 10mg，每日 1 次；西替利嗪 10mg，每日 1 次等。

（王翠玲）

# 第三节　口周皮炎

## 一、概述

口周皮炎（perioral dermatitis）是指发生在上唇、颏、鼻唇沟、鼻等处的炎症性皮肤病，发生在眼眶周围又称为眶周皮炎（periorbital dermatitis）。病因不清楚，可能与蠕形螨、使用含氟牙膏或含氟的糖皮质激素有关。

## 二、临床表现

（1）本病绝大多数发生于女性，以青、中年好发。

（2）皮损为散在的针头至粟粒大小的丘疹、丘疱疹，基底发红或融合成斑片，亦可见分散的小脓疱，有少许脱屑。多对称分布，在皮损与唇红缘之间围绕约 5mm 宽不受累及的皮肤区域。病程呈周期性发作，可伴有轻度到中度瘙痒和烧灼感。

## 三、诊断要点

（1）特定的发生部位。
（2）特有的多形性皮损。
（3）好发年龄及性别。
（4）可反复发作。

## 四、鉴别诊断

1. 接触性皮炎　有明确的接触史，皮损以接触部位为中心，边界清楚，主要为水肿性红斑、表面可有密集的小水疱或出现大疱，亦可发生糜烂、渗出或继发感染，瘙痒多明显。

2. 脂溢性皮炎　主要发生在面部中线皮脂溢出部位，以油腻性鳞屑为主，基底呈红斑。瘙痒一般不明显。

3. 类固醇皮炎　有长期使用糖皮质激素的病史，可见局部血管扩张、色素沉着甚至轻度皮肤萎缩等。

## 五、治疗方案及原则

（1）口服红霉素或四环素，每日4次，每次0.25g。

（2）急性期可用生理盐水、1%～3%硼酸液冷敷，如感染较重时可用0.1%依沙吖啶或（1：5～1：10）碘伏液冷敷。其他可短期使用复方皮质激素霜，如查到蠕形螨，可外用过氧化苯甲酰洗剂。

（王翠玲）

# 第四节　汗疱症

## 一、概述

汗疱症（pompholyx）又称出汗不良性湿疹（dyshidrotic eczema），是一种发生于手掌、足跖部的水疱性皮肤疾病。

病因及发病机制尚不完全清楚，过去认为是由于手足多汗，汗液潴留于皮内而引起；现在多认为汗疱为一种内源性皮肤湿疹样反应。近来还注意到镍、铬等金属的系统性过敏及精神因素与其发病有关。

## 二、临床表现

典型损害为位于表皮深处的米粒大小水疱，呈半球形，略高出皮面，无炎症反应，散在或成群发生于手掌、手指侧面及指端，少见于手背、足底，常对称分布。水疱内容清澈、发亮，偶尔可变浑浊。水疱一般不自行破裂，干涸后形成脱皮，露出红色新生上皮，薄而嫩，此时有疼痛感。周围皮肤正常。本病有不同程度的瘙痒及烧灼感。一般于春末夏初开始发病，夏季加剧，入冬自愈。常每年定期反复发作。

## 三、诊断要点

根据季节性发作、对称发生于手掌、损害多为小水疱、干后脱皮等特点诊断并不困难。

## 四、鉴别诊断

1. 水疱型手癣　有足癣病史，皮损多为一侧性，一般不对称，可侵犯指甲引起甲真菌病，侵犯到手背引起边缘成弧形的皮损，真菌检查阳性。

2. 汗疱型癣菌疹　水疱较浅、疱壁较薄，常有活动的皮肤癣菌病灶，病灶治愈后癣菌疹即自愈，癣菌素试验阳性。

3. 剥脱性角质松解症　主要表现为表皮剥脱，与汗疱症十分相似，有时很难区别。但剥脱性角质松解症无明显的深在性小水疱。

## 五、治疗方案及原则

1. 治疗原则　镇静、止痒，预防继发损害。

2. 治疗方案　如下所述。

（1）全身治疗：短程口服泼尼松可迅速收效，一般泼尼松每日30mg，连服5～7d。对情绪紧张的患者可适当应用镇静剂。

（2）局部治疗：早期水疱性损害的治疗以干燥止痒为主，可用1%酚炉甘石洗剂或3%～5%甲醛或乌洛托品溶液外搽；开始脱皮时可用皮质类固醇霜剂或软膏、曲安西龙尿素软膏等；局部反复脱皮、干燥疼痛者，可外用10%尿素酯、肝素钠软膏、2%～5%水杨酸软膏等。

（王翠玲）

# 第五节 湿疹

湿疹（eczema）是由多种内外因素引起的真皮浅层及表皮炎症。病因复杂，一般认为与变态反应有关。临床上急性期皮损以丘疱疹为主，有渗出倾向；慢性期以苔藓样变为主，易反复发作。

## 一、病因和发病机制

尚不清楚，可能与以下因素有关。

1. 内部因素　慢性感染病灶（慢性胆囊炎、扁桃体炎、肠寄生虫病等）、内分泌及代谢改变（如月经紊乱、妊娠等）、血液循环障碍（如小腿静脉曲张等）、神经精神因素（如精神紧张、过度疲劳等）、遗传因素（如过敏素质），其中遗传因素与个体的易患性及耐受性有关。

2. 外部因素　本病的发生可由食物（如鱼，虾，牛、羊肉等）、吸入物（如花粉、屋尘螨、微生物等）、生活环境（如日光、炎热、干燥等）、动物毛皮、各种化学物质（如化妆品、肥皂、合成纤维等）所诱发或加重。

本病的发病机制与各种外因、内因相互作用有关，某些患者可能由迟发型变态反应介导。

## 二、临床表现

根据病程和临床特点可分为急性、亚急性和慢性湿疹。

1. 急性湿疹　好发于面、耳、手、足、前臂、小腿外露部位，严重者可弥漫全身，常对称分布。皮损多形性，常表现为红斑基础上的针头至粟粒大小丘疹、丘疱疹，严重时出现小水疱，常融合成片，境界不清楚。皮损周边丘疱疹逐渐稀疏，常因搔抓形成点状糜烂面，有明显浆液性渗出。自觉瘙痒剧烈，搔抓、热水洗烫可加重皮损。如继发感染则形成脓疱、脓痂、淋巴结肿大，甚至出现发热等全身症状；如并发 HSV 感染，可形成严重的疱疹性湿疹。

2. 亚急性湿疹　因急性湿疹炎症减轻或不适当处理后病程较久发展而来，表现为红肿及渗出减轻，但仍可有丘疹及少量丘疱疹。皮损呈暗红色，伴少许鳞屑及轻度浸润；仍自觉有剧烈瘙痒。再次暴露于致敏原、新的刺激或处理不当，可导致急性发作。如经久不愈，则可发展为慢性湿疹。

3. 慢性湿疹　由急性湿疹及亚急性湿疹迁延而来，也可由于刺激轻微、持续而一开始就表现为慢性化。好发于手、足、小腿、肘窝、股部、乳房、外阴、肛门等处，多对称发病。表现为患部皮肤浸润性暗红斑上有丘疹、抓痕及鳞屑，局部皮肤肥厚、表面粗糙，有不同程度的苔藓样变、色素沉着或色素减退。亦有自觉明显瘙痒者，常呈阵发性。病情时轻时重，延续数月或更久。

4. 几种特殊类型的湿疹　如下所述。

（1）手部湿疹：手部接触外界各种刺激的机会较多，故湿疹发病率较高，但一般很难确定确切原因。多数起病缓慢，表现为手部的干燥暗红斑，局部浸润肥厚，边缘较清楚，冬季常形成裂隙。除特应性素质外，某些患者发病还可能与职业、情绪等因素有关。

（2）乳房湿疹：多见于哺乳期妇女。表现为乳头、乳晕、乳房暗红斑，其上有丘疹和丘疱疹，边界不清楚，可伴糜烂、渗出和裂隙。可单侧或对称发病，瘙痒明显，发生裂隙时可出现疼痛。仅发生于乳头部位者称为乳头湿疹。

（3）外阴、阴囊和肛门湿疹：局部瘙痒剧烈，常因过度搔抓、热水烫洗而呈红肿、渗出、糜烂。长期反复发作可慢性化，表现为局部皮肤苔藓样变。

（4）钱币状湿疹：好发于四肢。皮损为密集小丘疹和丘疱疹融合成的圆形或类圆形钱币状斑片，边界清楚，直径为 1~3cm 大小，急性期潮红，渗出明显，慢性期皮损肥厚、色素增加，表面覆有干燥鳞屑，自觉瘙痒剧烈。

## 三、组织病理

急性湿疹表现为表皮内海绵形成，真皮毛细血管扩张，血管周围有淋巴细胞浸润，少数为中性粒细胞和嗜酸性粒细胞；慢性湿疹表现为角化过度与角化不全，棘层肥厚明显，真皮浅层毛细血管壁增厚，胶原纤维变粗。

## 四、诊断和鉴别诊断

根据急性期多形性、对称性皮损、有渗出倾向、瘙痒剧烈等特点，慢性期苔藓样变等特征，本病一般诊断不难。

## 五、治疗

应注意避免各种可疑致病因素，发病期间应避免食用辛辣食物及饮酒，避免过度洗烫。

1. 内用药物治疗　目的在于抗炎、止痒。可用抗组胺药、镇静安定剂等，一般不宜使用糖皮质激素，有继发感染者加用抗生素。

2. 外用药物治疗　应充分遵循外用药物的使用原则。急性期无渗出液或渗出不多者可用氧化锌油，渗出多者可用冷湿敷，渗出减少后用糖皮质激素霜剂，可和油剂交替使用；亚急性期可选用糖皮质激素乳剂、糊剂，为防止和控制继发性感染，可加用抗生素；慢性期可选用软膏、硬膏、涂膜剂；顽固性局限性皮损可用糖皮质激素作皮损内注射。

（王翠玲）

## 第六节　特应性皮炎

特应性皮炎又称异位性皮炎（atopic dermatitis）、遗传过敏性皮炎。目前认为本病是与遗传、免疫功能紊乱有关的特发性皮肤炎症性疾病。近年有增加趋势。本病患者细胞免疫功能异常，$Th_1$ 细胞活性下降，而 $Th_2$ 淋巴细胞活性增加，$IL-4$、$IL-5$ 表达增加，促进了 B 细胞分泌 IgG。由于 $Th_1$ 细胞活性低及皮肤屏障功能障碍，容易发生各种皮肤感染。

异位性本身的含义是：①常有易患哮喘、过敏性鼻炎、湿疹的家族性倾向；②对异种蛋白过敏；③血清中 IgE 水平升高；④外周血嗜酸性粒细胞增多。本病表现为瘙痒、多形性皮损并有渗出倾向，常伴发哮喘、过敏性鼻炎。

## 一、病因和发病机制

病因尚不完全清楚，可能与下列因素有关。

1. 遗传学说　根据流行病学调查，儿童发病与其父母过敏素质相关。母亲有特应性皮炎者，其子女出生后 3 个月内发病率可达 25% 以上，2 岁内发病率可达 50% 以上。如果父母双方均有特应性疾病史，其子女特应性皮炎发病率可高达 79%。双生子研究也支持特应性皮炎的遗传学说。有研究显示同卵双生子与异卵双生子，如果一方患特应性皮炎，另一方患病的概率分别为 77% 和 15%。研究发现特应性皮炎患者存在以下 5 个易感基因位点：20p、17q25、13q12 ~ q14、5q31 ~ 33 和 3q21。

2. 免疫学说　其实验室依据有：约 80% 患者血清 IgE 水平增高，患者外周血单核细胞可产生大量前列腺素 $E_2$，后者又可直接刺激 B 细胞产生 IgE。患者 $Th_2$ 细胞在皮损中显著增高，其产生的 $IL-4$ 和 $IL-5$ 也可导致 IgE 增高和嗜酸性粒细胞的增多；皮肤朗格汉斯细胞数量异常，后者可激活 $Th_2$ 细胞并刺激其增殖。高亲和力 IgE 受体发生突变，这种突变的遗传来自母方，其突变结果导致子女出现特应性素质。该受体存在于肥大细胞、单核细胞和朗格汉斯细胞表面，对于调节 IgE 介导的变态反应非常重要。

3. 环境因素　外界环境中的变应原（如屋尘螨、花粉等）可诱发特应性皮炎，某些患者用变应原进行皮试可出现皮肤湿疹样改变。

总之，特应性皮炎的病因与发病机制目前还不很清楚，一般认为可能是遗传因素与环境因素相互作用，并通过免疫途径介导产生的结果。

## 二、临床表现

本病临床表现多种多样，可表现为急性和慢性反复发作。本病在不同年龄阶段有不同临床表现，通常可分为婴儿期、儿童期、青年成人期。

1. 婴儿期　约60%患者于1岁以内发病，以出生2个月以后为多。初发皮损为颊面部的瘙痒性红斑，继而在红斑基础上出现针头大小的丘疹、丘疱疹，密集成片，皮损呈多形性，境界不清，搔抓、摩擦后很快形成糜烂、渗出和结痂等；皮损可迅速扩展至其他部位（如头皮、额、颈、腕、四肢屈侧等）。病情时重时轻，某些食品或环境等因素可使病情加剧，可出现继发感染。一般在2岁以内逐渐好转、痊愈，部分患者病情迁延并发展为儿童期特应性皮炎。

2. 儿童期　多在婴儿期特应性皮炎缓解1~2年后发生，并逐渐加重。少数自婴儿期延续发生。皮损累及四肢屈侧或伸侧，常限于肘窝、腘窝等处，其次为眼睑、颜面部。皮损暗红色，渗出较婴儿期为轻，常伴抓痕等继发皮损。久之形成苔藓样变。此期瘙痒仍很剧烈，形成"瘙痒－搔抓－瘙痒"的恶性循环。

3. 青年成人期　指12岁以后青少年期及成人阶段的特应性皮炎，可以从儿童期发展而来或直接发生，好发于肘窝、腘窝。皮损常表现为局限性苔藓样变，有时可呈亚急性湿疹样改变，部分患者皮损表现为泛发性干燥丘疹。瘙痒剧烈，搔抓出现血痂、鳞屑及色素沉着等继发皮损。

## 三、实验室检查

多数患者血清IgE升高，外周血嗜酸性粒细胞增多，对多种变应原过敏等，细胞免疫功能可低下。

## 四、诊断和鉴别诊断

婴儿期、儿童期皮损多见于面部和肘窝、腘窝等处，呈红斑、丘疹、丘疱疹、渗出、糜烂等多形性皮损；青年成人期皮损常表现为肢体屈侧或伸侧的苔藓样变，且呈慢性复发性经过，结合患者本人及其家族中有遗传过敏史（哮喘、过敏性鼻炎、特应性皮炎）、嗜酸性粒细胞增高和血清IgE升高等特点应考虑本病的可能。目前国际上常用的特应性皮炎诊断标准为William。于1994年制定的标准。

Williams诊断标准：持续12个月的皮肤瘙痒加上以下标准中的3项或更多。

（1）2岁以前发病。

（2）身体屈侧皮肤受累（包括肘窝、腘窝、踝前或颈周，10岁以下儿童包括颊部）。

（3）有全身皮肤干燥史。

（4）个人史中有其他过敏性疾病或一级亲属中有过敏性疾病史。

（5）有可见的身体屈侧湿疹样皮损。

本病需与湿疹、慢性单纯性苔藓、婴儿脂溢性皮炎等进行鉴别。

（1）湿疹：常无家族史，无一定好发部位。

（2）慢性单纯性苔藓：皮损为苔藓样变和多角形扁平丘疹，无个人和家族遗传过敏史，无特殊的皮损发生和发展规律，无血清和皮肤点刺试验的异常发现。

（3）婴儿脂溢性皮炎：常发生于婴儿的头皮、耳后、肩间及鼻唇沟处，以灰黄色或棕黄色油腻性鳞屑为特征性皮损，无遗传过敏性家族史。

## 五、治疗

注意发现可能加重病情的环境因素（如搔抓、刺激性食物等），并尽量避免；适当减少洗澡及使用肥皂的次数，以免过多去除皮脂膜，同时可外用保湿剂。

1. 外用药物治疗　原则与湿疹相同（参见湿疹）。糖皮质激素是控制病情、缓解症状的主要药物，应根据年龄和皮损状况适当选用，同时应注意长期使用可能引起的不良反应。近年来外用免疫调节剂（如他克莫司和子囊菌素软膏）治疗本病取得较好疗效。

2. 内用药物治疗　口服抗组胺药可不同程度地缓解瘙痒和减少搔抓；继发细菌感染时需加用抗生素；除皮损明显渗出外，一般不提倡使用抗生素预防感染。

（王翠玲）

# 第七节　传染性湿疹样皮炎

## 一、概述

传染性湿疹样皮炎（infectious eczematous dermatitis）是一种在发生皮疹前存在细菌感染性病灶，如溃疡、中耳炎、褥疮、瘘管或外伤，感染灶中的细菌、分泌物刺激皮肤或自身组织蛋白抗原导致过敏反应。本病病因尚不十分明确，是否为独立的疾病，意见尚不统一。

## 二、临床表现

（1）本病常发生于溃疡周围或瘘管、皱褶部位、伤口以及其他渗出性皮损处。

（2）一般由于搔抓或治疗不当而使原皮肤损害周围出现红斑、肿胀、丘疹、丘疱疹、水疱或脓疱，自觉瘙痒。可继发出现糜烂、渗出、结痂，其下为红色生肉样的创面。皮损表皮可裂开成领圈样，其外围边缘上常有小脓疱，皱褶部位常出现深在性裂隙，自觉疼痛，附近淋巴结可肿大、压痛。具有搔抓引起自身接种传染、致敏的特点。湿疹样皮损可播散到身体其他部位，也可随原发病灶的消退逐渐好转直至痊愈。

## 三、诊断要点

（1）发病前有感染病灶或外伤等。

（2）原皮损周围出现红斑、水肿、丘疹、丘疱疹、水疱、脓疱、结痂等多形损害。

（3）易于渗出、自觉瘙痒。

（4）皮损易自身接种而播散。

## 四、鉴别诊断

1. 接触性皮炎　无原发感染病灶，有明确的过敏物质接触史。皮损多单一，局限在接触部位，脱离接触后皮损很快痊愈，病因较易明确。

2. 湿疹　通常无原发感染病灶，湿疹的皮疹虽呈多形性，但多对称发生或泛发，易迁延复发、慢性化、病因大多不明。

## 五、治疗方案及原则

1. 外用治疗　根据原发灶皮损性质进行选择，如感染较重时可用生理盐水100ml加庆大霉素或妥布霉素32万~40万U湿敷患处，每日数次，0.1%依沙吖啶或1：（5 000~10 000）高锰酸钾溶液，1：（5~10）碘伏液进行湿敷等。

2. 内用药物　以抗炎、止痒为主。病情严重时，可选用敏感抗生素内服，如头孢类、喹诺酮类、大环内酯类抗生素。抗组胺药物，如氯苯那敏4~8mg，每日3次；赛庚啶2~4mg，每日3~4次；苯海拉明25~50mg，每日2~3次，或20mg肌内注射，每日1~2次；多塞平12.5~25mg，每日2~3次；氯雷他定10mg，每日1次；西替利嗪10mg，每日1次。咪唑斯汀10mg，每日1次；地氯雷他定5mg，每日1次；依巴斯汀10mg，每日1次；盐酸左西替利嗪5mg，每日1次。亦可用10%葡萄糖酸钙20ml

加维生素 C 2~3g 加入 5% 葡萄糖溶液中，静脉滴注，每日 1 次。原发灶症状减轻后，继发灶亦能逐渐好转。如损害广泛。病情严重，可短期内服小剂量糖皮质激素。其他可参照湿疹治疗处理。

（王翠玲）

# 第八节　自身敏感性皮炎

## 一、概述

自身敏感性皮炎（autosensitization dermatitis）是由于患者对自身所患皮肤病，如接触性皮炎、瘀滞性湿疹、钱币型湿疹、脂溢性皮炎和遗传过敏性皮炎使用刺激性外用药，或受到机械性、物理性和化学性刺激，或细菌感染等使局部自身组织的蛋白与药物或细菌等结合形成抗原性物质，被吸收后引起的皮肤过敏反应。Whitfield（1921 年）首先提出自身敏感的概念。1949 年 Templeton 提当了自身敏感性皮炎的名称。

## 二、临床表现

（1）发病前常先有皮肤的原发病变，以小腿和足部为多，经各种不适当的刺激后，使原发灶急性恶化，出现红肿、糜烂和渗液。经 1~2 周后发生继发性病灶，其分布以四肢尤以上肢为主，多对称。其次为躯干，面颈部较少发生，近半数患者泛发全身。继发灶的皮疹形态多为粟粒大红色丘疹和浆液性小疱，迅速融合成指甲至分币大小斑片，多有轻度糜烂渗出，结成薄痂和产生鳞屑搔抓后出现抓痕、血痂，愈合后可留有色素沉着。也可出现玫瑰糠疹样皮损，初起往往呈椭圆形、红色斑疹或斑丘疹，上覆少许鳞屑。手掌和指侧亦可出现米粒到绿豆大密集水疱，类似汗疱症损害。病情较重者可伴浅表淋巴结肿大、全身不适及低热等。随原发灶性质、治疗情况和机体敏感情况的不同其继发皮损的症状和体征出现差异，原发灶好转后继发灶皮损可逐渐消退。

（2）一般病程 10 天左右，也可长达数月。

## 三、诊断要点

（1）根据病史，皮疹对称性发生呈红斑、丘疹、丘疱疹、水疱等多形损害。

（2）易于渗出，瘙痒剧烈。

（3）原发灶好转后，继发灶皮损可逐渐消退。

## 四、鉴别诊断

1. 接触性皮炎　急性湿疹的皮疹呈多形性、多对称发生或泛发，易迁延复发、慢性化，病因大多不明。而接触性皮炎的皮损多单一，局限在接触部位，脱离接触后皮损很快痊愈，病因较易明确。

2. 神经性皮炎　又称慢性单纯性苔藓，应与慢性湿疹鉴别。本病与精神情绪紧张、失调及机械物理性刺激因子有关。皮损多发生在上眼睑、颈侧、项背部、骶部等，皮损很快呈典型的苔藓样变、无多形性及渗出倾向。

3. 手、足癣　皮损境界较清楚，多覆着叶状鳞屑，常并发指趾间糜烂，夏季加重复发，冬季自然减轻。皮屑镜检可见真菌菌丝和孢子，培养可有真菌生长。

4. 多形性日光疹　好发于春、夏季，皮疹发生在暴露部位，多为小丘疹、丘疱疹、水疱、糜烂、苔藓样变，病情与日晒有明确的关系。

## 五、治疗方案及原则

（1）自身敏感性皮炎系过敏性疾病，关键是治疗原发灶，治疗与湿疹的治疗基本相同。同时，应注意避免各种诱发加重因素。应禁食辛、辣、燥等食物及海产品、鱼、虾、饮酒等，避免过度洗烫、肥皂及各种有害因子的刺激。

（2）内用药物：以止痒、抗炎为主。多用抗组胺药物、钙剂等，如病情严重或皮损泛发时，可选用敏感抗生素内服，如头孢类、喹诺酮类、大环内酯类抗生素或可短期内服小剂量糖皮质激素。

（3）外用药物：根据皮疹的急性、亚急性和慢性期改变，有无渗出或继发感染等来选用湿敷、乳霜剂、糊剂或软膏。具体用药可参照湿疹治疗处理。

（王翠玲）

## 第九节　荨麻疹

荨麻疹（urticaria）是一种常见皮肤黏膜，小血管扩张及渗透性增加出现的一种局限性水肿反应，是一种血管反应性疾病。表现为时隐时现的瘙痒性风团。风团是由于局部毛细血管扩张，含蛋白质的液体渗出到周围组织而形成，当液体被重新吸收后风团消退。有时可伴有腹痛、腹泻和气促等症状。

### 一、病因与发病机制

病因包括药物、食物、感染、吸入物、物理化学因素、激素（妊娠、经前期黄体酮）、内科疾病、遗传及精神因素等。慢性荨麻疹中，90%病例为特发性。毛细血管通透性增加是由于位于毛细血管周围的肥大细胞增加释放组胺所致，其他物质也参与。荨麻疹发病机制可分为免疫介导和非免疫介导两种（图13-1）。发病机制可能是免疫性和非免疫性的。免疫性包括 IgE 介导和补体系统介导，免疫性的主要为 I 型变态反应，少数为 II 型或 III 型变态反应，偶见 IV 型变态反应。尤其是近年来注意到各种原因作用下 T 淋巴细胞介导的免疫异常在慢性荨麻疹中起一定的作用。体外研究证实，T 淋巴细胞与肥大细胞共培养后，可以直接引起后者的活化。反之，肥大细胞释放的介质，也可以进一步刺激 T 淋巴细胞增殖，形成炎症的恶性循环。临床上对于抗组胺药物治疗无效的患者，加用针对主要抑制 T 淋巴细胞功能的药物，如环孢素，可有效控制荨麻疹的症状，也反映 T 淋巴细胞在荨麻疹发病中起一定的作用。

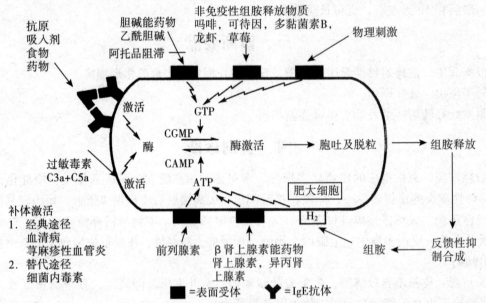

图13-1　荨麻疹发病机制：变态反应与非变态反应，激发肥大细胞释放介质

### 二、临床表现

各国和地区的分类模式不同（表13-1），病程界定为6周并非唯一区分急慢性荨麻疹的唯一标准。传统上将慢性荨麻疹定义为风团或伴红斑每日发作或几乎每日发作，持续超过6周定义为慢性荨麻疹。

英国变态反应和临床免疫学（BSACI）协会在 2007 年指南中明确提出，间隙性发作的患者，每次发作持续时间少于 6 周，但可以反复发作数月或数年，这一类患者同样归为慢性荨麻疹的范畴。

表 13-1 荨麻疹分类

| | |
|---|---|
| 免疫介导性荨麻疹 | IgE 依赖性：特应型、非特应性型 |
| | 非 IgE 依赖性：细胞毒性型、免疫复合物型 |
| 补体介导性荨麻疹 | 经典或替代补体途径产生 C3a、C5a，激活肥大细胞：结缔组织病、白细胞破碎性血管炎、血清病样反应、遗传性血管性水肿 |
| 致荨麻疹物质性荨麻疹/物理性荨麻疹 | 化学物质、药物、食物、毒素 |
| | 即刻发作：单纯性皮肤划痕症、症状性皮肤划痕症 |
| 机械型（划痕或压力） | 延迟发作：迟发性压力性荨麻疹、迟发性皮肤划痕症 |
| | 振动力：振动性血管性水肿 |
| 水源型 | 水源性荨麻疹 |
| 温度型 | 热性：局限性热性荨麻疹、胆碱能性荨麻疹 |
| | 冷性：家族性冷性荨麻疹、获得性冷性荨麻疹、原发性（特发性）冷性荨麻疹、继发性冷性荨麻疹 |
| 电磁辐射型 | 日光性荨麻疹 |
| 运动型 | 运动诱发的过敏反应 |
| 花生四烯酸介导性荨麻疹 | 阿司匹林和非甾体抗炎药 |
| 继发性荨麻疹 | 皮肤病、结缔组织病、恶性肿瘤、内分泌疾病 |
| 慢性特发性荨麻疹 | 占慢性荨麻疹的 80%～90% |

荨麻疹可在任何年龄发病，20% 个体在其一生中至少有一次发病，特应性患者发病多见；急性荨麻疹以儿童和年轻人多见，而慢性荨麻疹多发于成年人，女性多于男性。一项回顾性研究表明，40% 病例仅有荨麻疹，11% 仅有血管性水肿，而两种病同时存在者占 49%。

1. 急性荨麻疹　短期内痊愈者，6 周以内完全消失称为急性荨麻疹。

基本损害为风团，呈扁平水肿性隆起损害，红色、皮色或白色，呈圆形或不规则形，大小不等。风团可被清晰或红色的晕环围绕，单个或密集融合成片。

风团可发生在体表任何部位，可为局限性或全身性。黏膜表面受累时出现鼻炎、呼吸窘迫、腹痛和声嘶，因喉头水肿能导致严重的呼吸困难。

（1）发病特征：先有皮肤瘙痒，很快出现风团，风团持续数分钟或数小时（12～24h）即消失，不留痕迹。但新的风团可不断出现，一日数次不等。自觉剧痒、灼热。一般经历数天至 3 周逐渐痊愈。

（2）特殊类型：①大疱性荨麻疹，风团表面出现大疱。②败血症相关荨麻疹，细菌感染败血症所致，有畏寒、高热、白细胞计数升高。

2. 慢性荨麻疹　病情迁延，持续时间 6 周以上，而其个别皮损可持续达 36h。风团阵发性复发或持续性复发，阵发性者的无症状间隔期长短不一，可为数天至数周或数月；而持续性者几乎每日均有风团形成，无间隔期。80%～90% 患者为特发性，但其可伴发物理性荨麻疹；96 例慢性荨麻疹患者中，伴发迟发性压力性荨麻疹、皮肤划痕症和胆碱能性荨麻疹者分别占 37%、22% 和 11%。

（1）免疫性荨麻疹

1）IgE 介导：Ⅰ型超敏反应可能是大多数急性荨麻疹原因。食物、药物、吸入物的循环抗原与膜结合 IgE 相互作用引起组胺释放。

2）补体介导：补体介导急性荨麻疹可由应用全血、血浆、免疫球蛋白、药物及昆虫叮咬引起。捕获的免疫复合物激活补体致肥大细胞释放组胺。血清病（发热、荨麻疹、淋巴结病、关节痛和肌痛）、荨麻疹性气管炎和 SLE 都可因免疫复合物沉淀而出现风团。

（2）物理性荨麻疹：物理性荨麻疹占慢性荨麻疹 71%。

（3）慢性特发性荨麻疹：其组织学类型的假想模式图见图 13-2。

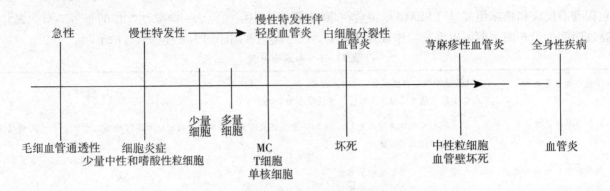

**图 13 - 2　慢性特发性荨麻疹各种组织学类型的假想模式图**

3. 物理性荨麻疹

（1）皮肤划痕症（dermatographism）：是一种显著的局限性水肿或风团，周围绕以红晕，在皮肤受到刺激后几秒钟或几分钟内发生。它累及 2% ~ 5% 的人群。因搔抓或用钝器划皮肤后，该处很快出现条状风团。发生皮肤划痕症的倾向持续数周、数月至数年，平均持续 2 ~ 3 年，可自愈。但大多数患者病因不明。不累及黏膜，也不会发生血管性水肿。

（2）寒冷性荨麻疹：①获得性，多见于青年女性，暴露或遇冷部位出现瘙痒性风团。②家族性，从婴儿开始，持续终身。当全身受冷刺激、冷水中游泳、极少数可致休克而溺水死亡。

（3）胆碱能性荨麻疹：常在运动、受热、精神紧张、饮酒后诱发。全身泛发 1 ~ 3mm 小风团，周围有明显红晕，可见卫星状风团。

胆碱能性荨麻疹是体温增高所致的一种常见病，占慢性荨麻疹病例的 5% ~ 7%。运动、情绪应激或被动发热（如热水浴）使中心体温（corebody temperature）升高 0.7 ~ 1.0℃ 可引起出汗和随后的风团形成。本病可能代表一组疾病，部分患者在运动和热水浴后数分钟内发生皮损；余者仅在运动后发病，外源性热刺激完全无反应。

（4）运动诱发的荨麻疹：或称为运动诱发的过敏反应。运动后出现皮肤瘙痒、荨麻疹、呼吸困难和低血压，甚至发展成血管水肿、喉头水肿、呼吸困难和休克。虽然胆碱能性荨麻疹和运动性荨麻疹两者都是由运动所致，但它们是两个不同的疾病。与胆碱能性荨麻疹相比，皮损较大，热水浴、发热或焦虑不会诱发皮损。荨麻疹损害在运动开始后 5 ~ 30min 时出现，可以伴发过敏反应。运动诱发或加重过敏反应可能仅在摄入某些食物后才出现，这些食物包括芹菜、加壳类动物、小麦、水果、牛奶和鱼等。患者摄入 30min 内运动会出现症状，摄入食物不运动或不摄入食物运动都不会出现症状。其他诱发因素，如药物等，家族性发病也有报道。本病 45% 的患者可通过改变饮食和行为方式来减少本病发作。

（5）热性荨麻疹：获得性热性荨麻疹，以盛有 45℃ 热水试管于皮肤上 5min，可发生风团，持续 1h；遗传性热性荨麻疹，接触热水后 1 ~ 2h 出现风团，可持续 12 ~ 24h。

（6）日光性荨麻疹：皮肤照射日光后数分钟局部发生风团、红斑，经数 10min 至数小时消退。

（7）水源性荨麻疹：接触水或出汗后于毛囊周围引起风团，而掌跖无风团。

（8）延迟性压迫性荨麻疹：局部皮肤受压较重较久后发疹。

4. 其他

（1）蛋白胨性荨麻疹：由于情绪激动，大量饮酒，食物中蛋白胨未被消化即通过肠黏膜吸收而发生。

（2）血清病型荨麻疹：见药物性皮炎。

（3）接触性荨麻疹：①变应性，接触某些致敏物，如衣裤、涎液、氮芥等后局部出现风团，可伴有血管性水肿。②非变应性，接触原发刺激物，如二甲基亚砜、苯唑卡因等刺激肥大细胞释放组胺等化学介质所致。

（4）组胺非免疫性释放荨麻疹：药物介质，如乙酰胆碱、麻醉药、阿司匹林，都可引起非免疫组胺释放。特应性是应用放射性造影剂后发生荨麻疹的危险因素。

（5）血管/结缔组织病相关性荨麻疹：荨麻疹损害可能与系统性红斑狼疮和干燥综合征有关，荨麻疹为皮肤血管炎的一种类型。

## 三、实验室检查

血常规可有嗜酸性粒细胞增多，补体降低。为寻找诱因可做冰块、运动、日光、热水试验、皮肤变应原检测。

## 四、组织病理

有轻度水肿，肥大细胞脱颗粒，血管周围炎性细胞，以 Th 细胞为主。

## 五、伴发疾病

1. 系统疾病 系统性红斑狼疮、甲状腺功能亢进、月经不调、肾病、慢性胆囊炎、糖尿病、白血病、淋巴瘤、骨髓瘤、震颤麻痹。

2. 感染疾病 寄生虫感染、细菌感染（扁桃体炎、齿槽脓肿、败血症、胃幽门螺杆菌感染）、真菌感染（白色念珠菌感染、毛囊菌及条件致病菌）、病毒（肝炎病毒、EB 病毒、水痘－带状疱疹病毒）。

## 六、鉴别诊断

应与下列疾病相鉴别：①多形红斑；②色素性荨麻疹；③荨麻疹性血管炎（表 13－2）；④丘疹性荨麻疹；⑤药疹。

**表 13－2　荨麻疹性血管炎与荨麻疹的鉴别**

| | 荨麻疹性血管炎 | 荨麻疹 |
|---|---|---|
| 皮损特点 | 风团样或扁平、水肿性红斑，其上可有出血点，单个皮损持续 24～72h，消退后遗留色素沉着 | 风团 24h 内可消退，消退后不留痕迹 |
| 全身症状 | 可有发热、关节痛 | 一般无 |
| 自觉症状 | 烧灼感或疼痛，瘙痒较轻 | 剧烈瘙痒 |
| 实验室检查 | 红细胞沉降率快，部分患者有低补体血症 | 无明显异常 |
| 组织病检 | 主要为白细胞碎裂性血管炎 | 真皮水肿 |
| 免疫荧光 | 真表皮交界处及血管周围有 IgG、IgM、C3 沉积 | 阴性 |

## 七、治疗

1. 治疗原则 阻断及对抗肥大细胞释放组胺、前列腺素、蛋白酶、缓激肽，5－羟色胺、慢反应物质（白细胞三烯）等及其他介质，减轻毛细血管扩张及其通透性增加。荨麻疹的治疗应着眼于过敏原和机体免疫状态两个方面。一方面进行病因治疗即特异性治疗，尽可能查出病因，使患者去除或避免与其接触；另一方面非特异性治疗，可针对其发生发展的过程，通过切断或干扰其中某些环节，达到治疗目的。

抗组胺药对 80% 荨麻疹病例有效；除严重和特殊类型病例之外，系统性应用糖皮质激素的价值有限。

2. 治疗措施

（1）病因治疗：病因包括药物、食物、感染（幽门螺杆菌、鼻咽细菌感染、胃炎、寄生虫）、去除肿瘤、除 FceRIa 自身抗体、吸入物、物理化学因素、激素（妊娠、经前期黄体酮）、内科疾病、遗传及精神因素等。

（2）避免疗法

1）防止气道吸入：植物花粉；动物上皮抗原和羽毛；屋尘。

2）防止消化道摄入：食物，如蛋白质含量高（尤其白蛋白）的食物具有较强的致敏性。药物过敏和不耐受，药物可诱发荨麻疹。积极治疗感染病灶，感染病灶产生可在体内流动的抗原。

（3）特异性脱敏疗法：季节性吸入物（花粉、粉尘、真菌等）过敏或疑有其他致敏原过敏者可行致敏原检测和脱敏治疗。方法是对已被某种过敏原致敏的机体通过一定的途径（注射、口服、外用等），连续、小量、多次给予过敏原，使机体对其敏感性逐渐降低以至脱敏，再次遇到该过敏原时不发生变态反应。

（4）非特异性治疗：避免热、紧身衣服、应激反应、乙醇等，寒冷性荨麻疹应遮盖暴露的皮肤，胆碱能荨麻疹应予凉快，避免食物性假性过敏原包括食物色素、防腐剂和天然的水杨酸盐。

（5）局部治疗：外用收敛、止痒的洗剂或酊剂，如炉甘石洗剂、三黄洗剂或柳酚酊外涂患处。

3. 常见荨麻疹治疗

（1）急性荨麻疹

1）抗组胺药：选用 $H_2$ 受体阻滞第一代、第二代药物。

A. $H_1$ 受体拮抗药

有镇静作用，如氯苯那敏（4mg，3/d）、去氧羟嗪（25mg，3/d）。

无镇静作用，如氯雷他定（10mg/d），咪唑斯汀（10mg/d）；而阿司咪唑（10mg/d）的疗效持续时间更长。

B. $H_2$ 受体拮抗药：西咪替丁 400mg，2/d；雷尼替丁 150mg，2/d；法莫替丁 20mg，2/d。

C. $H_1$ 和 $H_2$ 受体拮抗药：多塞平 2smg，3/d。

2）糖皮质激素：适用于重症或伴喉头水肿的荨麻疹、血清病型荨麻疹和血管性水肿、迟发性压力性荨麻疹。泼尼松（30~40mg/d）口服 4~5d 后停药。

3）危重抢救：皮疹广泛伴有过敏性休克者应积极抢救治疗；有喉头水肿呼吸困难应立即给予肾上腺素肌内注射或地塞米松静脉注射，吸氧，必要时气管切开。

4）白三烯受体拮抗药：扎鲁司特 20mg，2/d；孟鲁司特 10mg，4/d；肾上腺素 0.3ml，皮下注射。

（2）慢性荨麻疹

1）抗组胺药：方法及联用同急性荨麻疹。

2）三环类抗抑郁药：多塞平 25mg，2~3/d，亦可合用 $H_2$ 受体拮抗药。

3）过敏介质阻释药：酮替芬（$H_1$ 受体阻断和抑制介质释放）1mg，2/d，或奥沙米特（Oxatomide）30~60mg，2/d，餐后服。

4）其他药物：桂利嗪（具有抗组胺、抗 5-HT 和抗激肽活性等作用）25mg，3/d；利血平（有抗 5-羟色胺作用）0.125g，3/d，与多塞平或桂利嗪合用效果更佳；硝苯地平（抑制肥大细胞释放炎症介质）5~10mg，3/d；氨茶碱 0.1g，3/d（增加细胞内 cAMP，从而抑制组胺等过敏介质释放，与 $H_1$ 受体拮抗药合用）、氯喹（抑制抗原抗体反应）、氨苯砜（抑制免疫与抗炎）；普鲁卡因静脉封闭疗法、组织疗法、自体血疗法、组胺球蛋白等治疗。

5）IVIg 治疗慢性荨麻疹：严重慢性荨麻疹患者，IVIg 0.4g/（kg·d），治疗 5d。

6）PUVA 和 NB-UVB：减少真皮上层肥大细胞的数量，并且已经成功地应用在肥大细胞增生症的治疗中，对难治性慢性荨麻疹治疗有帮助。也可以试用 UVAL 和 UVB 与上述有抑制肥大细胞释放介质作用的抗组胺药联合治疗。

（3）物理性荨麻疹

1）皮肤划痕症：羟嗪（安泰乐）、去氯羟嗪、西替利嗪，亦可 $H_1$ 和 $H_2$ 受体拮抗药联用，组胺球蛋白肌内注射和全身紫外线照射（PUVA）。

2）运动诱发荨麻疹：如有症状应立即停止运动，给予抗胆碱药或肾上腺素注射。

3）胆碱能性荨麻疹：①通过逐渐增加水温和运动，可能达到脱敏，出汗后立即冲凉浴可缓解症状；②西替利嗪有效，羟嗪 15mg/d，有一定的预防作用。运动前 1h 口服羟嗪 10~50mg，可减轻皮损。③美喹他嗪（玻丽玛朗）每次 5mg，2/d，效果显著；④达那唑（Danazol）0.6g/d，以后逐渐减量为 0.2~0.3/d；⑤其他，如羟嗪、多塞平、赛庚啶、酮替芬、阿托品、桂利嗪、溴丙胺太林、山莨菪碱亦可选用。

4）寒冷性荨麻疹：保护自己避免温度突然降低。首选赛庚啶，每次 2mg，3/d，口服。6-氨基己酸、安替根（Antergan）、多塞平、酮替芬、桂利嗪也可选用。系统应用糖皮质激素无效，亦可用冷脱敏治疗。

5）日光性荨麻疹：遮光剂及逐渐增加暴露日光量。羟嗪和氯苯那敏单独使用，或者 $H_1$ 受体拮抗药（氯苯那敏、西替利嗪等）和 $H_2$ 受体阻断药（西咪替丁等）联合应用。氯喹，每次 0.125~0.25mg，2/d，口服。羟氯喹 400mg/d，连服 1 个月后改为 200mg/d 维持量。

6）延迟性压力性荨麻疹：抗组胺药无效，唯一有效的是糖皮质激素。顽固病例可选用氨苯砜 50mg/d 口服，有一定疗效。

7）妊娠及儿童荨麻疹：有关妊娠及儿童使用抗组胺药的论据见表 13-3。

**表 13-3　妊娠期及儿童使用抗组胺药物的一些论据**

A. 妊娠期

　a. 尽量避免使用抗组胺药

　b. 无绝对安全可靠的抗组胺药，没有任何一种 $H_1$ 受体拮抗药被 FDA 列为妊娠服药 A 级，氯雷他定、西替利嗪和氯苯那敏为 B 级，特非那定、依巴斯汀和咪唑斯汀为 C 级

　c. 在权衡利弊情况下，选择相对安全可靠的药物

　d. 羟嗪在孕妇最后 3 个月可引起新生儿的抽搐症状，故妊娠最后 3 个月应避免使用第一代静脉类 $H_1$ 受体拮抗药

　e. 具体药物的使用

　Ⅰ. 推荐使用氯苯那敏或氯雷他定。几千例孕妇接受上述两种药物，包括妊娠前 3 个月接受抗组胺药物治疗的几例患者，致畸率并没有增加，因此可以推荐使用

　Ⅱ. 西替利嗪、地氯雷他定、氯雷他定、羟嗪不宜用于孕妇，而 BASCI 指南中提出，较大剂量的羟嗪和氯雷他定均在动物实验中有致畸作用，西替利嗪有增加早期流产的倾向

　Ⅲ. 推荐应用氯苯那敏。依据是 3 931 例妊娠病例，包括 1 070 例妊娠前 3 个月口服氯苯那敏者，无增加致畸作用的证据支持

B. 哺乳期用药

　a. 大多数抗组胺药物分泌到乳汁中，$H_1$ 受体拮抗药为母亲服用药物量的 0.1%，此类药物可抑制乳汁分泌

　b. 大多数比较而言，西替利嗪、氯雷他定、地氯雷他定，在乳汁中分泌水平较低，因此可推荐哺乳期中使用，氯苯那敏可降低婴儿食欲邢引起嗜睡，应避免使用

C. 儿童用药

　$H_1$ 受体拮抗药是儿童荨麻疹治疗的一线药物，多数规定使用在 12 岁以上。不同药物其年龄限制和使用剂量有差别，地氯雷他定规定为 1~5 岁；氯苯那敏和羟嗪 1 岁以下儿童可以使用，白三烯受体拮抗药可用于 6 个月以上儿童

8）免疫疗法：环孢素 2~3mg/（kg·d），甲氨蝶呤 2.5mg，2/d，每周 3d。对难治性可能有效。

9）抑制肥大细胞释放介质：糖皮质激素、酮替芬是较强的抑制肥大细胞介质的作用，其他有曲尼司特、咪唑斯汀、氯雷他定、西替利嗪及硝苯地平，环孢素亦有作用，但不推荐。

10）局部治疗：可用 1% 樟脑炉甘石洗剂；日光性荨麻疹可用 5% 对氨苯甲酸酊或 5% 二氧化钛霜。

# 八、病程与预后

根据 Champion 报道的 554 例荨麻疹，单独发生荨麻疹的病程平均为 6 个月。若有 50% 的慢性荨麻疹在 2 年内自然痊愈，另有作者报道约 50% 的荨麻疹患者在 1 年内停止发作，65% 在 3 年内停止，85% 的在 5 年内停止发作；仅不到 5% 的皮损持续发作超过 10 年。血管水肿改变了自然病程，只有 25% 的患者在 1 年内消退。

本病不影响健康，但有报道突然发生胸闷、心率加快、喉头水肿、血压下降造成严重后果者。

（王翠玲）

# 第十节　血管性水肿

血管性水肿（angioedema），与荨麻疹很相似，但受累组织更深，通常分布不对称。大量液体渗出到真皮或皮下组织形成较厚斑块，称为血管性水肿。由于深层组织肥大细胞和感觉神经末梢较少，血管性水肿瘙痒少见，更多地表现为刺痛或烧灼感。荨麻疹与血管性水肿常同时存在，具有共同的病因。

## 一、病因与发病机制

1. 遗传性血管性水肿　是一种常染色体遗传性疾病，原因是由于 11 号染色体（11q12～q13.1）上的 $C_1$ 酯酶抑制物基因发生突变引起。$C_1$ 酯酶抑制物缺乏或功能异常是本病的主要病因（图 13-3）。

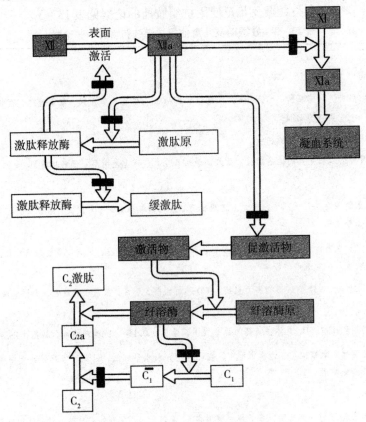

图 13-3　遗传性血管性水肿的发病机制

$C_1$ 酯酶抑制物参与凝血、激酶、血浆素和补体系统的灭活。在 XII 因子（Hageman 因子）发生表面依桢性活化后，这些系统被激活。图中黑色标出 $C_1$ 酯酶抑制物的作用点。这些途径的不受控制的活化导致缓激肽和 $C_2$ 激肽的形成，从而引起水肿

2. 获得性血管性水肿

（1）急性血管性水肿：IgE 介导的物质（药物、食物、花粉、昆虫毒素），造影剂，血清病，冷性荨麻疹。

（2）慢性复发性血管性水肿：①特发性（大多数病例）；②获得性 $C_1$ 酯酶抑制物缺乏症（伴发恶性肿瘤型和自身免疫型）；③血管性水肿 - 嗜酸性 粒细胞增多综合征。

## 二、临床表现

多发于眼睑、口唇、外生殖器及口腔、舌、喉的黏膜，重者可发生喉头水肿乃至窒息，亦可见于手掌、足跖、四肢、躯干。肿胀发生在皮下深部或皮下组织，通常无瘙痒，症状主要是烧灼感和疼痛性肿胀。

消化道及呼吸道受累时导致吞咽困难、呼吸困难、腹部绞痛及呕吐及腹泻。胃肠道症状在遗传性血管性水肿更常见。创伤亦可引起血管性水肿。遗传性或获得性血管性水肿极少发生荨麻疹。

1. 遗传性血管性水肿（hereditary angioederma，HAE）　本病虽然罕见，发病率为1/1万，但对本病应给予关注，因为其致死性和并发症发生率高。$C_1$酯酶抑制物缺乏或功能异常是本病的主要病因。

（1）HAE I 型（85%）：$C_1$酯酶抑制物缺乏。

（2）HAE II 型（15%）：$C_1$酯酶抑制物功能障碍。不出现风团和瘙痒症。

2. 获得性血管性水肿（acquired angioedema，AAE）

（1）临床表现：①急性血管性水肿；②慢性复发性血管性水肿。

（2）分型

1）AAE I 型：I 型患者多为 B 淋巴细胞增多症所引起，如良性、恶性及细胞增生异常的多发性骨髓瘤、淋巴瘤等。

2）AAE II 型：患者体内查不到任何淋巴瘤的证据，而是体内产生针对 $C_1$ 酯酶抑制物的自身抗体，患者常伴有系统性自身免疫性疾病，如慢性丙型肝炎、SLE 等。

3）AAE III 型：特发性获得性血管性水肿。

血管性水肿的类型见表13－4。

**表13－4　血管性水肿的类型**

获得性血管性水肿
　急性血管性水肿
　　IgE 介导的变应反应（药物、食物、昆虫毒素）
　　造影剂、血清病、冷性荨麻疹
　慢性复发性血管性水肿
　　特发性（大多数病例）
　　获得性 $C_1$ 酯酶抑制物缺乏症
　　血管性水肿 - 嗜酸粒细胞增多综合征
遗传性血管性水肿
　I 型（85%）：$C_1$ 酯酶抑制物缺乏
　II 型（15%）：$C_1$ 酯酶抑制物功能障碍

## 三、诊断

1. 诊断的基本资料

（1）病史：有反复发作的深层疏松组织的水肿。

（2）体检：发作时有相应部位的弥漫性水肿。

（3）实验室检查：见表13－5。

**表13－5　遗传性血管性水肿和获得性血管性水肿实验室检查**

| | C4 | C1q | $C_1$ 酯酶抑制物（定量） | $C_1$ 酯酶抑制物（定性） |
|---|---|---|---|---|
| I 型遗传性血管性水肿 | ↓ | 正常 | ↓ | |
| II 型遗传性血管性水肿 | ↓ | 正常 | 正常 | |
| I 型获得性血管性水肿 | ↓ | ↓ | ↓ | ↓ |
| II 型获得性血管性水肿 | ↓ | ↓ | 正常到轻度 | ↓ |

2. 诊断依据　见表 13 - 6。

表 13 - 6　血管性水肿的诊断依据

获得性血管性水肿，依据急性、易消散的局限性皮肤和皮下组织深层水肿，通常累及最易膨胀的组织，如眼睑、唇、耳垂和外生殖器，不难诊断

遗传性血管性水肿，儿童晚期或青少年早期发病，多数有家族史，$C_1$ 酯酶抑制物缺乏或功能异常，当有以下临床表现可提示诊断：①反复发作的局限性水肿；②有明显自限性，1 ~ 3d 可自然缓解；③反复发作的喉头水肿；④反复发生不明原因的腹痛；⑤水肿的出现与情绪、月经、特别是外伤有一定关系；⑥不痒、不伴有荨麻疹；⑦抗组胺药和肾上腺皮质激素治疗无效；⑧阳性家族史

## 四、鉴别诊断

色素性荨麻疹、荨麻疹样血管炎、丘疹性荨麻疹、多形红斑、Melkersson - Rosentha 综合征。血管性水肿偶尔需与脂膜炎、蜂窝织炎、淋巴管炎和肉芽肿唇炎鉴别，这些疾病初期损害类似于血管性水肿者，但其持续时间超过 24h。

## 五、治疗

1. 治疗原则　依据遗传性和获得性水肿不同发病机制进行治疗。

遗传性血管性水肿，达那唑用于遗传性血管性水肿长期治疗，急性期可用新鲜全血浆或 $C_1$ 酯酶抑制物。治疗本病应考虑到以下 3 个方面：急性血管性水肿、长期预防、外科预防。本病急性发生，应首先静脉注射经蒸气消毒的 $C_1$ 酯酶抑制物。当无法获得 $C_1$ 酯酶抑制物时，新鲜冷冻血浆由于含有 $C_1$ 酯酶抑制物可以代替，但是使用新鲜冷冻血浆可会带来病毒传播及加重本病病情。胃肠外使用糖皮质激素、肾上腺及抗组胺药并不十分有效。发生喉头水肿时应行气管切开，气管插管和（或）其他一些生命支持治疗。

2. 治疗措施　参照荨麻疹治疗，喉头水肿应立即进行抢救（表 13 - 7）。

表 13 - 7　血管性水肿的治疗大纲

| | | |
|---|---|---|
| 作用靶位 | 遗传性：针对 $C_1$ 酯酶抑制物缺乏、$C_1$ 酯酶抑制物功能障碍，给予 $C_1$ 酯酶抑制物，阻断纤维蛋白原转变为纤维蛋白溶解酶，减少血管活性物质产生 | |
| | 获得性：针对 IgE 介导的免疫反应及其释放的介质，阻断和减轻血管通透性增加，皮肤黏膜水肿，改善临床症状，亦针对 $C_1$ 酯酶抑制物缺乏者，给予 $C_1$ 酯酶抑制物 | |
| | 遗传性：急性发作治疗，长期预防，长期治疗 | |
| 系统治疗 | 获得性：同荨麻疹治疗，血管紧张素转化酶抑制药（ACEIs）诱发者治疗，$C_1$ 酯酶抑制物治疗 | |
| | 遗传性：新鲜干冻全血浆（含有 $C_1$ 酯酶抑制物），达那唑、纯化 $C_1$ 酯酶抑制物、抑肽酶、氨甲环酸 | |
| 药物选择 | 获得性：司坦唑醇，抗组胺药，肾上腺素，氢化可的松，$C_1$ 酯酶抑制物（$C_1$ 酯酶抑制物缺乏者）、停用血管紧张素转化酶抑制药（ACEI 诱发者） | |
| | Ⅰ型：雄激素类，如达那唑；Ⅱ型：免疫抑制药，如环孢素 | |
| 急性处理 | 喉头水肿应立即行气管切开术 | |

（1）获得性（普通型）血管性水肿：与一般荨麻疹相同，包括去除病因，给抗组胺药物、肾上腺素及必要时给予糖皮质激素可以缓解。

接受 ACEI 治疗诱发的血管性水肿患者的处理：①立即停用 ACEI。②短期使用抗组胺药和静脉注射甲泼尼龙 40 ~ 120mg 或每 12 小时口服泼尼松 30 ~ 50mg，可减轻过敏反应。③必须立即用其他类药物替代 ACEI 治疗高血压和（或）心力衰竭。

获得性 $C_1$ 酯酶抑制物缺乏性血管性水肿的治疗同遗传性血管性水肿（HAE）。但是，必须同时治疗原发病。

遗传性血管性水肿（HAE）和获得性 $C_1$ 酯酶抑制物缺乏症可采用下述方法治疗，如抗组胺药、糖

皮质激素和拟交感药对 HAE 无效，而有 $C_1$ 酯酶抑制物自身抗体者对糖皮质激素有良好疗效。

遗传性血管水肿（HAE）的治疗取决于 3 个方面的考虑：急性血管水肿，长期预防，外科手术（前）的预防。

（2）急性血管性水肿

1）$C_1$ 酯酶浓缩物：对于 HAE 的急性发作，最佳治疗方案为静脉输注，蒸气灭菌的 $C_1$ 酯酶浓缩物。$C_1$ 酯酶 2.4 万 ~3.6 万 U 静脉注射，约 1h 起效。

2）新鲜冷冻血浆：如果没有，也可以用新鲜冷冻血浆（FFP），它含有 Cl 酯酶，但 FFP 可能带有并引起播散的高危病毒（如 HIV、肝炎病毒），也可以加重水肿。

3）糖皮质激素：非肠道给予糖皮质激素，肾上腺素及抗组胺药对 HAE 并不很有效。

4）急救：有喉头水肿需行气管切开，插管及（或）其他生命支持措施。

5）长期预防：①雄激素：是最好的预防急性发作药物，每个月严重发作 1 次以上者开始应用。达那唑（0.2~0.6g/d）或司坦唑醇（康力龙）2mg/d 可诱导肝合成从而提高 $C_1$ 酯酶和 C4 水平，对 I 型、II 型 HAE 均有效；两者的疗效相等，但司坦唑醇较便宜。②抗纤溶酶药物：6‐氨基己酸，6~8g/d，及氨甲环酸（止血环酸，Tranexamlc Acid）1g，每 2 小时口服 1 次，阻止纤溶酶原转化为溶酶，此酶为 $C_1$ 酯酶的活化物，可预防及减少发作。

新鲜血浆或纯化的 $C_1$ 酯酶：用于急性严重发作的患者。

6）外科手术前预防：在行择期外科手术或侵入性治疗措施之前，须先用大剂量雄激素 5~10d，如行紧急手术治疗时，可先使用 $C_1$ 酯酶或新鲜冷冻血浆。

7）避免诱发药物：药物也可引起 HAE 发作，如血管紧张素转化酶抑制药（ACEI），血管紧张素 II 受体拮抗药及雌激素，HAE 患者应避免使用。

## 六、病程与预后

单独发生血管性水肿病程为 1 年，荨麻疹并发血管性水肿者病程为 5 年。遗传性血管性水肿死亡率高，常由喉头水肿所致。

（王翠玲）

# 第十一节　全身性过敏反应综合征

全身性过敏反应综合征（generalized anaphy lactic syndrome）指已知或未知原因所致的全身性荨麻疹、血管性水肿、心血管虚脱和（或）呼吸窘迫，常突然发病，病情进展迅速。

## 一、临床表现

全身性过敏反应综合征常突然发病，临床表现差异很大，取决于不同的化学介质；早期表现轻重不一，组胺起着重要作用。开始可仅出现一种或多种轻微表现，数分钟内发生严重的全身性反应。①皮肤和黏膜的血管通透性增加导致全身性荨麻疹或血管性水肿，早期症状包括瘙痒和全身性发热感觉。②上呼吸道血管水肿所致的气道梗阻是常见的危险征象。咽、会厌和喉水肿引起喉头发紧、声嘶或喘鸣。上呼吸道的血管性水肿或肺水肿（伴有或不伴有下呼吸道的支气管痉挛）均可导致呼吸衰竭、发绀和死亡。③头晕、意识改变或丧失可能表明低血压的发生，后者源于血管内液体、胶体淤积在血管外间隙（血管扩张和通透性增加所致）或继发于心功能障碍（心动过速、心动过缓或心搏停止）。

# 二、治疗

治疗见表13-8。

### 表13-8 全身性过敏反应综合征的治疗

**一般处理**

仰卧位，保持气道通畅，吸氧（高浓度、低流量），心肺复苏（需要时），生理盐水静脉输注，消除或减少致病物质的吸收（可能时），严密观察生命体征24h，备好复苏设备（心电监护仪、气管插管）

**轻症处理**

肾上腺素，抗组胺药（苯海拉明），系统性糖皮质激素

**心血管虚脱**

肾上腺素（必要时增加剂量和延长治疗时间），纠正低血容量和血浓缩，去甲肾上腺素，抗组胺药，系统性糖皮质激素

**呼吸窘迫**

肾上腺素，抗组胺药，纯氧吸入，气管插管或气管切开，辅助呼吸，氨茶碱（支气管痉挛时），系统性糖皮质激素

（王翠玲）

# 第十二节　记忆性荨麻疹

记忆性荨麻疹（recall urtlcarial）是指注射相同药物或变应原后，或同种药物，或在其他因素激发下，在原注射部位反复出现风团的一种少见类型的荨麻疹。

记忆性荨麻疹多见于进行免疫治疗的患者，免疫治疗可为脱敏治疗或疫苗治疗。患者以前曾经注射过抗原，经过一段时间后，通过各种途径再次接触到同一抗原，在以前的注射部位出现荨麻疹。记忆性荨麻疹也可在注射其他药物的过程中发生，如肝素钠。可通过皮内试验确证致敏药物。

记忆性荨麻疹是最近文献报道的少见荨麻疹亚型，临床表现为患者在接受注射后，经过一定的诱导期，当再次注射相同药物或变应原，或同类药物及其他因素激发下，在原注射部位（第1次或最初数次注射药物处）再现风团。风团数小时后可自行消退，无色素沉着。患者通常不伴发热或关节疼痛等系统症状。自Kelso等首次报道记忆性荨麻疹后，文献又陆续报道了6例，多数为成年左前臂桡侧近腕关节处可见一淡红色圆形风团，人平均发病年龄为31岁。

光记忆现象和光记忆样现象：光记忆现象由抗肿瘤药物诱发，皮损分布于以前发生放射性皮炎或日晒伤的区域，前者称为放射记忆皮炎（radiation recall dermatitis），后者称为紫外线记忆皮炎。放射记忆皮炎具有以下临床特点。

（1）由抗肿瘤药物诱发，诱发药物包括大多数抗肿瘤药物，但以抗肿瘤性抗生素最常见，如放线菌素D、阿霉素。

（2）多于放射治疗后8d至15年发生，放射记忆皮炎的发生与放射剂量有关（一般为10~81Gy），但未发现阈剂量。

（3）发病速度快，初次接触诱发药物后数分钟至数天内发生。

（4）皮损位于放射治疗部位，轻为红斑，重则发生坏死，组织病理表现为表皮角质形成细胞坏死，真皮非特异性炎症浸润。

（5）可合并系统受累，如肺、胃肠道和心脏。

（6）停用诱发药物后，皮损可在数天内消退。

紫外线记忆皮炎的诱发药物多具亲核性，如紫杉烷类、MTX、氟哌啶醇等，皮损为红斑、水疱或糙皮病样皮炎，以前的日晒伤与药物间可能存在相互作用。光记忆样现象的诱发药物包括氨苄西林、庆大霉素、头孢唑林、磺胺甲噁唑、可待因、阿司匹林等，皮损为多形红斑、紫癜或水疱。此外，也有报道皮肤记忆现象发生在抗肿瘤药物静脉输液外渗处，先前带状疱疹感染区。

## 一、诊断

皮损严重程度轻重不一，其特征表现为皮损分布区域以前发生过炎症反应或创伤。临床医生应注意到皮肤记忆现象的可能性，仔细追问病史，尽早明确诊断。

## 二、治疗

记忆现象一旦发生，治疗的关键在于停用诱发药物，及时正确治疗，应用糖皮质激素或非甾体抗炎药可迅速改善病情。再次给药可能导致病情复发。如为必需用药，可在下一周期治疗前口服糖皮质激素或将药物剂量减量。

（王翠玲）

# 第十三节　丘疹性荨麻疹

丘疹性荨麻疹（papular urticaria）又名急性单纯性痒疹（acute prurigo simplex）。表现为特征性的鲜红色团风样丘疹性皮肤病。本病多主要为跳蚤、螨、蚊等叮咬所致，亦认为与某些食物，如鱼、虾、饮料及消化障碍等有关。本病好发于婴幼儿和儿童。

## 一、病因与发病机制

由于昆虫的叮咬把异物蛋白注入大多数敏感个体的皮肤，使高度敏感的个体发生速发型IgE介导的反应，这种反应有时可发展为迟发型超敏反应。多次叮咬可诱导耐受性，而出现脱敏。

## 二、临床表现

1. 皮肤损害　约黄豆至花生米大水肿性红色梭形风团样丘疹，其长轴多与皮纹平行。中心有丘疱疹或水疱，有时可见紧张性大疱。大疱呈半环形，周围无红晕，有的出现伪足。皮疹呈散在或群集分布，水肿消退较快，中心留下的丘疹经3~7d消退后遗留短暂色素沉着。

2. 发病特征　春秋多见，好发于婴儿及儿童，亦见于青年女性。皮疹多发于四肢、躯干，自觉瘙痒。皮疹可成批发生，约经数周逐渐痊愈，但次年又可发疹。丘疹性荨麻疹发病多逐年减轻，终至不再发病。

## 三、诊断与鉴别

应与下列疾病鉴别诊断。
1. 荨麻疹　基本皮疹为风团，消退快，不留痕迹。
2. 水痘　主要为帽针头至绿豆大水疱，周围有明显红晕，向心性分布，伴有发热等全身症状。

## 四、防治

（1）寻找和去除病因，避免蚊虫叮咬及易过敏食物，纠正消化障碍。
（2）内用抗组胺药。
（3）外用樟脑、各种止痒洗剂或硫黄炉甘石洗剂及糖皮质激素霜，如曲安西龙、哈西奈德、氟轻松等。

## 五、预后

本病部分患者为虫咬皮炎，反复叮咬可产生脱敏作用，本病皮疹经1~2周消退。一般7岁左右停止发病。

（王翠玲）

## 第十四节　肥大细胞增生症

肥大细胞增生症（mastocytosis）是用于描述局限性和系统性肥大细胞聚积现象的总称。以骨髓、肝、脾、淋巴结、胃肠道和皮肤中肥大细胞异常增多为特征。

## 一、病因与发病机制

肥大细胞来自骨髓多能干细胞，肥大细胞生长和分化，需依赖c-kit配基即干细胞因子，并受粒细胞-巨噬细胞集落刺激因子（GM-CSF）的抑制。

研究发现许多成年人患者存在c-kit原癌基因突变。c-kit基因816密码子发生突变，这一突变导致肥大细胞增生。

无论促使肥大细胞数增加的病因为何，本病的发病机制主要都是肥大细胞介质生成增多所致（表13-9，图13-4）。

表13-9　肥大细胞主要产物及其生物学效应

| 颗粒相关性 | |
| --- | --- |
| 组胺 | 瘙痒，血管通透性增加，胃分泌亢进，支气管收缩 |
| 肝素 | 局部抗凝 |
| 类胰蛋白酶，糜蛋白酶 | 局部结缔组织降解 |
| 脂类衍生性 | |
| 硫肽白三烯 | 血管通透性增加，支气管收缩，血管收缩（$LTC_4$）；血管通透性增加，支气管收缩，血管舒张（$LTD_4$和$LTE_4$） |
| 前列腺素$D_2$ | 血管舒张，支气管收缩 |
| 血小板活化因子 | 血管通透性增加，血管舒张，支气管收缩 |
| 细胞因子 | |
| 促炎因子 | 纤维化（TGF-β）；血管内皮活化，恶病质（TNF-α），IgE合成（IL-4） |
| 促生长性 | 集落刺激因子（IL-3），嗜酸性粒细胞增多（IL-5） |

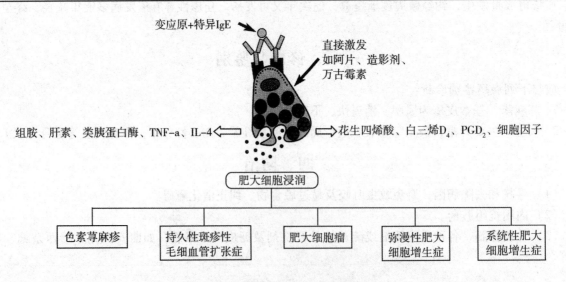

图13-4　肥大细胞增生症发病机制

肥大细胞增生症发病机制见图13-4。多种免疫和非免疫刺激物均会引起肥大细胞增生和脱颗粒。

## 二、临床表现

1. 色素性荨麻疹　主要见于婴儿和儿童。皮损为红褐色小色素性斑疹或丘疹，平均 0.5～1.5cm，结节和斑块少见，可有水疱和大疱。约 50% 在青少年期自发消退，也可持续到成年。

成年人大多数在 20 岁前发病，损害相互融合，不易消退。损害最多见于躯干，亦见于四肢和头颈部，掌跖不受累。一般有 25～100 个损害。用棉签尖端摩擦斑丘疹可诱发风团，称为 Darier 征。成年期发病者 Darier 征常阴性。

2. 肥大细胞瘤　常为单个，为 2～5cm 大小的卵圆形斑块或结节，边界清楚，棕色或黄褐色，Darier征阳性。

3. 持久性斑疹性毛细血管扩张症　躯干棕红色斑、毛细血管扩张。

4. 弥漫性肥大细胞增生症　罕见，所有皮肤皆有肥大细胞浸润，罕见。皮肤增厚、苍白、湿润。呈苔藓样，重度瘙痒。

5. 系统性肥大细胞增生症　最常见于骨、肝、脾和胃肠道。1/2 以上的患者无症状，1/3 有瘙痒或运动或刺激后皮肤发红。

## 三、临床分型

1. 良性

（1）皮肤型：分全身性（色素性荨麻疹）、孤立性（肥大细胞瘤）、弥漫性（弥漫性皮肤肥大细胞增生症）。

（2）系统性：皮肤、骨、肝、脾、胃肠道受累。

（3）脾、骨和胃肠道型。

2. 恶性　白血病性。

## 四、组织病理

各型肥大细胞增生症均有肥大细胞浸润。

## 五、治疗

1. 一般治疗　避免理化及食物刺激；减少运动，慎用吗啡、可待因、维生素 $B_1$、多黏菌素 B 等。

2. 药物治疗

（1）抗组胺药：赛庚啶 2mg，3/d；或咪唑斯汀 10mg，1/d。西咪替丁，0.2g，3/d。防止肥大细胞脱颗粒，色甘酸钠，成年人为 0.1g，4/d，儿童为 20～40mg，4/d。酮替芬，1mg，2/d、

（2）阿司匹林：阻止肥大细胞合成前列腺素 $D_2$，开始剂量为 50mg/d，逐渐增加至 750mg/d，以后小剂量维持。

（3）糖皮质激素：幼儿可间断使用泼尼松口服以控制严重的水疱。

（4）硝苯地平：寒冷诱发皮损的疗效好，每次 10mg，3/d。

3. 物理治疗　PUVA 对泛发性病变有效，平均需做 27 次，治疗中断后数周至数月复发。

4. 局部治疗　0.05% 二丙酸倍他米松软膏封包或醋酸曲安西龙皮损内注射，治疗 2～3 个月有效。

5. 手术切除　用于皮肤肥大细胞瘤。

6. 原发病治疗　系统病损害和血液病患者，应治疗系统疾病。

## 六、预后

肥大细胞增生症常可自发消退。儿童色素性荨麻疹有 50% 在成年前自发消退，但成年发病者预后不良，儿童期后发生多发性皮肤损害的色素性荨麻疹患者有 15%～30% 发生系统性肥大细胞增生症。

系统性肥大细胞增生症通常持续终身，虽然目前认为系统性肥大细胞增生症与恶性肿瘤有关，大多

数病例（13/17）在做出系统性肥大细胞增生症的诊断前或诊断后 12 个月内就发现有恶性肿瘤。

（王翠玲）

## 第十五节　其他过敏性或变应性疾病

### 一、月经疹

月经疹（exanthema menstrual）又称自身免疫性孕酮性皮炎（autoimmune progesterone dermatitis）。月经疹指所发生的皮疹与月经周期有关。月经来潮时发生的皮疹，据认为其体内雌激素水平低，机体皮肤处于敏感状态而发生变态反应。发病机制可能是对孕酮或其代谢产物的自身免疫反应。其特点，每逢月经来潮前 7～10d 发疹，或月经自然干净后 5～10d 发生，常随月经结束而消退。患者皮疹表现各不相同，有红斑、风团、紫癜、丘疹、水疱及面部呈酒渣鼻样红斑、瘙痒。可有口腔黏膜溃疡，伴血小板减少性紫癜。抗组胺药、皮质激素治疗有效，或在月经后 4～24d 试服己烯雌酚，1mg/d。

### 二、糖皮质激素依赖性皮炎

糖皮质激素依赖性皮炎（glucocorticoids dermatitis）是指因长期外用糖皮质激素所致的一组对激素依赖且又有特定临床表现的皮肤疾病，其特征是对激素的依赖。

#### （一）病因与发病机制

病因为使用糖皮质激素（GC），单方制剂；复方制剂；化妆品（如祛斑霜）内含氯倍他索；美容院产品如各种含有 GC 的制剂。用药时间过长而发生。

1. 抑制细胞增殖　使表皮与真皮变薄。GC 抑制角质形成细胞增殖，使角质层变薄，表皮的屏障功能受损。

2. 色素减退或沉着　迁移到角质形成细胞的黑素减少，引起色素减退。色素沉着可能与 GC 激活黑素细胞再生色素有关。

3. 血管功能改变：血管显露　由于血管壁的胶原纤维间黏附力减弱，真皮小血管的功能失调，毛细血管扩张，局部水肿。

4. 酒渣样/痤疮样皮炎　GC 激活毛囊蠕形螨生长，皮脂腺增生，引起炎症反应，导致酒渣鼻样皮疹。激素能使毛囊上皮退化变性，出口被堵塞，出现痤疮样皮疹。

5. 激素依赖　GC 具有强大的抗感染特性，但停用后常可引起原有疾病加重。因反跳现象导致患者继续外用激素，而造成激素依赖。

#### （二）临床表现

1. 皮肤损害　表现为潮红、水肿、红斑、丘疹、脓疱、表皮萎缩、菲薄、发亮、起皱、色素减退或色素沉着、毛细血管扩张、多毛、痤疮样及酒渣样皮损。该现象常常发生在停用激素后 2～10d，并持续几天或 3 周左右。

2. 面部损害分型　①口周型：围绕口周的离下唇 3～5mm 的一个清楚的区域里有中等分散的红斑、丘疹和脓疱。②面部中央型：双面颊、下眼睑、鼻、前额受累，通常口唇周围部位为正常皮肤。③弥漫型：整个面部、前额和颈部都受累。

3. 发病特征　①重要的特征是依赖外用 GC，当停用 GC 2～10d 后原有疾病复发或加重。当重新使用 GC 后，上述症状和体征很快消退，再次停药，迅速再发，因而迫使患者长期外用 GC。②GC 外用后皮肤损害向四周扩散。③伴有重度的不适、干燥紧缩感、烧灼感、刺痛、强烈的瘙痒。遇热或接触刺激物质后上述症状加重。

4. 临床分期　①急性水肿期：指停药后出现反跳现象，皮损以红斑、水肿为主要表现，症状持续数天或数周，以后经常发作。②消退期：红斑、水肿消退，可伴有皮肤干燥、脱屑等改变。

## （三）组织病理

急性水肿期棘细胞间水肿，表皮角化不全，真皮浅层小血管扩张，血管周围淋巴细胞浸润等；并发有脓疱时可见毛囊皮脂腺炎性细胞浸润等；并发皮肤萎缩时可见表皮变薄，真皮弹性纤维退行性变。

## （四）实验室检查

近年来应用的无损伤辅助检查技术，如激光多普勒血流仪、透皮失水（travsepidermal waterloss，TEWL）、B超扫描等有助于了解真皮小血管功能、皮肤屏障功能及表皮厚度改变等。

## （五）诊断

诊断依据：①激素使用的时间≥1个月；②皮损对激素的依赖：停用激素后2～10d原有疾病或皮损复发或加重；③主观症状，如灼热、瘙痒、疼痛、干燥、脱屑和紧张感；④客观体征，如微血管扩张、红斑或潮红、水肿、丘疹、脓疱或痤疮、色素沉着或皮肤萎缩。

## （六）治疗

1. 停止外用GC及相关制剂　包括有GC的化妆品。

2. 逐步撤停GC　用不含氟的代替含氟的GC，较泼尼松GC要逐步撤停，较弱的GC制剂，减少使用次数，逐步撤停，直至停药。

3. 替代疗法　可换用弱效激素氢化可的松霜外用，或非GC制剂代替，应用保湿剂、多磺酸黏多糖外用，长期使用弱效激素也会产生激素性皮炎。

4. 钙调神经磷酸酶抑制药（他克莫司软膏）　亦可选择，郝飞介绍他克莫司软膏治疗面部激素依赖性皮炎的经验，26例（男4例，女22例）既往治疗疗效不佳的患者，采用0.1%他克莫司软膏外用，2/d，治疗1周后总积分由治疗前19.5降至10.4，差异有统计学意义（P＜0.05），治疗4周积分降至7.3，停药2周后病情维持稳定状态（积分为8.9）。

5. 控制感染　应用抗生素以抑制毛囊的细菌感染。患者毛囊中的痤疮丙酸杆菌显著增多，还可发现梭形杆菌、革兰阴性杆菌、葡萄球菌和链球菌。

6. 恢复屏障功能　润肤保湿剂的使用。Man等外用棕榈酸、胆固醇、神经酰胺的混合物明显改善由激素引起的渗透屏障功能损害和角质层的完整性，烟酰胺可用于治疗激素诱导的皮肤屏障功能损害。

7. 症状治疗　避免日晒、风吹、环境和温度的骤然剧变对皮肤的刺激。干燥者使用保湿剂，皮损反跳红肿渗出者可用硼酸液冷湿敷、冷喷、止痒药，如盐酸丙马卡因外用。

8. 氦氖激光　治愈率79.09%，氦氖激光是治疗该病的较好方法。

## （七）预后

多数轻型病例经过治疗后可以恢复，严重色素减退和真皮萎缩和毛细血管扩张预后较差。

# 三、菠萝过敏症

菠萝过敏症（pineapple hypersensitiveness）是指进食新鲜菠萝（图13-5）所致的皮肤及全身过敏症状，常发生于夏秋两季菠萝收获季节，而以夏季为多。可见于任何年龄，男女发病无大差别。我国报道数百例，以广东报道最多。

一些特异体质的人，食用新鲜菠萝，对菠萝中所含菠萝蛋白酶过敏，而发生菠萝过敏症。其机制是由于对菠萝中所含的菠萝蛋白酶引起胃肠黏膜通透性增加，使大分子的异性蛋白质经胃肠道吸收而进入血，引起机体过敏，产生各种症状。菠萝过敏症发生机制见图13-5。

## （一）临床表现

1. 发病急骤　最短者10min发病，多于进食菠萝后1h内发病，但亦有长达2h者。从起病到症状高峰时间为10～180min，平均60min。病情轻重与进食菠萝量无明显关系，有些仅吃2片即可发病。

2. 胃肠道症状　常为首发症状。开始时感上腹部不适，继而腹部阵发性绞痛，疼痛多于上腹及脐周。伴恶心、呕吐、腹泻，粪便呈黄色水样，严重者可致脱水。

3. 皮肤损害　皮肤潮红，以面部及前胸部为明显，瘙痒，可有荨麻疹、球结膜充血。

4. 休克　患者大汗淋漓，四肢冰冷，头晕、眼花，唇、甲青紫，血压下降，严重者可致昏迷。

## （二）诊断

根据发病前进食新鲜菠萝史，有典型的症状，如发病急骤，出现胃肠道过敏及休克等症状，诊断一般不难。既往有食用新鲜菠萝有同样过敏病史，可支持诊断。

## （三）治疗

1. 抗过敏　抗组胺药物，必要时口服或静脉滴注糖皮质激素。

2. 抗休克　皮下注射 1 : 1 000 肾上腺素 0.5 ~ 1ml，多数患者于 0.5h 内即可使症状缓解。如效果不显著，可给予地塞米松 5 ~ 10mg，静脉注射，或氢化可的松 100 ~ 300mg，加入 5% 葡萄糖液与 5% 葡萄糖生理盐水内，静脉滴注。

3. 胃肠症状　硫糖铝，保护胃黏膜，1.0g，3/d，解痉用东莨菪碱，10mg，3/d；止吐用甲氧氯普胺 5 ~ 10mg，2 ~ 3/d；重症可用催吐药或洗胃代替催吐药物，排出胃内容物。

## （四）预后

（1）菠萝过敏症所致休克，经治疗后多于短期内恢复，但亦可由于诊治过迟，经抢救无效而死亡的报道。

（2）破坏菠萝蛋白酶。可为盐水或加热所破坏，因此，生食菠萝时，宜先用盐水浸泡，而所食菠萝的报道病例均未经盐水浸泡处理。

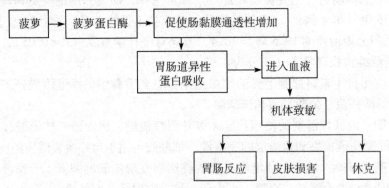

图 13 - 5　菠萝过敏症发生机制

# 四、芒果皮炎

芒果皮炎（mengo dermatitis），是因食用芒果所致的立即型接触性皮肤反应（immediate contact reaction），引起立即型的原因很多，包括食物、防腐剂和消毒剂等。其中食物是最常见的原因之一，包括苹果、杏、香蕉、猕猴桃、芒果、橘、桃及李等。

## （一）发病机制

1. 抗原成分　芒果的抗原成分为单羟基苯或二羟基苯（mono 或 dihydroxybenzene）。

2. IgE 介导　接触性变应原的分子透过表皮与结合在肥大细胞上的特异性 IgE 发生反应，肥大细胞释放化学介质而引起皮肤红斑与水肿。血中嗜碱性粒细胞亦具有 IgE Fc 受体，嗜酸粒细胞、周围 B 及 T 淋巴细胞、血小板、单核细胞及肺泡巨噬细胞都能结合 IgE，因此立即型免疫性反应机制较为复杂。

## （二）临床表现

芒果皮炎主要表现有口周、口唇发生的瘙痒性红斑、丘疹，偶有小水疱。

1. 皮损形态　表现为接触性皮炎，皮疹为均匀不规则分布的淡红色斑，红斑上可见密集而细小的丘疹或针尖大小水疱；瘙痒、灼热感、嘴唇红肿、麻木感，重者面部肿胀、眼睑肿胀、眼裂呈缝状。

2. 发病特征　潜伏期最短 0.5d，最长 3d 发疹。皮疹见于口周（双侧口角、上下颌或面颊部），唇红；皮疹或咽部有轻度瘙痒感和烧灼感。芒果皮炎均发生在接触到芒果而又未及时用水清洗的部位，一位 26 岁女性食用时十分小心，15h 后仅在唇红处出现密集小水疱。皮损可扩散到耳垂、颈、四肢、躯干、会阴，可能由于搔抓等将接触物带至其他部位所致。

### （三）诊断

有食用芒果史，及典型口唇口周皮炎可提示诊断。除芒果外，尚有苹果、杏、香蕉、猕猴桃、橘、桃及李等应注意鉴别。

### （四）治疗

1. 局部治疗　小心清除、冲洗口周等处残留的芒果汁、肉，减少刺激，外用 3% 硼酸液或醋酸铝溶液湿敷，或搽氢化可的松霜。

2. 系统治疗　口服抗组胺药，如氯苯那敏、赛庚啶、氯雷他定、咪唑斯汀、10% 葡萄糖酸钙 10ml，静脉注射，1/d，或 5% 溴化钙注射液 10ml，静脉注射，1/d。重者可口服泼尼松或地塞米松静脉滴注。

### （五）预防

有过敏素质者或有过敏史者，应不食用新鲜芒果；有报道有漆树过敏者易发生芒果皮炎。工作接触芒果者，如采摘芒果及芒果加工者，应戴手套防止接触，尤其避免接触芒果蒂和芒果渗出液。

## 五、粉螨病

粉螨病（flour mites disease）是粉螨（flour mites）与人接触引起非特异性螨侵染，如发生螨性皮炎、肺螨症、肠螨症、尿路螨症等。

螨类（mites），已知螨约 5 万种，与人类疾病有重要关系的有寄螨目的蜱和革螨，真螨目中的沙螨、疥螨、蠕螨、粉螨、尘螨、附线螨等。

粉螨（flour mites）属真螨目（Acariformes）、疥螨亚目（Sarcoptiformes）、粉螨总科（Acaroidea）一大类，在人体内外的常见粉螨有 10 余种。最多报道的有腐酪食螨、粗脚粉螨、奈氏粟螨、乳果螨。

### （一）发病机制

粉螨易与人体接触，爬上人体，或随污染食品被人吞食，或因其体轻，可浮悬在空气中被人吸入呼吸道。粉螨进入人体如不被排出，在人体生存繁殖，引起组织损害，形成非特异性螨侵染的病灶，而且其代谢物对人具致敏性。

### （二）临床表现

1. 螨性皮炎（acarodermatitis）

（1）职业性或生活接触：仓储工作人员常与大量粉螨接触，引起（粉）螨性皮炎，以前亦称谷痒症（granary itch）、杂货痒症（grocery itch）等，因与谷物接触或发生场所在杂货店。可能与螨蜇咬及其涎液成分致敏有关，也可能对暴露螨性代谢物质过敏。

（2）皮损形态：皮炎出现在人体暴露螨性物质的部位，出现红斑、小丘疹、疱疹和脓疱，表皮脱落或呈湿疹样变化，甚至偶然出现脓皮症。内蒙古某医院曾从 1 例外伤创口上发现大量粉螨，经鉴定是腐酪食螨。各种粉螨所引起的皮炎症状基本上属同一类型，可呈急性或慢性，皮损局限密集，亦可播散融合成片。

2. 系统损害　肺螨症（pulmonary acariasis）、肠螨症（intestinal acariasis）、尿路螨症（urinary acariasis）。

### （三）治疗

1. 粉螨皮炎　粉螨皮炎的治疗可采用 10% 硫黄软膏，或萘酚 2g 加沉降硫 2.66g，再加凡士林 30g 调成油膏，局部涂搽。为预防粉螨叮咬，则可用 7% 萘酚加 9% 硫黄软膏，或 15% 苯二甲酸二丁酯。

2. 系统受损

（1）肺螨症：可用甲硝唑 0.2g，3/d，7d 为 1 个疗程，共 3 个疗程；伊维菌素，0.1mg/kg，1/d，顿服，7d 为 1 个疗程。

（2）肠螨症：氯喹 60mg，1d，连服 4d；驱虫净 150mg，每晚 1 次，连服 2 晚，伊维菌素 0.1mg/kg，1/d，顿服，7d 为 1 个疗程，共 3 个疗程。

（3）尿路螨症：目前无有特效药物，试用甲硝唑或伊维菌素。有报道用氯喹治疗有效。

3. 脱敏治疗　螨疫苗治疗粉螨有效，一般从小剂量开始，每周逐渐增加。

# 六、尘螨病

尘螨病（dust mites disease）是尘螨（clustmites）所致的变应性疾病，临床表现有螨性哮喘、变应性鼻炎和球结膜炎、特应性湿疹、变应性荨麻疹。

## （一）发病机制

尘螨变应原（mite allergy）屋尘螨及粪便排泄物和死亡后的虫体降解产物均为引起过敏反应的强变应原。

介质包括组胺、前列腺素、血小板活化因子及 Th₂ 表达的细胞因子和细胞趋化因子，并释放白三烯、粒蛋白、黏附分子等活性物质，导致效应组织变应性炎症和气道高反应性等病理变化。如特应性湿疹或皮炎综合征、荨麻疹、哮喘、鼻炎。

尘螨致病机制见图 13 - 6。

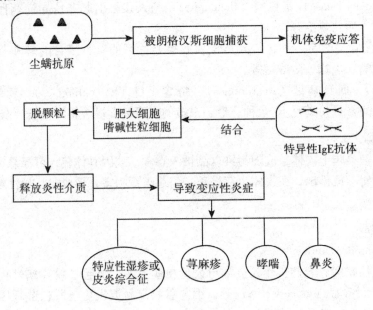

**图 13 - 6　尘螨致病机制**

## （二）临床表现

尘螨并非寄生性的，其代谢物是强烈的变应原，引起人体变态反应，除与尘螨变应原最有关外，与遗传因素、环境因素等密切有关。患者往往有家族过敏史。①螨性哮喘（mite asthma）；②变应性鼻炎和球结膜炎；③特应性湿疹（atopic eczema）；④变应性荨麻疹（allergic urtlcaria）。

## （三）实验室检查

（1）变应原皮肤试验。

（2）螨变应原支气管或鼻腔激发试验。

（3）血清总 IgE 和特异性 IgE 测定。

## （四）诊断

根据病史，包括个人过敏史和家族过敏史；实验室做螨和系列环境变应原的过筛皮试，或其他免疫过筛测定，螨阳性者可确诊。

## （五）治疗

1. 脱敏治疗　WHO疫苗治疗。

2. 对症治疗

（1）特应性湿疹或皮炎综合征：炎性介质阻滞药和拮抗药，亦可选用白三烯拮抗药（参照特应性皮炎）。

（2）荨麻疹：基本上是使用炎性介质阻滞药和拮抗药，或白三烯拮抗药，常联合治疗（参照荨麻疹）。

3. 尘螨控制

（1）降低室内相对湿度。

（2）床上用品处理，清洗、烘干和干洗。床单、枕套、毛毯、床垫套每周用≥55℃热水洗一次可杀死螨和去掉绝大多数螨过敏原。

（3）地毯、窗帘和家庭装饰的更换。

（4）地毯真空吸尘。

（5）冷冻软玩具和小件物品。可置于 −20 ～ −17℃冷冻24h能杀死这些物品上尘螨。

（6）空气清洁或过滤。

（7）化学杀螨剂。

（王翠玲）

# 参考文献

[1] 欧阳卫权. 皮肤病中医外治特色疗法精选. 广东：广东科技出版社，2015.

[2] 茅伟安. 小儿常见皮肤病诊疗手册. 北京：金盾出版社，2015.

[3] 单士军. 皮肤性病病理诊断. 北京：人民卫生出版社，2015.

[4] 李邻峰. 皮肤病安全用药手册. 北京：科学出版社，2015.

[5] 张建中. 皮肤性病学. 北京：人民卫生出版社，2015.

[6] 安国芝. 皮肤病诊疗与自我康复. 北京：化学工业出版社，2015.

[7] 刘爱民. 皮肤病中医诊疗思路与病例分析. 北京：人民卫生出版社，2016.

[8] 陈秋霞，曾夏杏，赖春晓. 危重和常见皮肤性病诊疗及护理（病案版）. 北京：科学出版社，2016.

[9] 孙乐栋，于磊. 儿童皮肤病学. 辽宁：辽宁科学技术出版社，2016.

[10] 沈冬，王煜明. 皮肤瘙痒防治百问. 北京：金盾出版社，2016.

[11] 徐正田. 皮肤性病学. 北京：科学出版社，2016.

[12] 高东明，张莉. 皮肤、感觉器官与神经系统. 北京：科学出版社，2016.

[13] 魏保生，刘颖. 皮肤瘙痒. 北京：中国医药科技出版社，2016.

[14] 程波. 临床实用皮肤病性病诊疗图谱. 北京：化学工业出版社，2015.

[15] 朱文元，倪容之. 疑难皮肤病彩色图谱. 北京：人民军医出版社，2015.

[16] 马振友，张建中，郑怀林. 中国皮肤科学史. 北京：北京科学技术出版社，2015.

[17] 杨蓉娅，戴耕武，潘宁. 皮肤外科学. 北京：科学出版社，2015.

[18] 常建民. 色素减退性皮肤病. 北京：人民军医出版社，2014.

[19] 周评. 新编临床皮肤性病诊疗学. 陕西：西安交通大学出版社，2014.

[20] 项蕾红，周展超. 皮肤美容激光治疗原理与技术. 北京：人民卫生出版社，2014.